近代中西医的博弈

中医抗菌史

皮国立 著

中华书局

图书在版编目(CIP)数据

近代中西医的博弈:中医抗菌史/皮国立著. —北京:中华书局,2019.5(2023.11 重印)
ISBN 978-7-101-13701-9

Ⅰ.近… Ⅱ.皮… Ⅲ.消炎药(中药)-医学史
Ⅳ.R286-092

中国版本图书馆 CIP 数据核字(2019)第 005535 号

书　　名	近代中西医的博弈:中医抗菌史	
著　　者	皮国立	
责任编辑	吴艳红	
责任印制	陈丽娜	
出版发行	中华书局	
	(北京市丰台区太平桥西里38号　100073)	
	http://www.zhbc.com.cn	
	E-mail:zhbc@zhbc.com.cn	
印　　刷	北京中科印刷有限公司	
版　　次	2019 年 5 月第 1 版	
	2023 年 11 月第 2 次印刷	
规　　格	开本/920×1250 毫米　1/32	
	印张 13¾　插页 2　字数 350 千字	
印　　数	6001-7500 册	
国际书号	ISBN 978-7-101-13701-9	
定　　价	58.00 元	

序 中医抗菌事,得失寸心知

　　张仲景的《伤寒论》无疑是中国医学史上最为重要的经典著作之一,这部向被视为众方之祖的医书,也多被看作是中国临床医学的开山之作。该著在宋以后,开始受到诸多医家的推崇而日渐正典化,到明清时期,伴随着张仲景医圣地位的确立,《伤寒论》也渐趋成为与儒学中的《四书》相类的医学经典。与此同时,明清特别是清代的医家,还在此基础上发展出"温病学说"。这一学说,在诸多的中国医学史论著中多被看作是明清医学发展最重要的成就之一。以是观之,我们应该可以毫无疑义地认为,对"伤寒"、"温病"等疾病的认识和治疗,乃是中国传统医学最重要的成就之一。这些疾病,按照今天的疾病分类,大体均可归之于外感性疾病,即由致病病原体导致的感染性疾病,也就是广义的传染病。按照当今医学的认识,这类病原体种类甚多,其中主要有细菌和病毒,不过在 20 世纪病毒被确认之前,学界和社会往往都以细菌名之。这也就是说,在很长的历史时期,对于由病菌引发的外感性疾病的诊治,不仅是中国医学关注的重点,也可谓是其特长。

　　然而吊诡的是,尽管近代以降,张仲景和《伤寒论》的地位不断地被确认和提升,一代代的中医学人也对"伤寒论"和"温病学"给予了极大的关注,并做出了极其丰富的研究和建构。然而,放眼现实,却不得不承认,治疗由病菌引发的外感性疾病,早已不是中医的主战场,甚至在一般人的认识中,中医已然退出,这一阵地成了西医的专长和天下。就此而论,中原大学的皮国立博士从细菌或者说抗菌入手,来探究近代中医的发展和中西医论争，正可谓抓住了问题的关键和要害。

国立兄长期致力于中国近代医疗史的研究，他成长于医疗史研究氛围十分浓郁的台湾史学界，并频繁往来于海峡两岸，是两岸中国医疗史乃至近代史领域中拥有广泛影响的中青年学者。近十多年来，国立兄笔耕不辍，成果丰硕。在我印象中，他应该是中国医疗史研究领域为数不多的最具学术活跃度的学者之一。他继以唐宗海为中心来探究近代中西医汇通之后，抓住这一关键议题来展开对中西医论争背景中近代中医演变的研究，不仅充分说明了他的勤奋和积极进取，更展现了他敏锐的学术眼光。

无论是中西医论争还是近代中医发展，都早已不是什么新鲜的议题，要想就老议题说出新意趣来，抓住问题的要害、提出好问题是关键。国立兄希望从对细菌学说的应对入手，来展现和思考近代中医的"再正典化"过程，无论是选题还是立意都十分巧妙而有意义。他之所以能够做到这一点，就我的考量，大概不外乎以下两点：

首先，应得益于他对近代中医学人诸多论述的深入钻研。国立兄早年围绕着唐宗海，对近代特别是晚清中西医汇通学说有颇为深入的研究，后来大量研读了民国时期恽铁樵等诸多中医学人论著，正是这样系统细致的阅读，使他能清晰地感受到，从20世纪二三十年代开始，中医学人对西方医学的关注点从生理学转向了细菌学，从而促使他将此作为研究的切入点。

其次，也源于他对中医的现代性拥有颇为清醒的认识。在很多人的认识中，中国医学是从中国这片土地起源和发展起来的治疗疾病的知识体系，从古到今是一脉相承、不断发展的。早在秦汉时期甚至更早，《黄帝内经》《难经》和《伤寒论》等经典著作就已成形，并在当今的中医教育体系中仍为"活着的经典"，而且阴阳五行、虚实寒热、针刺艾灸甚至"辨证论治"等旧有的概念和方法也似乎古今一脉。故尽管中医知识古往今来时有发展，但根本上，其乃是一种本质性的存在，其本质早在先秦、秦汉时代就已经确定，后代的变化不过在其根本体系上做些修修补补而已。中医不仅是中国传统文化的精华和瑰宝，而且还是中国唯一活着的"古代科学"。这样的看法，在当今中国医学史和中医学论著中甚为流行，甚至几为定论。既然中医是传统，是古今一脉的本质性存在，自然无所谓现代中医或中医的现代性了。

不过事实可能未必如此，我们不妨从现代有关中医的基本认识入手来做一剖析。现代说到中医，大家几乎都会毫不犹豫将"辨证论治"和"整体观念"视为中医的根本特征和优势，然而现有的研究已经雄辩地表明，"辨证论治"理论和方法与"整体观念"，虽然在近代以前的医学中不是全无踪影，但不仅很少有人论及，更无人将其视为中医学的根本特色和理论。1949 年以后，受"西学中"和"大力发展中医药"等政策的影响和驱动，一批医界精英在"科学化"和"国学化"双重理念和辩证唯物主义思潮的影响下，在民国时期诸多论述的基础上，成功地构建了"辨证论治"和"整体观念"两大理论，不仅填补了因为抛却阴阳五行等而导致的中医核心理论的空缺，而且还构建了一个与西医不同的中医形象，并显示出自己的独特性与优越性。进而言之，以西医为参照对象而被视为传统的当下中医，若从中国医学自身的演进脉络来说，实为"现代"。当代中医乃是近代以来，随着中国传统文化的日渐被质疑甚至否定，以及西方医学的强势进入和日益迅猛的发展，一代代中医学人为了自身的生存和发展，努力用现代的科学和学科思维，通过医学史钩沉和传统医学知识筛选，逐渐建构起来的一套现代知识体系。也就是说，中医并不是一种作为传统象征的本质性存在，也不是脱离中国历史文化而孤立存在并自足发展的，而是随着中国历史文化的变迁而不断演进的知识体系。

不用说，国立兄很清楚这些。也正因为有这样的认识，他才会提出近代中医"再正典化"的问题。围绕着"菌"、"气"、"伤寒"、"温病"等概念，通过对民国时期诸多以中医学人为主的文人论述的细致梳理，国立兄向我们展示了近代中医是如何消化西方细菌学说，并将部分理论和知识化入旧有概念之中的。在科学化、专业化的大潮中，诸多中医先贤们或出于生计的考虑，或因为自身的文化情感，或缘于民族的情怀，面对日渐强势的西方文明以及西方医学，奋力自救，最终使中医无论在内容还是形式上，都具有了可以立足现代社会的现代性。对于民国乃至当代中医学人在科学化和专业化潮流中对中医的重新塑造，尽管今天不时会受到部分主张回到传统的中医人的批评，但必须说，这些成果无疑是时代文明和一代代中医知识精英智慧的结晶。而且在我看来，他们的努力总体上也是相当成功的，毫无疑问，中医在当代中国能够成为体制内与西医并存的医疗体系，他们的努力绝对是至关重要的。尽管还存在着种种的问题，并不尽如人意，但中医作为现代社会中的科技、专业和医疗体系，至少在形式和机制上，其学术的表达形式、知识的传承和教育方式以及医疗机构的运作模式等，都可谓已成功地融入现代社会。

尽管如此，若回到开头提出的问题，却又让我们不得不承认，近代以来，中医在努力自救、不断追求自我发展的过程，也正是在与西医竞争中不断失势、主战阵地日渐退缩的过程，何以如此？个中的原因自然是纷繁复杂的，不过有个基本的事实是显而易见的，西医在治疗感染性疾病上之所以取得压倒性的胜利，显然不是西医的理论有多么高深，道理有多么动人，而是因为在细菌学理论不断发展的基础上发明了抗生素这一对付病菌的"魔弹"。反观近代以来诸多中医知识精英的论述，可以发现，他们将最大量的精力似乎用在如何使中医具有科学性和合法性，使其理论逻辑自洽、华丽动人，从而能得到政界和民众的支持而得以自存上，而比较少致力于提升具体的医疗技术。这一事实提醒我们，近代中医发展虽然成绩巨大，但方向是否有值得重新检讨之处呢？

国立兄虽然在书中并没有直接提及这些问题，但他在《自序》中言："除了历史知识外，期待读者也能省思现代中医的发展与定位，不是为了与西医争胜，而在于治病济世、造福全人类。"实与吾心有戚戚焉！我和国立兄都是历史学出身，历史学无疑是我们的安身立命之本，但通过拜读他的文字，我时能体会到他有一份发自内心的对中医的关注。这在往往被称为外史的医疗社会史学界的同仁中，可能是少数吧。正因如此，体会到这份我们共同的志趣，每每让我感到欣慰和鼓舞。应该也与这一情怀有关，近些年，我总在积极倡言医史研究要打破内外史的壁垒，实现内外史的融通。国立兄说法虽与我有所不同，主张探究"重层医史"，即希望通过"重层医史"的探讨，来实现医学学术和日常医疗社会探讨勾连和贯通，其旨趣大概也是一致的吧。

理想的阅读很大程度上乃是读者和作者心灵的沟通，正因为有这些心意相通之处，阅读该著，对我来说是种愉快的体验，不时产生的学术启益自令人欣喜，而常常感受到的意趣相投，更让人深感慰藉。故此，我实在没有理由不郑重向读者推荐这部兼学术性和可读性于一体的好书。不过与此同时，我还想说，学术研究是没有止境的远航，特别是对年轻的中国医疗史研究来说，更是如此。虽然我们可能已在已有基础上尽力做出了自己的贡献，但远没有到可以停下来自我欣赏的程度。如果按中医学界一些学者或许有些严苛的要求来自省，我们的研究对于中医发展究竟带来怎样真正的启益？"重层医史"，究竟如何在日常生活和医疗实践的角度展现对医学知识的型塑？对如此等等的问题，显然，史学界年轻的中国医疗史研究恐怕一时还很难有底气给予满意的答案。这样的话，那我们又如何可以让别人认为我们已经进入中国医学的核心地带了呢？

毫无疑问，我们念兹在兹的中国医疗史研究未来的路还很长，是以聊赘数语，一者向国立兄新著的出版致贺，二者也略陈学习心得，就教于国立兄及学界同仁，以期共同推动这一研究的蓬勃发展。

余新忠

2019 年 1 月 26 日于津门寓所

自序　有"生命"的医疗史

　　中医和西医的会面、碰撞与汇通,是近代医学史无法回避的主题,更是中西文化交流史上的重大事件。个人做学问之路,无甚可称述,在此仅表达一份幸运与一份感激,落笔数言,以示对读者之负责。

　　笔者自从攻读硕士班开始,即踏入"生命与医疗史"的研究领域,得以一窥中国医学之堂奥,分析它在近代碰到的挑战,并探索一代学人寻求出路之可能。晚清之时,中西医的碰撞主要在解剖与生理学上的争端;至民国之后,中西医则转而在细菌学和病理学上争胜。以后者牵涉到实际治疗和中国医学以"内科"伤寒学、温病学为主的核心理论体系,所以不论在疗效或学理上的争端,其牵涉之广、言论之激,皆超越前代。本书主轴,即为书写民国以来的疾病与医疗史,在整体细菌学上的争议。个人对中医学理本极有兴趣,虽无能行医济世,但总还能从历史学的角度,提出一些对中医发展的观察。在中西医这场没有硝烟的战役中,近代中医同西医在热病治疗学的较量上,完全没有屈居下风,值得读者省思。若是连"喊战"、"抗战"都没有资格,日子久了、特色暗淡了,那么中医的"生命"也将走向尽头。史事可鉴,研究中医者能不警醒乎?

　　近代中西医的博弈,起自晚清,最初多在解剖生理学内交手,学理上之争论实大于疗效上的争胜,应该说,中医疗法在当时仍有一定的优势。不过,进入20世纪初,西医在细菌论上取得重大突破,接连成立的北洋政府、国民政府,在防疫等卫生政策上全面向西医靠拢,而于教育政策上又处处限制中医发展。当时中西医博弈的焦点就在"废医案"的提出,1928 年国民政府卫生部成立,根据该部组织法,旗下设立中央卫生委员会,以作为卫生决策的议决机关。当时担任委员者,无一具有中医背景。第一届委员会于 1929 年 2 月 23 日在南京召开,会议上以"中医妨碍全国医事卫生"为由,提出四项针对废除中医的提案,分别是《废止旧医以扫除医事卫生障碍案》《统一医士登录办法》《限定中医登记年限》和《拟请规定限制中医生及中药材之办法案》等,统称"废医案"。最后通过并合并为《规定旧医登记案原则》,内容简单归纳即:不允许中医办学校,并取缔中医药相关之"非科学"新闻杂志,进而逐步取消中医执照登记,采取渐进手段来限制中医,最终达到完全消灭中医的目标。[①] 随后,上海等地的报纸首先揭露中央卫生委员会的会议内容,舆论一阵哗然。至 3 月 17 日,遂有上海中医协会组织,在上海举办全国医药团体代表大会,组织晋京请愿团,决定至南京中央政府各机关请愿,终于将"废医案"阻挡下来,赢得中医发展的一线生机。[②] 这是全国中医界的首次大团结,用各种力量和渠道去争取自身权益的重大运动,值得现代中医省思。[③]

笔者以为,该运动实为"现代中医史的开端"。在此事件与运动发生之前,中西医之间的博弈或融通,不过是基于学术上的兴趣和文字讨论,采用与否端看中医个人的抉择;但此运动发生之后,中医界自晚清以来所尝试的组织学会、出版医报与串联团结、诉诸媒体舆论、冀求政治与法律上平等的诸般举措,一夕之间都变得"必要"。而学习西医要怎么学,如何科学化,中药疗效和实验步骤为何,中医知识体系如何转型以因应变局等问题,全部都成了中医在博弈中取得生存空间与持续

---

① 文庠:《移植与超越:民国中医医政》,北京:中国中医药出版社,2007 年,第 78—83 页。
② 不著撰者:《中医药存废问题》,《申报》(1929.3.21),第 15 版"本埠新闻"。
③ 不著撰者:《中西医界联合之先声》,《申报》(1929.6.28),第 16 版"本埠新闻"。

发展的迫切要事。可以说此事件促使中医界迅速在各方面进行变革，以至于我们今日所认知的现代中医逐渐和传统中医之间，产生了巨大的差异与断裂。怎么处理传统中医理论、典籍和科学之间的关系，成了近百年中医史的主旋律。以史为鉴，我们正处于过去与未来之间，从历史中我们得知中医现状与处境之由来。细菌理论既然是西医在 20 世纪初取得的最大成果，中医在这场博弈中当然要努力证实自身于对抗细菌、治疗传染病上的优势与技术。而这段历史恰恰揭示了，中国医学唯有不断变革创新、顺势转型，强化治病的技术，才能永不退潮流，在日益激烈的中西博弈中取得一席之地，此为近代中国医疗历史的重大启示。

在历史研究和现实问题的思考上，近代史家，笔者最推崇吕思勉。吕氏低调而踏实，在学术上绽放之光芒虽不及傅斯年、顾颉刚等民国学人来得耀眼，但实际著述成果则远超多数民国学人。他更撰写《医籍知津》，成就了名著《中国医学源流论》的基础。吕氏曾言："予于教学，夙反对今人所谓纯学术及为学术而学术等论调。何者？人能作实事者多，擅长理论者少，同一理论，从事实体验出者多，且较确实，从书本上得来者少，且易错误。历来理论之发明，皆先从事实上体验到，然后借书本以补经验之不足，增益佐证而完成之耳。"①历史研究必与实际相结合，才能谈读史之用。吕氏更谓，历史若脱离实际生活，则为"戏论"，史家不可能对当代之事茫然无知，夜夜闭户读书，而最后有所得者，这是他对历史功用的实际认识。② 此数语即笔者经历的小幸运。作为中国医疗史研究主体之"中医"，不但仍持续存在，而且生机盎然，为多数历史陈迹、故纸学问中所难能可贵者，为探讨近代中国文化出路的最佳史学课题之一。此端也即笔者有求于读者的：除了历史知识外，期待

---

① 吕思勉：《自述——三反及思想改造学习总结》，《史学理论研究》第 4 期（1996 年），第58—59 页。
② 吕思勉：《中国史籍读法》，《史学四种》，上海：上海人民出版社，1991 年，第 46—48 页。

读者也能省思现代中医的发展与定位，不是为与西医争胜，而在于治病济世、造福全人类。如此才可谓本书具有"生命"，乃中国医疗历史与文化所赋予的"生命"，在西方的挑战下，曲折碰撞、汇通新生，而依旧昂首阔步、独立自主之谓也。

最后，要表达一份感激。本书旧版，得诸位学界先进厚爱，依序由吕芳上、黄怡超、张恒鸿、张哲嘉、刘士永、苏奕彰等先生撰写序言。其他欲感谢之学界师长、中医同道、朋友，皆已见于旧版自序《一位史学工作者生活与研究的自剖》，此书不再重复。简体版新问世，蒙南开大学余新忠教授撰写新的推荐序，使本书增色不少。2006 年，笔者第一次到大陆发表医史论文，就是受到余老师的邀请，此书于大陆问世，这份机缘此刻也显得特别有意义。书内除增添新的研究外，也新增了章节，并全面"瘦身"，尽量省去较为冗长的脚注，以便阅读更顺畅。终归文字简练有功，总算有些新意。最后感谢中华书局上海公司原总经理余佐赞先生、责任编辑吴艳红女士，在这段时间给予出版工作上的一切支持。他们对编辑工作之热情与选书之慧眼独具，是本书得以问世的重要催生者。

皮国立

2018 年 12 月于中原大学

目　录

绪论

中医史与细菌学何干？

第一节 "无中生有"的中医疾病史

在中国医学史的研究上,从来没有人注意到细菌问题的重要性,因为中医本来就不谈细菌,何来历史研究? 这是一般人对历史的"倒置",它源于现代中医并不特别研究细菌问题,而现代国家在制订公共卫生政策与发展疫苗、抗细菌病毒药物时,也几乎不考虑中医的意见。那么,又是什么因素导致中医在现代性的发展中忽略掉了细菌?[①]

即便到了今日,每个医院、诊所都可见到普及的抗生素药品,但细菌、病毒的问题依旧困扰着医界。台湾大学医学院院长杨思标指出:当前西医在治疗疾病上,采取攻击、杀灭的医治方式,更强的病菌必须用更强的药物来杀;但是,病菌根本不可能全部杀光。随着医疗科技的进步,高科技医疗只会让细菌产生变种。为对抗日益突变的细菌,需使用更多更毒的药物来杀。这也是近几年美国发现,现代医学愈来愈贵,抗生素问题愈来愈严重,医疗费用年年上升,保险、政府卫生部门面临破产的危机。为什么一位具有西医思维的院长,会在累积了这么多年的治疗经验后,讲出这番话? 难道中医抗菌史不值得探讨、借鉴吗? 我们有什么对付细菌的另类思维呢?

一般人不会特别想到"细菌"这个看不见的敌人,许多人所借以描

---

① 从"现代化"到"现代性"的反思,代表一种改变,扭转了过往将现代化、西化看成是一个光明的进化过程,也指出了原现代化理论的内在限制和压抑的性质。不应将现代化看作是一元单线历史目的论的产物,而将其放在多元的历史空间内加以理解。笔者以为近代中医史的例子足堪典范,中国医学之发展并没有如(西医)预期般地完全倒向西方,这也是本书大框架的预设之一。参见许纪霖、陈达凯主编:《中国现代化史·第一卷·1800—1949》,上海:学林出版社出版,2006年,序言,第1—6页。

述的,只在于疾病的具体表象及其所带来的影响。在 1957 年诺贝尔文学奖的得主——存在主义作家卡缪(Albert Camus,1913—1960,又译加缪)的笔下,瘟疫是"一个狡诈的、顽强不退的敌人;它是一个老谋深算的组织者"[①]。历史学家甚少将细菌学放入论述中,因为那更加专门,故只见于医史专书之中。[②] 但它显然具有重要的历史意义,因为根据考古人类学家对人口统计学的研究,传染病在历史上夺走的性命,其数量远超过战争与自然灾害的总和,而细菌和病毒更是超越真菌和寄生虫[③],成为导致古代人类死亡的主因。[④] 必须说明的是,其实大约有75%传染病的病原是"病毒"而非"细菌",但是民初的显微镜还不能有效地观察病毒,所以许多疾病虽然是由病毒所致,但当时仍被说成是由"细菌"所致,如流感就是一个最好的例子;加上翻译的问题,当时一般称热病之病原体,还是多以"细菌"来指称。至于"微生物"一词,在当时也常被使用,但本书因未包括对寄生虫病史的论述,所以不以该名词作为命题,以免造成读者误解。

另一种导致疾病的看法,源于传统中国人对中医疾病的认知,靠的

---

① 卡缪(Albert Camus)原著,孟祥森译:《瘟疫》(*La Peste*),台北:桂冠图书股份有限公司,1996 年,第 170 页。

② 通论著作可参考 William Bulloch, The history of bacteriology. New York: Dover Publications, 1979, c1938. 关于细菌学对历史产生的影响,例如 David S. Barnes 以法国在 19 世纪末细菌论对公共卫生事业大幅进展的影响,以及人们社会生活的改变为例子,来论述细菌论的历史作用。参考 David S. Barnes, The great stink of Paris and the Nineteenth-Century struggle against filth and germs. Baltimore: Johns Hopkins University Press, 2006. 至于 20 世纪初在美国的例子,可以对照发现随着细菌论的强化,其在更大程度上影响了美国人的日常生活和医学检验等,可参考 Nancy Tomes, The gospel of germs: men, women, and the microbe in American life. Cambridge, Mass.: Harvard University Press, 1998.

③ 李顺保、王自立主编:《病毒性疾病中医诊疗全书》,北京:学苑出版社,2007 年,前言,第 1—3 页。

④ 西方人类学者提出一个很有意思的观点,即古代社会没有抗生素,人们缺乏对身体脱水情况下正确补充水分等知识的了解,死亡率会更高。另外,考古遗址中发现大量未成年人骨骼所代表的年轻个体,可能是死于某种急性爆发性传染病,因为机体还没有足够的时间产生可观察到的骨骼病理改变。出自[英]夏洛特·罗伯茨、基思·曼彻斯特:《疾病考古学》,济南:山东画报出版社,2010 年,第 179 页。

是对"气"的解释。在中医学史的领域内，医治"外感热病"(以下简称"热病")被视为是治疗一切疾病方法之肇始，而它也通常是传染病的代名词。① 根据医史与实际治疗的情形，现代学者归纳，有几种病症可以列入所谓外感病的范畴，但本书锁定的目标，是那些由外感六淫(包括疬气)侵入人体而出现的病邪传变以及脏腑气血受损所出现的疾病史，相当于西医的传染性疾病与感染性疾病。中医探讨这些疾病的历史，主要记录在伤寒与温病类的医书中。② 时逸人(1896—1966)曾说："伤寒、温病与传染病(即广义的热病)，不但为中西医争执之焦点，亦为中医经方派、时方派门户之争端。……伤寒、温病之治疗，实为中医全部精粹之所在。"③由此可看出热病体系的重要性。如果把近代细菌学传入中国这一影响拉进中医史一起看，透过探讨热病体系的传衍与改变，不但可以理解中国医疗史的发展脉络，也可以进一步挖掘中西医交会时，在疾病解读上的历史转型，意义甚为重大。何况，每个时代都有其特别之疾病与医疗文化，梳理不同时期的疾病史，不但具有医学上的实用或借鉴意义，对于历史学者来说，也是一条新的、探索历史议题与构

----

① 　关于外感热病，中国医学有如下之定义："热病，是指由外感六淫导致的急性发热性疾病，即中医的伤寒与温病(包括瘟疫)。"引自时逸人原著，时振声改编：《外感热病证治要义》，北京：中国医药科技出版社，1996年，第1页。在中医的领域内，"外感热病"包含了许多由古代传衍与新创的几个流派与学说，例如有"通俗伤寒派"、"温病派"、"温疫派"、"经典伤寒派"等分类，他们彼此争鸣，却也在学理上互相影响、融合(引自单书健、陈子华编著：《古今名医临证金鉴·外感热病卷(上)》，北京：中国中医药出版社，1999年，述要，第1—19页)。在SARS流行期间，外感热病的历史又被重视，许多人欲从热病历史中求取治疗的实际经验，中国医学针对各种传染性疾病的观察，微生物本不在其论内，而是以最一致的临床特点——"发热"，来命名这类疾病，所以又叫"热病"(例如曹东义主编：《中医群英战SARS——SARS与中医外感热病诊治规范研究》，北京：中医古籍出版社，2006年，第4—13页)。为什么加"外感"呢？因为发热疾病太多了，许多内脏损坏或发炎(如关节炎)的疾病，甚至罹患寄生虫病，也会发热，这样广泛地论述下去，是没有边界的。风、寒、暑、湿、燥、火(称为六淫或六气)，以及"毒"或"疫气"(又称"疬气")，它们皆由外界而来，所以才冠上"外感"之名，用以分别其他发热性疾病。
② 　可参考柯雪帆、赵章忠、王育群主编：《中医外感病辨治》，北京：人民卫生出版社，2001年，前言部分的定义。但必须强调的是，本书还是以传统伤寒与温病的范畴来看，寄生虫病尚牵涉内科杂病、小儿病范畴，故暂且不论。
③ 　时逸人：《中医伤寒与温病》，台北：力行书局，1995年，自序，第3页。

筑社会文化风貌的好题材。正如陈胜崑(1951—1989)所言[1]:"以疾病史的眼光来看中国历史的演化,其结果必将与以往从政治史、家族史的角度来分析或解释历史所得的图片,完全异样。"[2]

第二节　浅谈医疗史研究

针对医疗、疾病史的研究回顾,既有成果已相当丰硕。[3] 医疗史研究的脉络,大体上可分为"内史"与"外史"两个系统。虽然这样的分法很粗糙,但也足以凸显医史发展的截然不同的特色;而这样的分法,又将引导我们思考新医史的道路。起初,专门治中国医史的史家,其实严

---

① 可参考洪万生:《怀念科学史少年英雄陈胜崑》一文,收入《科学月刊》第 354 期(1999.6)。
② 陈胜崑:《中国传统医学史》,台北:时报文化出版事业有限公司,1979 年,第 13 页。
③ 皮国立:《近代中医的身体观与思想转型——唐宗海与中西医汇通时代》,北京:生活·读书·新知三联书店,2008 年,绪论。以及《探索过往,发现新法——两岸近代中国疾病史的研究回顾》,《台湾师大历史学报》35(2006.6),第 251—278 页。比较新的研究,可参考陈秀芬:《医疗史研究在台湾(1990—2010)——兼论其与"新史学"的关系》,《汉学研究通讯》29.3(2010),第 19—28 页。有关中医疾病史的回顾,则可参考林伯欣:《中医疾病史研究回顾》,《古今论衡》第 14 期(2006.05),第 98—112 页。其他近代卫生史视角的相关研究,近年来也相当多,例如 Ruth Rogaski, Hygienic modernity: meanings of health and disease in treaty-port China. Berkeley: London: University of California Press, 2004. 此书已由江苏人民出版社(南京)翻译成中文,关于其书评可参考张淑卿,收入《"中央研究院"近代史研究所集刊》第 57 期(2007),第 193—199 页。张泰山的《民国时期的传染病与社会:以传染病防治与公共卫生建设为中心》,北京:社会科学文献出版社,2008 年;刘荣伦、顾玉潜的《中国卫生行政史略》,广州:广东科技出版社,2007 年;张大庆的《中国近代疾病社会史(1912—1937)》,济南:山东教育出版社,2006;邓铁涛的《中国防疫史》,南宁:广西科学技术出版社,2006 年;王я城的《中国卫生事业发展》,北京:中医古籍出版社,2006 年;朱德明的《民国时期浙江医药史》,北京:中国社会科学出版社,2009 年,等等,无法一一介绍。但卫生史视角的研究,受西方医学卫生史影响甚大,能够反映多少中国社会的特色与实际医疗状况,还可商榷,并且,谈公共卫生往往忽略中医的角色,即使个别研究谈到一些,也无法解释中医理论和卫生之间的深层关系,要加以突破,非创新研究法不可,详下。

格来说并不存在。陈邦贤(1889—1976)、谢利恒(1880—1950)、伍连德(1879—1960),甚至是李廷安(1898—1948)[1]、丁福保(1874—1952)等人都非专业的医史家,而是医生。丁福保在1914年译述的《西洋医学史》中即言:"医学之医史的知识",就是要厘清医学作为一门科学,在历代的突破与发明。这样的陈述堪称进步史观,虽然他的研究具有"内史"的味道,但已注意到外国之医家地位(对社会与国家)和历史、地理、病理学等[2],未尝没有与今日喊得震天价响的社会史、环境史接轨[3],但那些都是外国医学史的发展脉络,丁氏只是加以介绍,而未提出从环境或社会视角来研究医史的口号。又如秦伯未(1901—1970)撰写之《国医小史》,大抵是检讨历代医学发展的成就与阻碍,并为当时中医面临的危机,提供解决之道。他说:"今日医学可谓退化时期。"[4]该语可能与他所处的时代有关,"人们像自己的时代,更胜于像自己的父亲"[5],当时医史具有很强的时代性格,而且多是围绕着医生与医学发展。[6]

对广泛的大陆读者来说,或许分享台湾的医史研究,更有益处。早期台湾研究医史的学者,也是以医生或所谓科学家为主的"内史"学人。而他们撰写医史或翻译医史著作的抱负,就像台湾早期由医生翻译的《西方医学史》序言中所说的:"能对医学知识的发展史有更深刻的了

---

[1]　李廷安著有《中外医学史概论》,北京:商务印书馆,1947年。
[2]　参考丁福保:《西洋医学史》,收入《民国丛书·第三编·科学技术史类79》,上海:上海书店出版社,1991年,第1—3页。
[3]　环境史内的疾病史研究,在近年来也是学界较新的研究焦点,与疾病史较有关系的成果,可参考 Mark Elvin, Liu Ts'ui-jung (ed.), Sediments of time: environment and society in Chinese history. New York: Cambridge University Press, 1998.
[4]　秦伯未:《国医小史》,上海:上海国医书局,1931年,第22B页。
[5]　布洛克引阿拉伯谚语。Marc Bloch, Feudal Society, trans. L. A. Manyon, Chicago: The University of Chicago Press, 1961, p. 148.
[6]　可参考皮国立:《民国时期的中国医学史教科书与历史教育》,收入张仲民、章可编:《近代中国的知识生产与文化政治》,上海:复旦大学出版社,2014年,第40—66页。

解,并对自己所从事的事业有一尊重之心。"①足见当时医史设定的读者群仍以医生为主,故撰写医史的责任落在医生或有志于医学的教育者身上。杜聪明(1893—1986)和陈胜崑的研究,可为代表。杜氏成就非凡,一般人并不会留意到他曾写过医史②,主要还是从科学家、台湾第一位医学博士的角度来看待他的事业。③ 陈胜崑则相当不同,他在医史研究的成就,超越了他在本业精神医学的贡献。他是个很特别的例子,出身医学系的他,却热爱历史与人文,这似乎让他饱受来自家人的压力,最后竟致英年早逝。④ 当踏进近代医史这一领域时,那本薄薄的《近代医学在中国》是笔者喜欢反复阅读的通俗著作。⑤ 陈氏的奋斗与不幸,凸显了医生治医史的最大问题:被讥为不务正业! 医史并不能成为医生学术研究的一门传统,在台湾确实曾有这种现象。

　　20 世纪 70 年代至 80 年代中期,先后有刘伯骥、郑曼青与史仲序等人的著作问世⑥,大抵是将各科医疗技术发展、分期、药物、历代医药大事、医家传记或疾病等作一叙述,主要希望借研究中医学史来强化中医,甚至是中华文化发展之信心,或是作为医学生的教材。这些作者已

① Felix Marti‑Ibanez 原著,叶颂寿、叶颂熙合译:《西方医学史》,台北:当代医学杂志社,1978 年,译序,第 1 页。该书有将近一半篇幅,自第 96 页至 186 页,是几位医师,包括陈胜崑、叶颂熙、赖其万、陈定信、叶颂寿等人的短篇著作或译作,从中可以看出当时医界对医史知识的渴望与兴趣。
② 杜聪明:《中西医学史略》,台北:中华大典编印会,1965 年。
③ 例如杨玉龄:《一代医人杜聪明》,台北:天下文化出版社,2002 年;郑志敏:《杜聪明与台湾医疗史之研究》,台北:中国医药研究所,2005 年。最近的研究,还有雷祥麟:《杜聪明的汉医药研究之谜:兼论创造价值的整合医学研究》,《科技、医疗与社会》第 11 期(2010),第 199—284 页。
④ 相关回忆,可参考廖运范等:《陈胜崑医师纪念集》,台北:橘井文化事业股份有限公司,1992 年,第 15—71 页。
⑤ 陈胜崑其他著作则还有《中国传统医学史》(台北:时报文化出版事业有限公司,1979 年)及《中国疾病史》(台北:自然科学文化事业公司,1981 年)等。
⑥ 刘伯骥著《中国医学史》上、下册(台北:华冈出版社,1974 年),郑曼青、林品石编著《中华医药学史》(台北:台湾商务印书馆,1982 年)及史仲序著《中国医学史》(台北:正中书局,1984 年)。

不完全是医生，例如史写过《中国文化史》与《中国现代史》[1]，刘则写过《春秋会盟政治》《唐代政教史》等。[2] 故台湾在很早之前，就已逐渐打破"医史非医生不能写"的禁忌了。不过，当时医史研究的问题在于：史家撰写的医史著作仍属业余或零星，无法成为一代史家研究之主体，更无成就一家之言的可能。

　　在 20 世纪 80 年代末至 90 年代后期，在医学通史领域，大陆医史学者的著作在台湾出版成为风尚[3]，而台湾的医疗史，则开始转型。新史学领域下的医疗史，乃由史家所主导，是最近二十几年的事情。台湾的生命医疗史研究谱系，最重要的里程碑莫过于 1992 年"中研院"历史语言研究所（以下简称"史语所"）"疾病、医疗与文化"小组之成立。1997 年 6 月，第一次举办"医疗与中国社会"学术研讨会。早在"疾病、医疗与文化"小组成立之前，院士梁其姿就已经发表过不少有关医疗史的文章，而且更趋近后来的社会之医疗史。梁在大量利用明清方志的基础上，构筑一个底层社会的可能图像，而医疗救济事业往往根植其中。[4] 她的研究涵盖了医者[5]、妇女与社会[6]、底层医疗状况与医疗技术如何落实的问题。[7] 疾病史大概也是梁的研究中最有特色的一环，例

---

[1]　史仲序：《中国文化史》（台北：史正心发行，1991 年）以及《中国现代史》（台北：史正心发行，1995 年）。

[2]　刘伯骥：《春秋会盟政治》（台北：中华丛书编审委员会，1977 年）以及《唐代政教史》（台北：台湾中华书局，1974 年）。刘氏的著作更多元，无法一一介绍，可自行查阅。

[3]　例如甄志亚、傅维康主编：《中国医学史》（台北：知音出版社，1994 年）。

[4]　可参考梁其姿早期的代表作：《施善与教化：明清的慈善组织》，台北：联经出版社，1997 年，第 67、95—96 页。

[5]　Angela Ki Che Leung, "Medical Learning from the Song to the Ming," in The Song-Yuan-Ming Transition in Chinese History, ed. Paul Jakov Smith and Richard von Glahn, Cambridge, Mass.：Harvard University Asia Center, 2003, pp. 374 – 398.

[6]　Angela Ki Che Leung, "Women Practicing Medicine in Pre-modern China," in Chinese Women in the Imperial Past：New Perspectives, ed. Harriet T. Zurndorfer, Leiden；Boston：Brill, 1999, pp. 101 – 134.

[7]　梁其姿：《宋元明的地方医疗资源初探》，《中国社会历史评论·第三卷》，北京：中华书局，2001 年，第 219—237 页；梁其姿：《明代社会中的医药》，《法国汉学·第六辑》，北京：中华书局，2002 年，第 346—347 页；梁其姿：《疾病与方土之关系：元至清间医界的看法》，收入李建民主编：《生命与医疗》，北京：中国大百科全书出版社，2005 年，第 357—389 页。

如她早期对天花以及后来对麻风病与种痘技术在社会文化之间传衍的关注。她在研究中不断强调社会与文化对疾病史研究的重要性,如她认为种痘术不是从"正统医学"的思想中衍生出来的,应该从民间来考察,而促成这项技术的普及,则与商人、仕绅、地方官有密切关系。[①] 不过,种痘术是个很特别的例子,许多疾病的生成与演变的脉络,应该从医籍中探求,梁也注意到了这一点。至少在麻风病的研究中,她已进行了"疾病概念"的历代考证。不过在她的研究概念中,"'疾病概念'的形成,显然不单是医学知识的问题,更牵涉着复杂的社会文化因素"[②],形成了她疾病史研究的特色;包括后来她对麻风病的近代隔离之研究,也注意到国际因素的推动(热带医学与殖民主义)以及中国社会本身的力量(麻风病与民族主义的关系)。[③] 近来,她呼吁研究近代中国医学史必须注意中国的本土性格,思索西方的概念或科学如何在中国落地生根,而不是单一从西方观点来看中西医的问题。[④] 她也曾指出中国医学的发展是内在体系的转变,而不是靠着政府或医者以科学实验来发展之;基本上,政府训练的医者,如太医,并无法完全引领医学理论的发展。[⑤] 据此,我们要理解医学体系的"转型",也许应该从医学理论的本身变化来进行探索。她指出:"十九世纪以来,现代西方医学对中国有很大的影响,我们不易分辨疾病概念里的传统医学因素与西洋医学因素。"[⑥]也许,梁氏已开始注意到中国近代医疗的多元性,并独具慧眼地

---

① 梁其姿:《明清预防天花措施的演变》,收入杨联陞、全汉升、刘广京主编:《国史释论:陶希圣先生九秩荣庆祝寿论文集》,台北:食货出版社,1987 年,上册,第 239—253 页。

② 梁其姿:《麻风病概念演变的历史》,《"中央研究院"历史语言研究所集刊》70.2(1999),第 399—438 页。

③ 梁其姿:《麻风隔离与近代中国》,《历史研究》第 5 期(2003),第 3—14 页。

④ 梁其姿:《医疗史与中国"现代性"问题》,收入《中国社会历史评论》第 8 卷(2007),第 1—18 页。

⑤ Angela Ki Che Leung, "The History of Diseases in Pre-modern China," in The Cambridge History and Geography of Human Diseases, ed. Kenneth F. Kiple, Cambridge University Press, 1993, p. 360.

⑥ 梁其姿:《麻风病概念演变的历史》,《"中央研究院"历史语言研究所集刊》70.2(1999),第 401 页。

点出：同时理解中西医的概念，将会是更艰巨的医史任务。

有学者指出：中国医疗史的研究向来着重于医理、症候、方药、医案、医说和医家等方面。在新社会史意义之下，医疗史课题宜转向：如对身体的认识与文化意义、医家的归类（与巫、道、儒的关系）、男女老幼的家族史、医疗文化交流与医疗所反映的大众心态，等等；这种医疗史必须是"有机而全面的"，可以成为思想史或民俗风情等研究的着色剂。这些都和过去医家所做的医史有显著差别，着力于探索历史中"人"在哪里的问题，显然是依循"新社会史"中"人"与"生命体认"层次上的探索。从这点来看，学界首先看到了社会层面的医疗，现在则补上了人的生命与身体等课题与意涵。秉持此一前提，除傅斯年提出的借用新工具、扩充新材料之外，还可以扩充新领域，而史语所包括生命医疗史研究室在内的几个"专题研究室"，正是这种尝试的开始。

李建民指出，"疾病、医疗与文化"研讨小组最令他动容的，不在于一篇篇具体研究，而是同侪之间形成的"学术团队"。因为就像顾颉刚（1893—1980）的经历那样[1]，没有一个持久合作的学术团队，学术刊物也是时办时停，只好只身研究，研究论点"人息政亡"，根本不可能累积成一个可久可大的学术传统。医疗史当初在整个史语所的传统内，完全是个异类。以早期所办之"'洁净'的历史"研讨会为例来说，当时林富士撰写了一篇文章，提到历史学界前辈的质疑：史语所怎么会办这种充满"人类学"色彩的研讨会？即使是人类学者，也对这种论题的历史研究感到不以为然。林认为应该打破各学科的界域，勇敢做一个学术界的"杂种"。[2] 可见一个新领域、新论题要在学界站稳脚跟，是一件相当不易之事。终究学科之间的科技整合非常重要，当初该所可以进行团队合作，也是基于不同学科间存有"共同"的课题，例如人群、社会

① 王学典、李梅、孙延杰：《顾颉刚和他的弟子们（增订本）》，北京：中华书局，2011 年，第 134—142 页。
② 林富士：《"洁净"的历史》，《古今论衡》第 2 期（1999.06），第 78—82 页。

与文化等,而且在相互协助的前提下,这个学术团队才可能存活下去。如果中心课题丧失,则各学科势必分道扬镳,对学术的发展是有影响的。现在,下一代学者的研究成果已然成熟,以专著形式渐渐呈现在读者的视野中,此处就不再一一介绍。[①]

第三节　内外史的距离

在中国大陆,1949 年之后撰写医史的大多是医生,史家较少碰触医史,甚至不被认为有能力处理如此专业的课题。但慢慢地,大陆学者开始看到一些医生所写"内史"的缺点。[②] 廖育群指出,大陆的医史研究成果汗牛充栋,新学者要怎么找到空白的"立锥"之地呢? 他从日本学者山田庆儿的研究进路中获得启发,即:彻底摆脱类似内史"成就"与"科学性"的套路,而致力于对历史现象、思想脉络等的理性分析。[③]

史家没有能力钻研医史? 陈垣(1880—1971)、陈寅恪(1890—1969)都写过有关医史的文章,很难说他们没有医学的素养,或他们做的是历史家的"外史",因为他们都曾接触过医学理论。[④] 陈垣在 1907

[①] 例如李尚仁主编《帝国与现代医学》(台北:联经出版社,2008 年)或李贞德主编《性别、身体与医疗》(台北:联经出版社,2008 年),皆已有简体字版。

[②] 大陆的医疗史研究一般不谈"内史"(医师的医史研究例外),而把所谓的医疗史定位为"医疗与社会"的历史,与台湾的研究大方向有所接轨。可参考余新忠《清代江南的瘟疫与社会——一项医疗社会史的研究》(修订版)(北京:北京师范大学出版社,2013 年),以及余新忠《中国疾病、医疗史探索的过去、现实与可能》(《历史研究》第 4 期(2003),第 158—168 页)。近年来更渐渐注意到有关医疗、卫生史的国外和最新研究概况,可参考余新忠《当今中国医疗史研究的问题与前景》(《历史研究》第 2 期(2015),第 22—27 页)(该期为医疗史研究专号,可一并参考)。

[③] 廖育群:《我所认识的山田庆儿先生》,《古今论衡》第 2 期(1999.06),第 112—113 页。

[④] 陈寅恪的医史文章与对中医的看法,收入氏著:《寒柳堂集》,北京:生活·读书·新知三联书店,2001 年,第 157—160、176—181、188—190 页。

年时进入美国教会办的博济医学院学习西医,次年又转入光华高等医校(后改称光华医学院)就读,他不仅是该校董事,也是第一届毕业生,毕业后发表许多医史文章,后来才渐渐转向史学研究。^① 那个时代的人对医学知识的掌握本来就与今日不同,甚至人人都懂得一点医理。但是史家治医史,不容置疑地会碰上许多问题,本书所探讨之主题——中医热病学史的例子,也是如此。李建民指出,中医内科文献数量之庞大,尤以热病类文献为最。^② 而传统"外邪"之中,也偏重火热病邪。^③不管探讨什么样的医史文献,历史学者都将碰上许多医学名词,光是谈论"定义",包括厘清这些名词背后的语言变化,与其所代表之身体意义,甚至是理论之解释,就会遇上许多难以解决的问题。例如在讨论传染病时,史学文献中常有"瘟疫"、"疫"、"疾疫"、"疫病"、"疫厉"等名词^④;而传统中医则又会使用较专业的"伤寒"、"温病"、"热病"、"时气(病)"等名词术语来说明某种在同一时期共有且症状相似的疾病。这些名词很难以今日的单一疾病来加以解释、命名,但近代学者多把这些疾病统称为"传染病"或"外感热病"。如果不深入医学典籍与理论的世界中去思考疾病定义与语言的涵义,根本无法对某一种疾病展开任何解读。从医籍中来看,最早是以"热病"或"伤寒"来代表具有近代意义的传染病,所以《内经》统而言之:"今夫热病者,皆伤寒之类也。"^⑤其实这种归类是非常笼统的,因为没有实际的方药与论述,看字面只知道是

① 陈垣最大的贡献一般被认为是在史学研究方面,包括宗教史、元史、文献学、中西交通史等。他于医学院毕业后,大约在 28 至 33 岁,先后在《医学卫生报》《光华医事卫生杂志》与《中西医学报》上发表了不少有关中国医学史的文章。参见刘乃和、周少川等:《陈垣年谱配图长编》,沈阳:辽海出版社,2000 年,第 39—61 页。
② 李建民:《华佗隐藏的手术——外科的中国医学史》,台北:东大图书公司,2011 年,第 204—205 页。
③ 李建民:《从中医看中国文化》,北京:商务印书馆,2016 年,第 66—67 页。
④ 现代所知的传染病种类繁多,但在春秋战国以前,都以"疫"病来统称。详见张纲:《中医百病名源考》,北京:人民卫生出版社,1997 年,第 48 页。
⑤ 郭霭春主编:《热论篇第三十一》,《黄帝内经素问语译》,北京:人民卫生出版社,1996 年,第 192 页。

描写人体在疾病时"(发)热"的感受。一直到张仲景(150—219)撰著《伤寒论》时,结合实际疾病的辨证与经方之治疗,才奠定了临床医学的基础。[1] 到明末吴有性(1592—1672,字又可)的《温疫论》问世后(1642),温病学开始迅速发展。[2] 到清代进入温病学最发达的时代,叶桂(1667—1746,字天士)、薛雪(1681—1770,字生白)、吴瑭(1758—1836,字鞠通)和王士雄(1808—1868,字孟英)四人号称"温病学派四大家"[3],象征着温病学时代的到来。温病在理、法、方、药上自成体系,形成了比较完整的温病学说,成为和原伤寒学说略有不同的另一种论述。[4] 必须注意的是,它们并不是两个完全对立冲突的体系,温病学既补充伤寒学说的不足,又与伤寒学说互为羽翼,使中国医学对外感热病的理论、诊断与预防等,朝向更加完善的方向继续发展。[5] 论者有以寒温论争来谈明清医学,但总结始自明代,医者开始将旧的知识体系重新整理,欲独立温病学理论;但另一方面,他们仍利用各种考据、文字训诂的方式来重建经典之原貌。[6] 笔者并不认为伤寒与温病就此成为两

① 林富士:《疾病终结者——中国早期的道教医学》,台北:三民书局,2001年,第53页。
② 孟澍江主编:《温病学》,北京:人民卫生出版社,1997年,第4—5页。
③ 盛增秀主编:《温病学派四大家研究》,北京:中国中医药出版社,2000年,第1页。
④ Marta Hanson 曾梳理了温病学派产生的因素,除了风土之外,叶天士本人的传说与医书的流传等也是此派形成的重要因素,她还指出重要的一点:无论温病学派如何解释,他们始终被"伤于寒"的传统所深深影响着,这一点在许多自称温病学的著作中都可以看到。但笔者以为,多数研究都只强调寒温学说之"分",而较少谈其"合",以及学说传承的关系。可参考 Marta Hanson, "Inventing a Tradition in Chinese Medicine: From Universal Canon to Local Medical Knowledge in South China, The Seventeenth to the Nineteenth Century." (Ph. D dissertation, University of Pennsylvania, 1997), pp. 268 - 301. Marta Hanson 后来将她发表的论文和博论改写成书,主要探讨在地理空间因素影响下,中国医者在学派、疾病和瘟疫各方面的认知,但她主要偏重温病理论,较少详细分析伤寒派的发展与和西医理论的关系。请参考 Marta Hanson, Speaking of Epidemics in Chinese Medicine: Disease and the Geographic Imagination in Late Imperial China (Abingdon, Oxon: Routledge, 2011), especially Part Ⅲ about "Early modern medical transformations". 又可参考氏著 "Northern Purgatives, Southern Restoratives: Ming Medical Regionalism," in Asian Medicine, Volume 2, Number 2 (2006): 115 - 170.
⑤ 杨医业主编:《中国医学史》,石家庄:河北科学技术出版社,1996年,第140页。
⑥ 欧阳兵:《明代伤寒论研究对后世的影响》,《中华医史杂志》25.2(1995),第92—94页。

个独立、不相关的体系，此两说实存在着另一层传承关系。①

如果要以明确的概念，或是以今日传染病分类的概念来思索、分别伤寒与温病，至少在民初以前绝难达成一个共通的结论，实际上是言人人殊、各有所尊；甚至伤寒学或温病学中的哪一个理论体系能真正囊括一切的外感热病或成为理论体系的正统，在明清时代一直是医家们争论不休的问题。② 著名中西医汇通医者朱沛文（约生于 19 世纪中叶）言："张仲景先师，本《素问》《难经》之义，得伊尹汤液之传，著《伤寒论》以详外感之方。"③"人身万病，不出外感、内伤两途。而外感之证尤多，医者自应详究。"④可见伤寒在中医的范畴中常被解释为"外感"，泛指广义之传染病；而温病、瘟疫则被视为"感受秽毒，是为外感重证"⑤。"外感"之范围很广，历来医家从未对之做出过统一的定义，在学说发展史中，反而只是将所有观察到的发热、发烧，及类似感冒症状的一些发热性疾病归纳在其中，导致整个体系不断扩大，无所不包。

"伤寒"与"温病"都是一种统括的概念，两者皆为外感热病，属于传染病的范畴，并非单指一个疾病而言，宜视为"热病"学门的整体。在探讨中医疾病史时应注意到，中国古代医学的诊断是以"辨证"为基础，不同的人、不同的病，用药会有所不同；相对而言，也极有可能两种疾病所显现的症状相同，意即"病像"相同，而被归纳为类似疾病⑥，此即一体系之形成，是将一连串具有共通原则的疾病归类。

在近代以前，热病这个学门庞大驳杂，学者主要着眼于"伤寒旧学"

---

① 两者关系还可参考祝平一：《药医不死病，佛度有缘人：明清的医疗市场、医学知识与医病关系》《"中央研究院"近代史研究所集刊》第 68 期（2010.6），第 19—23 页。
② 刘伯骥：《中国医学史》下册，台北：华冈出版社，1974 年，第 604—606 页。以及史仲序：《中国医学史》，台北：正中书局，1997 年，第 121—122 页。关于《伤寒论》的历代争论通述，可参考李顺保：《伤寒论版本大全》，北京：学苑出版社，2000 年，第 1—9 页。
③ （清）朱沛文：《读书门径》，《中西脏腑图像合纂》（光绪丁酉年宏文阁石印，上海中医药大学图书馆藏），卷首，第 34A—B 页。
④ （清）朱沛文：《读书门径》，《中西脏腑图像合纂》，卷首，第 36A 页。
⑤ （清）朱沛文：《读书门径》，《中西脏腑图像合纂》，卷首，第 36B 页。
⑥ 马建中：《中医诊断学》，台北：正中书局，1999 年，第 1—2 页。

与"温病新学"的纷争,以及两者理论、发展、用药的歧异之处。范行准《中国医学史略》中谈论温病学发展的篇章,即为个中翘楚[1];而廖育群的《岐黄医道》则在学理梳证上最为清楚;除此之外,整体研究的专书则有赵洪钧的《中西医比较热病学史》与曹东义的《中医外感热病学史》,后者较前者更为详细[2],但二者很少碰触近代以来中西医热病学的交会问题。换句话说,"热病的近代史"还未开展,此即本书命题之由来。而笔者旨在通过梳理传统中医学在这个学门——热病学的近代(史)转型,对疾病理论之内在理路进行一次可能的、新的解读。

第四节　从热病的近代转型谈起

麦克尼尔认为,医生处理的是世俗的事务,不论在何处,医生都很珍惜那些能治疗特殊疾病的方法。差别在于亚洲地区的医生,一旦其医理与医术达到"经典"所规范的要求,就无法再创新了。这样说或许过于武断,麦氏大概想作如是对比:西方医生会因为研发出新的治疗方式而获取更多利益与崇高的社会地位,这给了西医动力去积极研发新的治疗技术,并以新的医疗卫生体系来代替旧有的组织。相反地,近代以前的中医,从未在现代医院环境中行医,仅坚守古代权威的方式来获得治疗疾病的经验。[3] 与此类似,李建民曾提到古典医学"正典化"的过程。"正典"指的是一门学科都有一些信念与观念,若要成为可靠

[1]　范行准:《中国医学史略》,北京:中医古籍出版社,1986年。
[2]　赵洪钧:《中西医比较热病学史》,石家庄:河北中医学院医史教研室,1987年。以及曹东义:《中医外感热病学史》,北京:中医古籍出版社,2004年。
[3]　详见麦克尼尔(Willim H. McNeill)著,杨玉龄译:《瘟疫与人——传染病对人类历史的冲击》,第276—278页。

的知识，就必须加以证明，但"基础"则无待验证，而是为其他信念提供依据。① 李氏进一步认为"正典化"是一种"排除"原则，所谓平行的学说也有轻重之分，绝非一视同仁。② 笔者希望进一步追问：近代以后，中医是坚守"正典"，还是通过（被动或主动的过程）吸收西医的知识，来确定或排除某些知识，达成"再正典化"的可能？③

　　近代之后，西医及其传入的传染病学愈加深化，中西差异之鸿沟也更形加深。笔者认为，近代以来，中西医汇通的第一个阶段应该是针对中西医身体与生理概念的争执，这段历史笔者在《近代中医的身体观与思想转型——唐宗海与中西医汇通时代》一书中已有论述。张仲民也对晚清的生理学教科书进行研究，认为在晚清生理学是卫生知识的主体④，当时翻译的西医书籍是以生理学为主，而不是微生物学。⑤ 第二个阶段，中西医冲突日益加深，是因为细菌学的争议——民国之后，西医已逐渐完成医学翻译名词在中国的统一工作。⑥ 另一方面，中国的医科大学也陆续开设了细菌学课程，有的还成立了细菌学研究部，所用教材多为英、美的外文资料。为了适应当时的国情及教学需要，逐渐出现了一些自编或翻译的微生物学书籍。这些翻译的医书，进一步将西医的理论与知识拓展至全国。医学论述的核心在变，疾病定义的方式也跟着改变，在此背景下，对全国疾病精确定义的呼声也日益高涨。反对中医传统理论甚力的余云岫（即余岩）说道："古无传染病之说，皆以为瘴气，皆以为天行，又皆以为鬼神之祟，故当一种时疫盛行之时，必有

---

① 李建民：《追寻中国医学的激情》，《思想 4·台湾的七十年代》，第 254 页。
② 李建民：《追寻中国医学的激情》，《思想 4·台湾的七十年代》，第 254—255 页。
③ 详见第二章论述。
④ 张仲民：《出版与文化政治：晚清的"卫生"书籍研究》，上海：上海书店出版社，2009 年，第二章。
⑤ 袁媛：《近代生理学在中国（1851—1926）》，上海：上海人民出版社，2010 年。
⑥ 参考张大庆：《高似兰：医学名词翻译标准化的推动者》，《中国科技史料》22.4（2001），第 324—330 页。以及氏著：《早期医学名词的统一工作：博医会的努力和影响》，《中华医史杂志》24.1（1994），第 15—19 页。

符咒祈禳迎神打醮之事。""至于今日,除我国之外,世界文明社会几无人不知细菌,几无人不知传染病之病原为细菌之祟。故一切公众卫生之道,易行而日精。环顾我国,依然如旧,疾病之生,先鬼神而后医药,不知预防,不识趋避,故时疫一起,动戕千百。"①余氏的话反映了古典医学根本没有所谓的传染病学,不知细菌病原和预防措施,观念错误落后。与近代第一阶段中西生理与身体观的争议不同,那时中医可以坚守自己的学说和西医对话,整体压力比较小;但民国以后,卫生工作的背后指导思想、根基,其实就是细菌学,西医的知识得到国家的全面认可,中医理论"被废"的压力如潮水般涌来,冲突不可避免,中医界也进入全面论争的状态。

雷祥麟专长于研究民国时期中医学在各方面的转变,他认为民初中西医之争中,传统中医负责任的对象是病人而非疾病本身的定义。②当细菌学知识传入中国后,疾病的根源纷纷被揪出,于是医生负责的对象由病人转到了疾病本身③,中医也必须逐渐认可并追寻单一致病原因的新趋势。④ 不过,这种趋势是否对中医解释疾病产生了绝对的影响,或如何促使中医去重新诠释细菌、传染病学所带来的影响,则还有许多讨论空间。李尚仁曾透过万巴德(Patrick Manson, 1844—1922)扭转西方"瘴气说"的论述,而确立微生物——疟原虫对疟疾的致病因子影响的例子,来说明一个科学研究或理论的成型,其实背后牵涉到高度复杂的显微镜操作技术、研究材料的取得以及研究成果的发表、确

---

① 余云岫:《传染病》,上海:商务印书馆,1929年,序文,第1页。
② 详见雷祥麟:《负责任的医生与有信仰的病人——中西医论争与医病关系在民国时期的转变》,《新史学》14.1(2003),第62—69页。
③ 即西方医学宇宙论(medical cosmology)中由"个体"到"物"之研究转变。详参 N. D. Jewson, "The Disappearance of the Sick-man from Medical Cosmology, 1770 - 1870," Sociology 10(1976): 225 - 244. 以及李尚仁:《从病人的故事到个案病历——西洋医学在十八世纪中到十九世纪末的转折》,《古今论衡》第5期(2000),第139—146页。
④ 吴章(Bridie Andrews), "Tuberculosis and the Assimilation of Germ Theory in China," in Journal of the History of Medicine and Allied Sciences 52(1997): 114 - 155.

立,这都不是从中医古代医书出发可以解决的问题。① 曹东义近年来
所写的热病学专书,对这段期间的总结只举出张锡纯善用中西药(阿司
匹林石膏汤)来共同治疗热病,并肯定某些西医对中医的支持,说这是
"中西医结合"。这样的结论与分析还太过简略,因为民国中医所碰到
的问题,显然更加复杂。

　　若以今日西医的疾病分类的观点来检视(现今的疾病概念也大多
是西方的),传统医学之分类方式既粗糙又不精确。举例来说,西医所
谓的"伤寒"(Typhoid Fever),是由伤寒杆菌所引起的全身性急性传染
病。其临床症状有持续发热、相对缓脉、脾肿大、玫瑰疹、腹胀、特殊中
毒症状、白细胞减少,少数病例可并发肠出血或穿孔。伤寒杆菌随大小
便排出体外,通过污染的手、餐具、食物、饮料、苍蝇或蟑螂而传播,日常
生活接触是传播病原的主要方式。② 这里面包括病人身体症状、病因、
传染原以及传染途径都巨细靡遗,此即近代西医传入后所带来的疾病
知识分类与解说,与中医"伤寒"或"温病"、"六经"或"卫气营血"、"三
焦"等身体观都大不相同。若现代医师在看病时,提出"伤寒"和"温病"
的名词,可能多数人都不甚明了而感到莫名其妙,因为在我们的既有知
识中,疾病的名称已被西医的名词标准化了。此一过程,在民国时已开
始。③ 那么,就中医的立场来看,他们如何化解过往"伤寒"和"温病"的
学术争论或分歧,并在身体认知理论上,适度融合西说,形成一个新的、
足以让人信服的知识谱系呢？

　　近代以来,包括中医伤寒与温病在内的外感热病学到底经历了什

---

① 参考李尚仁《万巴德、罗斯与十九世纪末英国热带医学研究的物质文化》,《新史学》17.4
　(2006),第145—194页。以及《看见寄生虫——万巴德丝虫研究中的科学实作》,《"中央
　研究院"历史语言研究所集刊》78.2(2007),第225—259页。
② 黄高彬、谢献臣、陈莹霖编著:《大陆地区传染病概况》,台北:"行政院大陆委员会",1996
　年,第27页。
③ 初步介绍,参见邓铁涛主编:《中医近代史》,广州:广东高等教育出版社,1999年,第
　93—100页。以及赵洪钧:《近代中西医论争史》,石家庄:中西医结合研究会河北分会,
　1983年,第236—242页。

么样的变化？范行准认为："通观温热病学，自嘉道以降，虽著述如林，而大多抄袭陈言，或叙述一二新病以装点门面，故不久其学渐衰，而代之以起者，则多从温病中分出的新病，故总论一类的温病学撰述，不复有昔年之盛。或名为温热病的总论，而实际其中已偏重于一种的传染病。"范认为至近代不管是"伤寒学"还是"温病学"，都是衰弱的，只有"总论"的意义而已。[①] 如果热病学门的两个代表都只是"总论"而已，那如何在近代，甚至民国之后保住其实用性而不被淘汰呢？范的推论值得商榷。但近代中医热病学门的各种疾病定义方式，显然受到了很大的冲击。目前的研究，还无法解释中医传统热病学和传染病学的生成之间，有什么关系；本书不再重复论述中医对个别传染病的认识，而是直探中西医对"传染病"定义的理论核心——"邪气"与"细菌"之争议，检视这些论争对整个传统中医热病学发展的影响，以及这些讨论背后又代表了何种变与不变之历史脉络。

关于名词之解释，就当时中国社会而言，举例来说，将"流行性感冒"视为"恶伤风"是可以理解的，这种"学名"与"俗称"并存的二元状态，至今仍存在。[②] 但中医的外感病也可以是俗称的"伤风"、"感冒"或"着凉"等，太过庞杂又难以分辨。如余云岫就说："伤寒与普通之风邪，其初发热时，全然不能分别。"没错，中医称外感病又叫热病，但是范围太广，令人有"全然不能分别"之感。[③] 1918 年秋天爆发之流行性感冒，余云岫称"颇极猖獗，多有死者，此时蔓延世界，英、美、德、法、日本皆大流行，不止我国也"。当传染病变成人类共同敌人时，在交流频繁的国际社会间，必定出现统一的病名、预防法、诊断规则等模式，以防堵其蔓延。19 世纪末以后的中国，当然不可能自外于世界，一般传染病多被

---

① 范行准：《中国医学史略》，第 240 页。
② 余云岫：《流行性感冒》，《传染病》，第 35 页。
③ 皮国立：《民国疫病与社会应对——1918 年大流感在京、津与沪、绍之区域对比研究》，《新史学》27.4(2016)，第 57—107 页。

要求有明确之定义范围;而连带的,身体被解读为保持健康的主体,在中西医两个疾病解释体系孰为正宗的角逐战中,对于某些染病历程的看法(如传染)与调养的技术等日常生活之应对,也将产生转型。

一般来说,传染病除少数例外(如外科麻风、瘰癧等),绝大多数可以归在温病的范畴内。就中医的分证理论来说,要像现代这样分析传染病的病原与成因是不可能的,中医采用的是另一套理论架构。温病和伤寒学说一样,最早都是针对流行传染病的,但两者的临床应用却又不完全限制在治疗疫病和外感疾病,实皆针对医学体系中对疾病认识的深化而有所发展、扩大。当西医传入后,中医在治疗疫病上仍坚守自己的学说,维持本身治疗地位的稳定,这种倾向进一步加深了中西两个医学体系在疾病认知上的歧见。1880 年厄波斯(Karl Eberth)在伤寒病人的尸体内发现伤寒菌;至 1900 年又有副伤寒病(paratyphus)的进一步确认。[①] 近代之传染病被视为一种“有生命的东西”,成为“离开生物就不能存在的东西”。[②] 但民国之前的中医重视抽象的哲学思考,疾病的身体观并未和外界的微生物有所交集,反而是和气候(如六气)、环境(如南北)与看不到的各种“气”有关。民国初年,即使中医们治疗疾病的技术不逊于西医,但由于中医对疾病各有各的见解,对疾病定义不确定的压力,就会直接转嫁给病人,让病人不知所措,所以如何面对细菌学兴盛后所带来的疾病解释的重大转变,即为民国中医无法回避的问题。

民初谢利恒说:“盖中西医学立说不同,生理之名词既有出入,病理之推求更有细菌、六淫之异,故据疾病以言名,则名不同;以言因,则因不同;以言理,则理亦不同。倘非中西医各有深刻之研究,乌能实现汇

① ［日］石川光昭著,沐良译:《医学史话》,台北:台湾商务印书馆,1968 年,第 171—172 页。

② 西格理斯(Sigerist, Henry S.)著,顾谦吉译,胡适校:《人与医学》,台北:台湾商务印书馆,1967 年,第 101 页。

通之道哉!"①对中西医有一定理解的人都知道,若是从统一中西医病名出发,将会是汇通上的一大难处。台湾著名中医家马光亚(1914—2005)曾说:"中医一病有数十种治法,要融合统一病名实在困难。""如果要中西医统一病名,《伤寒论》六经之病名,西医何以来配合统一耶?"②是的,统一病名是个理想、目标,但近代中医达成什么成果则是个大问题。1931年兴起的"统一病名之争",其实是政策、西医、病人三方面的力量对中医传统学术的拉扯。我们着眼并欲求其解答的是:医家如何改变自己的说法,或是如何说服中医固有的思考模式是值得信赖的;如果不可行,他们又改变了什么,捍卫了何种价值?这是一个耐人寻味的医史课题。并且,我们不止要看来自西医的压力,也要看西医的病名或以细菌学定义论述的模式,中医的回应方式,以及中医如何对抗细菌。

第五节　新医史的尝试——"重层医史"

"中医抗菌史"俨然无中生有,要探讨中医过去从未重视的东西,扩展医史的研究题材,笔者脑中闪过傅斯年曾经说过的话:

> 凡一种学问,当其未成立为科学以前,范围一定很广,和旁的学问分不清,初成科学时,一定想兼并旁的学问。因为学问总是有相互的关系,无论何学皆不能单独成立,所以四面八方都收纳起

---

① 王咪咪、李林主编:《唐容川医学学术思想研究》,《唐容川医学全书》,北京:中国中医药出版社,1999年,第640页。

② 马光亚著,梁明达整理:《中西病名统一实在困难》,《中国百年百名中医临床家丛书·马光亚》,北京:中国中医药出版社,2001年,第287—288页。

来。后来旁的学问也渐渐成为科学，各有领土，分野愈分愈细。结果，要想做好一种学问，与其采帝国主义，不如用门罗主义，把旁的部分委给旁的学问，缩小领土，在小范围内尽力量，愈窄愈深。①

其实，不论是社会史还是文化史乃至医疗史，都和西方学术界的影响息息相关，这点几乎已为公认。只是从民初开始，学人就一直在追西方研究的步伐，即便"西潮"已成为中国的一部分了，还觉不够，转眼百年，不知何日方休；即便如民初学人那样倾慕西化、留学外国、创立史语所的傅斯年也要"为中国而豪外国"，甚至觉得中国学乃至东亚学被欧洲人抢去，是奇耻大辱②；甚至顾颉刚至外国人主办的燕京大学教书，傅斯年斥其"忘恩负义"，抨击顾的学术为外国人服务。可见，傅希望建立本国主体性研究。陈寅恪连中国史解释权被日本抢走都耿耿于怀，"群向东邻受国史，神州士子羞欲死"。

李建民认为，在历史学界，医疗史长久以来被视为民俗、下层社会或生活史、社会史的一支，和政治史与制度史的"上层"无关；但古代医疗心态及思考方式，其实离不开菁英所留下的文献，医者也是"士"的一环，实在很难说只是下层人民生活的反映③，医史也应有上层理论建构的一环。谈新社会史仍不能脱离所谓上层"政治"的影响，就像雷祥麟的博士论文，凸显了中医在近代的变化，补充说明中医团体致力于获得国家所赋予的权力；特别在废医案之后，中医积极组织团体、适度发声，并争取他们的地位，最终逃过了被废除的命运。④ 在上层和下层之间，欲拼凑出一完整的医疗史图像，笔者以为，不妨从"重层医史"（multi-

① 梁启超：《中国历史研究法》，台北：里仁书局，1994 年，第 356 页。
② 西方的一些理论对傅的影响，参考王汎森：《傅斯年：中国近代历史与政治中的个体生命》，北京：生活·读书·新知三联书店，2012 年，特别是第二章。葛兆光：《宅兹中国：重建有关"中国"的历史论述》，台北：联经出版社，2011 年，第 279—283 页。
③ 李建民：《追寻中国医学的激情》，《思想 4·台湾的七十年代》，第 248—250 页。
④ 雷祥麟（Sean Hsiang-lin Lei），Neither Donkey nor horse：Medicine in the struggle over China's Modernity. Chicago：University of Chicago Press，2014，pp. 67 - 120.

gradations of medical history research）的角度来谈中医抗菌史的问题。除了研究中医专书，也要看看民众如何抗菌，并试着解释这些有趣的认知，是如何在近代中国史内发生的。"重层医史"是一种方法、一种视角，而不是一种硬套的模式。它不应有框架，而应灵活地被设定来研究特定中医史的问题。但整个框架结构之设计、章节之安排，应有以下几个部分呈现：一、必须立基于文献（医书、报纸、期刊）之解读。二、在文献之下，必须有大范围背景之阐述，这个背景可以是综论性质，必须与政治或社会相关。三、在文献之上，应梳理"内史"之论述。例如谈气与细菌，就要梳理杀菌、防疫等技术层面。四、必须有"人"的角色，除谈医学典籍外，也应注重医者的时代性格与研究贡献。五、文化史视角之分析：以医史研究而论，重点是日常生活史、身体史的相关视角。简单来说，重层医史即包括内史（文献刊行，文献分析，学术大势分析）、外史（日常生活、社会与政治文化）的综合视角研究法。

这个新医史的内涵，更应该重视医疗知识对人群（不仅是狭义的病人）的影响。医生与病人对经典医疗知识的解读，是一种动态的解析，有时甚至扩大至对国族发展的期待。[①] 清末民初的资料显示，当时的病人常常积极参与对诊断过程之讨论，甚至用传统医学典籍内的知识来质问医者。清末来华的传教医师胡美（Edward H. Hume, 1876—1957），发现他的中国病人会用医书的知识质疑他，甚至女流之辈，也能用古典医书的知识，来和他沟通调养事宜，包括画中医式的脏腑图来说明自己的病情。[②] 可见今天我们不甚理解的古典医学知识，在民初可能是病患所熟悉的，甚至拿来质疑医生的工具。

---

① 本书不谈国族，专注中医知识史的面貌，可参考皮国立：《国族、国医与病人：近代中国的医疗和身体》，台北：五南出版社，2016年，第2—15页。
② 出自爱德华·胡美原著，杜丽红译：《道一风同：一位美国医生在华30年》，北京：中华书局，2011年，第39—40、86页。

　　对中国人而言，宗教、哲学、身体观、医学、博物学、武术、相术、风水
等学说，没有任何一种知识领域能避开"气"的哲学，传统知识体系内无
处不充斥"气"的作用[1]；而近代学人如康有为、梁启超、谭嗣同等也不
断用"气"来说明万事万物的"根基"，西方语汇中其实也有相应的"气"
概念[2]，这构成了中医在近代之初仍以气论为和西方医学对话之基础。
以中国人的宇宙观而言，形气相感才能化生万物；而以身体脏腑而言，
其功能就是"气化"的生命表现。[3] 气化观本于阴阳学说，将人体视为
一个有机体，阴阳可以划分脏腑与经脉的内外、生理功能（生克）、位置
（表里上下）等，是中医脏象学说的基本理论。清末唐宗海（字容川）在
《医经精义》开篇，就开宗明义地引出《黄帝内经·素问·生气通天论
篇》中的话："夫自古通天者，生之本，本于阴阳。"[4]他解释说："天地只
此阴阳化生五运六气，人身秉此阴阳，乃生五脏六腑。"[5]气乃中医论人
体生理与脏腑知识的根本，也是孕育生命的大原则。虽然唐并不认为
西医由解剖方法所建立的知识有所错误，但他认为西医终究"不能将各
层分出阴阳，则只知其形，不知其气，所以剖割脏腑只能验死尸之形，安
能见生人之气化哉"[6]。足见中医的气论非常广泛，完全主宰了中医理
论之核心，它既是静态的表述依据，也是动态、流动的物质。另一方面，
气又与气候、地理等自然观结合，成为一种论述、推测疾病或灾荒的知
识，是以"外感不外六淫，民病当分四气"，外感热病依据的也是这一套
气的变化知识。

---

① 　关于这些讨论，可参考杨儒宾：《中国古代思想中的气论与身体观》，台北：巨流出版社，
　　1993 年。
② 　[日]小野泽精一等编：《气的思想：中国自然观与人的观念的发展》，上海：上海人民出
　　版社，1999 年，第 512—537 页。
③ 　有关气在中国（医）文化的论述，研究成果很多。可参考曲峰：《中医临床理论思维探讨》，
　　北京：中国医药科技出版社，1992 年，第 21—30 页。Elisabeth Hsu, The transmission of
　　Chinese medicine. New York: Cambridge University Press, 1999, pp. 58 - 87。
④ 　郭蔼春主编：《黄帝内经素问语译》，北京：人民卫生出版社，1996 年，第 14 页。
⑤ 　（清）唐宗海：《医经精义》，第 1 页。
⑥ 　（清）唐宗海：《医经精义》，第 2—3 页。

中医气论具有一种广泛包容、解释自然界现象的特性,因之在每个体系中几乎都可以见到它的影响。民国时期,中医的气论受到相当多的挑战,因为西方近代以船坚炮利、科学之物质文化取胜,"气化"这种论述并无法让中国富强,解决传染病或卫生政策之相关问题。陈黄谿在《医界春秋》上抨击"懂得气化"的人反而讥笑他人"迷信物质,沉迷机器"。陈认为,人体的脏腑运作本来就是一个天然的机器,他讥讽中医"赶快自力更生,发明诊病器械吧",借以说明其实中国古代名医的砭石、刀圭、灸针、汤剂、铜人,哪一种不是机器呢? 这才是能和西医对抗的武器,而不是死命抱着什么"气化正学"。[①]

科学需要研究,细菌学也是一样,不能空谈玄理。胡适就曾把巴斯德研究细菌学成功的例子视为"科学救国"的表率。他在 1932 年《赠与今年的大学毕业生》一文中说道:

> 法国被普鲁士打败之后,割了两省地,赔了 50 万万法郎的赔款。这时候有一位刻苦的科学家巴斯德,终日埋头在他的试验室里,做他的化学试验和微菌学研究。他是一个最爱国的人,然而他深信只有科学可以救国。他用一生的精力证明了三个科学问题:(1) 每一种发酵作用都是由于一种微菌的发展;(2) 每一种传染病都是由于一种微菌在生物体内的发展;(3) 传染病的微菌,在特殊的培养之下可以减轻毒力,使它从病菌变成防病的药苗。这三个问题在表面上似乎都和救国大事业没有多大关系。……英国的科学家赫胥黎在皇家学会里称颂巴斯德的功绩道:"法国给了德国 50 万万法郎的赔款,巴斯德先生一个人研究科学的成绩足够还清这一笔赔款了。"巴斯德对于科学有绝大的信心,所以他在国家蒙奇辱大难的时候,终不肯抛弃他的显微镜与试验室。他绝不想他的显微镜底下能偿还 50 万万法郎的赔款,然而在他看不见想不到

① 陈黄谿:《气化与物质》,《医界春秋》第 115 期(1936),第 6—7 页。

的时候，他已收获了科学救国的奇迹。①

巴斯德的奇迹不在还清赔款，而是在实验室里和操作显微镜所获得的重大发现，为法国赢得无数的国际名声，这才叫科学救国。又如史家傅斯年，他在史学界赫赫有名，在医界，因其反中医之立场，名气也不小。他写《再论所谓国医》时说：

> 记得蒋梦麟先生告我一段他在中学时的故事。清末，他在南洋公学当学生时，有位中医的校医用改良新法，即用寒暑表试验温度。但是此公不知杀菌——本来中医字典中没有"病菌"这个反国粹的名词——故由这个人口中取出，便直送在那个人口中。适逢白喉盛行时，他这学堂死的完全在一般市民死亡之上，于是一阵大紊乱，校医开除，学校放假！这固然是极端的例，然一个人剽窃自己所不了解的东西，正如请不知电流为何事的人来家安置墙上电网一般，其危险是不可形容的。②

此话意味着，他认为让传统中医来学习新的科学医学，根本就是营造空中楼阁，中医学是没有"病菌"这个名词的。要接受西方医学，要改良属于国家的新医学，就必须"全盘西化"。③ 但中医有一套反驳的话语，他们虽承认细菌学与西医物质科学之重要性，但还是认为中医比较适合中国人的体质，例如陆士谔在《中西医评议》（1930）中说：

> 中西医学说，大判天渊。中医主张六气，西医倡言微菌；一持经验为武器，一仗科学为壁垒，旗帜鲜明，各不首屈。形式上比较，

① 胡适：《赠与今年的大学毕业生》，《四十自述》，海口：海南出版社，1997 年，第 261—262 页。
② 傅斯年：《再论所谓国医》，《傅斯年全集》第 6 册，台北：联经出版社，1980 年，第 323 页。
③ 傅斯年谓："凡是改良，必须可将良者改得上。萵苣可以接菊花，粗桃可以接美桃，因为在植物种别上他本是同科同目的。我们并不能砍一个人头来接在木头的头上啊！西医之进步，到了现在，是系统的知识，不是零碎不相干的东西。他的病理论断与治疗是一贯的。若接受，只得全接受。若随便剽窃几件事，事情更糟。"出自氏著：《再论所谓国医》，《傅斯年全集》第 6 册，第 323 页。

西医为优;治疗上比较,中医为优。器械上比较,西医为胜;药效上比较,中医为胜。为迎合世界潮流,应用西医;为配合国人体质,应用中医。[1]

此论还算持平,但有些中医则认为要继续大加畅言"气论",用科学加以研究,沈麟在《温热经解》中甚至说:"发明人身气化之病理,庶使古圣心传,大放光明于世界。"[2]这里就体现了中医"气化"论述的一贯性。

从反面来看,反中医气论者则谓"气"很难用具体的物质概念来解释,即使可供研究之"空气",也有中医之说法与之冲突。1936年,陈黄谿在《医界春秋》上发表文章说:"《内经》所云气化,两言可以包括。就是'天以五行御五位,而生寒暑燥湿风。人以五脏化五气,而生喜怒悲忧恐'。"这些东西,在今天科学验证下,仍是"物质"。陈举近代科学家将自然界物质加以分类、辨析成各种元素,而把"物质"的科学深化了;且反唇相讥说:"尤可笑者,昌言'六气,气化'这一两位中医,问他何谓'六气'?他说:'空气是冲和不动之气,寒气与热气,为对待之气,暑气、燥气、火气皆为热气,湿气为阴阳二气氤氲之气,湿气与风气,为无一定之气。'大家数数看,到底几气?"他讽刺说:空气可以不动?小孩子读过《小学自然教科书》,就知道空气会流动,这批"气化"维护者还坚持己见,这就叫"家丑不可外扬"。而让陈感到莫名其妙的是,反对者竟也来骂:"废阴阳,捣六气,推翻气化,迷信物质,用夷变夏,非圣无法,倒行逆施。"陈认为中国医学不应和孔、孟圣人扯在一块,而应就事论事,好好发展物质科学。[3]

部分中医认为中西医界之争论已由生理学转向细菌学,身体的气化争议逐步转移至外界之"六气"、"疠气"。中医陆晋笙在《景景室医稿

---

[1] 陆士谔:《中西医评议》(1930)。引自田若虹:《陆士谔医著、医文考(续完)》,《中医文献杂志》第1期(2003),第24页。

[2] 沈麟撰:《温热经解》,收入曹炳章辑:《中国医学大成》第18册,上海:上海科学技术出版社,1990年,沈麟原序,第2页。

[3] 陈黄谿:《气化与物质》,《医界春秋》第115期(1936),第7页。

杂存》中就不悦地说：

> 对于疾病，中医分作内伤、外感。风寒暑湿燥火，病之由外来
> 者，名叫六淫；喜怒哀乐悲惊恐，病之由内起者，名叫七情。再要判
> 分寒热表里虚实，现在一切都不讲，只谈那某部炎、某膜炎、某某菌
> 一派西医话，外人见了总以为中医的学说靠不住，所以弃此就彼，
> 自己打倒自己。①

陆的反驳，不是无的放矢。祝味菊曾在《病理发挥》中认为，西医的
细菌学虽"铁案如山"，中医无法媲美，但所谓细菌原虫，仍不足以解释
疾病之发生。

> 夫所谓细菌原虫，则镜检之下，历历可征，固不能不认医学之
> 发明史上，确有相当价值。而其否认六气七情为病原之一种者，斯
> 亦未免过于偏执，而有不彻底之遗憾焉。何以言之？盖细菌原虫
> 等，固足为病原体，但苟无六气七情为之诱因，则抵御充实，抗毒力
> 强，虽有细菌原虫，亦难遂其发育。②

这种不认细菌学的态度，触怒了一些信奉以细菌学为根基的支持
卫生现代性的学者。傅斯年就说："中国是个世界上病菌最多的国家，
各种疾疫并世无双，故死亡率在一切开化与半开化的人类之上。"故必
须依靠"研究公共卫生的人的聪明"，所谓国医是完全无法担负这种责
任的。③ 虽然中医不断声称能够治病，但胡适却认定：存在于传统"烂
纸堆"里的无数"老鬼"，"能吃人，能迷人，害人的厉害胜过柏斯德
(Pasteur)发现的种种病菌。只为了我自己自信，虽然不能杀菌，却颇

---

① 陆晋笙：《论盲从西医之害》，《景景室医稿杂存》，收入沈洪瑞、梁秀清主编：《中国历代医
　话大观》，太原：山西科学技术出版社，1996 年，第 2063—2064 页。
② 祝味菊：《病理发挥》，收入邢斌、黄力主编：《祝味菊医学五书评按》，北京：中国中医药
　出版社，2008 年，第 259 页。
③ 傅斯年：《所谓国医》，《傅斯年全集》第 6 册，第 305—306 页。

能'捉妖'、'打鬼'"①。如果中医是不能杀菌的"老鬼",这就不免让人好奇,中医对于西医的细菌学到底抱持什么态度,又将如何解释与回应杀菌的问题?

本书落脚点在于探讨近代一个学科兴盛、衰弱或转型的历程。回顾今日仍存在的吊诡状态,一方面我们都不再为疾病的定义感到困惑,在我们所熟知的健康知识中,感冒、流感、传染病等名词与概念已经取代了"伤寒"、"温病"、"瘟疫"等传统的疾病分类或名称。但另一方面,以学术生命而言,中医理论中的伤寒和温病学却没有逝去。除了研究与教学外,中医很少会对病人提起他患的是伤寒还是温病,可见中医知识的呈现面貌是不断变动的。笔者期待既能照顾中医上层知识理论,又能兼顾历史上许多病人的日常生活经历,一起来找出鲜为人知的中医抗菌知识和方法。

---

① 胡适:《整理国故与"打鬼"——给浩徐先生信》,《四十自述》,第136页。

第一章

近代中西医在抗菌论述前的汇通

第一节　中西医初遇时的热病样貌

谈到传染病在现代社会的角色问题,可以轻易发现,不管是 SARS 或流感、禽流感,现代医疗皆已能针对其病原体的种类和疾病预防方法,包括个人卫生的注意、疫苗的施打、特效药的研发等,拟订应对方式,以求和疾病不断进行对抗、厮杀。然而,疾病在不同时期所呈现的面貌,往往和医者的认知和医学理论的发展息息相关,甚至与病人的身体认知和社会环境紧密结合。于是,在描绘疾病的面貌时,历史研究法就显得极有意义。[①]

近代西医在中国所展现的医学技术,有赖于西方医学发展的成果,所以应该先检视西医在 19 世纪对热病学的论述。当时,英国的医生认为腐败的物质借由"发酵"(zymosis)催生热病,而当时中国的环境脏乱不堪,因而成为不少西医指责的标靶。[②] 不过,当时西医在治疗热病的临床技术上,也不甚乐观。虽然西方医学至 19 世纪末,各种血清、疫苗等已陆续被制造应用,但关于一些传染病发病后的药物治疗方面,却一直没有太大的进展。艾利希(Paul Ehrlich)研究出以砷化合物为主的化学疗法,一度被称为"魔弹",但它却只对梅毒比较有效,而且即使经过改良,也只能对付极少的病菌。

一直要到 1935 年磺胺类药物以及 40 年代抗生素(青霉素,

---

① 本章曾发表于余新忠编:《清代以来的疾病、医疗和卫生》,北京:生活·读书·新知三联书店,2009 年,第 189—215 页。
② 李尚仁:《健康的道德经济——德贞论中国人的生活习惯和卫生》,《"中央研究院"历史语言研究所集刊》76.3(2005),第 467—509 页。

Penicillin,译为"盘尼西林")出现并确立疗效之后,西医才能确实有效地治疗许多传染性疾病。[①] 所以 William Osier 说:"今日年轻的医生们,能够使用二十几种药对付任何一种疾病;而往昔的医生却只能用同一种药去治疗二十几种疾病。"[②]故在抗生素等药物发明前的漫长岁月里,西医治疗急性热病的成效是相对低下的。多数医生只能把受感染的四肢或内脏切除,且多数的病人其实根本不需要这种手术就一命归西了,除非自身的免疫系统可以幸运地战胜疾病。[③]

近代以来,西医在辨识病原体的技术上,绝对比实际治疗更令人感到乐观。早期西医之父希波克拉底(Hippokrates,约前 460—前 377)在研究传染病时只将致病因素归因于空气传染说,但到底是空气中的什么物质导致疾病,当时仍是未解之谜。[④] 西方在 1880 年代后的"细菌搜捕"(germ-hunt)行动,使引起破伤风、霍乱、肺炎和白喉等的细菌,"像平锅炸玉米般,纷纷现身"[⑤],而后西医的免疫学研究也开始日新月异。不过,当巴斯德(1822—1895)在 1879 年提出"链球菌"(streptococci)的观察时,仍有人鄙视微生物会导致疾病的说法;而科霍(Robert Koch,1843—1910)于 1876 年已经论证炭疽杆菌将导致炭疽热(Anthrax)。但一直到 1881 年为止,医学界的杰出人才们仍不承认微生物是导致疾病的主因,甚至以"不屑一顾"来形容这种理论。[⑥]那么,微生物正式现身之前的热病样貌,到底应该如何具体描绘呢?

---

① 罗依·波特(Roy Porter):《剑桥医学史》,长春:吉林人民出版社,2000 年,第 424—425 页。

② 有关西方免疫学的历史,参考陈定信:《免疫学发展史》,收入 Felix Martin-Ibanez 原著,叶颂寿、叶颂熙译:《西方医学史》,台北:当代医学杂志社,1978 年,第 93 页。

③ 梅尔·费德曼(Meyer Friedman)、杰若德·弗莱德兰(Gerald W. Friedland)著,赵三贤译:《怪才、偶然与医学大发现》,台北:商周出版社,2004 年,第 253 页。

④ 杜聪明:《中西医学史略》,台北:中华大典编印会,1965 年,第 16 页。

⑤ 贝特曼(Bettman. Otto L.)著,李师郑编译:《世界医学史话》,台北:民生报社,1980 年,第 553 页。

⑥ 梅尔·费德曼(Meyer Friedman)、杰若德·弗莱德兰(Gerald W. Friedland)著,赵三贤译:《怪才、偶然与医学大发现》,第 78—92 页。

关于身体的患病经历,是每个人都曾有的切身感受。不管是中医的伤寒、温病,还是大多数的传染病,身体都会经过一段发热的过程,令病人难受至极,所以中医文献中早已用"热病"来统括这些传染病。[①]民初中医恽铁樵尝言:"人不能不患病,尤其是不能不患热病,此语殆无可反驳。""别的病犹之可也,热病是最多,又最是急性多变化,调护稍微外行,危险就在眉睫之间,如此情形,岂不是人生最要提前研究的一件事么。"可见热病一直是中国人常见的疾病之一。而近代西医对热病也同样重视,例如李尚仁指出:鸦片战争时,对英国士兵造成最大伤害的是疾病,而非战事之本身,而尤以"热病"(Fevers)与痢疾的危害最为严重。[②]

英国医生合信(Benjamin Hobson,1816—1873)是近代西医知识传入中国后最被中医重视的医家[③],他在医书中已为西医的热病理论定调。首先,"热病"一词带有一种集合数种疾病为一统括代名词的意涵,在翻译上可能受到中医"证"的影响,而将数种疾病的同一症状归纳出来,形成一个新的名词,故西医当时也习用"热证"而不用"热病"来细分它们的症状。以此而论,合信在《西医略论》(1857)中首先定义说:"热证,番语曰啡吡,即中国发烧之意,分有毒、无毒两种,治法相同。"[④]随后在《内科新说》(1858)中又补充谈道:"有毒者为温疫,无毒者统称热证。"有毒可能是指具传染性的意思,而"热证"应该泛指一切会发热的、具传染性和非传染性的疾病,故合信解释说:"发热因他病而致者,既分列各篇矣,更有自病发热一证。"[⑤]肺、肾疾病导致的热,就是"他(器官)病";自病发热,应是专指以传染为主的疾病。而对于为什么会

---

① 恽铁樵:《叙言》,《热病学》,收入《群经见智录》,台北:华鼎出版社,1988年,第1页。
② 可参考李尚仁:《英法联军之役中的英国军事医疗》,《"中央研究院"历史语言研究所集刊》82.3(2011),第533—575页。
③ 几乎所有被称为"中西医融合"的医家都看过他的书。可参考皮国立:《近代中医的身体观与思想转型——唐宗海与中西医汇通时代》,第2章。
④ 合信:《热证论》,《西医略论》,江苏上海仁济医馆藏校,咸丰七年刊,第45A页。
⑤ 合信:《热证论》,《内科新说》,江苏上海仁济医馆藏校,咸丰八年刊,第17B页。

发生热病,当时西医也无法抓出一个确定的原因,合信言:"致病之原,或因内外炎证、或因伤寒、或因伤暑、或因饮食无节、或因用力过度、或因惊恐、或因日晒。"①凡此种种,不一而足,故当时西医也坦承:"致病之由不甚可解。""或因传染",代表"传染"可能只是"人为何会得热病"这个问题的一个答案选项而已。是以西医对热病病状的描述,其实与当时中医所论大同小异②;特别值得一提的是,西医当时以热证为单一症状,热证成为数种疾病的通称。例如,现在习称斑疹伤寒、痢疾为热病的一种,但是,当时西医却将它们个别的症状归咎于热病本身"累及大小肠"而成痢;或以"大热两三日"来归纳"疹出"或是"麻痘初起"等病。③ 正如《内科新说》所载:"大抵(热证)累某部位,则见某部位病证。"④今日分析看来,可能是因为当时对单一疾病的病原体认识不清,故只好以"发热"这个共同的症状来定义数种热病及其病况发展。

另外"发炎"的概念,是传统中医所没有的。合信认为:"炎"字与汉语"烧"字之意略同。⑤ 换句话说,外感热病所见到的发烧状态,其实就类似"炎证"。但合信认为中医病名混杂不清,"炎"又不完全等同于热,他说:"中土医书,有名实不符者。⋯⋯有误以证状为病名者,如热有炎证之热,有热证之热,中土盖称为'热',则混淆无别,不得不改正。"⑥在西医论来,"热"是一种身体感受,是疾病的表征。合信在《西医略论·炎证论》中记载:"热痛红肿谓之炎⋯⋯四证不必全备,大概红热必有肿

---

① 对于疾病症状的细部描述以及渐愈之身体征兆,可参考合信:《热证论》,《西医略论》,第45A—B 页。以及合信:《热证论》,《内科新说》,第 18B—19A 页。另外,会引起热病的原因,"酒色"也是一可能因素。

② 《西医略论》记载热病病状:"身倦不安、胸闷欲吐、精神恍惚、外热内冷、头痛腰痛而红眼赤、四肢困倦、筋骨酸痛、口渴喉干、气促便秘、溺短而赤、舌苔黄白。"见合信:《热证论》,《西医略论》,第 45A 页。其他分类则分"有力"或"虚者",颇似中医的"实"与"虚"。出自《热证论》,《内科新说》,第 18A 页。

③ 合信:《热证论》,《内科新说》,第 17B—18B 页。

④ 合信:《热证论》,《内科新说》,第 18B 页。

⑤ 合信:《炎证论》,《内科新说》,第 12A 页。

⑥ 合信:《西医略论》,例言,第 1A 页。

痛,或有或无,但见一证或旋止者,不以炎论。"①所以"炎"的病征也有
"热"的成分在内,与热证唯一的差别在于:"不曰'炎'而曰'热'者,盖炎
起于一处而此遍于全体也。"②也就是说,热的感受也很可能是一种发
炎状态,只是发炎的热感面积较小,不像热病指的是整个身体的感受。
此两者若不仔细比对,非常容易混淆。用西医之炎证来对比中医之热
证,延续到了民国时期,成为一种中西病理意义上的汇通,如裘庆元
(1879—1948)在《医话集腋》中就说:"若病名,中医曰某某证发热,西医
曰某某脏发炎。"③

　　事实上,根据合信所论,炎证包括许多细部的疾病在内,包括器官
与内科疾病,如脑炎、心炎等,还包括外伤发炎。④ 如此来论,"炎"本身
就是一种疾病名称的归纳,依"以证(红、热)统病(脑炎、心炎)"的脉络
来分类疾病知识。德贞(John Dudgeon,1837—1901)认为,东方人
(Eastern people)对热病、发炎性疾病、伤寒(typhoid)或急性呼吸器官
等疫病似乎有很强的抵抗力;然而欧洲人却因为喜欢吃肉食,导致具有
"发炎体质"(inflammatory constitutions)。⑤ 就近代西医翻译的文献
看来,似乎中西医之间还是可以展开对话的。清末唐宗海就将"发炎"
理解成"火",人体内的火若不依脏腑的性质而安其位的话,流窜到何
处,那处便现炎证。⑥ 中医的"火"与西医的"炎"都会产生发热感。西
医所谓的"热证"有很大的一部分可以用以解释传染病,也就是以中医
外感热病的范畴来理解。合信说:"一种有毒者能传染于人,春谓之温,

---

① 合信:《炎证论》,《西医略论》,第12A—B页。
② 合信:《热证论》,《西医略论》,第45A页。
③ 裘庆元主编:《与友人谈医一则》,《医话集腋》,收入陆拯主编:《近代中医珍本集·医话
　分册》,杭州:浙江科学技术出版社,1994年,第327页。
④ 合信:《炎证论》,《西医略论》,卷上,第8B—9A页。
⑤ 引自李尚仁:《健康的道德经济——德贞论中国人的生活习惯和卫生》,第476—477、
　480页。
⑥ (清)唐宗海:《痢症三字诀》,收入王咪咪、李林主编:《唐容川医学全书》,第633—
　634页。

夏谓之疫,大概天时不和,有一家传染者,有一方传染者。"[1]中医的
"温"和"疫",与西医所谈之"有毒的热病",可以视为中西医理论的接
轨。今日视之,虽不够精准,但当时中西医所指的病,在话语上应该是
类似的。

第二节　瘟疫何处生?

中医论疫已经有很长的历史。就相关文字记载来看,有关"瘟疫"
的记载最早出现在殷商时代。甲骨文中已有"疒役"的记载,学者考证
后认为可能是殷人透过贞卜来判断瘟疫的严重程度。《山海经》则载:
"有兽焉……见则天下大疫。"《玉函山房辑佚书》卷五四《乐纬叶图徵》
中则载有五种"凤鸟"(凤凰之属),其中一种"鸠喙圆目",只要一出现,
瘟疫立刻随之而来。[2]

论及影响传染病发生的原因,有社会政治、地理环境、灾荒、交通等
因素。据学者研究,在中国的流行病历史中,隋唐以前,政治与军事因
素所引发的传染病较多;隋唐之后,则以地理环境与交通发达、中外交
流频繁,而导致疾病的传染较多。[3] 宋元以下,中国的政治经济发展中
心逐渐南移,因气候、地理环境差异[4],人们最先碰到以寄生虫为主的

① 合信:《热证论》,《西医略论》,第45B页。
② 张纲:《中医百病名源考》,第49页。
③ 张志斌:《古代疫病流行的诸种因素初探》,《中华医史杂志》20.1(1990),第34页。
④ 例如,风土病(Endemic Disease)概念之产生,是针对疾病不普遍分布于各方,仅局限在一
　地域的通称。陈胜崑:《宋室南迁与风土病》,《中国传统医学史》,台北:时报文化出版事
　业有限公司,1979年,第137页。

传染疾病[1]，而许多疾病也开始有了南北地域方土的差异，这些因素都间接促进了中医学理论之深化与变革。[2]　当然，古人无法知道细菌之存在，所以只能用各种"气"的侵袭，来描述病因。除了"热"之外，中医认为风、寒、暑、湿、燥、火（六淫）都可能导致传染病，例如，《史记·货殖列传》载："江南卑湿，丈夫早夭。"[3]此即环境（自然因素、生物环境与人文社会环境）与疾病因果的结合，与中医学的发展息息相关，"湿气"即为导致人体疾病的重要因子之一。

从古代的医学宝典《内经》《难经》的描述中可知，中国人很早就对包括传染病在内的"热病"不断加深认识，例如："凡病伤寒而成温者，先夏至日者为病温，后夏至日者为病暑。"（《素问·热论》）"伤寒有五：有中风，有伤寒，有湿温，有热病，有温病，其所苦各不同。"（《难经·五十八难》）值得注意的是，此时的"温病"概念仍囿于古代伤寒体系中，并未发展出独立的理法、方药，不同于明清后的发展。张仲景经历了汉末的一场大疫，《伤寒论》自序载："余宗族素多，向余二百，建安纪年以来，犹未十稔，其死亡者，三分有二，伤寒十居其七。"故自《伤寒论》问世后，"伤于寒"就成为中医治疗外感热病的主要论述体系。在很长的一段时间中，张仲景的医方是治疗"瘟疫"的主力。

"疫"的原始字义应该与"役"有关。张纲在《中医百病名源考》中指出：上古之人，服国家之役，乃饥寒辛苦之最者，故疫之为病，最有可能在百姓服役时所出现。[4]古人也认为疫病是由鬼怪所带来的，故而有

① 宫下三郎：《宋元の醫療》，收入薮内清：《宋元時代の科學技術史》，京都：京都大學人文科學研究所，1967年，第130頁。
② 梁其姿：《面对疾病：传统中国社会的医疗观念与组织》，北京：中国人民大学出版社，2012年，第217—251页。
③ （汉）司马迁：《史记》，台北：建宏出版社，1978年，第3268页。
④ 张纲：《中医百病名源考》，第49—50页。

"疫,役也,言有鬼行役也"之说。[①] 这些都是上古医学尚处蒙昧之时对疾病的粗浅认识,在以"气"为主的医学主体论述出现后,对疫病的看法才有重大改变。[②] 关于其他的致病因子,现存之《伤寒论》中对温病的着墨相对少了许多[③],仅有几个观念被传承下来,例如"太阳病,发热而渴,不恶寒者为温病"、"若发汗已,身灼热者,名曰风温"等。[④] 一直到明末吴有性的《温疫论》(1642)问世后,另一个治疗热病的体系——温病,才算走出了一条新路。不过,并不是所有医者都认为《伤寒论》没有好好论述温病,如清代陆懋修(字九芝,1818—1886)即指伤寒乃古代一切热病之总称,治疗温病的方法,也囊括于伤寒法之内。[⑤] 他在《葛根桂枝辨》、《温热病说》等篇中阐述,温热病从诊断、辨证与施治各方面,都可以从《伤寒论》中的"阳明病"系统内找到线索。[⑥]

另一个解释瘟疫为何的系统,即吴有性的《温疫论》。他和张仲景有类似的大疫经历,看到当时医家仅用张仲景的方药去治疗,造成大量死亡。吴有性说:"论之者纷纷,不止数十家,皆以伤寒为辞,其于温疫症而甚略之。是以业医者,所记所诵,连篇累牍俱系伤寒,及其临症,悉

① 张纲:《中医百病名源考》,第48页。另可参考 Paul R. Katz, Demon hordes and burning boats: the cult of Marshal Wen in late Imperial Chekiang. (Albany: State University of New York Press, c1995)有关瘟神、疫鬼的研究成果。

② 举例来说,魏晋以前的"传注"概念就涉及了气、鬼怪、仪式等与受病而死之尸体间转移的种种想法。详参李建民(Chien-min Li), Contagion and its Consequences: The Problem of Death Pollution in Ancient China, in Yasuo Otsuka, Shizu Sakai, Shigehisa Kuriyama eds., Medicine and the History of the Body (Tokyo: Ishiyaku EuroAmerica, 1999), pp. 201-222.

③ 关于这个研究,有人以张仲景时代的气候环境不同来解释,也有人以风土南北区域的不同来解释《伤寒论》的疏漏。前者可参考赖文、李永宸:《岭南瘟疫史》,第1—26页。

④ 孟澍江主编:《温病学》,第5页。Marta Hanson 在 Speaking of Epidemics in Chinese Medicine: Disease and the Geographic Imagination in Late Imperial China 内还梳理了温病学派产生的因素。

⑤ 陆九芝言:"凡病之为风、为寒、为温、为热、为湿温者,古皆谓之'伤寒'。……一遇温热病,无不力辟伤寒方,更无人知温热之病,本隶于《伤寒论》中;而温热之方,并不在《伤寒论》外者。"出自(清)陆九芝、傅青主、戴天章:《伤寒有五论》,《世补斋医书全集》,第36页。

⑥ 参考(清)陆九芝、傅青主、戴天章:《葛根桂枝辨》、《温热病说》,《世补斋医书全集》,第71—72、80—81页。

见温疫,求其真伤寒,百无一二。"①吴写下他所亲历的大疫:

> 崇祯辛巳,疫气流行,山东、浙省、南北两直,感者尤多,至五六月益甚,或至阖门传染。始发之际,时师误以伤寒法治之,未尝见其不殆也。或病家误听七日当自愈,不尔,十四日必瘳,因而失治。有不及期而死者;或有妄用峻剂,攻补失序而死者;或遇医家见解不到,心疑胆怯,以急病用缓药,虽不即受其害,然迁延而致死者,比比皆是。②

虽然所遇见之大疫经验相同,但东汉末到明末毕竟经过了一段不算短的年代,原《伤寒论》中治疗传染病的方药,已不敷使用,所以吴氏才另著《温疫论》来作为治疗热病学的新思考。如《温疫论·杂气论》中记载:

> 为病种种,难以枚举。大约病偏于一方,延门阖户,众人相同者,皆时行之气,即杂气为病也。为病种种,是知气之不一也。盖当时适有某气,专入某脏腑某经络,专发为某病,故众人之病相同,是知气之不一,非关脏腑经络,或为之证也。夫病不可以年岁四时为拘,盖非五运六气所能定者,是知气之所至无时也。或发于城市,或发于村落,他处截然无有,是知气之所着无方也。疫气者,亦杂气中之一,但有甚于他气,故为病颇重,因名之疠气。③

吴认为各种气,统称杂气,皆可能导致疫病,然而"疠气"(疫气)是其中最严重的病因。此说正式为瘟疫的身份定调,颠覆了过往独尊"伤于寒"的认知体系。然而,清代才是温病学说最发达的时代④,吴的说

① (明)吴有性原著,(清)郑重光补注:《温疫论补证》,台北:新文丰出版公司,1985年,原序,第1页。
② (明)吴有性原著,(清)郑重光补注:《温疫论补注》,北京:人民卫生出版社,1995年,原序,第3—4页。
③ (明)吴有性原著,(清)郑重光补注:《温疫论补证》下卷,第42页。
④ 盛增秀主编:《温病学派四大家研究》,北京:中国中医药出版社,2000年,第1页。

法,只是开启一条和《伤寒论》不同的思考道路而已,并没有成为唯一的典范。他所谓不同于疫气的"杂气"说,被清代多数温病学者用六气概念衍伸出的"邪气"说取代。自此,温病体系变得更多元而复杂。

明清之际的兵荒马乱,加上清代以来对外通商,中国南方人口增长迅速,使得温病迅速成为中国南方本土性疾病的代名词。[①] 其中,吴瑭在《温病条辨》中就把温病分为风温、温热、温疫、温毒、暑温、湿温、秋燥冬温、温疟等。[②] 其中,温、热、暑、燥等是广义的不正之气,"温毒"与"温疫"则是疠气、秽浊之毒气所致。[③] 现在这些"病气"都统归在温病之下,主导了身体患病时的感受,如"湿"会造成骨关节疼痛、滞重感,如叶桂所言:"恶寒发热,身重,关节疼痛,湿在肌肉。"[④]这是指温病的"热"感之外兼有"湿"气而言。又因为"暑"与"湿"都是邪气之一,皆为疾病发生的因子,所以头痛身痛,发热,既是暑温之症,也是湿温之症。如果前者分量较重,则发高烧的情形会比较严重;若后者较重,则身痛会加剧。病人身上的征候成为治疗准则。这种杂气相兼而行的状况,王士雄在《重庆堂随笔》中说:"暑也湿也,皆五气之一也。暑属火,湿属土,各居五行之一,火土合德,故暑湿每易相兼,义理之常也。"[⑤]所以综合来说,杂气不但是致病原因,它的属性也主导了身体感受的来源,而中医温病中所包括的发热疾病,既是症状,也是病人身体感受的集合,不能用绝对的单一病名来看待。是以中医时有症状相同之论,而少有病名相同之统一且固定的定义。

医史家谢利恒在《中国医学源流论》中说:"《伤寒论》为汉代古书,温热为当今专病。谓《伤寒论》中无治温病之法固不可,若欲责汉代之

① 廖育群:《岐黄医道》,沈阳:辽宁教育出版社,1991年,第178页。
② (清)吴瑭原著,杨东喜编著:《上焦篇》,《温病条辨解析》,新竹:国兴出版社,1999年,第32页。
③ (清)吴瑭原著,杨东喜编著:《上焦篇》,《温病条辨解析》,第33页。
④ (清)王士雄编,陈辉注释:《温热经纬》,北京:学苑出版社,1997年,第88页。
⑤ (清)王士雄:《重庆堂随笔》卷上,第4页。收入《潜斋医学丛书十种》,台北:自然疗法杂志社,1987年。

人包治后世温热等万有不齐之病,亦未免太迁。"①古书虽古,今病却千变万化,诚一针见血之论。但有趣的是,"伤于寒"的理论仍存在于治疗热病的体系中,并没有被冠上"不合时宜"而遭到遗忘。如吴瑭认为:"寒气"仍是一切外感热病发病的主因,以其藏伏于身体之内,到春天时被触动而发病,故"伤于寒"仍是感染热病的重要诱因。吴瑭批评《温疫论》时又说:"(又可)不明伏气为病之理,以为何者为即病之伤寒,何者为'不即病,待春而发'之温病,遂直断温热之原,非风寒所中,不责己之不明,反责经言之谬。""吴氏当崇祯凶荒兵火之际,满眼温疫,遂直辟经文'冬伤于寒,春必病温'之文。盖皆各执偏见,不能融会贯通也。"②如此看来,可能多数温病学家仍尊崇仲景学说,寒、温两派的藩篱,并没有我们想象中的大。③

　　主张经方派的医家就更不用谈了,他们多认为寒、温两派之间的差异,不过是医者不明《伤寒论》的借口。如唐宗海就认为《伤寒论》是"万病之隐括"④,他驳斥了"后世温热各书,皆谓仲景,只论伤寒,不论温热"的诸多质疑。唐认为,"六经辨证"是仲景论病之大纲,仲景兼顾到风、寒、温之气,更重要的是《伤寒论》以经脉疾病为系统⑤,来分类外感热病的症状与治疗体系,并不只是以"寒气"作为唯一的基础,遂其能独立于"杂气"与"疫气"之外,自成一格,此为"伤于寒"之系统还能得以延续治疗热病的临床学术价值之首要条件。所以到了近代,中医寒、温两大系统的论病方式,仍可以同时和西方的传染

①　谢利恒、尤在泾:《中国医学源流论·校正医学读书记》合刊本,台北:新文丰出版社,1997 年,第 28B 页。
②　(清)吴瑭原著,杨东喜编著:《原病篇》《温病条辨解析》,第 3—4 页。
③　清代热病的发展,寒温学派之争论,还可参考皮国立:《清代外感热病史——寒温论争再谈中医疾病史的诠释问题》,生命医疗史研究室主编:《中国史新论:医疗史分册》,台北:联经出版社,2015,第 475—526 页。
④　有关唐宗海的思想,可参考皮国立:《近代中医的身体观与思想转型——唐宗海与中西医汇通时代》,特别是第 2 章和结论。
⑤　曹东义:《中医外感热病学史》,第 10—15 页。

病学展开对话。

第三节　中西医的身体内外
——感受与致病

　　发烧与发热，是多数传染病的先驱症状，在中医的历史中有相当悠久的论述。《伤寒论》中记载："太阳病，发热，汗出，恶风，脉缓者，名为中风。"[①]"太阳病，或已发热，或未发热，必恶寒，体痛，呕逆，脉阴阳俱紧者，名曰伤寒。"[②]其中"发热"即一种显而易见的身体感知。《温疫论》则论述道："温疫初起，先憎寒而后发热，嗣后但热而不憎寒也。"[③]描述的是一种发热胜过发冷的身体感。《黄帝内经》言："热病已得汗出，而脉尚躁，喘且复热，勿刺肤，喘甚者死。"[④]点出了热病的死症和禁针的时机。故综合而论，中医热病中的"热"，不完全是指气而言，而是描述一种发病后的身体感受，在这一点上和近代西医相当类似。例如合信在《内科新说》中区分热病为三类：其一为"但热不寒、昼夜如一"；其二为"发热而兼恶寒，时轻时重，更多夜晚重，早晨轻"；其三即类似"疟证"，呈现"寒热往来"的态势。[⑤] 与中医一样，都是在描写热的身体感受与疾病分类。

　　特别的是，中医认为过度的热是不好的，西医则认为："热"作为一

---

① （汉）张仲景：《辨太阳病脉证并治上篇》，《伤寒论》（医宗金鉴版），台北：力行书局，1985年，第2页。
② （汉）张仲景：《辨太阳病脉证并治中篇》，《伤寒论》（医宗金鉴版），第51—52页。
③ （明）吴有性原著，（清）郑重光补注：《瘟疫初起》，《温疫论补证》，第12页。
④ （清）吴瑭原著，杨东喜编著：《原病篇》，《温病条辨解析》，第14页。
⑤ 合信：《热证论》，《内科新说》，第17B页。

种疾病,对人体健康虽然有害,但是"热"作为一种身体正常的气,却是
人体功能所不可缺少的客观健康要素,这一点与中医略有差异。如英
国医生哈烈写的《体用十章》(1884)记载:"然人身之热气,每自平和,朝
与夕无异,肢与体不相殊。"①而且热气在人体内具有分布均匀、不会停
歇之特质,死人当然就冷冰冰了。人受风寒会发冷,是因为寒气刺激血
管,导致血管收缩,血无法运送足够的热气到人体的外皮所致。②　换句
话说,热气的增减取决于血流(热)量的多与少,这是人体正常的运作状
况③,所以热的感受也有正面的生理价值。热不只是一种气,它也是判
断病理与生理状况的标准,以及自我身体健康与否的度量;在细菌论还
未传入并兴盛之时,它占据了西方病理论述的重要位置。

　　热病的传染力也是最被疾病史重视的面向之一。中医早有传染之
说,例如《说文》即载"疫,民皆病也"、"病流行也",可见"疫"之传染
性。④　所谓"天行(即传染病)之病,变态万端"⑤,古人也已了解到传染
病的演化是一日千里的,这点特别适用于解释现在有许多 RNA 病毒
具有高度突变率和千变万化的特性。过去一万年,人类经过了 300 个
世代来加强自身的免疫系统,但这些成果,细菌和病毒却只花一两个星
期的时间就能完成,这其间的效率差别真有如天地之隔。⑥　中医分类
疾病的方法很多,尽管有研究显示中医讨论的"瘟疫"不见得完全是以
"传染"来作为分类的唯一标准⑦,但是却没有人认为中医所谈的"热
病"不是谈传染病,而是专讲其他的疾病。所以,用"传染"概念切入来

① ［英］哈烈撰、(清) 孔庆高译:《论人身热气》,《体用十章》卷 2,光绪十年羊城博济医局原
　　刻本,第 48A 页。
② ［英］哈烈撰、(清) 孔庆高译:《论热气之表里有寒暑之异》,《体用十章》,第 50A 页。
③ ［英］哈烈撰、(清) 孔庆高译:《论身热原于血热》,《体用十章》,第 49A 页。
④ 余云岫:《古代疾病名候疏义》,台北:自由出版社,1972 年,第 148—149 页。
⑤ 谢利恒、尤在泾:《中国医学源流论·校正医学读书记》,第 26A 页。
⑥ 内斯、威廉斯著,廖月娟译:《生病,生病,Why——解开疾病之谜的新科学"演化医学"》,
　　台北:天下远见出版公司,2001 年,第 14、72、82、86、88 页。
⑦ 张嘉凤:《"疾疫"与"相染"——以〈诸病源候论〉为中心试论魏晋至隋唐之间医籍的疾病
　　观》,第 46—61 页。

谈热病的面貌，是一条可行、适当的道路。相对地，在细菌致病说被证实之前，西医以"发酵"来理解热病，例如《内科新说》载："腐草朽木诸物霉烂化气，有毒传染于人，皆能令毒气入血致病。"①此外，当时西医认为：经由实验，呼吸吸入过多二氧化碳，动物就会渐渐死亡，故疾病（包括传染病）的一大原因就是吸入"气"的毒素②；空气中本有许多毒素，而脏乱的环境，更加重空气中的毒，故合信指出："其症有毒，能传染于人。每因天热、道路污秽、沟渠淤塞，而患此病。"③其实，中国人至少在南宋时已认识到沟渠污秽能致病④，这和近代西医的环境论述是相同的。中西医具有共同对话之基础，如同中医一样，西医的文献也以"毒"来理解热病，并同时注意到环境的因素。

非常令人惊讶的是，合信在医书中阐述了大量有关自然风土与疾病发生的关系。在四时之气候变化与环境因子的结合上，合信说："病有因天时者，如春夏多温热，秋多疟痢，冬多肺病是也。"⑤此即以季节特性来归纳疾病的发生规律；而《内科新说》所言的"感受寒暑，或触冒东风"、"冷风所袭，或居秽湿之地"等见解⑥，其语境就和中医相当类似，即大自然的寒、暑、风、湿之气，都可能导致热病。在个人体质与环境互动上，合信认为："凡人生于北方偏寒之地，即多寒证。生于南方偏热之地，即多热证。40 度至 60 度各国，寒热适中，人多壮健，精神气力胜于他国也。"⑦客观的环境将主导疾病的发生，各地的风土环境不一，人体也有适应能力的差异。合信说：

> 北方冷地宜食肉，即多禽兽；南方热国多生谷类果蔬，上帝生

① 合信：《总论病原及治法》，《内科新说》，第 2A 页。
② 合信：《医理杂述》，《内科新说》，第 11A 页。
③ 对其细部身体病征之描述，见合信：《发热黄证论》，《内科新说》，第 19B—20A 页。
④ 梁庚尧：《南宋城市的公共卫生问题》，《"中央研究院"历史语言研究所集刊》70.1(1999.3)，第 119—163 页。
⑤ 合信：《医理杂述》，《内科新说》，第 8B 页。以及合信：《热证论》，《西医略论》，第 45B 页。
⑥ 合信：《总论病原及治法》，《内科新说》，卷上，第 1B—2A 页。
⑦ 合信：《医理杂述》，《内科新说》，第 11B—12A 页。

物之仁，无一不备也。风气水土习惯则不生病，若远适异国，多有病死者；亦有久客在外习惯彼国水土，回至本国转觉不适者。故医士治病，当先审明地土之所宜。①

当医者诊断患者时，需审明一地之风土。最早在《黄帝内经·异法方宜论》中即有相关的论述，例如："东方之域，天地之所始生也。鱼盐之地，海滨傍水，其民食鱼而嗜咸，皆安其处，美其食。鱼者，使人热中，盐者，胜血，故其民皆黑色疏理，其病皆为痈疡。"重视环境与疾病发生的关系，这一点和近代西医的论述颇有相似之处。而英国医生德贞在《施医信录》(1869)中说道："咸丰十一年，瘟黄流行，雒公治过370人，先不甚多，继则甚盛，始得身痛作烧，迟治罔效。症因春秋冷暖不匀，乍寒乍热，血往内流积聚于肝，肝乏无力统容致获此症。"②除了季节、环境之外，人体本身之状况也会影响热病的发生。合信甚至指出：人情世故、心理感受不佳等，都可能引发热病。以上这些例子，都可以看出在细菌论进入中国之前，晚清西医谈论热病的多元风貌。

以当时外国医生诊治中国人而论，疟疾和霍乱算是最严重的传染病。如霍乱之感染，德贞言："因街道污秽、沟水泥土不净，何处不净者多，即何处染患者重。"③而疟疾之传染则因"雨落街衢，沟水臭味熏蒸，遂致此症"④。这些描述都和西医描述的"热证"成因一致。另外合信论疟疫寒热："大概毒气所传染，或因风水而传、或因人而传、或因屋宇衣物而传，盖毒气由肺入血，血渐有毒，此诸病所由来也。"⑤和中医热病论述非常类似，也许当时中国读者读起来还备感亲切，但这些疾病就被归在"热病"之外。总而言之，在论述病因上，中西医还是有许多可以

① 合信：《医理杂述》，《内科新说》，第11B页。
② 德贞：《瘟黄之症》，《施医信录》，同治八年版，台湾"中研院"史语所生命医疗研究室影印本，第2A页。
③ 德贞：《霍乱》，《施医信录》，第3B页。
④ 德贞：《疟疾》，《施医信录》，第9B页。
⑤ 合信：《医理杂述》，《内科新说》，第10B—11A页。

互相参照的论点。

第四节 中西治疗与预防文化的初遇

当中国初次面对大量的西方医理论述时,中西医关系实不像政治史、外交史所呈现的那样紧张,反而多了许多似曾相识之处。针对热病的治疗方法,其实近代中西医的理解也有雷同之处。例如,合信在《西医略论》中指出:"(热病)初起宜发表,汗不出宜用逼汗法。"①对比西医,不论是从中医伤寒还是温病系统来看,"发汗"都是一个重要的祛病手段。吴有性在《温疫论》中也说到疫病治疗后的"复发热",又称"邪气复聚",必须以发汗法来将邪气逼出体外,是治疗瘟疫的重要方法。②《温热经纬》也载叶桂所言,温病初起"在卫汗之可也,到气才可清气"③。也就是说一开始轻症用发汗法即可,不同的时期有不同的用药方式,汗法等于是治疗热病的第一道防线,倒可以说是中国医界的共识。

在实际治疗方法上,中西仅略有差异。中医是以多元的方剂为主,而西医的具体做法则种类繁多,例如《西医略论》记载用"热水浸脚"或以被褥数层裹身出汗;另外,就是以"吐法"将病邪引出;还可以使用"泻药下行"或以"利水药"治疗小便短涩等个别症状④;甚至通过出汗,就可"不药亦愈",这些与中医传统的治法就相当相似。⑤ 在药物方面,西医利用"吐药"——巴豆油、水银散、大黄,甚至是鸦片等进行治疗;另

---

① 合信:《热证论》,《西医略论》,第45B页。
② (明)吴有性原著,(清)郑重光补注:《温疫论补注》上卷,第8页。
③ (清)王士雄编,陈辉注释:《温热经纬》,第50页。
④ 以上论述详见合信:《热证论》,《西医略论》,第45B—46A页。
⑤ 合信:《热证论》,《西医略论》,第45A页。

外，如同一般"热症"，利用"温水澡身"，或用"酸醋水"洗身也可以。如果是"头热"，则可用"冰块按头顶"或以"冷水浇头"皆可①；或是以"吞冰块"或"饮冻水"来辅助治疗。中医则必须看有没有"恶寒"兼发热，如有恶寒证又吃冰块，那后果将不堪设想。关于西医以冰块来减缓热病所导致发热感的疗法，清末唐宗海在《医经精义》中则言万万不可，他批评说：

> 西医见热病，即以冰置胸前。此热轻者，可以立刻撤去。若热重者，外被冰阻，则热反内攻，为热毒伏心而死。现下香港疫证，为西医十治十死，皆此之故也，所以港人逃避。然则西医，亦当知变计矣。②

唐对于西医用"冰"来对抗"热"的想法提出批判，这种方法与"抑制"病人的病痛有关。唐依据脏腑五行之特性，认为热与"心"的关系密切，用冰去镇压热，会导致热毒攻心而死，故不能只用抑制"热"的观点来看待治疗热病③；中医讲究的是用药泻热，要能排出体外，而不是镇压热。在唐氏眼中，西医治疫的技术很有问题。在辅助疗法方面，合信认为，还可服用"补胃"与"补精神"的药物，平时多喝些葡萄酸果或醋水、葡萄、柠檬或柳橙汁之类的东西。此类饮品都是些酸物，"以酸能理血"④，用以帮助抵抗疾病。⑤ 这些都显示当时西医并没有单一的对症药物，只存在一个治疗和调养热病的大方向而已，而且实以辅助治疗和调养的方法居多。

关于西医热病患病的历程，就文字叙述而言，中西医理也颇能融通。细部梳理合信在《发热黄证论》中描述的症状，可以发现"发热"、

---

① 合信：《热证论》，《西医略论》，第 19A 页。
② （清）唐宗海：《五脏所恶》，《医经精义》下卷，台北：力行书局，1998 年，第 114 页。
③ 中医还着眼于把"热"泻出身体，这不是一种抑制，而且把热毒排出身体，是近代中医对抗细菌学的重要论点之一。
④ 合信：《热证论》，《西医略论》，第 46A 页。
⑤ 以上资料引自合信：《发热黄证论》，《内科新说》，第 20A—B 页。

"恶寒"、"脉数"、"大渴饮水"、"呕吐"、"发瘢"①,以及危急症状如"言语妄乱"、"循衣摸床"等,都和中医的术语一致,在名词翻译上可以互通。另外值得一提的是,中医温病最严重的病证称为"热入心包"②,临床上会出现高热、神昏、谵语等心包证,而西医则是"累及脑部"③,而心与脑的身体认知,虽有差异,然其背后所指,可能都是针对管理生命的主要脏腑而言④,仍可视为中西医对热病末期症状的类似描述。当然,其同中仍有异趣可寻。如西医认为罹患热病会导致患者虚弱,此时宜食"鸡粥、牛肉汤之类"。⑤ 但随后又言:"更宜戒口,食一切养人之物,庶无反复之。"⑥"北极之国,独宜食肉,因肉能生血助热也。若南方阿非利加、印度人,日日食肥腻油物必死。"⑦故热病应该还是不能吃得太过丰盛,以免病情加剧。中医则认为热病大多数情况是绝对忌讳"进补"的。《温疫论》中就记载了江苏吴江地区有一病人叫沈音来,脾气不太好,又患有吐血之症,结果染疫,发热、身痛、吐血等症状接连而来,相当严重。时医采用人参峻补,却没发现他得的是瘟疫兼吐血,结果补出大问题,病人最后一命呜呼。⑧ 相关饮食问题之讨论,本书第八章还有进一步论述。

在预防思想方面,中国古代自有一套保健卫生之法,很早就已经产生避疫、防疫思想。明清之际科学家方以智(1611—1671)在《物理小识》中谈道:"时气一行,合门相染,以草绳度病人之户,屈而结之于壁,

① 合信:《发热黄证论》,《内科新说》,第20A页。
② 叶天士在《温热篇》中云:"温邪上受,首先犯肺,逆传心包。"吴瑭亦云:"肺病逆传,则为心包。"温病失治,温热之邪直接由肺经内陷于手厥阴心包,临床上就出现高热、神昏、谵语等心包证。参见(清)吴鞠通著,李顺保编注:《温病条辨集注与新论》卷2,北京:学苑出版社,2005年,第338页。
③ 合信:《热证论》,《内科新说》,第18A页。
④ 皮国立:《近代中医的身体观与思想转型——唐宗海与中西医汇通时代》,第8章。
⑤ 合信:《热证论》,《内科新说》,第19A页。
⑥ 合信:《热证论》,《内科新说》,第19B页。
⑦ 合信:《医学杂述》,《内科新说》,第11B页。
⑧ (明)吴有性原著,(清)郑重光补注:《温疫论补注》上卷,第33页。

则一家不染。丹徒何氏曰：'入瘟疫家，以麻油涂鼻中，既出以纸燃取嚏，则不染；或配玉枢丹。'"甚至是以火攻来祛除疫病之邪气。[①] 而中国的历代统治者也曾订下救疫方针，如汉代时："民疾疫者，舍空邸第，为置医药。赐死者一家六尸以上葬钱五千，四尸以上三千，二尸以上二千。"[②]其他有关防疫和救疫的例子更是不胜枚举[③]，例如元代以前即有"破棺千金煮汤"、"老君神明散"、"虎头杀鬼方"等预防治疗药[④]，清代又有相当多类似"避瘟丹"、"神圣避瘟丹"的预防药，《增补临证指南医案》谓："此药烧之，能令瘟疫不染，空房内烧之，可避秽恶。"[⑤]所以中医早已有防治疾病的文化与方法。但我们今天是要解决更深的中西文化汇通的实际课题。合信曾言："（热病）传染于人，大概因病者屎溺污及衣服，坐卧处邪气沾人。"[⑥]这样的主观认知，结合 19 世纪初期以来西方公共卫生学的蓬勃发展，使环境清洁、居处合宜、个人卫生等要求在此时伴随着西医知识一起输入中国。[⑦] 例如《西医略论》中预防被传染的方法如下：

> 凡虚弱人或饥饿时，勿入其房；医者亦宜乘饱，而又诊脉时，勿立病者下风，勿近病人呼吸，以防传染。病者左右服侍之人，宜老不宜少，恐少年人易沾疫气故也。勿着病者脱下之衣物，勿尝病者食余之物。房舍宜开通，户牖、衣服、便溺等器要随时洗涤洁净。[⑧]

这种卫生、防病的知识，是对医者与病患的双向叮咛，洁净环境之

---

① （明）方以智：《辟瘟》，《物理小识》卷 5，台北：台湾商务印书馆，1978 年，第 123 页。
② （汉）班固撰，（唐）颜师古注，杨家骆主编：《新校本汉书集注并附编二种》，台北：鼎文书局，1983 年，第 353 页。
③ 参考范行准：《中国预防医学思想史》，北京：人民卫生出版社，1955 年。
④ （晋）葛洪撰，（梁）陶弘景增补，（金）杨用道再补，尚志钧辑校：《补辑肘后方》，合肥：安徽科学技术出版社，1996 年，第 54、78、79 页。
⑤ （清）叶天士：《增补临证指南医案》，第 605 页。
⑥ 合信：《热证论》，《西医略论》，第 46A 页。
⑦ Ackerknecht 著，戴荣铃译：《医学史概论》，新店：中国医药研究所，1983 年，第 108—112 页。
⑧ 合信：《热证论》，《西医略论》，第 46A 页。

要求与个人优良的卫生习惯培养,是保持不被疾病侵扰的绝佳保障。合信看到近代中国人居处环境之恶劣,提出很多见解:"中土帷帐,习用细密而小者,最易聚集毒气。"[①]他叮嘱中国读者:"如腐草败叶之类,日蒸雨沤,即变毒气入肺坏血,夜晚感受者尤多,故污秽不洁之地,人易生病。"[②]已经点出环境卫生的重要性。如果不幸罹患热病,"隔离"一事就变得很重要。合信介绍英国的医馆内都有特殊的空房间分别安置热病病患,其原因就在"不令聚集一处,以免传染"[③],可见西方"隔离"的知识很早就传入中国。当然,合信的理论,也有许多是令人质疑的,例如《西医略论》载:"疫症死后,房内宜烧甘松、硫磺、苍术、爆竹等物,以避疫气,数月后方可居住。"[④]这样的举措让吾人怀疑是部分吸收中医,甚至是中国民俗疗法的偏方;另外《内科新说》举例地板要用"醋"洒过[⑤],可消毒以预防热病,则不知其所谓为何。

时序往后推移,约摸到了1890年代之后,欧洲新式的防疫与养生思想,也渐次传入中国。何以谓"新"呢? 西医在近代初传入中国时,并无细菌、微生物之说法,多以"秽毒蒸腾"、"风气不通"等来说明传染病的病因。[⑥] 而《格致汇编》(1876—1892)中一篇名为《人与微生物争战论》的文章记载:"人之病症大半为极细极微之生物所成,此种不易见之微物,人如何能与之相争战耶?"[⑦]这种微生物的新观念,就和传统中国人所谓疾病发生是因为虚、邪气、杂气、疫气乃至疫鬼等种种文化思想,逐渐产生认知上的歧异。[⑧] 以霍乱而论,当时西医对其病原已能完全

---

① 合信:《热证论》,《内科新说》,第19B页。
② 合信:《医理杂述》,《内科新说》,第10B页。
③ 合信:《热证论》,《内科新说》,第18B页。
④ 合信:《热证论》,《西医略论》,第46B页。
⑤ 合信:《热证论》,《内科新说》,第19A—B页。
⑥ 合信:《致病有由论》,《西医略论》,第7A—B页。
⑦ 傅兰雅主编:《人与微生物争战论》,《格致汇编》第6册,光绪二年,上海图书馆1992年影印本,光绪十八年春,第76页。
⑧ 林富士:《疾病终结者——中国早期的道教医学》,第18—22页。也可参考余云岫:《传染病》,序,第1页。

探查清楚。《人与微生物争战论》载："详考此病根源而定其实据,查明之后称其微生物曰尾点微生物,因其形似西书所用有尾之点,其实类乎螺丝钻形。霍乱吐泻者便宜流质,形似极稀米浆,内多此微生物。"[①]知道病原之后,则须积极思考防病之道,故其论述接着指出卫生之道:"所居之屋与墙面、地板、床榻、被褥等件俱应用灭其微生物之法。"[②]呼吁在日常生活中要多加注意。其他如肺痨、蚕瘟、癫狗疯、烂喉痧症、天花等也都在论述之列。再者,由美国医生撰写的《延寿通论》则指出:空气中的飞扬粉末灰尘都含有"毒体生物",凡是痘疹、结核肺痨、霍乱等症"皆缘微生物之为害也"[③],而且这些疾病"能沾染他人,亦皆根于此毒。其沾染之轻重,咸以此种微生物之多寡为断也"[④]。至此,微生物致病说已经确立,并渐渐于中国站稳医学知识传播的主体。但必须注意的是,早在 1910 年,即有中医指出所谓之邪气(六淫),就是西医所言之"细菌",后者依附风气或以其中飘散的尘埃为媒介[⑤],但当时中医的气论并没有被西医的细菌论所取代。

　　中国当时没有明确的防疫思想,政府对环境卫生也不甚重视。[⑥]1881 年的《格致汇编》有文章批评:"养生之事,俱赖化学各理。惟常人只知卫生事略,而化学诸理多不经心。"[⑦]这个时候,通过西人的介绍,国人逐渐了解到环境卫生与化学、医学的共通性——卫生不单是医学的事! 以此为基础,西人也将中国的养生学拉进防疫理论内。《格致汇编》中一篇《慎疾要言》谓"人所吸之气,以净者为要",强调养生的重要;以此为基础,再论及环境对人体健康的影响:"英国大镇名立发埔,阴沟

① 傅兰雅主编:《人与微生物争战论》,《格致汇编》第 6 册,第 68 页。
② 傅兰雅主编:《人与微生物争战论》,《格致汇编》第 6 册,第 71 页。
③ 如:"凡肺炎、肺痨症之微生物,多住于肺体不动之区,以兴其害。"见[美]克约翰著,蔚利高译:《空气之险将何以避之》,《延寿通论》,上海:上海美华书局,1910 年,第 101 页。
④ [美]克约翰著,蔚利高译:《尘埃之微物》,《延寿通论》,第 102—103 页。
⑤ 何锡琛:《中医曰邪气　西医曰微生物》,《中西医学报》第 2 期(1910),第 27 页。
⑥ 可参考赖文、李永宸:《岭南瘟疫史》,第 560—562 页。
⑦ 《论养生之理》,《格致汇编》第 3 册,光绪七年九月,第 535 页。

不通,臭恶之气甚多,每年因此死者万余人。"①所以,有系统地处理与重视环境卫生及健康之概念,在此时也因为病原体的发现而深化了旧有理论的层次。另外,包括西医的免病之法、除病之原、治标之法与自然复原等观念,也都有介绍;其中,中医"举止合于四时"的养生观念,也常被《格致汇编》拿出来讨论。②

此时西人对食物卫生的重视,乃是依据细菌与微生物的存在,来论述人与卫生体系的关系,这是清末民初西医防疫思想的早期雏形。举例来说,1881年《格致汇编》记载:"西医言猪肉内多有小微虫,人食其肉体,内亦生此虫。""其虫初入身内时,如数多则人易显示忽吐泻或出白痢等症。至虫钻入全身,则症似乎风湿或虚发热等。"针对食物中的寄生虫问题,西方人的实际做法是:"于各大城镇内派员视察,如见出售之猪肉有此症者,则充公废业以免其害人也。"③这对当时防范疾病的观念,应该具有相当大的启示功用。也许可以在清末民初以来几次重大的防疫工作进展上,渐次去找寻这种观念化为实际行动的脉络。当然,在《延寿通论》中仍可看到强调"空气之险"的论述,微生物的存在,缘于空气中有非常多的"毒质",包括尘埃、浊气、微生物等物质;其次就是空气中的"寒气",将会导致人的感冒。④但西医们解释感冒的原因不是"风",而是空气中的"寒",而单是寒气本身也不会导致疾病,因为《延寿通论》载:"感冒之病,乃缘体之忽热发汗骤遇寒气所侵。"⑤寒气本身还要加上客观的不利因素,才会导致疾病。若能将不利因素移除,例如注意保持环境、维持居处清洁等,则可避免染上疾病,这些都和合信以来强调预防疾病的说法相同。然而,隐含的延伸观念却是:"疾病

---

① 徐雪村:《慎疾要言》,《格致汇编》第1册,光绪二年三月,第70—71页。
② 尹端模笔译,嘉约翰校正:《医理略述》,《格致汇编》第5册,光绪十七年春,第81页。
③ 《互相问答》,《格致汇编》第3册,光绪七年十一月,第548—549页。
④ [美]克约翰著,蔚利高译:《空气之险将何以避之》,《延寿通论》,第98—100页。
⑤ [美]克约翰著,蔚利高译:《空气之险将何以避之》,《延寿通论》,第101页。

缘起,皆缘体质之弱也。"①这很像今天说的身体抵抗力(resistiveness)概念。微生物入侵体内,血液则可以"清强"微生物,然而当吃不对、睡不好时,其"洁净之力"就会衰弱,导致微生物之"毒体蕃衍",终至不可收拾,疾病就此产生。②此时微生物已被纳入卫生的论述之中,和寒气并论,显示一种西方医理发展的过渡阶段。

此时,病人被叮嘱的不只是卫生、整洁的要求而已,还多了自我身体健康层面的照顾,又与传统"养生"之概念相似。例如《延寿通论》中嘱咐肺病者"习练适宜呼吸之术,亦卫生之至要也"③。皮肤的清洁也是"卫生"的课题之一,西医建议洗冷水澡增加血液循环,但最好还是要温度适中的叮咛,以及"温浴宜在晚间,于就寝之际行之最适"的建议④,显然不完全是基本卫生的要求。这个"卫生"与我们今日所理解的不尽相同,此名词似乎翻译成"健康"、"养生"也同样合适。另外,如"神经之卫生",则属于"强健之法",要避免烟酒等毒物毒害神经⑤,故各种"卫生"之行动,尚有追求身体健康的一层含意在内。另外如衣服的厚薄、材质与身体健康的关系,以及运动抗病的概念,也已在民国成立之前介绍给国人。可以说,西医在"卫生"方面,拥有更多元的论述,不全然是公共卫生的模式。⑥

那么,中医为什么没有积极参与现代国家的公共卫生体系?⑦要回答这个问题,不是三言两语就可以说清楚的。然而,从上面这样的分

① [美]克约翰著,蔚利高译:《尘埃之微物》,《延寿通论》,第104页。
② [美]克约翰著,蔚利高译:《生气及呼吸》,《延寿通论》,第92页。
③ [美]克约翰著,蔚利高译:《生气及呼吸》,《延寿通论》,第92页。
④ [美]克约翰著,蔚利高译:《皮肤之卫生》,《延寿通论》,第110—112页。
⑤ [美]克约翰著,蔚利高译:《神经之卫生》,《延寿通论》,第129—130页。
⑥ [美]克约翰著,蔚利高译:《衣服之得失》以及《运动之良效》,《延寿通论》,第115—118、121—123页。
⑦ "公共卫生"一词并不适用于说明传统中医理论中的养生概念,中医真正能够在现代意义之公共卫生体系中扮演重要的角色,则是1949年之后的发展,这段历史可参考 Kim Taylor, Chinese medicine in early communist China, 1945-63: a medicine of revolution (New York: Routledge Curzon, 2005).

析,我们或多或少可以看出:相对于中医而论,即使历史上有许多防疫的做法,但基本上仍是单打独斗,未成体系。范行准指出,中国人仅有消极的个人卫生思想,而没有积极的公共卫生思想,这多少也与中医的历史性格有关。[①] 从两个方面来看,其一是防疫的种种措施,从未落实在基层,如隔离一事,中国古代虽有先例,但远未普及与流行,西方人在当时也指出:"事实上我们发现中国人不懂得要将传染病人与正常人隔离开来。"[②]说明近代中国的基础卫生知识根本尚未建立。其二,在中医学术顶端的经典论述,也从未对整体防疫的工作与方向定调,除了补充圣人之言与治疗方剂之不足外,新学说最多也只能对疫病做出推测而已[③];种种防疫的丹药丸剂,很少有充分的归纳与搜集,仅是偏方之流而已,难以普及与流传,如范行准所说,这仅是"个别的行为"和"片段的经验"而已。[④] 又如《后汉书·礼仪志》记载了"改水"、"改火"以防"温病"之说,并保留至宋代[⑤],然此皆为生活礼俗,缺乏实证据,甚至落入迷信之流,无法和近代西医的科学实验对话。而唯一可以和个人卫生、健康相比拟的说法,只在养生学的范畴内,如清代《老老恒言》中,也有对住所要通风、宽敞、寒热适中等的养生叮咛[⑥],然而仍是以大方向的延年祛病为宗旨,而不是出自传染病防治的初衷,故离现代意义的卫生体系仍有不少距离。[⑦]

---

① 范行准:《中国预防医学思想史》,第 10 页。
② [美] I. T. 赫德兰著,吴自选、李欣译:《一个美国人眼中的晚清宫廷》,天津:百花文艺出版社,2002 年,第 158 页。
③ 对疫病发生规律的推测,吴瑭说:"叙气运,原温病之始也。"对于真正的防疫工作无法发挥积极作用。见(清)吴瑭原著,杨东喜编著:《原病篇》,《温病条辨解析》,第 1 页。
④ 范行准:《中国预防医学思想史》,自序,第 1 页。
⑤ 俞慎初:《中国医学简史》,福州:福建科学技术出版社,1983 年,第 140 页。
⑥ (清)曹庭栋:《卧房》至《褥》,《老老恒言》,长沙:岳麓书社,2005 年,第 76—97 页。
⑦ 随着时代的推移,"卫生"一词的概念也不断转化。其中,自然参杂了许多中西医观念融通的细节,展现了另一幕不同的景象。有关民国时期"卫生"概念和身体健康的议题,可参考雷祥麟:《卫生为何不是保卫生命——民国时期另类的卫生、自我与疾病》,《台湾社会研究季刊》第 54 期(2004.06),第 17—59 页。

第五节　从似曾相识到
貌合神离之前

从看待疾病的角度来说,中医的"辨证(症)论治"是着眼人体疾病症状之消除,而非病名之精确认定[①];但西医却着重于对病名的统一与精确定义,"一病有一病之原",是不能随意解释的。[②] 然而,从前文对热病阐述的背后意义可知,民国以前的中西医在疾病论述上,有着意想不到的不谋而合。即使西方在 1880 年有了显微镜而证实"病原体"的存在,也无法完全化解在疫病解释上面,所谓"瘴气学派"与"接触传染学派"之争执。[③] 合信等人仍习用气、季节、风土、秽毒、天行、热感等术语来解释热病,其实与中医论病有异曲同工之妙。中西医此时相遇,恰如似曾相识。

所以,即使清末《儒门医学》(1876)载:"西国病名甚多,不能悉与中土相符。"[④]但以热病而论,中西医对其种种症状的描述还是很类似的。比如在疾病知识的归纳上,西医在《内科阐微》中也是以"症状"来命名,而不是用病名来统括外在症状;此外如论述疾病的纲目——"论咳症"、"论喷嚏"、"论痛"、"论谵语",都是指症状而言[⑤],又好比"伤风"就被归在"喷嚏"条下,等等[⑥]。这些例子都显示西医在近代中国的疾病分类知识上也有"以症统病"的旨趣,不若病原体一一发现后的精准。故有

① Volker Scheid, Chinese medicine in contemporary China: plurality and synthesis. Durham: Duke University Press, 2002, pp. 200-237.
② 余云岫:《传染病》,序,第 1 页。
③ 麦克尼尔(Willim H. Mcneill)著,杨玉龄译:《瘟疫与人——传染病对人类历史的冲击》,台北:天下文化出版社,1998 年,第 311—308、334 页。
④ 海得兰撰,博兰雅口译,(清)赵元益笔述:《儒门医学》(清光绪间上海江南制造总局刊本),凡例,第 1A 页。
⑤ 嘉约翰撰:《内科阐微》(同治十二年羊城博济医局原刻本),目录,第 1A—3A 页。
⑥ 嘉约翰撰:《内科阐微》,第 16A 页。

时即使中西病名不同,尚不会造成很大的隔阂,至少中医在阅读这些翻译著作时,能找到共通语言与熟悉的"气论"知识系统。况且西医在抗生素发明前,治疗热病的水平并不比中医高明许多。民国初期,陈存仁(1899—1976)在《银元时代生活史》回忆了他由学习西医转而学习中医的切身经历:

> 在南洋医科大学,苦读一年,对医学基础渐有认识。不幸在暑假中我患上了伤寒症,就请大学中一位教师治疗,但是西医治伤寒并无对症药物,只是要我静卧四星期,吃葡萄糖和维他命 C 而已。不料病势越来越严重,后来家人力劝就诊于孟河丁甘仁先生,只连服了五天中药,热度竟然退清了。四伯父就对我说:你学西医,而西医不能治愈你的病,现在中医把你的病医好了,你不如改学中医。[1]

从此就可以看出,单就治疗的功效而言,中医对热病治疗仍有一定的历史经验和效用作为后盾,所以晚清中医不会特别在疾病的治疗方面和西医争论,这是一个心态上的重要问题。随着时序推移,西医在认识疾病上有若干变化,而洁净、卫生与自身健康的论述,随着病原体被发现更受重视。在某种程度上来说,中医是融合、贴近、顺应自然环境,而西医则是透过一套学说与机制去控制、改善环境,至此,除了药物之外,西医的健康与洁净观念被塑造成对抗传染病的妙方。中医讲究的"上工治未病"的最高思想,通过西医与国家的力量,以公共卫生的模式落到实处。从这个时间点起始,正是中西医势力消长的关键时刻。

近代西医传入之时,在治疗方式、脏腑生理和致病因素认知上,并没有对传统中医学造成过大的冲击。就本章所论,甚至连西医的公共卫生思想也没有摧枯拉朽般地击倒中医的论述。但是另一方面,随着

---

[1] 陈存仁:《银元时代生活史》,上海:上海人民出版社,2000 年,第 16 页。

时序的推移,"细菌说征服了人类卫生"①。民国建立之后,上层重新面对国家塑造的问题,全面地采用了西方的卫生管理制度。在此影响下,西医由细菌病理学支撑起来的传染病论述,及其背后所附带的身体观、疾病定义、防病观念等一系列的知识,渐渐被国人接受,并成为管理健康知识的标准与常识,中医的挑战才正式来临。西医建立专业与制度化的防疫体系后,中医的防疫功夫因不具现代意义的专业研究,遂被打入"偏方"之流。知名医史家陈邦贤(1889—1976)称误信偏方者为"缺乏常识"之人②,真是近代中医难以承受之重。那么,中医有没有想要建立起一套属于自己的传染病专科论述呢? 后文还会探讨这个问题。

随之而来的,是中医面对新理论的挑战,即使许多中医秉持"汇通"的理念,但中西医之间毕竟只是貌合神离而已,一旦具有过渡意义的"蜜月期"一过,中西医观念的差距就会逐渐扩大,渐渐水火难容,而出现相互论争的历史格局,这大概已是民初后的历史大势了。

---

① Edward S. Golub, The limits of medicine: how science shapes our hope for the cure. New York: Times Books, c1994, pp. 85 - 108.
② 陈邦贤:《缺乏常识的危险》,《自勉斋随笔》,上海:上海书店出版社,1997 年,第 64 页。

第二章

抗菌书籍史——民国中医的
外感热病文献

第一节　前　　言

　　中医治疗被微生物感染的传染病，靠的就是历代留存的中医外感热病典籍。如果用专业的细分来看，即是囊括伤寒、温病（包括瘟疫）在内的医书。1840 年以后这些典籍的出版状况，无人研究。近代中西医在热病论述上有巨大的巧合，但若论微生物致病理论的影响力，还是发生于民国时期。顾颉刚在整理书籍目录时的感想，对笔者很有启发：大体他以一时代之学术发展趋势为主体，再从划一的门类（本章是热病门）中选取自己的分类；当然，顾的"中国的学问是向来只有一尊观念而没有分科观念的"[①]的说法不尽正确，因为中医不但有分科，而且同科中的同学门还有细项的分类。目前根据比较完整的文献统计，以中国中医研究院图书馆编《全国中医图书联合目录》（以下简称《目录》）为基础[②]，先统计 1912 年至 1949 年之间的出版状况，再辅以文献内容，进行初步分析。目前大陆已出版更完整的统计资料，如《中国中医古籍总目》（2008），日后仍可进行增补。笔者试图让读者明了当时中医如何看待他们固有的"抗菌"资产，以及他们又做了哪些新的论述。[③]

① 顾颉刚：《走在历史的路上——顾颉刚自述》，南京：江苏教育出版社，2005 年，第 31 页。
② 中国中医研究院图书馆编：《全国中医图书联合目录》，北京：中医古籍出版社，1991 年。
③ 整理出来的统计附表，可参考皮国立：《中医文献与学术转型——以热病医籍为中心的考察（1912—1949）》，收入韩健平等编：《技术遗产与科学传统》，北京：中国科学技术出版社，2013 年，第 276—314 页。

第二节 古典医书之再刊行

研究任何历史,都免不了要谈传承与创新这两个常常同时存在、又彼此冲突的切入点。前者是延续的面向,后者则是所谓的"变"。钱穆曾在《中国历史研究法》中说"治史所以明变","无时代之变,便无历史可写",诚如是矣。[①] 中国医学史之特性,素重医学经典之传承,医者累积之经验与临床思考,不可能完全脱离经典存在[②];谈变之前,又必须明其传承之历史趋势,方可获得较清晰的历史全貌。

我们首先来谈古典医学之传承。这里所谓传承的面向,是指刊刻传统的经典医书,或者是使用传统的解释经文方式,对经典医疗文献加以解释、考证;而较少使用,甚至几乎不用西方医学的理论,即未与西方医学展开对话的区块。民国时期的中医,应该不可能不知道,或是忽视西方医学的挑战;然而,他们之中的某些人,却选择继续延续清代医者考据训诂的功夫,注解医书并加以出版。甚至也有完全不加注释,只出古本的情况,例如宋本《注解伤寒论》就有 8 版之多。张钫刻本南阳医圣祠藏的《古本伤寒杂病论》也有 9 版之多,可见当时中医对原典之重视。

恽铁樵是民国时著名的伤寒派医家,他不但用西医细菌学的理论去诠释伤寒论的条文,还根据万历赵开美刻本来刊刻《伤寒论》,达 7 版之多。另外,值得注意的是,宋、清等朝代的许多医家所注解的《伤寒论》,依然有一定市场。据统计,宋代部分有:刊刻 5 版(次)的庞安时《伤寒总病论》、刊刻 6 版的许叔微《伤寒百证歌》、刊刻 3 版的朱肱《伤

---

① 钱穆:《中国历史研究法》,北京:生活·读书·新知三联书店,2001 年,第 4 页。

② 李建民:《古典医学的知识形式》,收入祝平一主编:《中国史新论·科技与中国社会分册》,台北:"中央研究院"·联经出版社,2010 年,第 125—179 页。

寒类证活人书》，以及钱闻礼的《伤寒百问歌》。明代的伤寒类医书则属刊刻 4 版的陶华《伤寒六书》较受欢迎。陶华之《伤寒全生集》，能查到的，在明代就至少刊刻 5 版，清代更刊刻至 10 版，可见其对清人之影响。但到了民国，只有上海江东书局 1912 年刻过 1 版，后来则完全销声匿迹。《伤寒六书》在民国时有 4 版，好像还算风行，但是此书在明代刊刻 10 次以上，清代更刊刻至 15 版。对照民国时期相对发达的印刷技术和医书流通需求，民国时这些刻本数就不算多了。[①]

在清代医家的伤寒著作方面，陈修园的著作异常受欢迎，除了《伤寒医诀串解》有 6 版之外，《长沙方歌括》也有 4 个版本。最特别的就是《伤寒论浅注》，它在民国刊行了 7 版，还不止于此，以《伤寒论浅注》为底本，经过清末唐宗海的补注和正义之后，成了《伤寒论浅注补正》一书。该书在民国时期竟有 10 个版本，足见风行一时。唐的医书在 1900 至 1911 年之间就已有 5 种版本刊行，至民国仍有如此多之印刷量，显见洛阳纸贵。唐是一位道地的伤寒派医者，高举"中西医汇通"的大旗。其他较受瞩目的伤寒类医书，还有张志聪注解，高世栻纂注的《伤寒论集注》，也刊刻了 13 版之多。柯琴的《伤寒来苏集》，也有 7 版。其次分别是喻昌的《尚论篇》，5 版；吕震名的《伤寒寻源》，车宗辂、胡宪述编的《伤寒第一书》，皆有 4 版；王梦祖编的《伤寒撮要》则有 3 版。

1912 年后的医者所新撰的医书，偏向用传统以经解经方式，不太参入西医论述的，有包育华、包识生（又名一虚，字德逮）编的《伤寒论章节》，廖平撰写的《伤寒杂病论古本》和何仲皋编注的《伤寒经方阐奥》，都有 3 版之多。其中包氏一家三代治伤寒，在民国时期自成一派，可惜包识生"绝口不谈西医"，虽有《伤寒论讲义》、《伤寒方讲义》、《伤寒表》等医书刊行，但这样的主观意识却限制了他认识西学的可能，而其注解

---

① 中国中医研究院图书馆编：《全国中医联合目录》，第 68—69 页。

也无甚新奇,故影响力有限。① 不过他曾任教于上海中医专门学校,也办过神州医药专门学校,并附设神州医院作为医学生实习之用,丁济万、程门雪、张赞臣等人,皆名列门人。1914 年,包氏还与余伯陶(约 1868—约 1944)等发起组织第一次"医药救亡请愿团",联合全国同业奋起抗争,使中医得存一线生机,其影响力非医书刊刻可以计算。② 有意思的是,包另有《包氏医宗》三集行世,其中第一集包括所有伤寒类著作,竟称为"内科传染病学"③。他虽不谈西医,却还是使用西医的疾病分类名词——"传染病学",这一点,是民初中医传染病学术成形的时代氛围下的产物。

另有曹颖甫(1866—1938)之《经方实验录》,乃《目录》伤寒类医书所未载,应列入。曹撰写《经方实验录》,就是希望"融温热于伤寒",借此终止伤寒、温热之论争。④《目录》仅列曹氏之《伤寒发微》,该书在 1931 年出版后即无再版。书中以传统方式注释伤寒,但也参以西方生理学之说,曹言:"内脏解剖,当以西说为标准,不当坚执旧说。"⑤但于细菌新知,则较少发挥,论述相对同时代中医较为持重。这可能与曹氏工于诗文、书卷气重有关;曹虽桃李满天下,但是相对当时其他上海名医,"医疗业务并不太好,甚至异常清淡",这是他的医书没有在民国时期重复刊行的两个必须考虑进去的原因。⑥ 当然,曹氏是一位纯粹的伤寒派医者,曾说:"钳温热家之口,使不敢抗于先圣。"⑦

---

① 表格内显示其子包天白在 1937 年复编《伤寒发微》,乃讲义性质,流传也不广。但包天白也曾在上海多个中医院校教书,显见包氏传统伤寒之论述仍有一定之传承。赵洪钧:《近代中西医论争史》,合肥:安徽科技出版社,1989 年,第 223—224 页。
② 包识生:《伤寒论章节》,《包氏医宗第一集》,上海:包氏医宗出版部,1930 年,书前第 4—5 页。
③ 包识生:《国医学粹》,《包氏医宗第三集》,上海:包氏医宗出版部,1936 年,书前第 1 页。
④ 曹颖甫:《经方实验录》,福州:福建科学技术出版社,2004 年,姚世序序、凡例,第 20、29 页。
⑤ 曹颖甫:《曹氏金匮伤寒发微合刊》,上海:千顷堂书局,1956 年,凡例,第 5 页。
⑥ 曹颖甫:《曹氏金匮伤寒发微合刊》,秦伯未序,第 2 页。
⑦ 曹颖甫:《经方实验录》,第 117 页。

　　1955年，秦伯未（1901—1970）曾回忆，他在随老师丁甘仁（1865—1926）临诊实习前，曾入上海中医专门学校念书。① 曹颖甫与丁交好，共同主持医校，时常切磋医技。秦跟着当时担任讲师的曹学医，同学有许半龙、严苍山、章次公等人。秦回忆说："曹师是经方派的典型，处方、用药都依照《伤寒论》和《金匮要略》的规律，强调仲景后的方书微不足道。"另一位学生章次公则谓："经方和时方的争执在曹师心目中就只有麻黄和桑菊的区分。"② 可见曹颇痛恨温病派的药物。曹认为伤寒病象虽多，但最初都要将汗从人体的毛孔排出，"令肺气外通，则诸恙不治自愈"③，当然也可治疗瘟疫，这就是麻黄汤成为治疗伤寒的圣药之道理。曹认为经方是一切方剂的根本，必须好好研究。④

　　曹的另一位学生黄汉栋则回忆，当时中医受到西医的冲击，大家都亟思图强之道，但很多人习惯用时方轻药——只能治小病，治不了真正的大病——却还一直攻击经方派的峻药来图谋自己的名声。这样对待学术，医学将停滞不前，所以曹才力主经方、返归原典。⑤ 曹的好友丁甘仁即以擅长时方著长，丁解释："我之所以用轻剂者，彼固没有重病也。"据说其病号多是养尊处优之人，有的是偶感风寒，稍觉不适；有的是体质较弱、情感抑郁。这样的病人，用轻药如藿香、桑叶、陈皮、豆蔻等便足以奏效。曹作为他的好朋友也承认这一点，并且予以尊重；但一遇到危急的病人，丁则又会毫不犹豫使用经方重剂。这种开放、灵活、

---

① 事在1919至1923年间。
② 秦伯未说："熟悉经方是一切方剂的基本，后世方剂大部分跟经方发展起来。譬如，一株树罢，有了根才有枝叶花果，我们不能孤单地欣赏一枝一叶一花一果，而忽略了它的根子。……他充分地指出了研究中医应该从源寻流，不应舍本逐末，给予后学一个明确的方向。"出自曹颖甫：《曹氏金匮伤寒发微合刊》，秦伯未序，第1—2页。麻黄是经方派常用以发汗的药物，但为后来时方派所畏惧，后者多改采温病学派较常使用的桑叶和菊花来应付外感热病，此乃当时学术流派二分之结果。
③ 曹颖甫：《伤寒发微》，台北：志远书局，2005年，太阳篇，第22页。
④ 王致谱等编辑：《曹颖甫生平及其学术思想》。曹颖甫：《经方实验录》，第6页。
⑤ 曹颖甫：《曹氏金匮伤寒发微合刊》，再版前言，第2页。

汇通的态度,成为民国时期医者用药的一种典范。[①]

至于温病类医书之统计部分,就更特别了。民国时的温病医书,从刊刻的次数与广度可推知,几乎完全是清代著作的天下,民国医者没有在温病学说上持续耕耘。这样的情况并不令人讶异,因为如果从清代寒温论争的视角来看,伤寒著作兴盛起来,就代表它的对手——温病学派的创造力是相对衰弱的。其次,范行准于《中国医学史略》中曾说:温热病学自嘉道以后开始衰弱,代之而起者,多从温病中分出新病,原"总论类"的温病撰述已不复盛况。真正的温热病总论,实际只偏重于一种传染病而已。[②] 应该这么说,这个时代的温病"总论类"的知识和医书,已无须推陈出新了,温病派四大家造成的影响非常深远,少有医家能够超越、创新清代的温病典籍。援引西医知识来进行解释工作,才是这个时代的趋势。若从中医热病史的角度来看,从伤寒到温病的转变,也经历了长时间的递嬗。在各种医学知识、社会文化、江南医书流传与风土论述的综合影响下,温病派才站稳脚跟。这个时代精于热病的专家,并不在于创造更多新的"总论",而在于精细地去分析古典医书,并与西医对话。中医当时的使命,是对照新式西医的疾病,从清代已成为经典的著作中,来创造一种类似西医传染病学的总体论述,并对照西医病名,反思自身学术体系内的疾病解释。

民国时期,最受医者重视的温病类医书,要属吴瑭的《温病条辨》。这本书刊刻了 22 版次,王孟英的《温热经纬》紧随其后,刊行次数高达20 版。这两本温病类医书,平均每 2 年一定会刊行 1 次,其影响力可见一斑。另外,清末雷丰(1833—1888)的《时病论》,也刊行了 13 版,彭光卿编辑的《时病分证表》有 7 版之多,陈莲舫批注的《加批时病论》也有 2 版,可见《时病论》在民国时同样是相当重要的温病文献。至于明

---

① 曹颖甫:《曹氏金匮伤寒发微合刊》,再版前言,第 2—3 页。
② 范行准:《中国医学史略》,第 240 页。

代的温病类著作,只有张鹤腾(凤逵)撰写,经叶霖增订的《增订伤暑全书》,刊刻超过 3 次以上。清人著作包括柳宝诒的《温热逢源》、张汝珍的《春温三字诀》,皆有 5 种版本;刘恒瑞的《伏邪新书》、寄瓢子的《温热赘言》、娄杰的《温病指南》、曹华峰的《治温提要》,皆有 4 种版本;叶霖的《伏气解》,有 3 种版本。让笔者感到惊讶的是,和伤寒学比起来,民国医家并不特别重视温病学发展前期经典原文的注解,如叶天士的《温热论》和薛生白的《湿热论》,并没有被特别刊行成单本,或针对原典加以注释解读的刊本。① 反观民国医家较为重视的《温病条辨》、《温热经纬》和《时病论》,其实都算 18 世纪后的医书,已逐渐迈向近代了,属于后出。也许,这跟吴瑭或王孟英的著作也含有部分《温热论》的内容有关。民国的医书出版市场,似乎比较喜欢这些较完备、方剂较多、具综合性质之"后出的经典"②。

民国医者,真正用心解读《温热论》者,要算陈光淞的《温热论笺正》(1915),其书意在"笺叶氏之旨,正诸家之失"③。不过,陈所做的笺正,不过是针对《温热经纬》中的《温热篇》加以解释,整个民国时期也不过只有 3 版而已,没有证据证实他的功劳超越了王孟英等人。至于彭光卿编辑的《时病分证表》,书末虽有《时病分证表补注》,但其补注之内容不过剪裁各家论述而已,不涉及细菌,也少有新见解。④ 所以,简单地

---

① 其实《温热论》和《湿热论》都没有单行本,均散见于清代医家的著作中。被收入医书之介绍,参考李顺保:《温病学全书》上册,北京:学苑出版社,2002 年,第 2、118 页。但是民国时期未见有人将它们搜集起来,加以辨别、注释等。其实,医家多只看《温热经纬》即可,因为两者都被收入该书之中,但问题是,那是王孟英的解释与剪裁,而非原典。相反伤寒学的原版本,却是医者相当重视的,所以才会有各种版本的单行本刊刻。

② 另一个可能是,《温热论》和《湿热论》的内文都相当短,有时会被收入其他医书内,进行解读。例如《温热论》就收入《温热经纬》,称为《外感温病篇》;也见于唐大烈《吴医汇讲》卷1,称为《温症论治》;章虚谷则收入自己的著作《医门棒喝》,称为《叶天士温热论》。参考赵法新、胡永信、雷新强、丁红战等人主编:《中医文献学辞典》,北京:中医古籍出版社,2000 年,第 418 页。

③ 陈光淞:《温热论笺正》,收入《温病学进阶三书》,北京:学苑出版社,2007 年,第 330—332 页。

④ 彭光卿辑:《时病分证表补注》,《时病分证表》,上海:上海书局,1955 年,第 1 页。

说，民国时的温病学发展和伤寒学比较起来，是相对没落的，没有新的大师，也少有耳目一新的注解，且刊刻超过 3 版以上的民国学人著作，对比伤寒类医书而言更是严重地衰退。另一个现象是，此时温病学著作反而出现了许多讲义或零散的抄本，或是自己刊印的孤本、未正式刊行的稿本，流传不广，影响力有限；或仅重复旧言，制成记忆性的歌括或图表而已。[①] 凡此皆显示此时温病学处在创造力相对衰弱的时期。

又如沈麟（汉卿）的《温热经解》，在民国时期有 4 版刊刻。当时山西的军阀阎锡山（1883—1960）提倡医学，设立"中医改进研究会"，登报征稿，而沈书已成，遂由该会代印分送山西中医，后来不敷需求，且印刷质量不好，于是受人资助，修订后重刊。该书强调"气化"是中医累积许久的精髓，虽为温病著作，却极力强调《伤寒论》的气化之理，甚至抨击时医只重视温病著作，忽略了古典医书内所建立的人身气化准则。沈认为，中西风土与人种不同，西人易生内病，中国人则多外感，必须分开治疗；而且西医不懂气化，自然不懂得治疗瘟疫。[②]

至于民国瘟疫类医书之刊刻，乃受西医影响最大的一块，且有往传染病专科发展的趋势，这类医书当然也是论述"抗菌"的主力。较受瞩目的有：为医史家耳熟能详的《温疫论》，当时有 4 个版本，若加上清人郑重光补注的《温疫论补注》本，和清人洪天锡写的《补注瘟疫论》，则一共有 14 个版本。另一本重要的医书，是清代杨璇（栗山）所撰写的《伤寒温疫条辨》（又名《寒温条辨》（附温病坏症）），共有 8 个版本。其原书刊行于 1784 年，后来吕田（心斋）摘录原书，并与陈良佐的《二分晰义》

---

① 例如民国时期，有关《温病条辨》或温病类的歌括、歌诀类的医书，就有锺少桃、颜芝馨、刘本昌、姜子房、赵奏言、李厚堃、吴藻江、王心皿、佚名等 9 种不同医书版本。姜子房编的《温病赋》甚至有 4 版刊行；1921 年还有《温病汤头歌》，还有类似 1932 年刊行的周云章《温病三字经》，此皆记忆性或启蒙类式的书籍。图表类如 1921 年何仲皋的《温病审证表》。

② 沈麟撰：《温热经解》，收入曹炳章辑：《中国医学大成》第 18 册，沈麟原序，第 1—2 页。

一同采摘,于 1811 年再度编成《瘟疫条辨摘要》(又名《寒温条辨摘要》),也有 5 版。清人戴天章于 1722 年刊行《广瘟疫论》,该书在 1750 年又被郑奠一刊印成《瘟疫明辨》,两者文字完全相同,在民国共有 7 个版本;后来,陆懋修(九芝)将该书删补后,改成《广温热论》,于 1866 年刊印。是以戴书先后增补的版本相当多,在民国时期约共有 10 个版本。①

以上所归纳的瘟疫类医书,多为通论性质,但不同于上述通论之书。民国瘟疫类医书,出现了许多单论一种传染病的专书。这类医书多针对一种疾病,吸收部分西医学说的新的定义,然后再套入古典学的相关理论,力图在阐述单一传染病时,对传统医学有所继承与发挥。例如 1932 年严苍山撰《疫痉(脑膜炎)家庭自疗集》和 1935 年刘裁吾撰《痉病与脑膜炎全书》,就是探讨脑膜炎的专书。古代并没有此一西医病名,于是中医找到"痉"这个古典病名来加以对照。② 其实,当时中医也用"惊风"、"惊痫"名之,但在 1931 年,中医刘亚农认为,他诊治多例该病,都是用治疗"痉病"或治温热之法奏效,故以张仲景定名的"痉病"最好。③ 此外,从某些医书的刊行,可发现民国较严重或较受关注的疾

---

① 这一点,《目录》的统计有所失误。因为据陆所增订之版本,应该称为《广温热论》,而非《目录》所载《(重订)广温热论》。《目录》误将由何廉臣(1861—1929)所重订的《重订广温热论》(或称《重补广温热论》)归于陆的著作,而没有写何廉臣重订的地位。并且,《目录》统计 1914 年绍兴浙东书局所刊行者,是何的重订本,而不是陆的。参见中国中医研究院图书馆编:《全国中医图书联合目录》,第 391 页。以上考证参考李顺保主编:《温病学大辞典》,北京:学苑出版社,2007 年,第 20、184 页。不过,《温病学大辞典》也有误,该书宣称何廉臣的著作刊于 1909 年,但根据现行可见之重订印版本,何廉臣在序文末,言其落笔于"黄帝纪元四千六百九年十月望",序文应为 1911 年 11 月所写,故该书采用的版本为之后的 1914 年版,参见(清)戴天章(麟郊)撰,何廉臣重订:《重订广温热论》,福州:福建科学技术出版社,2006 年,绪言,第 3—4 页。
② 该病名(痉,Convulsive Disease)原出自《金匮要略》,现多指发热性痉挛,又旁及破伤风,可见中医一个病名往往可以对照数个西医的疾病。民国时期医者所斤斤计较的,正是中西医病名统一。参考何东灿:《金匮要略内科疾病之研究》,台北:正中书局,1995 年,第 21—32 页。
③ 刘亚农:《脑膜炎中医名称之商榷》,《医药顾问》民国十九年年刊(1931),第 32—34 页。

病，首先是霍乱。民国时刊行最多的医书，乃王孟英的《霍乱论》，竟多达 15 个版本。中医在建立新的传染病论述时，虽说受到西方医学的影响，包括细菌学在内，但传统医学理论仍相当重要。《霍乱论》，可说是第一本在外感热病视野下，将霍乱以专书形式出版的书。热病通论乃至民国传染病专科的出现，使此书的地位不容小觑。

刘民叔写的《伤寒论霍乱训解》（附章太炎霍乱论），是唯一达到 3 个版本的时人著作；此外，有关"痧"症疾病治疗与论述的内容，也刊刻了为数不少的医书①，其中有 3 个版本以上的，就包括清代王凯编的《痧症全书》，共有 6 版；其次为郭志邃的《痧胀玉衡书》，有 5 版；再其次是清代觉因道人编著的《急救异痧奇方》（又名《异痧杂证经验良方》）、徐子默的《吊脚痧方论》，都有 4 个版本。民国的"痧"症，主要指肠胃型传染病，但这类"痧"书，多论述霍乱②；关于它的发生原因，民国"痧"书较少用细菌学来解释，主要还是用传统的疠气论述来解释，例如："痧者，天地间疠气也。"③这可能与"痧"症包含的疾病种类太多有关，但细节部分仍待着墨。④ 清代医者的医书在民国仍非常重要，反而是时人新著没有受到更多的重视。反观民初西医，他们在与中国医学对话时，也会阅读中国的医书，探讨中西医疾病理论。例如俞凤宾在大力推广霍乱菌浆的好处时，也在书中讨论了可能是霍乱的"发痧"。就西医的立场而言，这种俗名还是废除为妙，但这类讨论使我们可以抓住中西医

---

① 纪征瀚：《清代痧症医籍系统考》，《中医文献杂志》第 4 期（2009），第 1—4 页。
② 虽然"痧证"最后发展成一种包含许多疾病的统称，一般仍认为乃感受夏秋之间的风寒暑湿之气，或因感受疫气、秽浊之邪而发生的具有传染性的温病。参看李顺保主编：《温病学大辞典》，第 268 页。张纲解释：明清以来，或有以干霍乱、"解㑊"为痧者，或有以疫喉痧、麻疹为痧者。然痧名应源自"沙"，"魏晋时期之本所谓沙者，乃沙虱入肌之病耳。以沙虱入肌旋生皮疹而发病，古人遂取茅菁之叶以挑、刮。此病以沙称之初旨，亦挑痧、刮痧之所由来也。而后世既昧其义，又转相附会，遂至于痧名无定指，所论之痧人人异矣"。参考氏著：《中医百病名源考》，第 98—99 页。
③ 陈景岐：《七十二种痧症救治法》，台中：瑞成书局，1972 年，第 31 页。
④ 解读与社会史的部分可参考祝平一：《清代的痧：一个疾病范畴的诞生》，《汉学研究》31.3（2013），第 193—238 页。皮国立：《中西医学话语与近代商业论述：以〈申报〉上的"痧药水"为例》，《上海学术月刊》第 1 期（2013），第 149—164 页。

病名对照的许多线索,有一定文献价值。[1]

其他个别较重要的疾病或医书刊刻,值得注意的尚有:① 疟疾:如明代郑全望写的《瘴疟指南》,以及清代韩善征写的《疟疾论》(又名《疟痢自疗法》),都有 4 版,蔡陆仙《疟疾病问答》有 3 个版本。当时刊印旧作,有时会冠上"自疗"之新书名,以突显日常生活实用的需求。② 痢疾:如清代孔毓礼编的《痢疾论》(又名《痢症大全》)(附加小儿急惊风证论、白喉论)和丁国瑞的《治痢捷要新书》,都有 3 版。当时有些医书也会附带其他某些传染病的治法在书后,增广其实用与参考价值。③ 鼠疫:如清人吴宣崇编,郑奋扬参订的《鼠疫约编》有 4 版,清人余德壎(伯陶)写的《鼠疫抉微》也有 3 版。值得注意的是:余德壎的著作,京师警察厅铅印本后附上了"瘟疫辨证治要",可能是当时警察刊印一些治疗瘟疫的有效方子,在 1918 年第二次鼠疫大流行时供民众参考。[2] 不过,前书在 1928 年后、后书则在 1918 年后就没有刊印,仅被收入医学类书中。[3] 民初有关热病类医书的刊行,多是疫情爆发时作为善书刊印的,甚至直接由警察公告民众周知。这是传统医学在防疫中一个重要功能,也是医学知识生产与传衍的重要管道。例如 1915 年京师大疫,白喉、喉痧等症盛行,中医杨熙龄就上书警察厅,建言中医的治疫方法,并印制成治疫小册发放。[4] 另外,超过 3 个版次的瘟疫类医书,还有刘复的《时疫解惑论》(有 4 版),徐相任的《急性险疫证治》、曹

---

[1] 俞凤宾:《霍乱丛谈》,出版者不详,1922 年,第 20—24 页。

[2] 参考曹树基:《国家与地方的公共卫生——以 1918 年山西肺鼠疫流行为中心》,《中国社会科学》第 1 期(2006),第 178—190 页。张照青:《1917—1918 年鼠疫流行与民国政府的反应》,《历史教学》第 1 期(2004),第 19—23 页。

[3] 前者被收于《珍本医书集成》(1936),后者则被收于《中国医学大成》(1936)。论鼠疫之书,这两本很具代表性,但仍未涉及细菌论,倒是融合了近代以来西方的卫生论述。可参看(清)余德壎(伯陶)撰:《鼠疫抉微》,收入曹炳章辑:《中国医学大成》第 17 册,第 6—7 页。

[4] 杨熙龄:《喉痧或问》,《著园医话》,收入陆拯主编:《近代中医珍本集·医话分册》,第 587—588 页。

炳章的《秋瘟证治要略》(各有 3 版)。

第三节 西方医学的影响与"中医
传染病学"渐趋成型

上面谈及瘟疫类医书的刊刻,已有单一传染病的专书出现。从整个中医热病类医书来看,近代中医的"传染病学"论述已渐渐成形。中国古代已有传染病,古人也了解"传染"一事;但近代以前多用古代病名统称之,不具备卫生现代性与细菌病理学的意义,与西医所谓的传染病有着实质的差异。反中医的余云岫指出,中国的"疫"不能算是经由探索细菌病原后而定义之"传染病",所谓"无病原微生物,即无传染病"。中医的疫不能等同传染病。[①] 反中医的傅斯年则谓:"微菌之检查,尤为全部传染性病之最要紧的诊断。"但国医没有诊断器具,而所有的诊断技术,除脉搏外,其余多是一窍不通。[②] 古代的"时疫"虽可对照西医的传染病,但里面显然没有微生物的论述位置,反中医者绝不承认中医有所谓"传染病学"。

话虽如此,但医学知识的转型依旧发生了,中医使用"传染病"三字来作为书名,并赋予西方医学定义以及微生物学的知识,在民国以后渐渐出现。民初最早列名"传染病"类的医书,是 1915 年编的《温病撮要》,被列入"黄氏传染病四种本"丛书内。其他以"传染病"为名的中医代表性书籍,计有:1918 年曹巽轩(元森)等撰《传染病八种证

---

① 余云岫:《微生物》,上海:商务印书馆,1929 年,叙,第 1 页。
② 傅斯年:《再论所谓国医》,《傅斯年全集》第 6 册,台北:联经出版社,1980 年,第 309—310 页。

治析疑》,1933 年时逸人编写的《中国急性传染病学》、杨志一的《四
季传染病》、茹十眉的《传染病》,1935 年谭次仲(字星缘,1893—
1955)的《伤寒评注》(又称《急性传染病通论》),1947 年王赳周的《传
染病中西汇通三篇》。"传染病"之名,在民国时期,中医界也已逐步
确立。时病、时气等名称和传染病有关,当然,伤寒、温病也都是传染
病的代称,即使有医家表达不同立场①,但没有中医会否认,熟知外感
热病学的医者会无法应对传染病。以传统中医热病学为主治疗传染
病的正确性,正逐步确立。时逸人是当中颇有见地的一位医家,
他说:

> 余于 1922 年即主张传染病学有独立专科之必要,应尽先编
> 辑,订成专书,可作为中医担任防疫工作及诊治传染病时之参考材
> 料,故对于前代医家所载诊治传染病之经验及方法,均有相当之留
> 意与考察,将古代历史的遗产用近世科学理论予以阐明,并与现代
> 科学相结合,使达到"中医科学化"之目的。②

时氏很早就点出了传染病学之建立,乃是中医今后负担公共卫生
任务的基础,必须抓紧时间建构。洪贯之指出:"不知中医之温病、伤
寒,同属时行之传染性疾病,又无严格之定义,岂可特设一科?"③中医
只有先划分出自己的学科范围,才能清楚定义中医的传染病学,以当时
的情况来看,还有不少困难需要解决。正式以传染病命名的是《传染病
八种证治析疑》,该书明显是为了应对 1918 至 1919 年的鼠疫和霍乱疫
情。徐世昌在为其书作序时指出:是书即针对西医所谓"急性传染病

---

① 时逸人主张,把中医的瘟疫析出,叫作(类似西医的)"急性传染病学",而把伤寒和温病放
　在"时令病"中来讨论,似乎较为妥当。参考时逸人:《中国急性传染病学》,山西:中医改
　进研究会,1933 年,第 1—5 页。不过,也有人以伤寒为主来撰写传染病学,详下。
② 时逸人:《中国传染病学》,香港:千顷堂书局,1952 年,自序,第 1 页。
③ 洪贯之:《为中医教育先决问题进言于教育当局并热心中医教育者》,《新中医》新 1 期
　(1947),第 1 页。

八种"分证列治。曹巽轩言："此等传染，皆有治法，乃中医所专长，特为权势所屈，不能自伸其道尔。"①可见当时中医在治疗传染病方面，已经感到西医的压力，无法完全伸展拳脚，遂希望尽快成书，以阐明治法与学科规范；不过其仍重气化，没有细菌论的位置。该书开宗明义指出"天地者，气化也"。天地之气有一种自然之规律，所以"在中国研究病情专以气化为主，日欧则专以格致为主"。点出了研究传染病必须重视天地气化之道理。② 谭次仲（星缘）的《伤寒评注》则力指伤寒、温病皆为急性传染病，该书虽承认细菌论述的真实性，但是并不特别谈论，重视的是"症状群"概念。谭认为不用继续强调六经，而应该把它归类成西医传染病中的症状群概念，如此才符合科学的传染病学论述。③

另一方面，即便以"疫"或古代病名为书名，许多中医也在实际诊疗的过程中，吸取西医的定义与论述，再用传统医学加以回应。例如绍兴医学会与何廉臣在 1913 年编辑的《湿温时疫治疗法》，也刊印了 3 版。该书即将西医传染病病名"肠窒扶斯"作为探讨对象，并且讨论了"窒扶斯杆菌"—微生物在病理中的位置。④ 又如徐相任（1881—1959），江苏吴县人，曾随岳父费绳甫学医，是孟河医派的传人之一，后于上海开业。1908 年夏秋间，上海时疫流行，多霍乱，受传统医学熏陶的他受上海中国红十字会附设时疫医院聘雇为医生与顾问，并担任神州医药总会常

---

① 孔伯华名家研究室整理：《传染病八种证治晰疑》，北京：化学工业出版社，2010 年，徐世昌序。关于八大传染病，雷祥麟已有专门研究，参考 Sean Hsiang-Lin Lei, "Microscope and Sovereignty: Constituting Notifiable Infectious Disease and Containing the Manchurian Plague," In Angela Ki Che Leung and Charlotte Furth (Eds), Health and Hygiene in Modern Chinese East Asia: Policies and Publics in the Long Twentieth Century. (Durham: Duke University Press), pp. 73 - 108.

② 孔伯华名家研究室整理：《传染病八种证治晰疑》，第 2 页。

③ 谭次仲：《伤寒评注》，台中：京宁科技书店，2003 年，第 69 页。

④ 绍兴医学会编：《湿温时疫治疗法》，收入李顺保主编：《温病学全书》，第 2090—2091 页。

务委员等职。[①] 当时位于上海的中国红十字会其实是一个西式的机构，有许多西医在内，他们甚至一同组成时疫医院。红十字会善于利用地方医疗资源，包括中医或当地士绅之力量。[②] 当时疫发生时，西医通常会厘定病名，甚至对外发布消息，这就使中医有机会接触由西方定义的传染病架构，而中医也会介入治疗；基本上，时疫医院就是一个中西汇通的治疗实验室。[③] 而当时时疫虽多为霍乱，但也不乏其他传染病，包括流感、天花、白喉，甚至是痧症等。[④] 徐在 1920 年撰成《急性险疫证治》，主要阐述治疗喉痧、霍乱、脑膜炎等急性传染病。他编写通用方剂，并有善后方、调护、休息宜忌等项，可能即与其救治工作有关。[⑤] 并且，蒋熙德(Volker Scheid)的研究也说明，丁甘仁也是借由这种慈善施医的机会，累积自己的人脉，获得社会网络提供给他的各种资源，包括资金、看诊病人的来源等。[⑥] 笔者以为，许多医者可能在这样的过程中累积了自己对治疗疾病的看法与心得。而时疫医院的性质，让我们可以合理推测当时中医所处理的疾病，很大的一部分是各种传染病。

中医张菊人自述 1919 年在北京治疗瘟疫的经验，让我们可以了解当时中医亲莅疫区的历史。他说，当时虽有防疫医院，但只有预防而无

① 杨杏林：《通古淹今，择善而从之——费氏医学传人徐相任学术思想》，《中医文献杂志》(2009)27.1，第 36—38 页。关于孟河医派的社会网络，参考 Volker Scheid, "Wujin Medicine Remembered: Memory, Identity and Social Networks in Chinese Medicine 1800 - 2000," Taiwanese Journal of Studies for Science, Technology, and Medicine(《科技、医疗与社会》)2(2002), pp. 121 - 184.

② 池子华：《红十字与近代中国》，合肥：安徽人民出版社，2004 年，第 71 页。池子华、郝如一：《近代江苏红十字运动》，合肥：安徽人民出版社，2007 年，第 132—133 页。

③ 其他有关红十字会的医院与医学教育、人才培养之状况，可参阅张玉法主编：《中华民国红十字会百年会史》，台北：中华民国红十字会总会，2004 年，第 108—117 页。有关上海的慈善医疗事业，参阅周秋光、曾桂林：《中国慈善简史》，北京：人民出版社，2006 年，第 303 页。

④ 上海申报馆编辑：《时疫医院开幕纪》、《工部局医官赞颂时疫医院》，《申报》，1918 年 7 月 2 日，第 3 张，与 1918 年 7 月 6 日，第 3 张。

⑤ 李顺保主编：《温病学大辞典》，第 189—190 页。

⑥ Volker Scheid, Currents of Tradition in Chinese Medicine 1626 - 2006. (Seattle: Eastland Press, 2007), pp. 228 - 229 and 240 - 242.

治疗,疫情日益严重,医院乃派中医杨浩如、陈伯雅及针灸医师等前往疫区治疗。起初因群众未及周知,就诊者很少,乃采沿门巡回治病的办法,每到一村,一人任宣传,一人任治疗。由于投药辄效,就诊者渐多,即分班轮流主治,十余日即大致肃清。张指出:"此次霍乱病源,多由在田间工作的农民一时口渴,随地摘食烈日曝晒的热瓜,以热触热,酿成斯疫。"可以看到当时仍是基于"气"的特性来解释疾病之发生——以热触热;并且,张坦言当时的治法仍多"仿王孟英之意为治",显然清代医者的理论对其影响力颇大,其中尚无微生物的论述。[①] 又如曹炳章(1878—1956)就是在 1918 年世界大流感散布至中国时,参考报纸消息,包括世界疫情和西医的诊断,了解该流感疫情后,遂根据中医以"季节"定名的标准,订了一个"秋瘟"的病名,并撰写医书《秋瘟证治要略》,阐明其病治法。这种医者著书回应传染病的方式,已不可避免地融入了西方医学的因素;而且曹也承认:"我中医之诊断,惟察痰涎便尿,因缺显微镜,无从检查,亦一缺点。"[②]中医没有"显微镜"可以做检验,所以该书也没有谈到细菌的问题,但中医对"秋瘟"的理解,已参酌西医之解释,毕竟与古代的"瘟"有所不同了。

如果说西方医学或细菌学开始对中医产生影响,那么应该从头来检视有哪些重要的热病类文献可以作为进一步探讨的基础。《医界春秋》在 1937 年就刊出一篇文章指出:"中国急性传染病学,说证有与伤寒同,有用伤寒方,内科国药处方集,完全用西医病名,多用伤寒方。"[③]可见伤寒学在民国时期已成了传染病学之重要内涵。当时,受西医影响而讨论到新式细菌学或传染病概念的伤寒类医书,比较热门的刊本

---

① 张菊人:《菊人医话》,北京:人民卫生出版社,2006 年,第 28—29 页。关于这一阶段的治疗历史,可参考杨浩如:《廊坊防疫录》,收入孔伯华名家研究室整理:《传染病八种证治晰疑》,第 106—142 页。

② 曹炳章:《第四章:秋瘟之诊断》,《秋瘟证治要略》,《近代中医珍本集·温病分册》,第 749—752 页。

③ 谢则仁:《答张心一君之伤寒病的疑难问题》,《医界春秋》第 122 期(1937),第 32 页。

就是朱莘(壶山)的《伤寒杂病论精义折中》,新旧加起来共有 6 版;恽铁
樵的《伤寒论研究》和黄竹斋(维翰)的《伤寒杂病论集注》,皆有 5 个版
次。陆渊雷(1894—1955)的《伤寒论今释》和潘澄濂编的《伤寒论新解》
则有 4 版。余无言的《图表注释伤寒论新义》和祝味菊撰的《伤寒新义》
则有 3 版。

朱壶山曾任教于华北国医学院、北平国医学院。其书以"折中"为
名,深受张锡纯、唐宗海等人之影响,且他称唐是"师",张为"友"。① 基
于唐的三焦学说,朱用以解释一切病气在人体内的传播路径,深得其
义②,两人都曾指出气在人体内流动的实质路线。③ 他在书中回顾了民
国以前的伤寒学术史,肯定了东汉张仲景继往开来的历史地位,又把从
晋代王叔和以下的伤寒类著作,统统批驳了一通,将伤寒发展史归类为
"五大厄运",总之是"乱于晋,歧于唐宋,沿误于元明"④。此说颇得唐
宗海"晋唐以后渐失真传,宋元以来尤多纰谬"的遗意。⑤ 唐认为晋代
以后的医家,没能进一步发扬古典医学,导致中医面临西医解剖形质的
质疑声浪。此论调根基于中国古代(晋以前)有很好的解剖学与脏腑实
质知识,这是一种复古、尊古之意向。近代医家多认为,如能够恢复古
典学术的话,则中医学必能与西医新学相抗衡。而最后的第五厄运,就
是"用西医来改良国医,实则摧残国医",是当时正在上演的戏码。

朱在 1940 年另有《伤寒论通注》出版,该书显然较之前的医书吸收
了更多西医理论。当然他还是以"气化"为医论中心,认为西医解剖学
无法证实人体之真相,但中西医仍能贯通,"中医之治疗曰解毒,西医之
治疗曰杀菌"。其间有道理可通,他认为西方重视"器质之科学,不深究

① 朱莘:《最新伤寒论精义折中》上卷,北平:华北国医学院,1936 年,例言,第 1B 页。
② 朱莘:《最新杂病论精义折中》上卷,第 2A—3A 页。有关唐宗海的三焦论述,可参考皮
　国立:《图像、形质与脏腑知识——唐宗海三焦论的启示》,《古今论衡》第 15 期(2006.
　10),第 71—98 页。
③ 朱莘:《最新杂病论精义折中》上卷,第 1A—3A 页。
④ 朱莘:《最新杂病论精义折中》下卷,第 115B—116B 页。
⑤ (清)唐宗海:《医经精义》,台北:力行书局,1998 年,第 1 页。

气化之原理",所以疑案特别多。他了解到世界上有一批医者已经注意到气的医学,因此乐观地认为将来气化医学一定能彰显于医学界[①];或许,那个时代不知何时到来,但确实有中医在民国时期仍对气化的基础医论有着无比的信心。

潘澄濂的《伤寒论新解》则是另一部较重要的著作。潘氏 1929 年毕业于上海中医专门学校,师承曹颖甫、丁甘仁等名师,毕业后在温州开业,并至某西医医务所帮忙,1937 年乃移至上海开业,并在上海中医学院、上海中国医学院任教。[②] 他回忆,在校内最重要的就是系统地学习《内经》、《伤寒论》、《金匮要略》、《温热经纬》及《本草经》等书,其他科目之不足,则以《医宗金鉴》为辅助;可见当时教授虽广,但还是以若干经典为主,而且没有寒温门派的成见。[③] 潘在学校内可以自由地阅读,包括至其他医学校旁听、函授,进行生理和病理的解剖实验,等等。他更阅读了日人和田启十郎的《医界之铁椎》、汤本求真的《皇汉医学》、松园渡边熙的《和汉医学》等,这些日本汉医的著作,都诞生于在西医强大的压力下欲振臂疾呼、力挽狂澜之刻,感动了不少中国医者。潘曾言,他在 30 年代就有"铺平经、时方之鸿沟,融中西医于一炉"的愿望和企图,是以著《伤寒论新解》一书,可见西医与日本汉医对他著述之影响。[④] 另,黄竹斋之学,则与曹颖甫类似,皆有清代"重订错简"和"维护旧论"派的余风。黄之《伤寒杂病论集注》,在西北数省颇有影响。至于恽铁樵与陆渊雷之治伤寒学,则受日本伤寒学家的影响最大。[⑤]

---

① 朱莘:《伤寒论通注》,北京:朱壶山医庐,1940 年,第 7B—8B 页。
② 参考盛增秀等编:《医家小传》、《年谱》,《中国百年百名中医临床家·潘澄濂》,北京:中国中医药出版社,2001 年,第 1—10、357—360 页。
③ 朱世培主编:《潘澄濂论温病》,上海:上海中医药大学出版社,2009 年,前言,第 1 页。不过,不可能所有医家都只有一种想法,客观来说,这是受到当时古典医学复兴的影响产生的反应,当时确实有不少反温病的声音,但是却绝少反伤寒的声音。
④ 朱世培主编:《潘澄濂论温病》,第 1—2 页。
⑤ 任应秋:《研究〈伤寒论〉的流派》,收入刘世恩、毛绍芳主编:《当代名医论仲景伤寒》,北京:学苑出版社,2008 年,第 114—127 页。

　　另外一位著名之热病学者何廉臣,也是学贯伤寒、温病体系。他主要的成就之一就是注解清代医家的重要书籍,或是出版伤寒类歌诀等。① 除了前面提到的《(重订)广温热论》外,他还重订、注解了清代医家俞根初和吴贞(坤安)的著作,前书编成《通俗伤寒论》,后者原书名为《伤寒指掌》,何廉臣自言他在清末找了 10 年都无法找到该书,后来从别人那里看到抄本,不忍其湮没无名,遂将其排版刊行,经重订后名为《感症宝筏》。在细分疾病的同时,其实也有助于寒温派的统合,定其名为"感症",实则兼论寒、温症候。这两书各有 4、5 版的印次。②

　　至于受西医影响的温病类医书,确实相对较少。这其中触及传染病甚至是细菌论述的温病著作,大概有时逸人 1931 年编的《中国时令病学》,据《目录》统计有 5 版刊行;不过,该书屡经修订,时逸人在 1953 年的书卷首言说明他已将该书增订 9 次之多,于 1956 年复统编为《中医伤寒与温病》一书。该书主张把伤寒与温病融会贯通起来,但在寒温融合中复凸显各自的一些特性,希望借此平息寒温之争,化解古方、今方的门户之见。这恐怕不是时逸人个人特立独行的见解,而是当时中医学术的一种时代趋势。③ 并且,时氏提出了极有见地的看法,认为古代编辑医书有一些问题存在:"一为环境风土所限制,其诊治病人,不出百里之外,以个人耳闻目见之所及,便以为天下事,无不如是。此种推测,实系错误。二因交通不便,书籍邮寄为难,参考之材料不多,自是及盲从之弊,在所难免。三是个人之知识有限,事理研究无穷,以个人知识包括全部经验,非但为事实所不许,亦且为事实上所不能。"④民国时期,书籍刊刻之技术与交通便利所带来的变革,都使得书籍的流通更为

---

① 见何廉臣编著:《增订伤寒百证歌注》,福州:福建科学技术出版社,2008 年,绪言,第 5—6 页。另有关明清医学歌诀的历史意义,可参考梁其姿:《明清中国的医学入门与普及化》,《法国汉学·第八辑(教育史专号)》,北京:中华书局,2003 年,第 155—179 页。

② (清)吴贞原著,何廉臣重订:《感症宝筏》,福州:福建科学技术出版社,2004 年,绪言,第 1—2 页。

③ 时逸人:《中医伤寒与温病》,上海:上海卫生出版社,1956 年,序言、例言。

④ 时振声:《时门医述》,北京:中医古籍出版社,1994 年,第 680 页。

容易,医书刊行更胜过往。知识分子对新知识求知若渴,过去那种单持一派之说以攻击别派的主观论调明显减少;加之医者在养成教育上,不再只依靠师徒间授书相传,在公共的新式中医学校内,医学知识得以公开交流、讨论,凡此皆为医学融合风气兴盛之因。无论是对西医,或是对寒温派而言,皆如是,此为当时必须注意的学术趋势。

其他方面,如恽铁樵所撰《温病明理》也有5版之多,该书虽归为温病类著作,然其抨击温病学说不遗余力、炮火猛烈。书中重炮抨击温病派之言是"谬说流传,杀人千万,是投畀豺虎而不足蔽辜者也。惟其根本谬说,故说理无有是处,用药亦无有是处。清宫、增液、一甲、二甲、大小定风珠,一派滋腻之药,无非痴人说梦。《条辨》既误,《温热论》亦误,《温热经纬》亦误。王孟英于《温热论》后所加按语,神气虎虎,不可一世。自今日视之,客气而已、江湖而已"①。此时已为温病学衰弱之时,未见当时医者针对恽的攻击出来维护温病学;而恽欲借打击温病学以阐扬伤寒学之正确性与正统地位,又可见寒温学术消长大势之一斑。

民国比较有见地的中西医汇通温热学著作,数吴锡璜(瑞甫)1920年写成的《中西温热串解》,目前可见之抄本共有7版。该书多介绍中医温病论述,有些条文旁注以西医病名与传染病菌之解释,例如:"西医论热症有八,除痘、疹、痘外,分为小肠炎、能传染热症及复发热症与轻热症四种。是四者,中医列之温热门。近人有以小肠炎为即中国之伤寒证,此大误也。"②他主要用温病学去回应西方的传染病学,较不涉及伤寒的内容。又如谈到孕妇的温热病,吴还介绍了西方的产褥热,此病乃产婆"消毒未曾严密,有毒之霉菌由产婆或产妇之手,及器具、布片等

---

① 恽铁樵:《温病明理》,收入《恽铁樵医书四种》卷4,福州:福建科学技术出版社,2007年,第123页。
② 吴锡璜:《卷一·论温热、瘟疫、温毒即西医之重轻热症》,《中西温热串解》,福州:福建科学技术出版社,2003年,第21页。

物,带入产门以内","败血症者,该毒菌为淋巴管所吸收,先犯生殖器,次及腹膜,遂为害于全身"。[①] 以西医细菌论来解释中医传统疾病,吴的理论算是同辈医者中较前卫的。另外,吴尚有《四时感症讲义》一书行世,《目录》热病类图书未载,可能刊于 1936 年。该书作为厦门国医专校的上课讲义,由师生共同参校成书,包括住在台湾台南市的学生叶振成。[②] 该书多涉及西医细菌、生理学、中医温病学等,较少阐发《伤寒论》,是以应归类为温病类著作。笔者以为,吴乃民国时最为论者所忽略的温病学者。另外不可忽略的是,吴还编写《伤寒论纲要》这本小书,序言说道:"《伤寒》一书,治六气之书也。"[③]他认为西医用病原菌之说以攻击中医之六气,是不知细菌乃根据"气候"而生长,故疫疠流行与季节有关,而非细菌的因素。[④]

　　至于民国时汇集诸书精华而出版者,尚有《温病正宗》一书。该书乃王德宣于湖南国医专科学校讲授温病学的讲义,当时学校另一指定教科书乃沈啸谷所改编时逸人之《温病全书》。王因感于"温病专书向无善本",特搜买古今医籍,综合集成一书,包括时人吴锡璜、何廉臣之著作,都可在其中找到内文摘录。[⑤] 他认为清代医家所谓《伤寒论》中无治疗温热病之法,是错误的;但如恽铁樵《温病明理》那样完全打倒温病学,也未免太过。他认为只要能合于经典的学说,即使温病学也应保存,这样相得益彰才是"仲圣之功臣",充分显示出折衷热病学说的理念。[⑥] 该书以讲义形式写成,虽无再版,但可知当时温病学派发展之极致,不过采集旧说,编成讲义而已。其中牵涉细菌学之内容较少,例如:"盖瘟疫之邪,乃天地之疠气,亦即浊气也、垢秽也、细菌也,为有形质黏

① 吴锡璜:《中西温热串解》,第 21、114 页。
② 吴锡璜:《四时感症讲义》,台北:新文丰出版公司,1991 年,李礼臣序,第 2 页与书末"参校门人姓氏一览表"。
③ 吴锡璜:《伤寒纲要讲义》,台北:新文丰出版公司,1985 年,杨廷枢序,第 9 页。
④ 吴锡璜:《六气解》,《伤寒纲要讲义》,第 9、20 页。
⑤ 王德宣:《温病正宗》,收入陆拯主编:《近代中医珍本集·温病分册》,第 195 页。
⑥ 王德宣:《温病正宗》,收入陆拯主编:《近代中医珍本集·温病分册》,第 200 页。

滞之物,故不能入皮毛之细孔,而专从口鼻之大道也。至于鼠疫,亦有由皮肤刺伤,或死鼠之蚤咬伤而传染者。则皮肤既伤,乃疫毒与伤处血液相接之故,仍非疫邪之能由皮肤入也。"①其述大体承认细菌论的正确性,不出同时代医家之论调。就统计表格内的温病类医书来看,触及西医传染病理论又能获得当世医者青睐者,实在不多,而整个重心都已往伤寒类和瘟疫类医书倾斜了。

第四节　日本医书的影响

清末民初,各种医药卫生的书籍,源源不绝地从日本转译后回到中国,许多人都对此历程有所贡献。据张仲民研究,晚清翻译医书的工作,多由传教士完成。但至20世纪之初开始,许多中国人,特别是留日学生,开始自行翻译西医书籍,他们往往是借助东洋的医书来认识西方医学的。康有为最早提出了利用日本书引入西学的策略,蔡元培更指出:"日本文之译本遂充斥市肆,推行于学校,几使一时之学术寖成风尚。"②日本医书的刊行,据笔者统计,最重要的次序是:日人丹波元坚(字亦柔,号茞庭)撰写的《伤寒广要》和《伤寒论述义》,都各有6个版本,其中前者经何廉臣增订,再成《新增伤寒广要》一书,有4个版本,实则该书有超过10个版本;此二书在民国时刊行的次数,其实较中国的许多医书为多。至于著名的汤本求真,则有《皇汉医学》刊行,也有6个版本。其他刊印在3版以上的日本汉医典籍,尚有大冢敬节校注的《康平伤寒论》、浅田惟常(字宗伯、号栗园)的《伤寒论识》,以及丹波元简

① 王德宣:《温病正宗》,收入陆拯主编:《近代中医珍本集·温病分册》,第195—200页。
② 张仲民:《出版与文化政治:晚清的"卫生"书籍研究》,第114—120、184—188、193页。

(字廉夫)编注的《伤寒论辑义》等。

日本汉医的命运,在明治维新后,颇似中国中医的状况,两者都面临被废除的命运,这让中医有了与日本汉医休戚与共的感受。日本汉医更早面对西医的压力,当中医欲从日本汉医界寻求抗争经验和慰藉时,他们看到的是汉医古方派的光辉。廖育群认为,近代日本对于古方派,如吉益东洞等人的称许到达高峰。廖认为这是根源于民族自尊与打造学术偶像之必要,即医学博士吴秀三所谓:"我邦汉方医学之名声,即所谓古方派的名声也。"另外,西医之冲击也让古方派兴盛,这是由于当时研究汉方的学者,内心不自觉地以现代科学的实证性作为评价标准;古方派正好独尊《伤寒论》,对于六经辨证,以及《内经》之阴阳、五行、脏腑经络等玄说皆不重视,仅主张"有是证,则用是药"。近代提倡汉方的学者,认为《伤寒论》本身不重视具有哲学色彩的医理,盛赞古方派在西医学还未勃兴之时,"早已用心于实验亲试,弃一切空凿之议论"[1]。近代中医也注意到这样的研究典范,例如陆渊雷说:"日本人在二百年前,出了个名医吉益东洞,他把仲景所用的药,一味味体贴出用法标准。现在日本复兴中医,也是吉益东洞的功劳。东洞的用药标准,都有很明白的规定,不像中国人一样,只说些寒热温凉、活血理气等模模糊糊的话。近时又经那班新医翻成旧医的日本人,加一番实验修改,尤其来得确切了。"[2]不仅是知悉而已,陆在内的许多中医都认为汉医的研究方法颇有可取,足以针砭中国医学的缺失。又如黄竹斋撰写《伤寒杂病论会通》,也运用了许多日本汉医的解释,皆基于汉医对中医古代经典之重视。[3] 历史有如一面镜子,在民族自尊与现代科学的双重压力下,日本汉医没有退缩,反而迎难而上,让中医看到"皇汉医学复兴

---

[1] 廖育群:《远眺皇汉医学——认识日本传统医学》,台北:东大图书公司,2007年,第130—131页。

[2] 陆渊雷:《用药标准》,《陆氏论医集》,收入张玉萍主编:《陆渊雷医书二种》,福州:福建科学技术出版社,2008年,第331页。

[3] 参考黄竹斋:《伤寒杂病论会通》,第492—497页。

运动"的一线光明。关于该运动的解释与发展重点,当时中医都在积极关注。陆士谔(1879—1944)在《士谔医话》中说:

> 皇者,日本之土法草药治疗;汉者,中国传往之医学也。自数万人联名奏请复兴汉医之后,汉医在日本,已许正式挂牌开业。民众就诊者,日盛一日,就为从前日本国内不信西医者,向以民间疗法为重。所谓民间疗法,就是用本草中药治病。讲到实际,维新以来,汉医势力,始终盛行于民间,未尝有一日间断,不过隐与显之分别耳。一旦禁令解除,汉医脱颖而出,如雨后春笋,勃发不已。日本皇汉医之开业者,莫不生涯鼎盛。[①]

该运动的成功,对民国时的中医而言不啻为一剂强心针。而日本吸收中医知识素有历史,也保存了许多珍贵的中医图书。清末《日本访书志》中就指出:"日本气候,固无我江南之多霉烂,亦不如我河北之少蠹蚀,何以唐人之迹存于今者不可胜计? 盖其国有力之家皆有土藏,故虽屡经火灾而不毁。至于钞本皆用彼国茧纸,坚韧胜于布帛,故历千年而不碎。"[②]日本保存良好的古典医书,正与当时兴盛的以古方派为主的汉医复兴运动同气相求,让中国医者开始反思古典医学的重要性。郭子光指出,日本汉方医学的特色就是采用《伤寒论》、《金匮要略》的方法,而与近代中国医学多采用温病方法之治疗有所区别[③],这一倾向与当时中医热病学的发展新趋势也相符合。

举几本重要的医书来探讨,首先是汤本求真的《皇汉医学》。陈存仁在筹编另一套著名的《皇汉医学丛书》时,曾到过日本。他如许多中医一样,搜购了一些日本汉医著作带回来参考。曹炳章也说他所藏的

---

① 陆士谔:《日本汉医复兴记》,《士谔医话》,收入沈洪瑞、梁秀清主编:《中国历代医话大观》,第 2046 页。关于日本皇汉医学的复兴运动,陆有很深刻的观察和解释。
② (清)杨守敬:《日本访书志》,收入《续修四库全书·史部·目录类》第 930 册,上海:上海古籍出版社,1997 年,第 472 页。
③ 郭子光:《日本汉方医学精华》,成都:四川科学技术出版社,1989 年,第 363 页。

伤寒类医书有 350 余种之多,他评论了一些伤寒类著作,其中"惟日本丹波元简之《伤寒论辑义》6 卷,其书集历圣发明精义,可称最完善之注本"。至于陈的老师何廉臣,据曹炳章说:"(何)喜阅伤寒书,于伤寒一道,尤多心得。其尝刊伤寒丛刊,如丹波元坚《伤寒广要》、《伤寒论述义》,许叔微《伤寒百证歌注》及余所藏日本浅田惟常未刊本《伤寒论识》。先生有补以长论,有经先生批校,已次第刊印行世。"[①]可见当时中医对阅读、注释日本医书很有兴趣。陆渊雷甚至对当时一些伤寒学的研究做出评论,他说:

> 近世医林作者,渊雅莫如徐灵胎,精当莫如柯韵伯,熨帖莫如尤在泾,皆见重于世。东邦当隋唐之际,窃中土绪余,以为三岛之文明,其于医学亦然,而奕世钻研,颇有青蓝之胜。所见彼国医书,如吉益氏父子,精当不让柯、尤,而渊雅过之;丹波氏父子,渊雅不让灵胎,而精当、熨帖过之。其他若尾台榕堂、山田正珍、中西惟忠等,皆风发踔厉,卓然成家。余于上海国医学院,授《大论》、《要略》之课,搜采旧籍,取数子之说独多,盖非阿好也。近有汤本求真者,著《皇汉医学》三卷,取吉益氏《类聚方》,附以前贤注释,间下己意,有精要处。……且使中土医师知东邦复兴汉医,乃张仲景之学说,非叶天士、吴鞠通之学。[②]

陆认为日本的伤寒学研究甚至超越了中国,当时教授古典医学,还取日本古方派之学说来授课。陈存仁为了搜访更多汉医著作东渡日本,并与汤本求真碰面。汤本很有礼貌地招待他,让其体验茶道,并送了两本绝版的汉医著作。回国后,陈花了一年时间整理自己所有的汉医著作,加上赴日陆续购买的医书,竟达四百余种,审定编辑后,成书付

---

① 何廉臣编著,王致谱等编辑:《增订通俗伤寒论》,曹炳章序,第 19 页。
② 陆渊雷:《〈临床应用汉方医学解说〉序》,《陆氏论医集》,收入张玉萍主编:《陆渊雷医书二种》,第 105—106 页。

印。他说:"其中大部分的汉医书,全部是中国字,文句通顺得很,因为他们都是依着汉唐二代的笔调来写作的,所以只要加上标点就可以了。"可见受出版社委托编辑、搜集日本医书,在当时颇有市场。[1] 1928年周子叙在翻译《皇汉医学》时,指出翻译该书的价值在于其融合中医的气化和西医的实验,开创性在于"资科学之实验,则不偏尚悬解","凡汤本之所言,皆余所欲言而不能言者也,中医垂绝之绪,庶几可以复振矣"。[2] 此书对当时医者影响甚大,潘澄濂在《伤寒论新解》中载:"本书各方用量,根据汤本求真氏所著之《皇汉医学》。"[3]有关中医科学化的形式、构想与如何可能的问题,日本汉医给中国医者提供了一个可以对话的方向。甚至于有关感染性、由微生物所引起的病变,包括许多传染病在内的认识与治疗,都和日本汉医有关。

汤本原学西医,后来发现西医缺失,改学中医,而成为中医的信徒。他在书中并不完全排斥科学与实验,只是将西方科学方法的缺失点出,有价值的则用以证实中医学理。汤本具有"学过西医"转向"铁杆中医"的经历,他既"批评科学",又不排斥科学实证,这些立场都与当时中医所希望发展之态势相吻合,成为民国中医喜欢引用的例子。[4] 而这也惹恼了某些反中医的知识分子,例如当时痛恨中医,必欲除之而后快的余云岫,对汤本与所谓汉医复兴运动恨得牙痒痒的,认为汤本的《皇汉医学》只不过是个半新半旧的西洋流医生写的,并写专书《皇汉医学批评》攻击中日汉方医学之合作(见图1)[5],余说:

[1] 陈存仁:《银元时代生活史》,第309—310页。

[2] 汤本求真著,周子叙译:《皇汉医学》,北京:人民卫生出版社,2007年,译者序,第2页。

[3] 潘澄濂:《伤寒论新解》,台北:新文丰出版公司,1976年,凡例,第1页。

[4] 陆士谔:《论日本复兴汉医事》,《士谔医话》,收入沈洪瑞、梁秀清主编:《中国历代医话大观》,第2048—2049页。

[5] 上海社会医药报馆:《社会医药报》第1卷第6期(1934),封底广告。

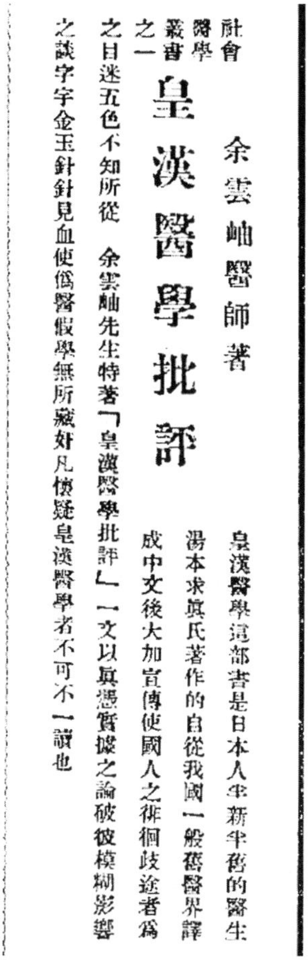

余雲岫醫師著

皇漢醫學批評

社會醫學叢書之一

之曰迷五色不知所從　余雲岫先生特著「皇漢醫學批評」一文以真憑實據之論破彼模糊影響之談字字金針針見血使偽醫假學無所藏奸凡懷疑皇漢醫學者不可不一讀也

皇漢醫學這部書是日本人生藥的醫生湯本求眞氏著作的自從我國一般舊醫界譯成中文後大加宣傳使國人之徬徨歧途者為

图 1　余云岫医师著《皇汉医学批评》

书中所说,是夸张我国旧医、日本汉医的好处,来攻击现代医术。我们中国一般的旧医先生,以为汤本这个人,是从新医出身,反学旧医,来攻击新医,却巧和余云岫(本研究旧医,反学新医,来攻击旧医)相反。这部《皇汉医学》,就是中国旧医的救命符,大可助长反抗新医之威势,大可当作拒敌医学革命军之利器,更可迷蒙大亨要人之头脑,当作减退其革新思想之麻醉药,回复其复古思想之返魂香。就此大捧特捧,费宝贵的光阴去译了他,花有用的金钱去印了他,更大登特登其广告,大吹特吹其法螺。果然社会上有许多半新半旧不三不四似科学非科学的人们,同声称赞。[①]

由此可见汤本之地位,中医之热爱、西医之痛恨等之理由何在了。在中国,素有"古方不能治今病"的论述[②],许多人更以此攻击伤寒古方不能治疗新的温病。但是汤本认为:仲景方是最基本的根基,要自己活用,可以用加味或合方,但必须"以仲景方为准据",再去灵活运用,只拘泥古方不去增减,当然不能治疗新病。汤本肯定伤寒古方的价值,影响了中国医者,在整个民国中医学术发展走向上,使伤寒学渐占上风。医者受到影响,也开始崇尚仲景的医学,而贬抑叶、吴温病派了。[③] 陆渊雷就说:"日本通行西医已经五十年,中医几乎绝足迹了,现在日本的中医又重新振兴起来,成立了什么东洋医道会、皇汉医界社,在那里锣鼓喧天地鼓吹。在下弄到了他们的书报,才知道日本的中医完全是仲景派。他们有许多西医,倒过来改习中医,把张仲景佩服得五体投地,说仲景的功效比'洋方'要捷速而妥当。而且有许多'洋医'无法医治的病,用仲景法可以速治,却从来没有一句恭维叶天士的话。可见叶天士

---

① 余云岫:《皇汉医学批评》,上海:上海社会医报馆,1931年,第1页。

② 贾得道:《中国医学史略》,太原:山西科学技术出版社,2002年,第231—247页。最早提出该观点的医者,可能是金代张元素(字洁古),原语为张省甫所言:"洁古治病,不用古方,但云:古方新病,甚不相宜,反以害人。"引自(金)张元素原著:《医学启源》,北京:人民卫生出版社,1978年,张序,第1页。

③ 汤本求真著,周子叙译:《论古方与后世方之关系》,《皇汉医学》,第163页。

的滑头,只好哄哄苏州人,却哄不过日本人。"①陆的批评不可谓不严厉,可证实中医希望借恢复古典医学的旧日荣光来对抗西医的愿望,日本汉医的研究则加深了这种倾向。

在对微生物的解读上,汤本在《皇汉医学》中引中国医书云"以伤寒为毒,以其最成杀厉之气"一段时,他解释说:"此病理是未知细菌学之故,然无害于治术,故不当深责。"②汤本认为《伤寒论》中治法仍有其价值,不知细菌学,并不会妨碍其治疗之效能。汤本曾用西医的生理观来解释传染病在古典医学的脉络,他说:"肠伤寒病者之谵语、妄言,由菌毒侵袭头脑也,由仲景之言可明矣。"③他是以新的西医理论来注解古典医学的条文,替传统经典化上科学的妆。更有甚者,他还以文献中的"毒",来对比细菌在体内的影响,他说:"苟血脉脏气不郁滞,即无自家中毒证,虽有厉风苛毒,即有千百之细菌,亦莫如之何也明矣。"④他以气血不"郁"为论说,说明只要人身内气血流畅,则"毒"与"菌"皆不能对人体产生危害。这个说法与中国医者当日所言多有雷同之处,特别是"解菌毒",成为民初许多中医所谓中药可以治疗细菌性传染病的重要思想脉络之一。⑤

中国医学的新热病论述,还不止于此。汤本书中最重要的学说,大概就是传统中医的"发汗法",以此将身体的毒排除。例如《应用发汗剂之科学的根据》一篇,说明发汗排毒的学说依据:"据阿卢罗阿之检验,汗有毒性。试于体重一公斤之犬,注射十至十五立方公分于血管中,则发肠胃之症状,于十五乃至八十四小时内可致死云。"并言发汗法本有

---

① 陆渊雷:《用药标准》,《陆氏论医集》,收入张玉萍主编:《陆渊雷医书二种》,第331页。
② 汤本求真著,周子叙译:《瓜蒂散之注释》,《皇汉医学》,第224页。
③ 汤本求真著,周子叙译:《阳明病之注释》,《皇汉医学》,第296页。
④ 汤本求真著,周子叙译:《论传染病若不以自家中毒为前提,则不能成立》,《皇汉医学》,第21页。
⑤ 例如聂云台:《伤寒解毒疗法》,收入刘炳凡、周绍明等主编:《湖湘名医典籍精华·内科卷》,长沙:湖南科学技术出版社,1999年,第823—863页。

限制,在热病领域中,"热性传染病及气道之急性卡他、感冒等之初期,可使用发汗药"①。他欲建构一种合理的中医疗法之科学解释,之后我们还会说明这样的结果:中日医家如何通过对发汗的解释,来与细菌学的知识接轨。另外,他也不认为西医的病名是绝对重要的,因为中医是对"证"(病人身上所显现的症状)疗法,而非针对"原因"(如细菌、寄生虫)疗法,而所谓西医的"原因",并非疾病之本,而中医的对证疗法则可谓"特效"。② 至于其具体办法与中医们的回应,我们在之后章节还会有更清楚的交代,现在先来看看其他日本翻译医书之影响。

首先,来谈丹波一脉对中国医学的影响。早在清末《日本访书志》中,就已有论述说:"日本医员多博学,藏书亦医员为多。喜多村氏、多纪氏、涩江氏、小岛氏、森氏,皆医员也,故医籍尤收罗靡遗。"③该书已点出日本医学史上的名门望族丹波(多纪)氏的贡献与博通之处。至近代研究中医著名者,首推元简。在民初刊行数版的《伤寒论辑义》中是这样解释的:《伤寒论》以"寒气"为书之命名,乃因寒邪在六气中是最严重的一种外邪,四季都有,而不像暑、湿、燥气只有在某些季节才出现,所以"凡外邪伤人,尽呼为伤寒"可也,仲景之书并没有只论"伤寒"一种病而已。④ 从论述可知,元简是以伤寒学为主,而不采中国清代以温病学为主的论述。这样的论点,也影响了他的儿子,并扩及至日本、中国的某些医家。何廉臣即指出,浅田惟常曰:"张仲景《伤寒论》,历代大医皆尊为医经,为万世医道之神书,救人之秘典也。"其为日本汉医家推重至此。⑤

---

① 汤本求真著,周子叙译:《应用发汗剂之科学的根据》,《皇汉医学》,第140—141页。
② 汤本谓:"如上所述,必当随其发现症状而选用汗、吐、下三法之理也,是即仲景所谓'当随其证而治之'之义。此所以不拘于病原、病名,专阐明病者之体质及病毒之所在,而创制应对之治剂也。"引自汤本求真著,周子叙译:《论多数传染病不当一以其病原体为断,宜随其发现证治之》,《皇汉医学》,第22页。
③ (清)杨守敬:《日本访书志》,收入《续修四库全书·史部·目录类》第930册,第472页下。
④ 丹波元简:《聿修堂医书选·伤寒论辑义》,北京:人民卫生出版社,1983年,第8—9页。
⑤ 何廉臣编著:《增订伤寒百证歌注》,绪言,第4—5页。

元简子元坚之《伤寒广要》，广泛采摘历代中医著作达 148 种之多，不像清代中国医家只反复注释经典原文，且尽力探讨伤寒的各种诊断法与各科病症治疗法，扩张了伤寒学的研究范围。[①] 而论者有谓，丹波元坚之《伤寒广要》乃"取历代诸家之长而舍其短，尤其是将温疫纳入伤寒三阳证治之例，别开寒温统一之新面"[②]。简单地说，就是将温病纳入伤寒体系的大论述中，而不将两者视为对立、论争之关系。元坚在另一本书中论述道：

> 唯邪气必因人而化，不得在风寒时气温疫上，区别其证候。故仲景所云中风、伤寒、温病等，仅是假其名，以形容其病机者，而述作本旨。仍非概风寒、时气、温疫，称之为伤寒而何也。

此语点出"伤寒"总论、统括之地位，元坚也认为人因"气"的不同而有不同的症状，不用太执意于求病名，因为每个时代或季节的"气"都不相同，他说："仲景未尝就邪分病，而一以伤寒括之，意其在于此乎。"元坚认为，不用去拘泥"风寒时气温疫之辨也"。正因"病之必因人而化"，故医者贵能以"人"所中之"气"来作为辨证的标准。[③] 他并没有像某些中国医者，困惑于病名之论述。最后，元坚非常重视读医经，他的弟子叶元熙在《聿修堂医书选·伤寒论述义》中回忆老师的话时，记载：

> 先生（元坚）常诲辈曰：读医经与他书异，若读是经，当虚心平气，就其至平至易处，研性命之理，使文义与治术，如吻合而符契也。然为之有本，必也博征诸载籍，多验诸疾病之实，会粹诸本经，优柔厌饫，浸润涵泳，真积力久，始足以应变无穷焉，此之谓善读者矣。[④]

①　丹波元坚：《伤寒广要》，收入陈存仁辑：《皇汉医学丛书》第 5 册，上海：世界书局，1936 年，第 1—4、263—279 页。
②　丹波元坚著，徐长卿点校：《伤寒广要》，徐长卿前言。
③　丹波元坚：《聿修堂医书选·伤寒论述义》，第 61—69 页。
④　丹波元坚：《聿修堂医书选·伤寒论述义》，叶元熙跋，第 74—75 页。

总体而论,元坚研究伤寒学给中国医家的启发,简单归纳即尊经复古,不用附会太多解释,依据人身之"气",而不是"病名"来辨证,且一切宜于从实用着眼。另一些在文献统计上的重要医书与学术思想特色,大抵不脱古方派尊经复古的路子。例如中西惟忠的《伤寒之研究》,借替"寒邪"正名之机,来替仲景《伤寒论》作为热病总论的地位背书。他说:"伤寒"乃邪气之古义,而后世温病、春温、疫毒等名称,皆叔和所加,虽不算诈伪,但已非仲景原意。[1] 类似的看法,秋吉质在《温疫论私评》也提出:"王叔和作《伤寒例》,不知伤寒为热病之总司,徒泥其名义,求之四时之气,以伤冬时寒者为伤寒,以感非时气者,为时行之气。"[2]另一以"温病"为书名的作者源元凯,则批评吴又可"杂气"与"疠气"之说为妄言,此两气还是在古典"六气"范围之内[3];又痛骂吴又可提出的"伤寒与温疫不同"之说,并强力捍卫"伤寒者,疫疠之总称"的总论地位。[4] 又如秋吉质的《温疫论私评》认为,"伤寒"和"疫",根本就是一病二名,其出发点已经和吴又可"瘟疫非伤寒"大不相同,甚至言:"吴氏所谓温疫者,即长沙所谓阳明病也;吴氏所谓疠气者,即长沙所谓邪风之气也。"[5]虽不完全否定吴又可之见,实借之复原仲景学说之精义。当时日本汉医的研究趋势,大抵可知。日本汉医较不采信仲景《伤寒论》"遗失"了温病的相关治法的"错简"推论,也不认为后世的补充学说或方剂要比《伤寒论》更加正确。对中医热病学领域的研究与论述,日本

---

① 中西惟忠:《伤寒之研究》,收入陈存仁辑:《皇汉医学丛书》第 5 册,第 10—11、15—16 页。从民国这些文献来看,日本汉医家似对王叔和之说普遍不表赞同。又如《伤风约言》载王叔和所言伏邪寒毒化温热之说"全是纸上空谈",所有各种近世瘟疫、温病之名称,就只是一种"邪风"所致,所以用"伤风"统括其症即可。治则则仍本六经,可见日本汉医之热病学说颇有化繁为简的味道。见后藤省:《伤风约言》,收入陈存仁辑:《皇汉医学丛书》第 5 册,第 3—4 页。

② 吴又可原著,秋吉质评:《温疫论私评》,收入陈存仁辑:《皇汉医学丛书》第 8 册,第 4 页。

③ 源元凯:《杂气论》,《温病之研究》,收入陈存仁辑:《皇汉医学丛书》第 8 册,第 35 页。

④ 参考源元凯:《辨明伤寒时疫》,《温病之研究》,收入陈存仁辑:《皇汉医学丛书》第 8 册,第 14 页。

⑤ 吴又可原著,秋吉质评:《温疫论私评》,收入陈存仁辑:《皇汉医学丛书》第 8 册,第 3—4 页。

汉医较明显地强化了当时中医伤寒学的地位。

第五节　古典医学在民国时复兴的几条线索

　　关于《伤寒论》在民国时期研究之复盛，陈无咎（1884—1948）曾言："明清至现在，几全入于伤寒时代，学者之医，固以研究伤寒为唯一任务，即时医市方，亦以未读《伤寒论》为耻。"他认为，当西医学大量输入中国后，能填补西洋医学缺失的，"必从伤寒一科，尽量研究入手，断无疑也"①，点出了对伤寒学发展的乐观态度。许多中医认为要复兴中医，必从"伤寒"一科出发。许多期刊也设有类似"国医伤寒课义"、"伤寒问答"或"伤寒要略"等栏目，来解释伤寒学的某些问题。② 但是，完全把温病派之医书摒弃不谈，也无法看出当时整个热病学史的发展特色。因为无论《伤寒论》受到多大重视，恐怕还是不能忽略有不少医者是温病派的医家，清代的温病类医书仍有一定的刊印数量。并且，新的传染病学的成型与细菌学的挑战，乃针对传统寒、温两个体系，是不分学派的。

　　民国许多中医的心中，可能都有一个中医热病学的发展史。清朝，几乎就是温病派的天下，这一点没有疑问。杨则民（1893—1948）认为："伤寒、温病，俱为急性热病之通名，古人任意称之。乾嘉以后，别立温病之帜，而与伤寒对峙。依逻辑言之，殆为狙公之见，名实未亏者也。

---

① 陈无咎：《伤寒论蜕》，收入姜宏军等编：《陈无咎医学八书》，北京：中国中医药出版社，2010 年，第 254 页。
② 例如天津市国医研究会主编：《国医正言》第 3 期（1934），第 9—22 页。

依治疗言之,则为有得之见,后胜于前者。"①"名实未亏"与"后胜于前",能代表一种对热病发展史的见解,是一种直线进步式的史观。但有更多的医家认为这段发展史是逐渐退步的,医学史发展至清代,已渐渐将古方推翻,而递嬗到所谓的"轻灵派";如叶天士创立"温邪上受,首先犯肺,逆传心包"的学说,一辈子"轻描淡写"(喜用轻剂)。后来吴鞠通崇拜叶天士,写了《温病条辨》,把"六经学说"改成"三焦论治",于是"中国如江浙皖闽以至边远的各省,就相率地引用这些成方,师传其徒,父绍其子,因此形成一个'薄荷牛蒡'的世界!"

另外,姚世琛认为当时叶、吴悬壶于南方,所诊治的都是王公贵人、富贾大商,这些人平时养尊处优,贪吃纵色,偶有身体不适,不过是小感冒或身体疲倦罢了,故"风寒不需要麻、桂,至多不过荆、防、羌、独",这是他两人依据特殊环境与体质创设的方剂。② 温病学的兴盛,大概与研究学习温病学较容易,使用温病方使病家较安心相关。1913 年曾于上海行医的陆晋笙在《存粹医话篇》中解释:"研究温病一科,并非难事。如能熟玩叶氏、吴氏,及薛生白、王孟英、章虚谷、雷少逸诸先生书,已智珠在握;临症再辨明兼症、坏症,分别用药,则十有九愈。"③清代温病医书虽多,但终归把握几本重要的书即可。而病人也喜欢医者用较轻的方剂,不喜欢用经典方的重剂。姜佐景曾言在上海执业的危机与陷阱:

> 夫悬壶海上,岂易事哉? 以海上之人好浮夸而无定识,畏瞑眩而喜淡药。见有医者焉,居高堂华屋,御轻裘汽车,声价之高,非质不允命驾;执业之繁,虽昏不临病家。众曰:此名医也。群聚而归之,不遑计其诊费之昂焉。及名医至,则曰:我虚,不胜攻,请用补。名医不获已,疏淡药以与之,众誉为稳妥,而病之迁移转变不

---

① 杨则民:《读〈温病条辨〉》,《潜庵医话》,北京:人民卫生出版社,1986 年,第 37 页。
② 曹颖甫:《经方实验录》,姚世琛序,第 17—18 页。
③ 陆晋笙等编:《论北方温病论》,《存粹医话篇》,收入陆拯主编:《近代中医珍本集·医话分册》,第 973 页。

知也。①

后来要是病人死了，两相对簿法院，负责鉴定的相关医学会也会认为医者开的药是比较轻、比较淡的药，不致伤害病人性命，导致一般中医弃有效的经方重剂不用，最后受害的还是病家。而偏偏病家还略懂医药，对经方的害处如数家珍，医者就更不敢开罪于病家，例如《湿温时疫治疗法》中即谈到：

> 最为偾事者，则病家之略知医药者也。愈病不足，掣肘有余，最为良医之阻力，凡于方药之有力量者，必不敢服。曰：恐其误治也。于方药之能速效者，又不敢服。曰：嫌其霸道也。及得至平易之方，则安然服之，服而不效，则又归其咎于医，曰：今固无良医也。有如是之病家，而后投其所好，乃有今日之所谓名医。故医师之良者，不但不沾染病家之习气，尤贵开通病家之智识。②

而北方重伤寒、南方重温病的态势，在清末开始渐渐改变。陆晋笙谓清代北方素宗仲景，太医院也是如此，所谓"京城医士，不知有温病治法"。京城书铺中所卖的医书，陈修园之书非常抢手，叶桂、吴鞠通之书则鲜少有人购买。这样的情况又自何时开始改变呢？陆在《存粹医话篇》中言："自孝钦后拨款设立医院，南医来京者多，而叶氏、吴氏书乃盛行。今本京悬壶者，亦皆改宗南派矣。"③可见就在温病学开始衰弱的近代，实际上其学说仍在扩张影响力。只是官方医学恐怕还是以古典医学为主，永嘉徐定超自述1902年朝廷锐意兴学，医学也在其中。他被命为大学堂教习，课授《内经》以外，编《伤寒论讲义》一书，指出伤寒与温热两家聚讼不休，其实所有热病治疗的规律，都已载明在古典医书

---

① 姜佐景：《曹颖甫先生小传》。曹颖甫著：《经方实验录》，第25—26页。
② 绍兴医学会编：《湿温时疫治疗法》，收入李顺保主编：《温病学全书》下册，第2099页。
③ 陆晋笙等编：《论北方温病论》，《存粹医话篇》，收入《近代中医珍本集·医话分册》，第972—973页。

中了,故言:"不读仲景之书者,不足以明伤寒之理,并不足以得温热之情。"①但温病派还是常常基于一些外在的因素而受到重视,姚世琛在曹颖甫所著《经方实验录》序言中说把温病学说视为金科玉律、伤寒学说束之高阁的现象,原非叶、吴本意,大抵是后来的几种说法加深了这种倾向:

> 一、师徒互相传授,习惯使然。二、《伤寒论》系属汉文,词简义奥,不如《指南》、《条辨》,比较容易批读,浅学者流,因此不愿寓目。三、误解叶、吴学说,一意孤行,迷惘日深。四、固执《伤寒论》原为古来学说,不能适合现实,避之如虎狼不啻。五、现在病家心理,大都喜轻避重,一班狡黠的医师,因此趁机取悦;就是一两个明达之士,心欲发挥《伤寒论》效能,又恐遭人忌讳,相率裹足不前。此外,加之那些所谓"时方派"的大吹大擂,社会心理的逐日积压,所以遂使一部仲圣精英的读本,因此奚落得不堪闻问!我想,这倒不是叶、吴的作俑,好像还是我们误解了罢!②

近代以来,面临医学之革新声浪,尊经复古的声音也同时提升至另一个高度。古代医学的发展史,总是较能和民族自尊、文化根基等议题划上等号。朱壶山认为,近代以来古典医学已见复兴之势,古典医学的精义就是"气化",当其恢复之日,则可与西医学相竞胜。他更进一步指出:

> 为今之计,先取《内经》、《本草》、《伤寒杂病》各论,深造自得,左右逢源,胸有成竹,再进而为西医彻底之研究深知人体之构造血脉之动静,与气泽之流行,各极其循环神化之妙用,自然融会贯通,互取其长,以各济其短。何至各执一偏,互作不中肯之攻击,甚且

---

① 徐定超编辑:《永嘉先生伤寒论讲义》,收入刘时觉主编:《温州文献丛书·温州近代医书集成》上册,上海:上海社会科学院出版社,2005 年,第 268 页。
② 曹颖甫:《经方实验录》,姚世琛序,第 17—18 页。

自相戕贼，为识者所窃笑哉。[①]

也就是说，在与西医学交流竞争之时，必先将中医经典的内容理解后，再和西医学说作对照。古医书的内容，是中国医学的本体、树干，而后出的学说和温病派的医书则非。此即章太炎对章次公讲述学医之道"上不取《灵素》《内经》《难经》，下不采薛、叶诸家，以长沙为宗师"，"兼综远西之说，以资攻错"之谓也。[②]

从民国一些新式中医学校的学科建构中也可发现，除了西医的影响外，最重要的就是古典医学。陆渊雷在《上海国医学院课程说明》中"应用医学·二、内科学"中记载："自叶桂揭橥温热，吴瑭、王士雄之徒从而推助之，时师或以抗衡仲景。然其方间有可取，其说则违失已多，中医学坐是衰落。今特开温热辨惑一课，附于内科，使学者勿惑迷途焉尔。计每周《伤寒论》六小时，《金匮》六小时，时方五小时，温热辨惑二小时，皆一年而毕。"[③]由是可看出当时医校制订课程之比重，《伤寒论》占比最重，而温病学虽不致完全忽略，但实为辅助科目。陆渊雷说："学医者读古人书，譬如采矿于山，煮盐于海，蕴藏既富，取汲无穷。"若仅采摘后代医家一二言编成教材，则太过狭隘。故言："敝院所主张之教材标准，人物则仲景，书籍则《伤寒》、《金匮》、《肘后》、《千金》、《外台》、《本经》、《别录》，方法则科学。"[④]可见该校的课程设计与安排，偏重古典医学的解读，与当时重视原典特别是唐代以前的医书之趋势是一致的。这是很特别的趋势，即中医医论受到西医质疑之当下，促使中医进行反思：中国古代医者的强项被隐喻为失传的技术或医者不读经典而致失传的过往，而现在则必须加以恢复并发扬。古今变异，时代递嬗，总是

---

① 朱沛：《最新杂病论精义折中》下卷，第 116B—117A 页。
② 章念驰：《我的祖父章太炎》，上海：上海人民出版社，2011 年，第 107 页。
③ 陆渊雷：《上海国医学院课程说明》，《陆氏论医集》，收入张玉萍主编：《陆渊雷医书二种》，第 96—97 页。
④ 陆渊雷：《整理中医学术刍议》，《陆氏论医集》，收入张玉萍主编：《陆渊雷医书二种》，第 104 页。

今不如昔,有识者尚不知一二,此大概可称为医学发展的退化论。又复受日本汉医言论影响,乃谓中医自宋代以下即呈现退步,而真正之学术精华,则全在古典医书之内。陆渊雷甚至提出,必须仔细严格审查后世医书,而不是去审查古典医书。他说:

> 晋唐以前书,记载事实较忠实,推想事实以成理论,亦无多远失,故其事实多可信,其理论虽不尽得当,亦多可触发巧思,此皆研究参考之宝库,无须急急审查去取者也。宋元以后书,记载多涉夸诞,又根据不尽不实之名论以自立方法,其书已不可尽信。至近人著述,因印刷进步而得书易,则抄袭稗贩之成书亦易,间有可取,纰缪实多,若不急与审查,则庞然众说,后进者不免歧途之害矣。①

大概此时医家皆认为后世医书浮滥、学术退化,不堪品评,只有经典医书经得起时代考验。另一方面,医学发展之目的须注重临床疗效,在西医学的挑战下,中医似乎需要寻求更强、更有效的药物与治疗方式,而古典医学又成了他们寄情的对象。陆渊雷认为,精研《伤寒论》中对病型的描述,会发现许多急性热病的治法都在其中,包括疟疾、麻疹、猩红热这些不见于《伤寒论》中的疾病,依据原书六经的辨证,都可以治疗。更有甚者,许多温病派害怕使用的药物,包括桂枝、麻黄、柴胡、石膏、附子等重剂,"较诸用温热法者,病程常缩短一半",只因为"社会上普通心理皆认其病为温热",所以都不敢使用最有效且正确的方剂。陆因此感慨地说:"吾因此益信《伤寒论》之切于实用,益信近世温热学说为医学上之退化。"②"重剂"较"轻剂"来得有效,此论述背后所代表之趋势,值得注意。原不为医家所喜的伤寒方,也慢慢夺回正统之地位。

对中医热病学也很有见解的余云岫,认为清代寒温派论争,温病

① 陆渊雷:《国医药学术整理大纲草案》,《陆氏论医集》,收入张玉萍主编:《陆渊雷医书二种》,第149页。
② 陆渊雷:《急性热病药法之原理》,《伤寒论概要》,收入《陆渊雷医书二种》,第48—49页。

方获得了较多医者的使用,他分析了个中原因:"盖当时世医,皆以为仲景方不能治温病,或以为南方无伤寒,故人人钩心斗角,立法逞异,而叶氏流派最甚。何哉? 其名高,其徒众,其法平庸故也。夫淡薄之剂,无功无过,病愈则可以贪天之功,病剧则无可加罪。顾亭林之所谓'不杀人亦不活人之庸医',荀子所谓'囊括无咎无誉之腐儒'也。"①当时对温病派的批评实在不少,至于温病派的"时方轻剂"更常常受到质疑。曹颖甫说:"噫,时方流行,去实验亦远,欲求中医之复兴,进而与西医抗衡,安可得乎?"②这是当时许多人开始注重经方的效用而产生的转变。

　　虽然民国时整个中医热病学的发展态势是伤寒学的复兴,但并不是说温病学不重要,或是以后都不用发展温病学了。事实上,基于医书流通、刊刻的方便,以及医者习医从古代师授徒、自学,慢慢地转向学校学习③,甚至在中医院实习的模式④,民国以来被训练的中医,大多更具有"辨证论治"精神,如陆渊雷所说:"西医凡有新学理发明,一经公认,即全体推行。虽有德、日、英、美派之分派,学理上仍相一致。中医则金元而后,大分门户,各承师说,不相统一,应组织学术研究会,存是汰非,归于一致。"⑤陆认为不一定是谁压倒谁的问题,也不要用寒温派系来看医学发展,应该公开研究、汰粗留精,进行一种学术体系内的整合。

---

① 余云岫:《温热发挥》,《医学革命论选》,台北:艺文印书馆,1976 年,第 190 页。
② 曹颖甫:《经方实验录》,杨志一序,第 12 页。
③ 关于习医,从古至今,大约有几个脉络:有关古代医者透过秘传与依托形式授(医)书的例子,可参考李建民:《中国医学史研究的新视野》,《生命史学——从医疗看中国历史》,第 1—16 页。中医教育与中西医论争的历史,参考邓铁涛主编:《中医近代史》,第 277—307 页。自古代医学文本至习医、实践历程的思考与想法,则可参考 Nathan Sivin, "Text and experience in classical Chinese medicine," in Don Bates, ed., Knowledge and the Scholarly Medical Traditions. (Cambridge: Cambridge University Press, 1995).
④ Volker Scheid, Currents of Tradition in Chinese Medicine 1626 - 2006, pp. 239 - 242.
⑤ 陆渊雷:《为中央卫生会议废止旧医案宣言》,《陆氏论医集》,收入《陆渊雷医书二种》,第 90 页。

第六节 "再正典化"（renewed canonization）的传统中医文献

综合而论，本章论述了以中医热病学为主的两种学术视角：对外与西医的细菌学或传染病对话，对内则是寒温学派的消长趋势。近代中医恽铁樵认为，张仲景编写《伤寒论》的时代，著书立说并不容易，大多数有见解的人都谦虚自处，而读书人惜字如金，著书立说以省字为先，语意难懂；如果不经口授，则医者多不能了解经典中之意涵，上古医书正是如此。[1] 民国医者对古典医书的肯定与重新诠释，并赋予其传染病之新意，或许可视为"再正典化"（renewed canonization）的过程。[2] 例如中医朱承汉就通过对古籍之疏证，考查赤痢即中医古籍所谓"疫痢"、"赤白痢"、"肠澼"、"滞下"。朱在论述赤痢时也会谈到细菌，但他认为古籍内所言之病因，虽出于医者的直觉，但在临床治验上却大有见地，具有实效。[3] 这种通过临床验证、古籍探索的双重确认而形成的治疗规范与信心，对当时或未来中医之发展，都具有无与伦比的影响力。

就古籍刊刻来说，除了唐代以前的经典，基本上后出的温病学医书在民国时都通过反复刊刻印行，强化中医热病知识体系的对内认同与反思，追求并建立与古代医书相似的地位，只是在当时整个学术发展的态势上，专谈温病之书仍矮了一截。当然，不能说寒温论争的问题解决了，只能说在面对西方医学的挑战时，寒温两派学者基本上立场趋近一致，学理论争是一回事，面对外界之挑战则是另一回事。而这整个发展

---

① 恽铁樵：《温病明理》，台北：华鼎出版社，1988年，卷1，第6页。
② 上古医书"正典化"的历史，参考李建民：《中国医学史研究的新视野》，《生命史学——从医疗看中国历史》，上海：复旦大学出版社，2008年，第1—16页。
③ 朱承汉：《赤痢——疾病概论之一》，《吴兴医药月刊》第13期(1947)，第15—16页。

态势,使得中医典籍的价值没有被新的细菌学理论冲倒,而是进行一种有限度的融汇。延续至今,我们仍看到中医不断强调阅读经典的重要性,可不证自明。① 而且在当时,中医对经典医书不断刊刻、解读的历程,是充满信心与乐观的。张山雷在《籀簃谈医一得集·致中央国医馆理事诸公函》中说:

> 若论近今,印刷进步,文明大启,国医界中,应时世潮流作投机事业者,正如雨后春葩,怒芽齐放。东瀛有《皇汉医学》一编,沪上竟至重译,不佞仰慕大名,购而读之,初不料内容幼稚,难得取裁,浪费金钱,徒呼负负。凡在初学,那不长堕雾中,反受其累。且也国内英才,多长著述,风发飙举,日异月新,甫尔杀青,遽腾投纸。《伤寒》《金匮》之注,最近三五年中,已见多家出版,其余杂注,更仆难终。②

张认为这个时代趋势是国医具有创造力的表征,他不慕"皇汉医学"之风,而期望国医"一洗从前迂腐气象",并且"实事求是,彼此皆知注重经验",而非陈陈相因地传抄旧作,此前景似乎一片光明。

时光飞至 1959 年。蒲辅周在北京中医研究院内举行的"全国急性传染病学术会议"上发表报告,将伤寒、温病、瘟疫三个体系的思想一起纳入急性传染学中,这个过程在民国时期已经渐趋成形。这些古典的"热病"学说,一跃而为重要的国家医疗武器,足以打击邪恶传染病。没有人再会坚持"中医学说里面没有急性传染病学"这一命题,中医只需谈"祛邪扶正"、"调整机体的矛盾统一"、"内在矛盾",不必针对"外来的

---

① 刘公望在注释、解读《伤寒论》、《金匮要略》和温病学著作时即说:这三门学问是中医学的基础,在如此汗牛充栋的医学书海中,经典医书除《伤寒论》外,不过就是《温病条辨》、《温热经纬》、《叶香岩外感热病篇》、《薛生白湿热篇阐释》和近人的《重订通俗伤寒论》。参考刘公望主编:《伤寒、金匮、温病经典速览》,北京:华夏出版社,2003 年,自序,第 1—2,358 页。
② 张山雷:《致中央国医馆理事诸公函》,《籀簃谈医一得集》,收入浙江省中医管理局《张山雷医集》编委会:《张山雷医集》下册,北京:人民卫生出版社,1995 年,第 423 页。

病原体"或"细菌"作过多研究，依然强调病人的身体问题，才是"病因"。中医的"急性传染病学"，开始在更大程度上与公共卫生、群众之性命产生重大之关联；和民国时期"不懂细菌学，不能担任卫生工作"的思维大异其趣。①

　　愈来愈多的言论显示，在这个时代，成为兼通寒温、古今方的饱学之士，往往是医者向往的最高境界。此时代寒温派意气之争已非重点，言融合也许太过目的论，但从医者言论已可清楚了解此一现象。面临西医细菌学所带来病原说的挑战，中医科学化成为势在必行的改革。张山雷认为，整理中医学术，必须从实用着手，先着眼于古典医书的整理②，后再扩及温病学。温病学在与西医传染病学对照方面，仍是重要的资产。中西两种医学体系与寒温派学术之汇通乃时代发展之大势，但中医本身学术论争所带来病名上的不统一，时常成为恼人之问题。当国医馆公布"统一病名建议书"时，恽铁樵认为，应该先处理热病病名的问题，不然"统一病名"不啻是一种空想，依此而订的惩罚也没有意义。③ 在中医自身学术内部都还未有共识时，用西方细菌学的病原来订病名之方法，难免顾此失彼。当一个西医病名舶来时，其背后所牵动之问题，往往不只是谁对照谁，或是寒、温派谁比较兴盛就采用谁的学说如此简化的归类。此波潮流必然包括了过去讨论中西医论争史时有所忽视的问题：有关中医学术界内的反省与中医对西医细菌学定义之种种回应，当时是如何被呈现呢？

---

① 蒲辅周：《祖国医学在急性传染病方面的研究报告》，《对几种急性传染病的辨证论治》，北京：人民卫生出版社，2006 年，第 1—19 页。
② 张山雷：《致中央国医馆理事诸公函》，《籀簃谈医一得集》，《张山雷医集》下册，第 422 页。
③ 恽铁樵：《论医集》，第 11 页。

第三章

中西医诠释疾病的历史——『伤寒』（Typhoid Fever）一病的既存与再生

旧时上海,大人患的多是伤寒病,小孩子多数是吃坏的病及喉痛。……我在丁家学到医伤寒症的一套处方用药的程序,到这时便有了"学以致用"的机会。

上海人用的是黄浦江的水,很容易染上伤寒病,此症一发生,往往搅到七死八活,你能挽救过来,病人不但感恩不尽,而且广为宣传。[①]

第一节　前　　言

本章依循"伤寒(学)"发展的脉络,谈"伤寒(病)"的问题。虽然论述近代中医热病史时,学者已经注意到著作和学说之创新,但依旧还是重弹"中西医结合"、"寒温融合"的老调。[②] 若不能以具体例子来深入探讨中西疾病观念转化之困难,就易掉入"理所当然"的推论中,而忽略整个历史过程的复杂性。

文初所引资料,足见民初"伤寒病"之普遍。西医定义的传染病——"伤寒"(指 Typhoid Fever),和近代"再正典化"的《伤寒论》中所论之"伤寒",竟然有着一样的名字,这真是耐人寻味。究竟何谓"伤寒"?本章将围绕中医如何回应一个西医式的疾病定义展开论述。其中牵涉到对西方细菌学附带之疾病定义的回应,与中医对自身学术的反省与再造。

---

① 陈存仁:《我的医务生涯》,桂林:广西师范大学出版社,2007 年,第 7—11 页。
② 朱建平主编:《百年中医史》上册,上海:上海科学技术出版社,2016,第 195—208 页。

伤寒，现代西方医学之病名为 Typhoid Fever（以下简称 Typhoid）。①《传染病证治从新》一书有如下之描述："伤寒是由伤寒杆菌引起的急性传染病。最显著的病变是肠壁淋巴组织增生与坏死。临床特征有持续高热、相对缓脉、玫瑰疹、脾肿大及白细胞减少等。严重患者可发生肠出血、肠穿孔等并发症。本病全年均可发生，但以夏秋季最多。"②现代医学对之研究与定义已相当透彻，举凡病原、预防、治疗等方面的知识，都已具备一个标准、齐一的共识。不过，民国时期，中医对"伤寒"的论述并不如此单纯。读者试想：为什么 Typhoid 用一个中国医学的病名——"伤寒"，来作为病名，中医也乐于接受？中医古典"伤寒"一词，本可广义地概括几个主要的外感发热疾病。《黄帝内经·素问》的几个篇章③，以及《难经·五十八难》的"伤寒有五：有中风，有伤寒，有湿温，有热病，有温病，其所苦各不同"④均有记载。清代张琦（1763—1832）在《素问释义》中笼统解释说：所谓"伤寒之类"一语，系

---

① 伤寒病在西方的历史上曾引起重大的灾难与无数的讨论。关于英国的伤寒（包括斑疹伤寒）疾病史的讨论，可参考 William Budd, On the causes of fevers (1839). Edited by Dale C. Smith, The Henry E. Sigerist supplements to the Bulletin of the history of medicine, No. 9. (Baltimore: Johns Hopkins University Press, c1984). 另一个有趣的叙事写作是关于美国的伤寒疾病引起的社会关注与报导。媒体报导医学科学的角度，往往形塑了人们对疾病本身的认知，例如："白喉与儿童相关，伤寒则与不清洁有关，梅毒则是不道德的疾病。"参考 Terra Ziporyn, Disease in the popular American press: the case of diphtheria, typhoid fever, and syphilis, 1870 - 1920. (New York: Greenwood Press, 1988), especially chapter 3. 伤寒在 18 世纪中叶的英国，往往被指为数种发热性疾病的统称。相对于细菌学的定义，它是广泛的、模糊不清的；而且它的定义与临床实践，也是着眼于少数医家的个人见解，例如 Cullen (1710—1790)'s concept of typhus or like Cullen's textbook. 可参考 Dale C. Smith, "Medical science, medical practice, and the emerging concept of typhus in mid-eighteenth-century Britain," in W. F. Bynum and V. Nutton ed., Theories of fever from antiquity to the Enlightenment, Medical History, Supplement No. 1. (London: Wellcome Institute for the History of Medicine, 1981), pp. 121 - 134.
② 李兆华编著：《传染病证治从新》，石家庄：河北人民出版社，1981 年，第 191 页。
③ 可集中参看郭蔼春主编：《黄帝内经素问语译》，北京：人民卫生出版社，1996 年，第 192—205 页。
④ （战国）秦越人著，张登本撰：《难经通解》，西安：三秦出版社，2001 年，第 335 页。

指古典之"伤寒",包括了一切的热病类型,包括温病在内。① 当然,这两派在近代以前仍有不少争议。中医在这样的讨论与争辩中,如何进一步反思自身学术问题,整合不同学派对疾病名称的歧见? 中医究竟采用了西方医学的哪些内涵呢?

一个病名的背后,必涉及一连串与社会、历史乃至科技层面之相关定义或解释因子。在以中文为主的医界语言环境中,西方科学名词引进时,势必会经过一段转译与重新认知、界定的历程。② 例如吴章(Bridie Andrews)曾就清末以来中医对"疟疾"的定义进行探讨,她首先分析中医会在经典中寻求"疟"的解释,当细菌学传入中国后,"疟"的定义开始慢慢转变,人们开始渐渐认可疾病的背后有一套定型的发病因子与细菌论述;这些知识的背后,是一整套保健康、求卫生以防病的理念。"疟疾"的历史是比较简单的,因为不论医者相不相信细菌理论,除了一些俗名之外(如疟鬼、瘴气等),大家较为同意的病名只有一个——疟疾,它本身并不涉及传统中国医学内部之争论。③ 另一个有趣的例子,是雷祥麟与吴章(Bridie Andrews)都曾对"肺结核"这个疾病在民国时期的历史进行解读。在"细菌"与"痨"的对比之下,不论中医是否接受细菌理论,至少可以看出疾病的命名走向单纯化,即大体以中西两种体系,来对应二元的疾病论述:西方重结核菌,中医则重视"痨"的概念。它们背后所牵涉的身体感与疾病解释虽具有不同意义④,但针对病名的定调与诠释,民国以来是愈来愈清楚、专一的,不像

① (清)张琦:《素问释义》,北京:科学技术文献出版社,1998年,第108页。
② 例如 Ruth Rogaski, Hygienic modernity: meanings of health and disease in treaty-port China (Berkeley; London: University of California Press, c2004), especially chapter 5.
③ 吴章(Bridie Andrews), "The Making Of Modern Chinese Medicine, 1895 - 1937," (PhD. Dissertation, History and philosophy of Science, University of Cambridge, London, 1996), pp. 232 - 255.
④ 雷祥麟:《卫生为何不是保卫生命——民国时期另类的卫生、自我与疾病》,《新史学》14.1(2003),第45—96页。吴章(Bridie Andrews), "Tuberculosis and the Assimilation of Germ Theory in China, 1895 - 1937," Journal of the History of Medicine and Allied Sciences 52(1997), pp. 114 - 157.

古代可能只用"瘟疫"一词来概括很多发热性传染疾病,令医史家如坠五里雾中。[1]

当"伤寒"这个来自西方疾病的中文译名出现后,是否关涉中国医学内在体系的重整、再解释与整合? 或是吸取了西方疾病治疗、诊断等诸多诠释后,中医是否呈现出一种新的知识? 过去治近代中医史者只注意到《伤寒论》是如何地发展[2],却未细致探讨受西医理论影响后的中医界,在疾病论述上有何改变。本章就来细说民国中医们在西医的影响下,展开论述新"伤寒"的故事。

第二节　伤寒"西名汉译"之源流

在陈邦贤《中国医学史》(1936)的"近世疾病的名称"论述中,介绍了包括"伤寒"在内的数种西方疾病之古今对照。在"传染病"的条目之下,陈所归类之"伤寒",是以新的西医病名为主,再溯及、对照中医古典之病名。其实,陈只是罗列各种中医热病学的病名,作一对照而已。如果陈的考证功夫与见解值得采信,则意味着此书凸显了一个很重要的问题:当西医病名传入后,中医很难用古代的病名与之进行一对一的对照。

陈邦贤认为,西医的 Typhoid[3],可依古代中医曾使用过的阴症伤寒、湿温、温热、暑温、冬温等病名来对应,其中就包含了中医伤寒和温

---

[1]　例如余新忠:《清代江南的瘟疫与社会:一项医疗社会史的研究》,第79—82页。
[2]　例如赵洪钧:《近代中西医论争史》,第231—235页。
[3]　为避免和中医的"伤寒"相混,下文若出现代表现代定义所指称之伤寒,则以 Typhoid 书写。

病两个体系的多种病名。它们各自有不同的内涵,故陈的论述仅能反映出一缸病名大杂烩。而后列之"肚肠热症"、"小肠热症"、"泰斐士热"则是旧译名,应是指西医传入以来至民初前后的病名[①];"瘟症"、"肠热症"乃博医会之译名;"肠窒扶斯"则是日本之译名。[②] 经过疏证,大体可以厘清:在清末 Typhoid 有着各种不同的译名,博医会以"肠热症"为其译名,时间应早于日本译名之传入,但是"肠热症"一词显然不为中医所青睐,原来西人翻译的很多医学新名词,后来证实都被日本的新名词取代了。[③] 随后,日本医学与卫生书籍,渐渐将西医的名词,以更广泛且源源不绝的态势从日本转译过来,"肠窒扶斯"(肠チフス,Typhoid 之日文译名)乃为中国医界所知。

根据富士川游的研究,窒扶斯的名称之正式确立,在日本应该是由绪方郁藏于 1855 年刊行的《疗疫新法》所确立的。它取代了之前神经热、腐败热等名称,以及传自中国的《伤寒论》中诸多热病之解释。[④] 但是,这其中存在一个很有意思的问题必须解答:伤寒菌是在 1884 年由加夫基(Georg Gaffky)正式分离出来的,在此之前很长的一段时间,西方人也分不清 Typhus(斑疹伤寒)和 Typhoid(伤寒)的区别。直到 19 世纪 30 年代,经法国人路易斯(Pierre Louis,1787—1872)和美国人葛哈德(William W. Gerhard,1809—1872)等人研究,才逐渐发现两者是不同的疾病。[⑤]

笔者无法看到绪方郁藏的《疗疫新法》,但可以肯定的是,原"窒扶

---

① 也有中医采用"小肠炎",例如吴锡璜:《论温热、瘟疫、温毒即西医之重轻热症》,《中西温热串解》,第 23 页。

② 陈邦贤:《中国医学史》,台北:台湾商务印书馆,1992 年,第 233 页。

③ 可参考 Benjamin Schwartz, In search of wealth and power: Yen Fu and the West. (Cambridge: Belknap Press of Harvard University Press, 1964), pp. 95 - 96. 关于清末的日本译名,参考任达(Douglas R. Reynolds)著,李仲贤译:《新政革命与日本:中国,1898—1912》,南京:江苏人民出版社,2006 年,第 116—125 页。

④ 富士川游:《日本疾病史》,东京:平凡社,1994 年,第 276—277 页。

⑤ 基普尔(K. F. Kiple)主编,张大庆主译:《剑桥世界人类疾病史》,上海:上海科技教育出版社,2007 年,第 963 页。

斯"应该是源自德语 Typhus 的音译①。这非常容易导致混淆,因为在今天,Typhus 并不是指"伤寒",而是指"斑疹伤寒"。那么,日本翻译者为什么不用今日所认知的 Typhoid 来代表伤寒,而是用 Typhus 的音译"窒扶斯"呢? 为此,笔者探索了伤寒(Typhoid)在日本近代译名的转变,制成图表如下:

伤寒(Typhoid)日本译名演进表

序 号	病 名 翻 译	资 料 出 处
1	泰斐土症②	内务省卫生局编,《虎列剌病流行纪事》,东京:卫生局藏版,1877 年,第 4 页。
2	质扶斯	エステルレン著/吴秀三译,《医学统计论总论》(德文原版),东京:文昌堂,1889 年,第 35 页。
3	肠室扶斯病;发疹室扶斯病	福岛县第二部卫生科,《第九次卫生年报(自明治二十一年一月至明治二十一年十二月)》,出版同编者,1890 年,第 41 页。
4	肠室扶斯	松井彦三,《肠室扶斯病人粪便研究》,《陆军军医学会杂志》(1890)。引自陆军军医学校编,《陆军军医学校五十年史》,东京:不二出版,1988 年,第 391 页。
5	肠室扶斯;发疹室扶斯	内阁记录局编辑,《法规分类大全第一编》,出版同编者,1891 年,第 13—14 页。
6	室扶斯"バチルレン" Typhus bacillen	后藤新平翻译,《霉菌图谱》(德文原版),东京:东京筑地活版制造所,1893 年,第 8 页与第八表。
7	肠室扶斯(Typhus abdominalis)	明治生命保险株式会社本店编,《死亡统计表》,东京:同编者,1899 年,第 9 页。(根据日本一家保险公司的被保险人之统计,在 1881 至 1898 年间,肠室扶斯的死亡率占日本疾病死亡榜的第三名,仅次于肺痨和脑溢血,高于虎列剌和赤痢。)

---

① 刘元孝主编:《永大当代日华辞典》,台北:永大出版社,1989 年,第 1730 页。
② "土"应为"士",但原文的确标示为"土"。

序　号	病 名 翻 译	资　料　出　处
8	肠窒扶斯	内阁统计局编,《卫生统计ニ关スル描画图并统计表》,东京:东京统计协会出版部,1911年,第十一图版。
9	肠窒扶斯	内务省保健卫生调查会编,《保健卫生调查会第二回报告书》,东京:保健卫生调查会,1917年,第58页。
10	肠"チフス"或肠窒扶斯	内务省卫生局编,《肠"チフス"豫防参考资料》,东京:王子印刷株式会社,1923年,第1页。
11	肠"チフス"(Typhoid Fever)	内务省卫生局,《法定传染病统计》,东京:行政学会印刷所,1937年,第16页。

　　从此表的脉络来看,Typhus的各种日译名词,包括"泰斐士"、"质扶斯"、"肠室扶斯"一直到"肠窒扶斯",皆表示了不同时期翻译者使用不同的翻译名词而产生的转变。后藤新平翻译德文之《霉菌图谱》最有趣,"窒扶斯バチルレン"一词,表示这个Typhus就是以细菌名称来订为病名;另外,肠"チフス"与肠窒扶斯穿插共同使用,已是1920年代以后之事。笔者查阅文献,发现这一时期的日本卫生公文书多用"肠'チフス'"来表示伤寒,"肠窒扶斯"出现频率也变少了。最后一栏(11项)也很重要,笔者找了许多资料,发现日人统计疾病的公家出版物皆没有将西文病名附在后面的习惯,直到1937年《法定传染病统计》一书才出现了"肠'チフス'(Typhoid Fever)"这样的对照,并吻合于现代所论之伤寒英译(Typhoid),故可知Typhoid这个词在日本之使用确实比较晚。另据邵餐芝在1935年出版之《素轩医语》记载:"与肠窒扶斯相似之传染病,尚有发疹窒扶斯,据李氏《近世伤寒病学》,肠窒扶斯之原名,当作Typhoid Fever,其Typhus Fever一名,则属之发疹窒扶斯。"[1]若

---

[1]　邵餐芝:《四十七、仲景六经之功用》,《素轩医语》,收入陆拯主编:《近代中医珍本集·医话分册》,第645页。

不经探索,看到此资料会以为日本一直在"误用"翻译名词。其实,近代日本就是以 Typhus 来译成代表现今意义所谓的伤寒(Typhoid),这与后来认知的名词定义是有差距的。又,根据余无言(1900—1963,字择明)的说法:Typhus 是德国用语,Typhoid 则是英国用语[①],日本早期会引用德语 Typhus 一词,与以德国医学为主流的日本医界之发展背景相符。若不做这样一个疾病名称演进史之考察与对照,我们很容易被现代的定义(Typhus,斑疹伤寒)带往错误理解历史的方向。

更有意思的是,上表所载之书从来没有使用过"伤寒"这一名词来作为 Typhoid 的日译病名,"伤寒"显然不为日本正统西医界所接受。在日本内务省卫生局所编辑的文书中就曾指出:"日本在古代就有所谓伤寒病(被寒所伤)的称法,是一种热性疾病。此语传自中国(支那),对它的解释也是热性疾病且具传染性,这与肠"チフス"是一致的;不过这令人怀疑,因为古伤寒名,可能包括了各种具有发热和传染性特质的疾病,范围太广,到近代之后疾病定义范围才渐渐缩小。"[②]由此可知,"伤寒"虽为一古老名词,但太过广泛,已不敷近代以来日本国内对精准的疾病名词对译之需求。反而是日本的汉医,将"伤寒"的翻译提了出来:1911 年,和田启十郎(1872—1916)撰写之维护日本汉医之著作《医界之铁椎》,经翻译成中文后刊行于中国,许多中医都曾经阅读过,其中有关"伤寒治法"的章节,就是用"肠窒扶斯病"来解说[③],此即"肠窒扶斯"等同于"伤寒"关系确立之象征,它很快地被中国医家所熟知。换句话说,赋予"伤寒"一词近代意义的首先是日本汉医,只是它的汉译基准不

① 余无言:《传染病新论第一集·湿温伤寒病篇》,上海:余择明诊所,1954 年,第 3 页。
② 内务省卫生局编:《国际联盟卫生技术官交换视察会议参考资料》,东京:秀饭舍印刷所,1926 年,第 171 页。
③ 和田启十郎:《医界之铁椎》,东京:中国汉方医学书刊行会,1971 年,第 103 页。

是细菌学,而是中国的古典医学。

虽然在日本国内,已产生了各种疾病译名,但这些名词绕了一圈从日本再进入中国本土后,必定经过一段重新诠释并接受的过程。举例来说,综合陈建华、黄宇和等人对孙中山革命历程的研究可知,当初孙氏要推翻清朝时,被目为江洋大盗(海贼)、危险人物,但是当他的恩师康德黎所写的《伦敦蒙难记》被宫崎寅藏转译成日文后,孙氏马上被塑造成一位具有理想、令人钦佩的革命领袖。原因就在于日文的革命(かくめい)一词,已成为被赋予如西方革命那样的理想与正义、对抗强权等意义的现代名词。① 后来,章士钊(1881—1973)再将宫崎之著作译成中文,1903 年于上海出版。这时,孙氏已成为衰弱中国的新希望了。②

类似这样名词转译而被赋予新意义的历程,在清末民初大概不算罕见。在医疗文化交流方面,大背景应可追溯至晚清至民国成立的 10 年内。充当西方新学与中国传统学术中介的知识分子——中国的留日学生,创办了许多学术团体与刊物,并编译或出版通俗医书。随着日文医药书籍的翻译和出版③,许多医药卫生词汇从这时开始沿用至今。如 hygiene 一词,根据刘士永的研究,该词在 1870 年左右由长与专斋(1838—1902)翻译成"卫生",使"卫生"这个原本就存在于中文世界的旧词汇被重新诠释,赋予了"负责国民一般健康保护之特种行政组织",是一种"全新的事业"④,而拥有新的意义。日文

---

① 陈建华:《孙中山"革命"话语与东西方政治文化考辨——关于"革命"的历史化与"后设"诠释问题》,《中国学术》3.2(2001),第 67—109 页。
② 黄宇和:《孙逸仙伦敦蒙难真相:从未披露的史实》,台北:联经出版社,1998 年,第 201—203 页。
③ 牛亚华:《清末留日医学生及其对中国近代医学事业的贡献》,《中国科技史料》24.3(2003),第 228—243 页。
④ 关于"卫生"一词在东亚社会的转译与实践,可参考刘士永:《"清洁"、"卫生"与"保健"——日治时期台湾社会公共卫生观念之转变》,《台湾史研究》8.1(2001),第 41—88 页。

中的汉字,其语法与构词法多与中文相通,中国学者翻译日本书籍时大多原样照搬,这个风潮实自清末开始。[1] 民国时江庸《趋庭随笔》载:"光绪季年,日本名词盛行于世,张孝达自鄂入湘,兼官学部,凡奏疏公牍,有用新名词者,辄以笔抹之,且书其上云:'日本名词'。后悟'名词'两字即新名词,乃改称日本'土话'。"可见日本新名词在清末时已不知不觉地融入了中国的语言系统。现代汉语中的词语,很多都不是中国人创译的,而是日本人的原译[2],日本译名的影响力可见一斑。[3] 民国之后,留日知识分子汤尔和等更成立"医学名词统一委员会"(后改称"科学名词协会"),致力于组织学与解剖学方面的名词统一工作。[4] 在疾病论述方面,想必有为数众多的中国知识分子付出心力,激起了更多中西病名对照的涟漪,这当中最不可忽略的人,就是丁福保。

丁福保虽不能算是留日医学生,但他在翻译日本医书上的贡献,实较留日医学生有过之而无不及。丁氏年轻时学习传统学问,后来接触不少翻译西书与传播西学知识的先行者,包括华蘅芳(1833—1902)、赵元益(1840—1902)等人。不过,当时他认为透过日本医书来学习西医,似乎比翻译西方医籍更容易,遂于 1901 年开始转习日语与医学。[5] 1908 年,他翻译出版了宫本叔、桥本节斋、寺尾国平的《新伤寒论》。书

[1] 真柳诚:《近代中国伝统医学と日本—民国时代における日本医书の影响》,《汉方の临床》46.12(1999.12),第 1928—1944 页。
[2] 熊月之:《西学东渐与晚清社会》,上海:上海人民出版社,1995 年,第 673—674 页。
[3] 陈存仁、祝味菊、丁福保等人,都曾有游历日本,甚至翻印日本汉医书籍的经历。更年轻一点的近代医家,如程门雪(1902—1972),自称找到"正确的治学轨道",也是受到日本汉医注解医书的启发,参见朱世增主编:《程门雪论外感病》,上海:上海中医药大学出版社,2008 年,第 2 页。
[4] 李经纬主编:《中外医学交流史》,长沙:湖南教育出版社,1998 年,第 275 页。
[5] 牛亚华:《丁福保与近代中日医学交流》,《中国科技史料》25.4(2004),第 315—329 页。关于丁福保的生平与翻译日本医书的贡献,还可参考高毓秋、真柳诚:《丁福保与中日传统医学交流》,《中华医史杂志》22.3(1992),第 175—180 页。以及高毓秋:《丁福保年表》,《中华医史杂志》33.3(2003),第 184—188 页。

中对"窒扶斯杆菌"作了介绍,而病人身上种种症状则归因于其菌之毒。[1] 这个细菌之命名,是借由日本译名而来,丁说道:"东西各国之言伤寒症也,日本为肠窒扶斯,译其意为小肠发热溃烂之谓,故从前教会医院译作小肠坏热症。"[2]相对于"伤寒"这个中国人较能理解的词汇而言,"肠窒扶斯"完全是日本的转译名词。而这两个名词,皆已被赋予新的、细菌学之涵义。也可以说丁氏比和田启十郎更早,将有西方意义的"伤寒"介绍给中国人。再据章太炎的说法,在日本,最早是汉医直接将现今之 Typhoid 翻译成"伤寒"的,其原因在于:

> 西人治中土时病,往往不效,而伤寒、温病尤甚,盖其术至拙矣。有名肠窒扶斯者,以四七日为期,初七日发热不甚,二七日发热最高,三七日发热亦高,四七日发热渐下,或遂得解。二七、三七日中,热甚者多发狂,若热犯心即死。彼谓肠中结热,生疮化脓,未成脓则热甚,已成脓则热衰。东土译者,见《伤寒论》有七日愈、六日愈,及伤寒再经诸文,遂译肠窒扶斯为伤寒。[3]

也就是说,最后在中国医界所确立的西病中名伤寒,是由日本汉医在阅读《伤寒论》后,将 Typhoid 发病过程与中医经典中相似条文作对照,改译肠窒扶斯为"伤寒"。中医恽铁樵(1878—1935)也说:"(此病)热之起伏,有似乎伤寒,日本人因以伤寒译之,于是我国所译西籍,亦袭用其名。"[4]故民初 Typhoid 有了"伤寒"这样一个病名,而"肠窒扶斯"也继续为某些中国医者沿用,呈现了单一疾病的两个中译名。

"伤寒"在日本并未作为 Typhoid 的正式定名被西医主导的官方

---

① 宫本叔原著,丁福保译:《第一篇·伤寒初步》,《新伤寒论》,上海:医学书局,1908 年,第3 页。

② 宫本叔原著,丁福保译:《新伤寒论》,序,第 1 页。

③ 章太炎:《十一、论肠窒扶斯》,《章太炎医话》,北京:人民卫生出版社,2006 年,第 31 页。

④ 恽铁樵:《结论》,《热病学》,收入《群经见智录》,第 34 页。

所采用;相反地,却为中国北洋政府所采用,作为传染病中文专有病名之一,与"肠窒扶斯"并列。最早在1913年中国内务部所规范之《某县现在人死亡者死因及年龄表》并附《八种传染病名词对照》,已有伤寒(Typhus abdominalis)之名[1],这当然是指西医的传染病,已为官方所认可。至1916年政府公布之《传染病豫防条例》,内有肠窒扶斯(伤寒)(Typhus abdominales)[2],即为明显的例子。故民初的传染病预防条例虽完全抄自日本[3],但两国心仪的名词显然有所不同。这和丁福保积极地翻译汉医著作有关,根据余无言的考证,中西医皆认可"伤寒"为Typhoid的中文病名,完全是丁福保转译《新伤寒论》等书之功。"伤寒"遂和肠窒扶斯同列,甚至后来有取而代之之势,最终连中国的西医,也名正言顺地这样使用了。[4]

虽然重视西方医学的日、中两国官方所采用的病名不尽相同,但两国官方与西医对此病之解释,则皆以细菌学为后盾,无论名词怎么翻译,定义标准都是:Typhoid乃由"伤寒杆菌"(Bacillus typhosus)所引起,其检验有标准的程序和方法,甚至检验时间也有严格的规定(最好在患病的第一个星期就完成检测),以避免诊断上的失误。[5] 尽管疾病之译名还在不断寻求最后的统一名称,但细菌学已是西医追求病名定义时必须考虑之因素,这和后文将要论述的传统中医定义,有很大的不同。不能忽略古典医书的复杂性,因为在近代中国医学的体系内,"伤寒"一词本身也是需要再被诠释的,实际情况要比"病名对照"更为复杂。

---

① 蔡鸿源主编:《民国法规集成》第16册,合肥:黄山书社,1999年,第243页。
② 蔡鸿源主编:《民国法规集成》第16册,第243页,第26册,第23页。
③ 黄胜白:《传染病预防条例评注(民国5年3月20日〈政府公报〉公告)》《同济》1(1918),外篇,第4页。
④ 余无言:《传染病新论第一集·湿温伤寒病篇》,第1—2页。
⑤ 参考华阜熙:《微生物学纲要》下册,上海:中华书局,1935年,第220—225页。郑子颖:《细菌学》,台北:台湾商务印书馆,1945年初版,1968年台一版,第123—125页。

第三节　"伤寒"的中国医学脉络

就丁福保的认知,张仲景的《伤寒论》虽然"精确者固甚多",但"可疑者亦不少"。在经历西晋末年的天下大乱之后,其真本早已散失,故丁氏在《新伤寒论》的序言中说:"今日而欲求完善之《伤寒论》,不得不采之东西各国明矣。"①也就是中国古典医学的"伤寒"究竟如何定义,或可取法东洋或西洋的解释,来澄清古典学说的某些争议,这意味着伤寒学说的汇通时代将要到来。就在丁翻译"新伤寒"概念后不到几年的时间,中医迅速地吸取新知,并纳入西医介绍疾病的知识。这样迅速接纳的结果,与"中西医(概念)冲突"的刻板印象不尽相同。

关于 Typhoid 的病因,1912 年何廉臣与绍兴医学会的成员就已注意到 1880 年"亥勃氏格氏所精密研究之窒扶斯杆菌",并介绍其特征和显微镜检验法,且说:"吾国向无显微镜,故不能确指细菌之状态。然古人于各种传染病,多知为霉气之秽毒,盖已发觉细菌之征兆者矣。据此以观,病因之来,虽中外之说不同,而公认有一种之发病素,其理则一也。"②中医此时没有显微镜可以验证细菌,所以仅能被动地比附西医的学说,但可以看出,中医对细菌致病说也有肯定的一面,并非全面抗拒。

从大方向来说,由于中医已有传统的热病理论,而当时西医所翻译的医书也常常称传染病为热病,故某些方面的知识在一开始是可以轻易汇通的。这包括中西医学都有类似的学说:如观察人体体温升高后的身体状态,借以判断疾病。丁福保观察到西医用科学来解释人体的

① 宫本叔原著,丁福保译:《新伤寒论》,序,第 2 页。
② 绍兴医学会编:《病因》,《湿温时疫治疗法》,收入李顺保主编:《温病学全书》下册,第 2090 页。

体温与发热状态："吾人生活时，身体常有温热，此现象与蒸汽机运转时之温热相类。"① 故丁氏翻译的《发热之原理》中，详细介绍了西方医学关于剧烈传染病导致"发热"的身体感，还有头痛、心悸或全身倦脱等症状，"总谓之热病"。② 但是，"热病"只是统称，要分别是哪一种热病，还必须用别种方法来鉴别。在当时，诊断伤寒的仪器与技术并不如今日完备，除了简单的望诊，如观察蔷薇疹、脾脏肿大，以及判断热型之外，最为精确的诊断法，就是以患者的血液来做细菌培养了；但此法过程繁复，还要选择专门之"细菌学教室或医院"才能检验，不甚普及。若使用肉眼也不是不可行，但要具备培养基，所谓孵卵器中还要能控制恒温于摄氏 37 度至 38 度之间，24 小时后才能看出端倪，耗时费劲；若要采穿刺脾脏验血的手段，在当时更是危险至极。③

因为很多实际检验技术无法在日常医疗中普遍施行，所以西医对"热"的感受，即成为诊断多数热病之基本方法，说白了，就是观察病患发烧的型态。《发热之原理》中介绍了西方医学对身体发热过程之观察，借以判断疾病之方法："一定之传染病，各具固有之热候，病毒之繁殖蔓延体内，其状况可由是种热候而推之。"④ 例如西医定义"稽留热"，属于朝夕升降之差甚少，一般传染病都是如此；而"弛张热"则属于朝夕升降之差异甚大者，如肺结核即属此类；Typhoid 则归类为"涣散热"，又称为"升梯型"，属于渐升渐降。由于 Typhoid 初起时和一般感冒无异，会出现头痛、恶寒等症状，故医者希望病人也能主动记录病患发热之型态，并提供给医生作为临床断病的重要参考，此技术之日常操作实已不同于传统中医的论述范畴。⑤

日文与中文乃"共同的书写系统"，而大量之现代日本词汇使用的

---

① 丁福保：《发热之原理》，《发热之原理》，上海：文明书局，1910 年，第 1 页。
② 丁福保：《热病之名义》，《发热之原理》，第 6 页。
③ 宫本叔原著，丁福保译：《第二篇·伤寒粹言》，《新伤寒论》，第 44—45 页。
④ 丁福保：《热型之种类》，《发热之原理》，第 11 页。
⑤ 宫本叔原著，丁福保译：《第一篇·伤寒初步》，《新伤寒论》，第 9 页。

是中国的习用语,在运用时又扩展了原来的意义。① 应当注意丁在借鉴日本汉医后,如何对照中医的传统知识,重新认识或再定义病名。就Typhoid 而言,从中西医学对"热"的感受与型态出发,当时西医称为"热型",而丁则以传统《伤寒论》中"六经"的变化来与之对照。针对病人发热状态的观察,丁在《新伤寒论》序言中认为颇合于中医古籍所言:肠窒扶斯之轻症,即中医所谓"太阳病";其热偏于稽留或间歇者则称为"少阳病";若病重持续发热则称为"阳明症",等等。② 这完全是以中医古典伤寒理论中的六经辨证理论对照,如此,丁将西方的 Typhoid 和中国的"伤寒"划归在一起了。

章太炎的定义更为广泛。他除了以热型同等看待 Typhoid 与中国的伤寒外,更进一步认为:中医的伤寒体系包涵了一切热病③,不应该只代表"肠窒扶斯"一病而已。Typhoid 即《伤寒论》中的"抵挡汤证"④,用"伤寒"来直译"肠窒扶斯"是有问题的,这样对译会导致医者错用《伤寒论》所谈的规律来应对一切 Typhoid 的临床症状;肠窒扶斯不过是《伤寒论》中的一个证而已,谈不上精确的对译。也就是说,中医的"六经"是针对各式变化多端的热病所归纳出来的一种辨证方式,当然可以涵盖 Typhoid,但 Typhoid 却不能一对一地等同于中医的"伤寒"。⑤ 王慎轩在整理《中医新论汇编》时,即称许章氏的见解。⑥《医界春秋》中《肠窒扶斯与伤寒》一文也表明:中国的伤寒代表的是一种广义的热病归类,而 Typhoid 则仅为其中一端,并不能完全精确地一对一对译,当然两者也有相同点,都属"为寒气所伤"。⑦ 恽铁樵则以为西

① 任达(Douglas R. Reynolds)著,李仲贤译:《新政革命与日本:中国,1898—1912》,第119 页。
② 宫本叔原著,丁福保译:《新伤寒论》,序,第 3 页。
③ 章太炎:《五、论阳明病即温热病》,《章太炎医论》,第 15—18 页。
④ 聂惠民等主编:《伤寒论集解》,北京:学苑出版社,2001 年,第 466—470 页。
⑤ 章太炎:《十一、论肠窒扶斯即太阳随经瘀热在里并治法》,《章太炎医论》,第 32—34 页。
⑥ 王慎轩编:《中医新论汇编》,上海:上海书店出版社,1991 年,第八编内科(上),第 4 页。
⑦ 何佩瑜:《肠窒扶斯与伤寒》,《医界春秋》95(1934.11),第 4 页。

方之伤寒是用细菌来定名，中国之伤寒却不是依细菌定名，两者有所不同；与西方名词相同者，应该是《难经》中所谓的狭义伤寒（"伤寒有五"之中的伤寒）。[1] 这些论述虽彼此有相异之处，但皆以传统中医的伤寒理论为出发点理解西方病名；中国"伤寒"较 Typhoid 更为广义，其实正好显示了中医病名在西方医学的定义之下难以对译的困境。

一旦确立了西方的 Typhoid 在中国医学中有迹可寻，则可发现中医对此病的治疗充满把握，因为它"不是一个新的疾病"，从病名、症状到用药，中医都可以从古代经典中找到他们需要的知识。但是，中医并没有因而停止与西方医学的对话，基于中西医在民初对比与论战中的种种压力及舆论指向，有时中医主动去和西方医学汇通或对话，反是一种不得不为的举措。例如丁福保在翻译医书时曾说，"余不揣固陋，拟荟萃中西医籍求其汇通，凡古方之可用者则存之，以保国粹，凡西药之可以中药相代者，则代之"；如遇"不得已之时，非西药不能奏效者，则不得不用一两种以补中药之所不足也"。[2] 可见汇通的初衷是尽量保存中医中药，证明中医确有存在的价值，证明中西医之不同，并说明中医的优势与强项。

从伤寒的论述来看，张赞臣在《湿温时疫治疗法》中认为，西医重视的是解剖病理学，这方面中医难以望其项背；然而，西医在当时的治疗法却相当简单且无效。他认为西医既认定细菌繁殖于肠部，顶多用"甘汞"下之，以泻出肠内毒质，减轻热候；或用"实芰答利斯叶"来利尿，用"硫酸"以退热，或用"撒里矢尔酸"注射，来杀菌防腐等，尚堪称"妙法"；而新式的血清疗法，"治法之幼稚，尚不能得十分之把握"。张认为西医之内科疗法过于简单呆板，是"西医善治外症、中医善治内症"的最佳注

---

① 恽铁樵：《结论》，《热病学》，收入《群经见智录》，第 34 页。
② 宫本叔原著，丁福保译：《新伤寒论》，序，第 3—4 页。

解。① 话虽如此,但中西医在治疗热病上,仍有许多相同的路数可供对照,所以丁福保说:"惟古书有极效之良方,往往与西方若合符节者,如服承气汤而使更衣,犹用甘汞为下剂也;服青龙汤而使发汗,犹用安知必林为退热剂也。"②可见在治疗热病时,中西药理中皆存有重视发汗法与下法(通便)来治疗热病的技术。

徐仁甫的《实用医学讲义》(1929),肯定了中西医病名与内涵对照的好处与必要性。他说伤寒症"今用显微镜检之,实一种传染之菌",但古人多以"邪"字名之。他还说:"当今医学,日新月异,必须将中西今昔症名参对方有进步,即使仲景复生,亦当为之,慎无食古不化,使我中医医术,日形退化也。"③徐不排拒吸收西医的疾病知识,因为传统中医无法回避当时学术革新的问题。但矛盾的是,中医却又认为新的西医所呈现出来的诊断与治疗技术不及旧的、传统的中医疗法,如李健颐指出:中医所谓"伤寒"的广义说法,是指《难经》的"伤寒有五",包括"风寒温热暑湿诸外感证",几乎囊括一切外感热病。他认为这个体系内有种种治疗手段,足以应付一切外感热病;反而是西医不知伤寒的中医疗法,仅能用"期待疗法",如谓:"患伤寒者,待三星期后,自有天然自愈之能力,呜呼愚哉。如遇轻症,待期疗法,尚无大害;苟得重症,恐待之不能,反生巨祸。"他进一步指出,从中医伤寒的"传经"次序来看,用药的过程相当复杂。依照中医的经验,如果不依据"传经"的次序来用药,则"病变百出"。西医的消极等待康复,是束手待毙的举动。④

到了 30 年代之后,这样的情况无甚改变,似乎得了伤寒,除了中医的疗法之外,西医的静静休养与等待康复,是少数能够消极抗病的方式之一;间或采用一些西药,效果也不太大。何佩瑜指出:

① 参考绍兴医学会编:《西医之诊断与疗法》《湿温时疫治疗法》,收入《温病学全书》下册,第 2090 页。
② 宫本叔原著,丁福保译:《新伤寒论》,序,第 3 页。
③ 徐仁甫:《实用医学讲义》,台北:新文丰出版公司,1997 年,第 179 页。
④ 李健颐:《西医治伤寒无疗法议》,《医界春秋》23(1928.05),第 3—4 页。

按上海商务印书馆新近出版之《内科全书》，译自西洋医学，其中论急性传染病（即伤寒），有说："至其疗法，直云无特效药之发明，惟血清疗法，成绩较佳。自古惯用诸剂，如甘汞、沃度等，然均非稳妥之药，故今日除预防及对症两法外，其道无由。"观此，可知其对爆发期，至今尚未寻得有效方法，所以恢复期多告失望。[1]

何的话显示，当时中医自认为其疗法具有优势。另一方面，有中医列举出许多方剂，具体说明其疗效是显著的。徐仁甫说："伤寒杆菌可蔓延于全身，使各脏器发生炎症，患后肺炎及咽喉黏膜浸润肿胀，患者血液中发生一种凝集素，如斑疹，初染者汗之即解，如日数过多，无不以涤荡法治之。"[2]从徐列的方剂来看，多是以《伤寒论》之方剂为主，"发汗"与"泻下"仍是两大主要治疗法。他认为中医可以依据症状来更换用药，不论在潜伏期还是爆发期内，皆有数个方剂可以运用，例如桂枝汤、麻黄汤等著名方剂都在列内。[3]总的来说，中医认为西医的疾病理论有可取之处，但治疗方式却无甚新意，因为《伤寒论》中的治法不但涵盖了西医"发汗"和"泻下"两法，而且更加灵活多变。中医界真正的问题在于，当时还没有一致的观点来解释 Typhoid。但还有另一批医家，用温病学的观点来回应 Typhoid，这是解读中医近代疾病史所不能忽略的。

第四节　另一种声音——温病学的脉络

1912 年春夏之交，中国绍兴地区爆发时疫，蔓延各乡邑。浙江绍

---

① 何佩瑜：《肠窒扶斯与伤寒》，第 4 页。
② 徐仁甫：《实用医学讲义》，第 188—189 页。
③ 何佩瑜：《肠窒扶斯与伤寒》，第 4—5 页。

兴医学会集体研究,撰写调查报告后,做出解释:"西医名曰:小肠坏热病。东医名曰:肠窒扶斯(译即小肠发炎烂溃)。中医名曰:湿温时疫。"①这份报告后来经由何廉臣、陈樾乔等执笔,撰成《湿温时疫治疗法》(以下简称《湿温》),印发给会员。② 从资料的顺序来看,何等人的解读,不同于丁福保一系的说法,时间上也较丁译之书晚了几年;虽然在解释疾病时,"东医"译名的影响仍非常深刻,然而,这批中国医家在实际发生的疫情中,得到结论,再回头去思索新译的病名时,却选择了"湿温"这样一个存在于温病体系内的病名,而非"伤寒"。

《湿温》一书将 Typhoid 的治疗方式分为急性时疫与慢性时疫两部分来谈,前者从"温毒"谈起,后者则从"湿秽"谈起,论述多是依据温病学说来解释。该书引余伯陶之言:"口鼻二部,最与脑经直接,盖鼻之气通于脑,口之气通于胃,亦通于脑。疫邪中人,顷刻震撼全脑,脑中血管爆裂,而其人已无生理矣。此其所以传染也易,此其所以死亡也速。"③此说大略与温病学说从口、鼻来论述邪气进入人体的过程相关,除了传染外,这与中医温病学经典《温热论》"温邪上受,首先犯肺,逆传心包"的说法相同④,病邪皆是从口、鼻侵入人体。只是最严重的状况,由病邪侵入"心包",换成了侵入"脑",这应是受西医理论影响而有所修改,但其汇通之理论原型是温病学无误。如果是依据《伤寒论》"六经"体系来解释疾病,病邪应是从人体的肌表侵入,而非口、鼻。

这些医家为什么认为 Typhoid 是"湿温"？关于中国医学中对热病病邪"湿"的认识,可追溯至《伤寒论·辨痉湿暍脉证》篇中。原书虽

---

① 绍兴医学会编:《病名》,《湿温时疫治疗法》,收入《温病学全书》下册,第 2089 页。
② 绍兴医学会编:《湿温时疫治疗法》,收入《温病学全书》下册,校注说明,第 2086 页。
③ 绍兴医学会编:《中医之诊断疗法》,《湿温时疫治疗法》,收入《温病学全书》下册,第 2091—2093 页。
④ (清)叶桂原著:《叶香岩外感温热篇》,收入沈凤阁等编著:《叶香岩外感温热篇　薛生白湿热病篇阐释》,南京:江苏科学技术出版社,1983 年,第 1 页。

已强调"湿"病必须和伤寒相区分①,但在张仲景的时代,并没有如后来明显的疾病分类界限。北宋医者朱肱乃江南医者,其侨寓杭州时,曾思索《伤寒论》的体系,撰成《类证活人书》。该书介绍了"湿温"这个过去不被重视的外感疾病:"其人尝伤于湿,因而中暑,湿热相抟,则发湿温。"朱也说明湿温不可发汗,和伤寒派用发汗治疗外感病的思维有所不同。直至清代温病学家的论述出现后,"湿"不但成了"湿温"病发的主因,在整个论述上也比前代更为系统,清代薛生白之《湿热论》可作为论述这一热病的代表。至民国后,何廉臣等人也认为,湿温不能混称"伤寒"。何看到当时西方与日本的译本,将小肠坏热病和肠窒扶斯都翻译成"伤寒",即大表反对之意:"可见习新医者,于吾国医书未尝研究,从可知矣。"②何认为,Typhoid 按照中国医学的脉络,应译为"湿温",而非"伤寒"。

又如当时中医喜以固有理论来对照西医学理,如杨则民将"湿"与西医的"细菌"放在一起讨论,他在《潜庵医话》中写道:

> 西医好言细菌,而中医好言湿,湿与细菌实有相似之处存焉。中医对皮肤病之溃烂者,名湿毒,其红肿剧烈,面积较大者名湿火,脑热病名湿温,疟病称湿疟,丹毒归因于湿火,痢疾推原于湿热,此皆因细菌所发之病,中医概以利湿清热解毒之剂治之。西医细菌以显微镜而知之,中医之湿由症状而辨之,是由细菌与湿,殆有相当之关系也。③

这样论来似乎有理,但所谓"湿"的概念与陈述范围还是太广,而这只是中西病名对照问题的冰山一角而已。大体上,"湿温"也仅是温病体系中的一环,"温病"实包括许多传染病在内,不过,"湿温"又何尝不

---

① (汉)张仲景原著,(宋)成无己注:《辨痉湿暍脉证第四》,《注解伤寒论》卷2,北京:人民卫生出版社,1997年,第49页。
② 绍兴医学会编:《定义》,《湿温时疫治疗法》,收入《温病学全书》下册,第2089页。
③ 杨则民:《细菌与湿》,《潜庵医话》,第58页。

是呢？从《湿温》的脉络来看，"湿温"虽可和 Typhoid 对应，但绝非一对一的精准名词对译，因为"湿温"还可以和其他带有"湿"特性的疾病相对应。张赞臣等言："绍地滨海居湿，实为年年之风土病，苟能治疗得法，十中可活八九。"①虽论湿温，但若一隅三反，则"夏秋之时病，半含在内，医师视之，可得临症之一助"②。可见"湿温"是一时一地所有特定热病之综合体系，本非精准地指称单一疾病。可以说：Typhoid 即"湿温"，但"湿温"之意义，却不止于论述 Typhoid。

从绍兴医学会所选录出来对付湿温病的方剂，也可看出当时中医疾病论述有"一病多包"的倾向。在该书"解毒万病丹"条下，中医为之做的解释就很有意思：

> 洄溪先生曰：此秘药中之第一方也，用药之奇，不可思议。专治一切药毒、菰子、鼠莽、恶菌疫死、牛马、河豚等毒，及时行瘟疫、山岚瘴疟、缠喉风痹、黄疸、赤眼、疮疖热毒上攻，或自缢、溺水、打扑伤损、痈疽发背、鱼脐疮肿、百虫蛇犬所伤。男子妇人，癫邪狂走，鬼胎鬼气，并宜服之。由是观之，此丹确为杀菌之第一要剂。其方下，明注曰恶菌疫死。则凡属疫症之由于恶菌者，医者可推广其用矣。惟中医通称曰恶菌，西医则通名曰毒菌。因其微细之极，又名曰细菌。且因善能腐败物质，又名霉菌。习新医学者，辄诋中医之不知毒菌，则其于中国医书，未尝博览，已可概见。但取中医学说之可非难者一二端，指摘之以概全体，而弃我所长。新学之士，习闻其说，遂以中医为一无可取，致使新旧之见，势同冰炭，两者益不兼容。③

这段描述"解毒万病丹"疗效的文字，显示此药不是专治单一疾病，

①　绍兴医学会编：《导言》，《湿温时疫治疗法》，收入《温病学全书》下册，第 2089 页。
②　绍兴医学会编：《导言》，《湿温时疫治疗法》，收入《温病学全书》下册，第 2089 页。
③　绍兴医学会编：《湿温时疫治疗法》，收入《温病学全书》下册，卷下，第 2102—2103 页。

而是治疗一系列有"毒"的疾病。① 另外，又如"太乙紫金丹"条下载："此丹合前解毒万病丹二方，真中医杀菌解毒之灵丹，不论时疫、大疫、疠疫，凡见方下详注各症，均可酌用，以奏捷效。"②可看出许多古代方剂不专为一病而设，它们大多具有治疗好几种相同症状疾病的功效。上举方药言可以"杀菌解毒"，但却没有指明是针对何病，而是"通用"于好几种"有毒"症状的疫病。这是否也表明古代中医在诊断热病时其实只需要谈症名，而不用去定义出一个疾病名称呢？故当人们开始用西方医学标准化的眼光来检阅中医病名时，某些问题就浮上台面了。

第五节　病名重释或在中西论争中消亡

一个西方病名的中国化历程，其实是多元而复杂的。经过日本再转译至中国，Typhoid 已成为既能以伤寒体系（伤寒）解释，也能以温病体系（湿温）解释的一个疾病。如此，近代中医仍须面对"寒温论争"这个老问题，这个分歧所导致疾病名称的各说各话，也许尚可为熟悉热病历史的中医所理解，但却绝对无法说服要求"一病有一病之原"的西医认同。

批评中医甚力的余云岫，也注意到 Typhoid 以及中医对它的解读。他说："余鬻医沪上十有余年，凡遇旧医方案定为温邪者，取其血验之，多是肠窒扶斯。"可见在上海，Typhoid 多被中医以"温邪"目之，这样的解读是偏于温病学说的。余也举中医温病学说中的条文来对比西

---

① 关于"毒"与"菌"的问题，请参看第四章的详细论述。
② 绍兴医学会编：《湿温时疫治疗法》，收入《温病学全书》下册，卷下，第 2103 页。

医 Typhoid 的症状说："薛氏《湿温病》第十三条云：'舌根白，舌尖红，此肠窒扶斯之三角舌也。'其第二十三条云：'温热病十余日，腹时痛，时圊血。'此肠窒扶斯之肠出血也。"[1]从病状的观察与诊断来看，余认为 Typhoid 即中医温病理论中的湿温，应无疑义。如是，中西医病名与学说的融合对照，似乎有了一个美好的开始。

后来在 1936 年，杨志一谈到仲景的经方对传染病有良好的治疗效果，当时已经有了一些中西病名对照的默契，如"虎列拉"之于"霍乱"、"急性肺炎"之于"肺风"、"猩红热"之于"喉痧"，等等，而对应"肠窒扶斯"的，就是"湿温"了。[2] 这样的假设过于单纯。因为 Typhoid 该采用"湿温"还是"伤寒"为名，或采用其背后所代表的治疗模式，当时中医界没有全国统一的共识。余云岫在《医学革命论》中批判说："温热之为病，风温之外，又有湿热，亦名湿温，证象复杂，包含多种之病，断非单一病名所能笼络。以今日证候学知识勘之，其所述多为肠窒扶斯之类。"[3]也就是说，湿温对应 Typhoid 虽较为合理，但"湿温"一词所包含的疾病甚多，并不适用于病名上一对一的对译。

余云岫对中医学的诸多批评并非无的放矢，他对中医理论知之甚详，甚至对中医热病学内部的学理冲突有很精准的掌握。他认为，古代中医不论是"伤寒"还是"温病"，抑或是"瘟疫"，其实都不是单一疾病，而是"一类"疾病，应归类于急性之热性病范畴内。就像肠窒扶斯有肠窒扶斯之菌一样，凡所谓热性疾病都有"传染"的特性，每种病也都有一个病原可供检验。他说：

> 我国物质文明，向无进化，无显微镜以资研究，不能知热性传染病之各有病原细菌。其智识中所有之物，不过自然界之变化而已。故遂妄加推测，以为疾病之原，皆由风、寒、暑、湿、燥、火六气

---

① 余云岫：《温热发挥》，《医学革命论选》，第 194、197 页。
② 曹颖甫：《经方实验录》，杨志一序，第 12 页。
③ 余云岫：《温热发挥》，《医学革命论选》，第 196 页。

而来。此皆幼稚时代之言论，无足深怪，然岂能适用于今日科学昌明之世乎？[1]

关于传染病的定义，过去中医学总是在风、寒、暑、湿、燥、火六气中来讨论疾病，都不够精确，故余又说："旧医所谓湿温、湿热，显然有流行性脑脊髓膜炎、肠窒扶斯、痢疾等病在内。此数病者，其病原菌、其病理变化、其病窟所在，新医已阐发详明，凿凿有据，乃混而称之曰温邪，曰热毒，曰首先犯肺，曰先犯上焦。墨守旧章，不知从善，魑魅罔两。公然行于光天化日之中，而无知识之社会，信之奉之，有知识之社会，称之道之，以为是或一道。呜呼！"余认为，民国时期的医疗与疾病定义，应该完全采用新式的、西化的定义方法，而不是过去中医热病学体系那种"一病多包"的思维。更有意思的是，余看到当时许多医生遵奉叶天士"温邪上受，首先犯肺，逆传心包"十二字为圣经，尊若神明，不敢立异，认为此说荒谬至极，因为肠窒扶斯不是呼吸器病候，而是肠胃系统的疾病，根本不会"首先犯肺"，根本牛头不对马嘴。[2]

一个所谓统一、科学的病名，不是这两个古代病名可以概括的。基于这样的想法，余以为寒温争论可以终止于今世。举例来说，现代中医以伤寒学者重视"伏气"（伤寒伏气），温病学者重视"新感"（温邪外感）著称，与此二概念最契合的论述，即余用西医的观点，说明病毒"伏"于人体的情况，在西医称作"潜伏期"。科学实验证明，肠窒扶斯潜伏期只有一至二星期，绝不可能有中医所谓"冬时严寒所伤，中而即病者为伤寒；不即病者，至春变而温病，至夏变为暑病"这样"跨季节"发病的情况发生，故"伏温"之说根本不成立。而"新感"之说，因中医学者过去没有显微镜，无法看到细菌，只能于六气之外再找"戾气"来论述，虽已较"伏温"合理，但时值细菌学昌明之时，伤寒、温病皆可以用各种"传染病"正

---

① 余云岫：《温热发挥》，《医学革命论选》，第190—191页。
② 余云岫：《温热发挥》，《医学革命论选》，第196—198页。

名之,故余云岫说:"寒温之辨,伏气外感之争,皆可以息矣。"①不论是"伤寒"还是"温病",都是很笼统的说法,名不正言不顺,已不敷新时代之医学科学。更精准地去定名疾病、了解病原,逐渐成为中医不能逃避的课题。

第六节　中医的新伤寒论述

从 Typhoid 的例子来看,中医界对它的定义不是统一的,但当有了对照组,即西医的疾病论述出现后,中医热病的病名与论述,就成了大问题。恽铁樵曾说:"中医病名之不统一,以热病为最。明清诸家,聚讼纷纭,几令人无所适从,统一之难,此为症结。"②恽认为中医对热病的分歧论述,是在面对西医学理时,所暴露的最大缺陷,这与上述余云岫的指陈不谋而合。经过这样的中西对比后,求取病名的统一解释,逐渐成为民国中医学理续存不废的首要目标。但关于变革的原则,恽指明了中医界应坚持的前提,他在《对于统一病名建议书之商榷》中说:

> 《伤寒》一书,包括支气管炎、肋膜炎、腹膜炎、胸水、腹水,乃至流行性脑脊髓膜炎、日射病、虎列拉等等。假使用此诸名色,初步,《伤寒论》本文将渐次无人研读,继一步,必伤寒方无人能用,及后一步,必讲究注射灭菌,如此则中医消灭,中药消灭,是故用中国病名为统一病名,在所必争,事非得已,不止名从主人而已。③

---

① 余云岫:《温热发挥》,《医学革命论选》,第 192—195 页。
② 恽铁樵:《对于统一病名建议书之商榷》,《论医集》,第 7 页。
③ 恽铁樵:《对于统一病名建议书之商榷》,《论医集》,第 4 页。

恽以为统一病名的工作，应该以中医的病名为主来加以解释，原因在于中医的病名和古代经典连结。一旦立名采用西医标准，整个中医的知识也会转向"灭菌"，到那时，中医的经典自然就会被淘汰不用。此即当中最关键之事，也是多数民国中医之忧。但是，这样的坚持却使得面临改革或科学化的中医运动遭受了挫折。1931 年国医馆成立后，展开了一连串有关"学术整理"的工作。1933 年，分别发布了包括《中央国医馆学术整理委员会统一病名建议书》等重要文件，意欲在中西病名之间，取得划一的说法，达成全国共识。这份文件发至各地后，立刻引发不小的争论，持不同见解的中医各抒己见。中医热病学在这次论争中成为一大争执焦点，该运动最终因得不到多数医家的共识而草草落幕。①

而关于 Typhoid 的译名，中医官方的论述是"伤寒"压倒了温病派的"湿温"。温病学在民国已无新意，除了反复刊刻清代医书外，医者大体上渐渐转往单一传染病，如白喉、鼠疫、霍乱、痢疾等之研究；而一度被温病学超越，沦为"支蘖、附庸的地位"的伤寒学，在民国则大有复兴之势。② 谢观在《中国医学源流论》中视《伤寒论》为学医者举一反三的经典，不论是谈温病还是疫病，其实伤寒学都占着一个最上层"总论"的地位，故言其"推类而扩充之，则效用自大"③。故中央国医馆在《中央国医馆审定病名录》中核可："伤寒"为 Typhoid 之定名，乃其本是"国医原名"，适合定为统一之病名，而这样的考量，也是基于"伤寒"一词已为西医所习用，且"伤寒菌"已用来命名细菌。"伤寒"一词达到了一种中西汇通的意涵，它和古典医学有密切的连结，而且合乎整个民国时期

---

① 邓铁涛主编：《中医近代史》，第 93—100 页。
② 范行准：《中国医学史略》，第 240 页。民国时期温病往传染病单科发展的趋势，参考邓铁涛主编：《中医近代史》，第 407—411 页。
③ 谢利恒、尤在泾：《温热学》，《中国医学源流论·校正医学读书记》，第 83 页。

伤寒论研究兴盛的大背景,也不违背西方细菌学的定名。[①]

　　新的伤寒,颇能引领我们检视民国中医传染病史的某些发展。在大多数清代医家的定义中,"伤寒"本身是不会传染的[②];但是在和西方医学对照以后,新的"伤寒"一词,被赋予传染病的面向,所以中医又转而定义古代的伤寒也是一种传染病。例如,丁福保说伤寒"虽古今中外,其说不同,然公认为发热,而有传染性之大症则一也"。又说:"据仲景之说,则知伤寒为传染病,盖必发热、传染两者相兼,而后伤寒之条件完成也。"[③]在和西方医学对比后,"伤寒"转而成了传染病的代名词。在清代,《伤寒论》能成为中医经典,绝非它能够指导医者去治疗传染病。但民国以来,新的伤寒论述确实有往传染病领域延伸的态势。1935年谭次仲所出版的《伤寒评注》,即肯定伤寒是一个急性传染病,而"六经"即代表西医的症候群概念[④],而且此书另一别称就叫《急性传染病通论》,其意义已不证自明。

　　这是很有意思的转变,不过,它也代表必须正面回应西方的传染病学说。其他个别传染病的状况,须待更多研究才能廓清。在统一病名运动的30年代之后,有几位中医针对"伤寒"写成重要之专书。首先来看祝味菊(1884—1951)的例子。祝从小在四川长大,精通中西医学论述,对于西医,他并不像晚清中西汇通派如唐宗海或朱沛文等人只看过西医书籍而已,倒是和丁福保比较类似,毕业于西医学校,之后又去日本考察医学,这一切都在他而立之年以前完成。后来,他来到上海,看到当地中医多以温病派偏寒凉的方剂来治疗病人,误治不少,遂改提倡

① 中央国医馆编:《中央国医馆审定病名录卷一》,《国医馆与恽铁樵往来之文件》,南京:中央国医馆,1933年,第32—33页。
② 可参考(清)陆九芝、傅青主、戴天章:《温热病说二》,《世补斋医书全集》,第82页。
③ 宫本叔原著,丁福保译:《新伤寒论》,序,第1页。
④ 谭次仲:《伤寒评注》,第1—2页。

以温药治疗伤寒,渐渐融入了上海中医界。① 他在 1932 年已出版了
《伤寒新义》《伤寒新解》等著作,使用西医的生理学,如神经、体温等新
概念来解释《伤寒论》,例如:"'发热',谓末稍神经受刺激,反射于司温
中枢,致放温机能亢进,表层体温升腾而使之然也。"②他认为"伤寒"不
只是 Typhoid 而已,事实上包含了西医多数的热病在内,所以他所论
的"伤寒",都是"广义伤寒"。这种"广义"好比是将《伤寒论》置于如范
行准所谓热病的"总论"意义上,进一步来探讨各种外感热病的诱因。
其理论渊源不脱《难经》"伤寒有五"脉络下之"广义伤寒"(包括中风、狭
义伤寒、湿温、温病等);而不单是被包括在"广义伤寒"内的、西医以细
菌定名之"狭义伤寒"(Typhoid)。③

当时的中医对这样的解释是满意的,除了满足尊重经典与圣人(张
仲景)的地位与贡献外,也能将温病派的疾病纳入广义的伤寒体系中,
去重新整理病名。如王慎轩指出:"张仲景所著之《伤寒论》,乃包括广
狭两义之伤寒,凡西医所谓之急性传染病,及未经科学发明之各种热
病,均已包括在内也。"④此即成为当时中医公认的疾病范围之界定⑤,
它将伤寒和温病定义为一种从属的关系,而非对立、论争的关系。

祝生平的代表作《伤寒质难》,成书于 1945 年(至 1950 年始刊行)。
他几乎完全采用了西医学的疾病分期方法,将所有广义的热病分成潜
伏期、前驱期、进行期、极期、退行期及恢复期等病程。他认为这些论述
是"执要御繁"之道,乃中医之特色。他希望归纳出一套有效的治疗方

① 招萼华主编:《祝味菊传》,《祝味菊医案经验集》,上海:上海技术出版社,2007 年,第 1—
10 页。
② 祝味菊原著:《辨太阳病脉证并治上》,《伤寒新义》,收入邢斌、黄力主编:《祝味菊医学五
书评按》,北京:中国中医药出版社,2008 年,第 302 页。
③ 祝味菊原著:《凡例》,《伤寒新义》,收入《祝味菊医学五书评按》,第 302 页。
④ 王慎轩编:《中医新论汇编》,第八编内科(上),第 4 页。
⑤ 参看曹颖甫:《经方实验录》,第 56 页。以及祝味菊:《伤寒质难》,福州:福建科学技术
出版社,2005 年,周宗琦序,第 3 页。

法,来对证治疗,而不是争论致病之原(细菌)。[1] 许多中医认为明了治疗的方法与规则,比定病名更重要。当然,这也可能反映了中医在厘定病名时范围仍旧太过广泛的问题,所以只能选择性地采用西医的疾病分期法,却不细论或不甚注意细菌学及其背后的定名机制,此其矛盾之所在。

与祝味菊的著作差不多时期,也产生于统一病名运动失败之后的对 Typhoid 进行定义的重要文本,要属上海名医陈存仁的著作。陈师承丁甘仁,丁氏乃上海名医,医名显赫、徒弟众多,许多近代名中医都曾拜他为师,著名者如丁济万、秦伯未、许半龙、章次公、王慎轩、程门雪等,陈还算是较年轻的一代。丁氏擅长治疗多种疾病,尤擅治热病。他主宗《伤寒论》,特别是清人舒驰远的《伤寒集注》。丁认同《素问·热论》所载:"今夫热病者,皆伤寒之类也。"故在临床时,《伤寒论》是必读的医书;但是,古今气候变易,疾病蔓延,新病迭出,故医者也应熟悉历来的温病学说。他本着"熔伤寒与温病学派为一炉"的宗旨,在临床治疗外感热病时,着重经方与时方并用而不偏废[2],显见在这一系的师承中,已少有"寒温论争"的味道,而是倾向找出热病理论中的各种方法,以治疗疾病为先。

回到要陈述的故事。陈存仁在 20 年代跟随丁甘仁看诊,当时中医诊所内的状况是:"早晨六时,满屋子满天井都是伤寒发热病的病人,都由家人用藤椅、铺板抬来的。"可见上海当时伤寒病之严重,这点与余云岫"上海一地伤寒常常流行"的说法不谋而合。1926 年,上海大疫,陈回忆当时的情况:"许多医生都病倒了,而各处善堂求诊的病人,增加了两三倍。丁甘仁老师也突然患上了湿温伤寒症……丁甘仁老师卧病一

---

[1]　祝味菊原著:《发凡篇第一》,《伤寒质难》,收入《祝味菊医学五书评按》,第 23—28 页。

[2]　沈仲理主编:《丁甘仁传略》,《丁甘仁临证医集》,上海:上海中医药大学出版社,2000年,第 2 页。

个月,竟撒手西归,享年五十五岁。"①导致丁不幸死亡的"湿温伤寒"是
何病? 另一幕是在 1933 年,陈被引荐诊治于右任(1879—1964)的病,
于当时是个著名拥护中医中药的重量级人物,曾宣称:"我一生都看中
医吃中药。"②当时,于一见到医生,立刻问:"是中医? 还是西医?"引荐
人回答:"是中医。"于听后马上点头回答说:"对,我的病非看中医不
可。"随后便伸出手来让陈诊脉。是什么病非中医医治不可? 陈诊疗后
断定是"湿温伤寒",与取走他老师性命的疾病一样,遂劝于去验血加以
确认。话方说毕,于立刻回应说:他早在三天前去医院验过血(白血
球)了,确定是 Typhoid(伤寒症)初起。于说:"我一听到'伤寒'两字,
就想到这种病非看中医不可。"③随后,经过约 15 天的诊治,于的热度
慢慢下降,最后完全康复了。

　　以上故事出自《银元时代生活史》,乃陈存仁回忆他在中日战争前
的医务及日常生活的一些片段。于右任当时去验血时所听到的"伤寒"
一词,已成为 Typhoid 的中国病名,但是,同时有中医的元素在内。于
用西医的方式来证实罹患疾病的名称,再寻求中医的治疗,是当时一种
很流行的看病模式。而陈用"湿温伤寒"来定名,在没有现代检验设备
的前提下,竟做出和西医一致之诊断,令人惊讶。"湿温伤寒"正是
Typhoid 病名之另一对照,它是个结合了寒温两个体系病名的新复合
名词,"湿温"、"伤寒"皆在其中。从陈的"湿温伤寒"诊断,可以看出中
医重整热病病名的一个新方向,即"广义伤寒"是包含一切热病的。但
若凡热病都称为"伤寒",以此解释包括 Typhoid 在内的一切传染病,
已不敷时代需求,故医者倾向从伤寒之外的体系,例如温病学中的病
名,作细部解析,找出可以和西医病名相对应的词汇。

---

① 陈存仁:《银元时代生活史》,第 32、38 页。
② 文库:《蒋介石与中医医政》,《淮阴师范学院学报(哲学社会科学版)》29.4(2007.07),第
　　504 页。
③ 陈存仁:《银元时代生活史》,第 185 页。

陈存仁自 1937 年开始将他治疗"湿温伤寒"的经验渐渐汇整,花费约 10 年的功夫撰写成书。书成后曾递交其前辈与同道好友过目,前后总计应有 13 人为其写序,这些序大约于 1949 年汇整完成。但因战乱,此书于 1955 年才于香港出版,书名《伤寒手册》;隔年,又在上海出版《湿温伤寒手册》,内容与前书几乎完全一样,可谓他在民国时看诊、疗治伤寒的经验汇编。本书与当时整个中医学术发展氛围密切相关的地方,即清代寒温论争大势之消弥,此为一大特点。谢观称赞此书"合西说以印证,舍六经三焦而不论,分四期见症以统治,适应病情,切合实用,划定标准,判明得失,绝无模糊影响之谈",故"伤寒、温病之争,亦复化为乌有"。[①] 谢指的是《伤寒手册》不以伤寒体系的六经或温病体系的三焦来作为审证的依据,而是吸纳西医的疾病分期理论,将伤寒之发病分为四个星期,每个星期又有各种不同症状的变化,再列于图表下方供医者对照[②],而搁置六经与三焦的争议。这样的方式,与前述丁福保翻译的医书中以热病之"热型"来分别疾病的方式颇为相符,等于重新思索了中医对特定传染病的辨证方式,与祝味菊的分期论也有似曾相识的味道,这些分类法明显受到西医的影响。

陈认为"伤寒"有三重意义:"第一是所有热病的集合名词,泛指一切发热病;较狭义的可能就是指《伤寒论》中的麻黄汤证;一种是新的,即专指湿温伤寒症(Typhoid),故纠缠最多。"[③]前两者是传统中医学的脉络,最后一个新的定义则是指西医之 Typhoid。陈梳理出古典《伤寒论》中指向 Typhoid 的约 10 条条文,认为这些条文不过占整个《伤寒论》的二十分之一。《伤寒论》只谈"证",即一种大范围热病的综合症状,却没有单一、统一定义的病名,所以现代不应用"六经"继续充当中

---

① 陈存仁:《伤寒手册》,香港:中国医学出版社,1955 年,谢利恒先生序,第 3 页。
② 陈存仁:《伤寒手册》,第 2—3 页。
③ 陈存仁:《古今病名统一对照表(一)》,《中医师手册》,台北:宏业书局,1991 年,第 160 页。

医热病论之门面,必须追求更精确、细致的疾病定义。[①] 正如前述,"湿温"与"伤寒"常常被混为一谈,恽铁樵曾言:"湿(通常所谓湿温)……常与伤寒相滥……临诊时,在初期往往不能辨别,其相滥是何理由,其证象之几微区别若何,均当加以说明,俾得有详细界说,著为专书,颁之全国。"[②]在恽为病名所困扰的 30 年代,好像还没有一个较适宜之解决方案。所以陈的思考,或许是对病名纠结的一种突破。

陈存仁进一步解释将 Typhoid 定义为"湿温伤寒"的理由。《伤寒手册》载:"中医所称湿温伤寒者,验血结果大多数属于西医传染病之伤寒。湿温之重者,大抵为正伤寒,轻者为副伤寒。"[③]这是以西医的科学实证对照中医诊病经验而得出的结论。另外,他又指出:"西医验血以其病菌分类,分成正伤寒、副伤寒两种,证象相类,治法相同,中医不验菌,无正副之分。"[④]由此可知,他不是按西医的细菌论定义疾病,而是归纳总结经验,得出西医所指的 Typhoid 是"湿温"。值得一提的是,陈并没有操作西医的实验与检验细菌方法之能力,西医的知识只是确证他经验无误的工具,这只能算是一种"间接"科学的实证而已。

另外,陆渊雷曾说:"伤寒、温热之无须强为分别,其原因是细菌,而非天时与伏气。"[⑤]这让我们看到中医对西医细菌学的感情是矛盾的:一方面,陆认为细菌论可消弥寒温论争的某些争议,以确立病名,是中医不得不去正面做出回应的学说;但另一方面,又如上文所举恽铁樵、陈存仁等之例子,他们不愿意完全采用细菌学,惟恐古典医学被细菌学取代,或是持"中医不验菌"等理由,这些意向都表示中医仍只能间接、被动地使用西医的知识。中医对西医细菌学这种"若即若离"的被动学习、部分采用之态度,在当时遭致一些批评,例如傅斯年就批评中医对

---

① 陈存仁:《伤寒讲座第二讲——读古医书的方法》,《中医师手册》,第 181、186—187 页。
② 恽铁樵:《对于统一病名建议书之商榷》,《论医集》,第 7 页。
③ 陈存仁:《伤寒手册》,第 1 页。
④ 陈存仁:《古今病名统一对照表(一)》,《中医师手册》,第 161 页。
⑤ 陈存仁:《伤寒手册》,陆渊雷先生序,第 4 页。

细菌学颇无知，只是随意"剽窃自己所不了解的东西"，好比"请不知电流为何事的人来家安置墙上电网一般，其危险是不可形容的"。对傅来说，接受西方的科学，必须"全盘"接受，中医从"古典"的思维出发，片段地采用西医的理论，是不可能达到"科学化"的。[①]

那么，基于何种理由，陈存仁使用"湿温"加"伤寒"这样的连用词？陈解释："现今一般公认'伤寒'两字为一种法定传染病之病名，既已通行，无须更张。但中医界同人如在文稿上单用'伤寒'两字，仍易引起误会。唯有'湿温伤寒'四字，较为通行而明显。"[②]原因就是"伤寒"既有中医的广义(泛指一切热病)、狭义(专指麻黄汤证)定义，又可代表西医的 Typhoid。为免混淆，故前加"湿温"两字来作为细部辨别；当然，"湿温伤寒"非陈所独创，一个病名的背后可能牵涉新学理、新解读，甚至有惯称之俗名，丁仲英(1886—1978)即谓："沪地'湿温伤寒'一词，已为医家惯语。"[③]陈出身上海，将 Typhoid 定名为湿温伤寒，也有约定俗成的成分在内吧。

50 年代初期，陈在《伤寒手册》基础上再度整理了他持续关注的中西病名对照工作，撰成《古今病名统一对照表》《各种发热病认识表》等文章，重新省思中西医的病名对照。陈语带保留地对 Typhoid 的定名做出解释："此症病名，各方意见必多，待公众讨论后决定，今暂用'湿温伤寒症'为名。"[④]"湿温伤寒"这个名词，代表某些中医暂时一致的病名认同，但那绝对不是统一的论述，而是疾病定义从清末至民国之后的一个暂时的休息站。之后在 1954 年，余无言出版专书《传染病新论第一集：湿温伤寒病篇》，认为"伤寒"在中医古典中是"广义"的，不适合作为单一病名，"湿温"统括在广义伤寒之内，更适宜作为西医病名的对

① 傅斯年：《再论所谓国医》，《傅斯年全集》第 6 册，第 323—324 页。
② 陈存仁：《伤寒手册》，第 1—2 页。
③ 陈存仁：《伤寒手册》，丁仲英序，第 2 页。
④ 陈存仁：《古今病名统一对照表(一)》，《中医师手册》，第 161 页。

照。① 此时，"湿温伤寒"之定义已与清代某些中医"伤寒与湿温完全不同"的想法大异其趣，其名称和定义的界限，已经重新划定了。

新的病名意义已经因交流、重译而产生与古典医学不尽相同的变化，这一切历程，仅能称为"缓变"——中医没有完全采用西方病名，而仍在古代经典中寻找每种疾病可能的定位；当然，对祝、陈等人而言，西医的定义仍是他们"经验"的依据。对此，雷祥麟已经注意到民国中医大谈其宝贵之"经验"，这个易被忽视而又极其重要的趋势。古典中医并不特别强调"经验"，但受到1929年废除中医运动的冲击以后，也开始论述古典医学所累积的特有"经验"，欲和西医的科学"实验"分庭抗礼。② 本章分梳中医热病理论中的寒、温派系，证实了若无精确的验菌与科学实验佐证，中医的"经验"恐怕仍只能停留在基于古典医学训练和医者个人主观认定（伤寒或湿温）而定义疾病的层次。单向地依据无科学"实验"证实的"经验"来诊断疾病，恐怕只会沦为医者各自表述的场域。因有西医一致的病名定义可供对照，民国中医界开始逐渐缩小其论述之范围，努力找寻既符合古典论述，又能和西医之病名进行对照的新内涵。

第七节　翻译、诠释与再生的中国医史

谢观曾在《中国医学源流论》一书中分析中医史发展大势："中西汇

① 余无言：《传染病新论第一集·湿温伤寒病篇》，第1页。
② Hsiang-lin Lei, "How Did Chinese Medicine Become Experiential? The Political Epistemology of Jingyan," Positions: East Asian Cultures Critique, 10: 2(2002), pp. 333-364.

通,自为今后医家之大业。"但谈汇通必须注意两个要件,即既能通晓中西医书,又能"确知中医所谓某病者,即西洋所谓某病,或某与某病确有相同之处"①。可见理解西医之理论,将病名作对照解释,是民国中医医治疾病最基本的功夫,也是热病学面临的最大难题:中医明知要与西医病名对照,却又不愿意或无法采用西医病名定义背后的整套科学知识,甚至不得不放弃某些相冲突的古典传统。例如陆渊雷说中医虽必须科学化,但科学仅为补充,而非"舍己从人,同化于西医"②。不愿意同化于西医,乃因中医欲保有某些程度的自主性,恽铁樵则说:"今统一病名,而用西名为主体,则与本身之学术冲突,与整理、改进之初心相背。"③与其求取西医统一的病名而使中医被同化消灭,不如选择继续采用中国医学的某些疾病解释与定义。如是,每个中医都有自己的一套见解,必定加深中医热病学内部统整的难度。即至本章所论的陈存仁的医论,都还以"暂订"为名,不论是以"伤寒"还是"湿温"作为Typhoid 的中医病名,中医仍在与西医对话。对古代经典进行重译与再解释,进而统一中西病名,对整个中医而言将是一段漫长而未竟的事业。④

本章开头,我们看到了一个名词从日本传入,后来被中国官方纳入传染病条例中,最后与古代经典《伤寒论》融合并重释的整个历程。接着梳理了中国医学疾病定义的"缓变",其意义在于:中医虽采用了某些西医的理论来解释疾病,但古典医学中被中医认为有价值的部分,仍被保留下来,中医并没有完全推翻古典医学的病名。西医的冲击让中医反省原来的疾病定义,一边梳理热病学内统整、划一的说法,一边用

① 谢利恒、尤在泾:《中西汇通》,《中国医学源流论·校正医学读书记》,第137页。
② 恽铁樵原著,张玉萍主编:《恽铁樵先生生平及其学术思想》,《恽铁樵医书四种》,第10页。
③ 恽铁樵:《对于统一病名建议书之商榷》,《论医集》,第4—5页。
④ "统一病名运动"不断地在中西医论争的历史中出现,见干祖望:《病名官司》,《干祖望医话》,北京:人民卫生出版社,1996年,第64页。

经典重新定义新疾病的属性与名称,"以重建该学科的秩序与权威"①。中医或多或少地重新用细菌学诠释传染病,却又保持着某种距离,试图淡化"细菌"对疾病的关键影响力,害怕完全采用细菌学会导致传统中医的灭亡。这段疾病史,可说是中医对疾病解释权的坚持,也表明当时中国医者在西医与古典医学之间,进行着永无休止的对话。

另外,"面向西医"之主题有几点值得注意:第一,西医细菌潜伏期的理论,改变了中医"伏温"的某些概念。第二,对"传染"的解释,改变了古典医学的理论,例如"伤寒"在清代寒温论争中是属于"不会传染"的热病,但民国之后受西医影响,变成一个非常重要的传染病,而《伤寒论》也一反其在清代论争中被抨击为不能治疗传染病的论调,而成为讨论传染病治疗的重要理论专书,居"总论"的地位。第三,厘定了某些抽象名词与西医概念的对应关系,例如"湿"、"毒"与"细菌"的对照,但是我们仍不清楚,中医如何思索西医的细菌论述。某些病名的初步对照,虽不能精确地一对一,但似乎中医很有信心在古典医学中找到与西医理论对照的文字,而且许多定义更一直延续下去,直至今日仍是中医热病学中的重要知识。②

从科学史的角度看,傅大为有很简单扼要的比喻:中国有自己的另类科技传统,要直接吸纳西方最新的科学理论,其难度恐怕不比西方抛弃牛顿力学的传统更小;真正言科学革命,必须在新的体系中累积科学知识③,而不是像民国中医以古典医学为基准,再参酌西医的细菌学——这样并不能说明中医创造了一种中西融合的科学知识。若再从实验室的角度来看,细菌学虽是中医面临改革的压力之一,但中医没有

---

① 李建民:《生命史学——从医疗看中国历史》,台北:三民书局,2005 年,第 18 页。
② 例如现代中医传染病学仍有"伤寒、副伤寒属中医温病中'湿温'的范畴"的说法。这个认证之源头,就在民国初年。参照张秀辉主编:《现代中医传染病学》,天津:天津科学技术出版社,1999 年,第 208 页。
③ 傅大为:《回答科学是什么的三个答案:STS、性别与科学哲学》,台北:群学出版社,2009 年,第 45—53、249 页。

实验的器具,也没有发展出一套查验细菌、研究细菌的科学方法;况且,只是"看到"细菌也是不够的,西方医学除了确立细菌与疾病一对一的对应关系,还要能证明细菌之传染会受到环境条件的影响,并告诉世人,科学医学可以控制这些条件,进一步让实验室之外的人,找到可以和这样的科学研究展开对话与采用成果之可能。[①] 中医当时无实验室可供进行实作、生产知识,所以并没能享受研究细菌学所带给西医的控制传染病与主导卫生工作的实际权力。

可以看到,中医吸收所谓"新式的"细菌学知识,其实仍是二手的,当中医们决定走回古典医学的世界中,他们选择了持续解读古典文献,既然"求之今人而穷",只能"退而反古"[②],而非选择走入实验室,做出结果[③]。那么,为什么中医没有去努力走入实验室研究细菌和检验的方法呢? 这也许可以从各种角度来找寻解答,但笔者以为,中医对细菌学的态度,可能是其中的关键。在下一章中,本书就来梳理这个问题。

中医没有走入实验室去找寻细菌学所带来的正面刺激和影响,可能令关心中医发展者感到失望。不过,通过这种"间接"科学,中医还是进行了不少学术内的反省。不能说这些改变一定是好的,但毕竟产生了历史学家关心的"变",如病名之革新,民国时期比起清代而言,虽未达"一病一原"般的精准,但对病名的索求已有较固定的范围。阴症伤寒、温热、暑温、冬温、抵挡汤证等,其实都不再是可以代表 Typhoid 的病名。雷丰在晚清撰写的《时病论》中,曾批评当时以"伤寒"为主病名之混乱,"尝闻专治伤寒家,有温病伤寒、热病伤寒、痧证伤寒、疮疡伤寒

---

① 布鲁诺·拉图(Bruno Latour),林宗德译:《给我一个实验室,我将举起世界》,收入吴嘉苓、傅大为,雷祥麟主编:《科技渴望社会》,台北:群学出版社,2004 年,第 219—263 页。
② 章太炎于 1934 年为《中国药学大辞典》撰序时所言。出自陈存仁:《银元时代生活史》,第 263 页。
③ 即便民初中医在新式的学校教育中融入了西方生理学、病理学的课程,即便在实验室内工作,也不是只阅读一些类似操作手册或细菌图谱之类的东西就能得心应手。必须在反复错误的操作步骤中,学习正确的实验方法,这都需要极有经验的人来带领。关于实验室研究的特性,参考希斯蒙都(Sergio Sismondo)著,林宗德译:《科学与技术研究导论》,台北:群学出版社,2007,第 152—167 页。

等名"。更惊讶的是竟然还有夹痰伤寒、夹食伤寒、夹气伤寒、夹血伤寒、龊龊伤寒、漏底伤寒、刺胁伤寒、瘕疲伤寒、混沌伤寒等名称[1]，就连当时医者也觉庞杂、不合理。

不过，至民国时期，经过诠释而由古典医学中再生之病名"湿温伤寒"，已专指 Typhoid，当时为多数医家同意，即是一重大改变。而促成此变化者，仍是西医之科学验证，细菌学检验使诊断疾病更加准确，就像文中所举陈存仁诊断于右任的故事。陈诊断出"湿温伤寒"，会不会另一位中医又诊断出不同的病名呢？但这次诊断之"正确无误"，却是由科学的验血测试佐证的。也就是说，用西医的方式证实罹患疾病的名称，再寻求中医的治疗，在这样的过程中，中医赢得了病人。虽然失去了定义疾病的某些主导权，但毕竟民国中医成功地达成保存古典医学的初衷，没有走到废除古典医学的绝境。除了要融入整个医疗发展的背景与形势，适应环境外，还要不失自我学术之认同，此乃民国中医面临的重要课题。而这一切，恰恰是民国中医发展与转型的成就与限度之缩影。

---

① （清）雷丰：《时病论》，北京：人民卫生出版社，1964 年，第 138 页。

第四章

菌与气——民国中医对西方细菌论的吸收、排拒与汇通

近代医术之显真本事者,第一是手术,第二是杀菌,第三是对付传染病。一般内科症候之关于机体失常者,现在虽然机体有明了的诊断,却并不曾全有有效的治疗。近代医学是不欺人的,他不自诩天下的病他都能治。不若《伤寒论证》《外台秘要》等等诞妄书,说得像是无病无药者然。此虽可适应愚夫、愚妇之心理,却不成其为实在的知识。①

——傅斯年

国人之脑富有五行、六气观念,西人之脑富有细菌、鞭毛、阿米行动诸观念。各从其观念以由理论,故相去如是其远耳。五行、六气之理论,不尽真;犹免疫学之理论,不尽确也。②

——叶古红

第一节　前　　言

19 世纪末以来,西方细菌学蓬勃发展,使传染病学成为一门相当重要的学科。③ 清末受到日本媒介的影响,该说渐渐传入中国,民初以

① 傅斯年:《再论所谓国医》,《傅斯年全集》第 6 册,台北:联经出版社,1980 年,第 322 页。
② 笔者按:"阿米行动"应指阿米巴原虫在身体内移动之概念,引申说明中医身体内"气"之存在,和西医"细菌"在体内移动的身体观,具有显著差异。中医治疗细菌疾病的方法,可参看叶古红:《传染病之国医疗法》,《国医新声》第 1 期(1939),第 70—72 页。
③ 通论著作可参考 William Bulloch, The history of bacteriology. (New York: Dover Publications, 1979, c1938).关于细菌学对历史产生的影响,例如 David S. Barnes 用 19 世纪末法国的细菌学发展,来论述新公共卫生事业及其对社会生活之影响,参考 The great stink of Paris and the Nineteenth-Century struggle against filth and germs. (Baltimore: Johns Hopkins University Press, 2006). 20 世纪初美国的日常生活和医学检验的例子,参考 Nancy Tomes, The gospel of germs: men, women, and the microbe in American life. (Cambridge, Mass. : Harvard University Press, 1998).

来北洋政府即开始采用西医"八大传染病"的标准①，促成西医在卫生工作上，取得代表进步与现代性的话语权。② 现代卫生之工作，最重要者即为预防传染病之发生，无疑地，20世纪初传染病理论核心，即为细菌学的知识系统。目前史界对卫生史的研究已有各方面的开展③，但传统中医的角色，却始终处在"妾身未明"或"失语"的认知中。那么，到底中医在当时如何运用自身既有的知识体系来回应西方的细菌学？此乃本书最核心的问题意识。

当然，透过这样的讨论，本书也将见证中医传统热病学与西方传染病学融通、对话乃至转型的历程。④ 中医如何利用传统经典中的"气论"，来和西方的细菌学展开对话？中医可曾或如何改变某些传统治疗策略之诠释？我们甚至还会看到，令人惊讶的中药"杀菌"之发明。大体中医对细菌论的接受程度，也应有历史之分期。在细菌论未明之清末，中医气论颇能与西医学对话，并不太排斥西医之论述；民国之后的状况，则有待持续厘清。本章着眼于分析"气"与"细菌"的相关论述，希望能补足过去近代中医史中细菌论述的空白。

---

① 对这八病的记载与评论，参考黄胜白：《传染病预防条例评注（民国五年三月二十日〈政府公报〉公告）》以及《传染病预防条例评注（续第1期）》，《同济》1918年第1、2期，第4—6、169—170页。

② Angela Ki Che Leung and Charlotte Furth（Eds），Health and Hygiene in Modern Chinese East Asia：Policies and Publics in the Long Twentieth Century.（Durham：Duke University Press，2011）. 至于八大传染病的研究，可参考该专书内的专文 Sean Hsiang-Lin Lei，pp. 73 - 108.

③ 除了西方学者外，日本的饭岛涉，大陆的胡成、杨念群、曹树基、张大庆、张仲民等众研究者，也都对疾病卫生在近代中国的各个方面之风貌做出成果。余新忠对这个问题更有不少见地，参考余新忠：《卫生何为——中国近世的卫生史研究》，《史学理论研究》，2011年第3期，第132—141页。最新的总结性成果与研究回顾，可参考余新忠：《清代卫生防疫机制及其近代演变》，北京：北京师范大学出版社，2016年，第1—35页。台湾的部分，可参考陈秀芬：《医疗史研究在台湾（1990—2010）——兼论其与"新史学"的关系》，《汉学研究通讯》，2010年第29卷第3期，第19—28页。以及蒋竹山：《当代史学研究的趋势、方法与实践：从新文化史到全球史》，台北：五南出版社，2012年，第4章。

④ 范行准：《中国医学史略》，北京：中医古籍出版社，1986年，第240—241页。

第二节　西方细菌学的轨迹

　　西方医学在 1880 年后可以说是取得飞跃般的突破发展，"微生物病原说"（germ theory）被强而有力地建立起来。[1] 这个怀疑早在 16 世纪就有人提出，可惜当时没有显微镜可以帮助科学家进一步验证。[2] 就在中国温病派成熟的 18 世纪末，"热病"在西方是一个常用的诊断用语，但常使人感到迷惑，因为许多关于疾病之诊断，都没有标出确切病名。医者见解之歧异，有类中医。整个 18 世纪至 19 世纪初，医者不断试图进行"正确"的疾病分类，但其依据的标准仍是病患之症状，而非病原体。例如据著名的张大庆译《剑桥医学史》称，"柯伦"（William Cullen，1710—1790）就以病症出现在病人身上的顺序为主要的参考指标。[3] 他归纳几种热病之共通特质，例如发热、发怒、发疹、（水液）流失与溶解等特性，并将热病与神经系统连结在一起[4]，同时适用于好几种热病之描述与定义。当时中西方对热病的诊断同样是不精确且主观

---

① 西医细菌论的历史通论可参考 William Bulloch，The history of bacteriology.（New York：Dover Publications，1979，c1938）. 由理论、实验室走向日常生活的实践，可参考 Christoph Gradmann，translated by Elborg Forster，Laboratory disease：Robert Koch's medical bacteriology.（Baltimore：Johns Hopkins University Press，2009），pp. 115 - 170.

② P. E. Baldry 原著，陈益年译：《抗菌之战》，台北：大中国图书公司，1972 年，第 14 页。

③ 罗芙芸（Ruth Rogaski）也提到一个医生的例子，详见罗芙芸著，向磊译：《卫生的现代性：中国通商口岸卫生与疾病的含义》，南京：江苏人民出版社，2007 年，第 94—98 页。

④ 有关柯伦热病分类学的历史，可参考 W. F. Bynum，"Cullen and the Study of Fevers in Britain，1760 - 1820，" in W. F. Bynum and V. Nutton（ed.），Theories of fever from antiquity to the Enlightenment，Medical History，Supplement No. 1. （London：Wellcome Institute for the History of Medicine，1981），pp. 137. 另外，Cullen 也善于用人体的神经系统失调来解释疯狂，并将精神病整合在有关疯狂的医学论述中。可参考罗伊·波特（Roy Porter）：《疯狂简史》，台北：左岸文化出版社，2004 年，第 133—134 页。

的,甚至依据自己信仰的理论与对病人的观察来解释疾病的发生。[①]
19 世纪中期以后,西方医学开始寻找疾病的特定原因对人体造成的损害,才逐步迈向一病一原的思维。[②]

　　当欧洲人在 19 世纪受到一波波传染病袭击时,医学家努力地想要解开"致病原因"的谜底。当时较多人支持"瘴气论"(miasmatic theory),这派人认为疾病之原来自泥土与腐烂物质发出的恶臭气体,它足以让传染病发生;另一派则支持"传染论"(contagionism),这派医生认为疾病是由某种物质传播而导致的,有些人可能已经想到是微生物肇祸,但却苦无直接证据。[③] 不过,瘴气和细菌两种论述并非没有交集,污秽的空气与不卫生的环境,在两者的论述中,都将导致疾病之发生。[④] 至 19 世纪后期,巴斯德借研究酒类发酵的过程,发现了酵母菌;英国外科医师李斯特(Joseph Lister)则发表关于外科手术之论文,肯定这种说法,认为外伤感染是由微生物所造成。[⑤] 但仍有不少人持瘴气理论,或以化学等因素来解释热性传染病发生的原因,甚至公开向巴氏挑战。直至德国的科霍在 1880 年起陆续在血液中分离出结核菌和霍乱菌,才让"瘴气致病说"退出疾病史舞台。在西方,大约在 20 世纪初,细菌致病说已完全为西方社会所接受。[⑥] 早在 19 世纪末,德国的

---

① 参考 W. F. Bynum, Science and the practice of medicine in the nineteenth century. (Cambridge; New York: Cambridge University Press, c1994), Chapter 1.

② 参考 Margaret Pelling, Cholera, fever and English medicine, 1825 - 1865. (Oxford; New York: Oxford University Press, 1978).

③ 李尚仁:《健康的道德经济:德贞论中国人的生活习惯和卫生》,《"中央研究院"历史语言研究所集刊》,2005 年,第 76 卷第 3 分,第 473—474 页。

④ 参考肯尼士·F·基普尔主编,张大庆主译:《剑桥人类疾病史》,上海:上海科技教育出版社,2007 年,第 15 页。

⑤ Michael Worboys, Spreading Germs: Disease Theories and Medical Practice in Britain, 1865 - 1900. (Cambridge, UK; New York, NY, USA: Cambridge University Press, 2000), pp. 34 - 39.

⑥ 其实在 19 世纪中叶开始,微生物就不断地被发现,参考[意]卡斯蒂廖尼著,程之范译:《医学史》下册,桂林:广西师范大学出版社,2003 年,第 731—741 页。

优秀内科医生必定是优秀的细菌病理学者。[①] 可惜细菌理论对实际治疗帮助较少,只有白喉血清是比较成功的,包括结核菌、破伤风、霍乱、鼠疫等疾病的抗毒素,在发病时注射进病人的体内,其治愈率都非常低。[②]

吴章(Bridie Andrews)归纳近代中国所谓的"细菌",一开始范围相当广泛,甚至包括寄生虫病在内的"细菌"[③];当然,还包括许多当时显微镜仍看不到的"病毒"。例如陈虬在1902年即解释香港1894年的鼠疫乃"核内有虫",当时就称为"疫虫"。[④] 清末几次瘟疫爆发时,"微虫"简直无所不在,它所引起的讨论是显著且多元的。在中医典籍正式将"菌"纳入热病解释体系前,疫虫、尸虫、毒虫等似乎是一般中国民众更常用的语汇。[⑤] 当时讲"微生物"者,尚包括寄生虫疾病在内,但后来名词上几番斟酌,最终确立用日本译名"细菌",如姜白民谓:"普通名则因国而异,德谓之Bakterien,法谓之Bactreis,英美谓之Bacteria,日本译言'细菌',吾国学者多称之。"[⑥]基于细菌致病论的传染病学,在中国逐渐被建立起来了,细菌学的重要性和学说创新历程,乃渐为国人所熟悉。

透过中国医者的介绍,当时的知识界逐渐了解到热病之原。例如1910年,丁福保论细菌时说:"旧译作微生物,为各种传染病之媒介。菌之能分裂者,用显微镜视之,宛如断毛,或成螺旋状,凡肺炎、肺痨、鼻疽、脾疽、虎列剌、破伤风、黑死病、回归热、肠窒扶斯、实扶的里等之病

---

① ［意］卡斯蒂廖尼著,程之范译:《医学史》下册,第750页。

② Roy Porter, The greatest benefit to mankind: a medical history of humanity. (New York: W. W. Norton, c1997), pp. 442–443.

③ 吴章(Bridie Andrews):《"血症"与中国医学史》,《清代以来的疾病、医疗和卫生》,第180页。

④ 陈虬等编:《利济医集·瘟疫霍乱答问》,收入刘时觉主编:《温州文献丛书·温州近代医书集成》,第66页。

⑤ 参考路彩霞:《清末京津公共卫生机制演进研究(1900—1911)》,武汉:湖北人民出版社,2010年,第145—149页。

⑥ 姜白民:《实用细菌学》,上海:商务印书馆,1922年,第1页。

原,皆属此类。"[1]认识细菌的历程,从清末已逐渐开始;至细菌学作为专门的一个学科,进入实验室,则要到民国之后。[2]

　　1919 年北京设立"中央防疫处",成为国内微生物研究的核心机构;随后,西医院校陆续开设细菌学课程,或成立细菌学研究部,所用教材多为英、美资料,为了教学上的需要,本土西医也自编或翻译了一些微生物学书籍。[3] 曾任军医学校血清研究所的李振翮就曾指出,细菌学之检验与应用"今日尚缺乏是项专书可供参考"[4]。细菌学专书,可以提供必要的理论,但还必须靠实验室实作,才能获取临床上的实用知识。对西医而言,医书是一种实用的、基础的操作手册,提供基础知识与实验步骤,供医者学习。然而,19 世纪后期,医学教科书依实验结果与新知识的发现不断翻新,所以对比传统中医尊重医学经典的态度,近代西医反而渐渐没有一本具有经典意义的医书供其反复阅读。[5] 对近代西医而言,医书不过是当下实用的基础知识的汇整,类似操作手册,并不是反复阅读、注解的对象。

　　谈到细菌科学之应用,可以从实验室内与实验室外两方面来看。在实验室内,医者必须熟知细菌检验之技术与制造血清之基础知识。1943 年,胡定安说:"细菌学乃发现传染病之照妖镜,亦为预防医学中之精髓。"[6]以细菌研究为体,以卫生工作上的实际操作为用,皆离不开

---

① 丁福保:《病理学上之专名》,《医话丛存》,收入沈洪瑞、梁秀清主编:《中国历代医话大观》,第 1520 页。

② 东梅、李志平:《西方细菌学在中国的传播:1894—1949》,《医学与哲学(人文社会医学版)》,2010 年第 2 期,第 72—74 页。日本第一代细菌学者绪方正规,乃于 1884 年从德国留学回日,为日本带来新的细菌学知识,并强而有力地主导该国的医学发展。参考刘士永:《武士刀与柳叶刀:日本西洋医学的形成与扩散》,台北:台湾大学出版中心,2012年,第 83—123 页。

③ 邓铁涛、程之范主编:《中国医学通史·近代史》,北京:人民卫生出版社,1999 年,第374—375 页。

④ 陈少伯:《实验细菌学检验法》,北京:龙门联合书局,1943 年,李振翮序,第 1 页。

⑤ 参考李建民:《古典医学的知识形式》,收入祝平一主编:《中国史新论·科技与中国社会分册》,第 153—177 页。

⑥ 陈少伯:《实验细菌学检验法》,胡定安序,第 1 页。

细菌学的知识。当时在国立江苏医学院教书的陈少伯指责中国西医并不普遍熟稔细菌实验的操作技术，所以他急于提供一个好的细菌学教科书，来解决国人实作与实验步骤不精的缺憾。[①] 在实验室外，细菌理论也为实际的公众日常生活服务。西人谓：人意外被微生物杀死，是"技术欠练的证明"，证明死者是"蠢家伙"。[②] 故当时有关公共卫生的书籍，甚至是科普著作[③]，如雨后春笋般出现，不懂细菌学成为一件危险的事。丁福保曾刊载一则医案：

> 某甲，精英国语言文字。岁戊申，在沪上某校任教员，四月，得急电，言妻患烂喉痧，濒危。甲令妻来沪就医，妻病未愈，甲复传染，用旧医法治之，不效，遂同至中国自新医院。医生以无传染病院，不敢留，荐至工部局医院，比至，已毙于马车中。妻归，因夫病之死，系由己传染，服鸦片，明晨亦死。使甲稍有普通医学知识，使其妻早令西医注射血清，严行消毒法，及隔离法，以防传染，即传染矣，早用血清注射，亦十愈八九。今俱不出此，少年少妇，赍志以没，呜呼惨矣！[④]

这则故事的警惕意味相当浓厚，不知道疾病"传染"之害，以及隔离、消毒、血清注射等日常医学知识，是相当危险的，甚至直指"旧法"治病的愚昧。中医界必须面对的挑战，才正要开始。

第三节　中医吸收细菌说之发轫

中医如何看待细菌学？在整个民国时期，中医未有对待细菌学的

---

① 陈少伯：《实验细菌学检验法》，第1页。
② 彭琼斯撰，陈兆熙译：《微生物与人生》，台北：台湾商务印书馆，1970年，第102—103页。
③ 参考高士其：《高士其全集》，北京：航空工业出版社，2005年，第1、4、5卷。
④ 丁福保：《医话丛存》，《中国历代医话大观》，第1513页。

"一种态度",大体对其说一开始是采取接受的态度,如何廉臣言:"吾绍之病家,一病之安危,多有责之于医,不知侍疾者对于病患,往往居处不合理,身体不清洁,寒温不适宜,卧起不定时,不但无助医家治疗之能力,实则助长病菌之孳生。"①何的话显示,中医已注意到日常卫生和细菌的害处。又,1929 年陆渊雷在《上海国医学院课程说明》中之"乙、基础医学·病原细菌学"条下解释说,"此为显微镜出世以来,发明最近、进步最速之科学","医校中无此课目,人将诋为不识法定传染病也。此科包括细菌原虫及免疫学,每周二小时,一年而毕"②。此处,细菌学与其他科目相较,授课时数并不算多,但随着时间愈往后,其他中医学校的细菌学课程,则屡有增设。③

只是,了解一种知识,并不代表要接受其背后一整套价值观与研究方法,事实可能是:中医之学习多是为了了解公共卫生知识,对进一步的血清制造、验菌之法,则没有相关实验课程之设计。故傅斯年曾批评:"微菌之检查,尤为全部传染性病之最要紧的诊断。诊断的器具本为国医大系中所无,而这些诊断的经程,除脉搏外,又皆国医所不知,或不确切。"④这常成为中医不谙新医学之把柄。怎么学习这些细菌学知识,也是一大问题,不能只靠学校教育而已。1934 年,有杂志刊出坚匏(笔名)的文章,提到余云岫将为青年中医编行补充教育讲义,设立中医补充教育研究班,完全根据科学并参酌旧说来说明医理,为中医科学化奠定基础,并举中医条例中也将有"传染病诊断"和"消毒方法",呼吁中医学习新知。⑤ 这种由反中医阵营所开设的细菌学课程,大概当时中医不太买账,而且也只有零星开设,昙花一现,影响不大。反观余氏此

---

① 何廉臣编著:《增订通俗伤寒论》,第 502 页。
② 陆渊雷:《上海国医学院课程说明》,《陆氏论医集》,收入张玉萍土编:《陆渊雷医书二种》,第 94 页。
③ 朱建平主编:《近代中医界重大创新之研究》,北京:中医古籍出版社,2009 年,第 98—118 页。
④ 傅斯年:《再论所谓国医》,《傅斯年全集》第 6 册,第 309—310 页。
⑤ 坚匏:《青年中医应接受补充教育》,《社会医报》第 207 期(1934),第 4618—4619 页。

举,若属真实,颇耐人寻味,余氏的"反中医"或许不是为反而反,值得审思。①

当时中医常以传统的外感热病学,包括伤寒和温病学的知识,来和西医之细菌学展开对话。谭次仲认为,要以"科学整理"的思维来解释传统医书,将传染病和伤寒学划上等号。② 陆渊雷则注意到传统医学没有细菌学的缺失,他说:"国学本无此专科,则立纲更难。至卫生防疫,关系细菌学较深,当附于细菌学下。"③当时细菌学与其指导之卫生举措,已占据了"科学标准"的核心。谭氏坦言中医之缺憾,就是无显微镜,故不知细菌学。④ 谭算是比较能接受细菌学的中医,因为后面我们将看到否定细菌学为"正因"的言论。又如恽铁樵认为,中医虽疗效卓著,但说不出一个实际道理来,"总难得现时代知识阶级之同情"⑤。要如何谈出"实际"道理? 此时细菌学就为中医提供了一个好的切入点,成为用来对照、说明传统医学"气"的一种证据。30 年代后,弄清西医理论中涉及的"物质"基础,包括用细菌学来解释中医病理,是科学化的重要步骤。例如解释中医的"风",张忍庵论"传染作用"时说:"挟送病菌,飞扬播散,亦叫做空气传染。"⑥当时中医将中西学理对照解释,是为了将"气"的物质基础说明白。

在整个中医热病学体系中,医者开始采用细菌的视角来解释各个理论,大致可从基础理论和方药两方面来看。在理论部分,中医首先肯定了许多疫病都是"菌"在作祟,何廉臣于 1914 年校订出版的医书中即解释:

　　夏秋空气最浊,水土郁蒸之气,每被日光吸引而蒸发。发于首

① 皮国立:《民国时期的医学革命与医史研究——余岩(1879—1954)"现代医学史"的概念及其实践》,《中医药杂志》第 24 期(2013),第 159—185 页。
② 谭创论"伤寒五定法",即依据西医对传染病的解释,打散《伤寒论》的原文,分门别类,定为五法。见谭次仲:《伤寒评注》,第 2 页。
③ 陆渊雷:《上中央国医馆书》,《陆氏论医集》,《陆渊雷医书二种》,第 161 页。
④ 谭次仲:《伤寒评注》,第 1 页。
⑤ 恽铁樵:《论医集》,第 1 页。
⑥ 张忍庵:《中国医学之物质的原则》,《国医公报》1932 年第 2 期,第 47 页。

夏者,曰霉雨蒸;发于仲秋者,曰桂花蒸。其为病也,皆水土秽气杂合而成。人但以暑湿赅其病之本,贪凉饮冷赅其病之标。而不知夏秋水土郁蒸,湿中有热,热中有湿,浊热黏腻,化生霉菌,故谓之湿温,亦谓之湿热。西医谓之霉毒气,害人最广,变症最繁,较之风温、冷温、暑温三症,尤多而难治。①

又言:

英医合信氏云:空气干热不伤人,惟湿热最伤人。因低洼地土,或蕴有死水之潜热,或积有腐烂之草木(此即水土秽气化生霉菌之原因),后得六十度热表之日光,接连晒之,其霉毒气乃勃发。故在东南热地,夏秋之交,其毒尤甚。可见湿温、湿热为有形黏腻之邪,西医不为无见。呜呼!人在气交之中,一身生气,终日与秽气相争战,实则与微生物相争战,不知不觉中,伏许多危险之机,可不心惊目惧哉!②

此处何廉臣已经注意到细菌的影响,但是请注意,合信(Benjamin Hobson,1816—1873)的瘴气论还在起作用,但此论述确实已有"菌"的踪迹。基于中医传统伏气的概念,以及季节之气的论述,其实与中医较吻合的论述,还是瘴气论中的"毒气"。余新忠对清代瘟疫各种致病之气,如"时气"、"疫气"等进行了梳理,发现其实中国医者对环境中不清洁、腐烂、臭秽的气体会导致瘟疫的观点并不陌生③,当他们看到西方学说从瘴气论转移至细菌论时,很自然地回到原来的知识系统中搜寻各种解释的可能,于是把不好的气将致"菌"的概念合理化了。其实在西方,两者是略有冲突的概念。又如梁其姿也研究过各种环境致病

① (清)戴天章撰,何廉臣重订:《论温热四时皆有》,《重订广温热论》,第7页。
② (清)戴天章撰,何廉臣重订:《论温热四时皆有》,《重订广温热论》,第8页。
③ 余新忠:《清人对瘟疫的认识初探——以江南地区为中心》,《中国社会历史评论》第3卷,北京:中华书局,2001年,第238—258页。

因素,提出过"郁蒸"的概念①,上面引文也提及水土杂气蒸发之论,并和西医之"霉毒瓦斯"、"霉菌",构成一种具有解释力的新论述。

此外,最重要的是中医还论述了"毒气"与细菌的关系,如张锡纯说:"疫者,感岁运之戾气。因其岁运失和,中含毒气,人触之即病。"②即用"毒气"来解释疫,这种观点屡见不鲜。另外,"毒气"和"菌毒"中共有的"毒"之概念,成为中医新的论述,甚至有"解毒"疗法与"杀菌"混谈者。③ 其实,在古代也有"菌毒"的概念,但就肉眼所及的范围,该菌可能是指真菌(fungi)类生物。例如在明代《外科正宗》中有"太乙紫金丹"者,可治疗"一切饮食药毒、蛊毒、瘴气、恶菌"等等,可见"菌"与"毒"之概念,在中国医学体系内是极其相关的一组概念。至于"毒"之形象,也同样与自然界不好的"气"高度相关,例如毒常与"山岚瘴气"、"烟雾疠疫"等会伤人的自然现象结合起来论述。至于对"菌"的描述,还被广泛运用在较需要"目视"的外科或喉科上,如外科有:"翻花者,乃头大而蒂小,小者如豆,大者若菌,无苦无疼。"④以及对妇人阴疮的描述:"阴中突出如菌子,如鸡冠,四边肿痛者,乃肝郁脾虚所致。"⑤这是以病灶外形视之。其他有"生于口内或牙龈肉上"的"口菌"⑥,还有"生于牙根,其状紫黑色如菌"的"牙菌"⑦,或如《喉白阐微》载:"喉间白腐一症,俗名白菌,即白缠喉是也。"⑧指感受温邪疫疠之邪,喉间疼痛,溃烂并覆有色白如菌状膜。又"舌上生菌"之恶症,其形"初起如豆,渐大如菌,

① 参考梁其姿:《疾病与方土的关系:元至清间医界的看法》,收入氏著:《面对疾病:传统中国社会的医疗观念与组织》,第231—242页。
② 张锡纯:《治瘟疫痧疹方》,《医学衷中参西录》,石家庄:河北科学技术出版社,2001年,第174页。
③ 复旦大学:《急性传染病治疗理论概要》,《中国医药月刊》,1941年第1卷第10期,第1—2页。
④ (明)陈实功:《翻花疮第四十九》,《外科正宗》,天津:天津科学技术出版社,2000年,第247页。
⑤ (明)陈实功:《阴疮论第三十九》,《外科正宗》,第234页。
⑥ (明)朱棣:《口齿咽喉诸疾普济方新编》,北京:学苑出版社,2009年,第302页。
⑦ (明)朱棣:《口齿咽喉诸疾普济方新编》,第308页。
⑧ (明)朱棣:《口齿咽喉诸疾普济方新编》,第315页。

疼痛红烂,由心脾热毒所致"①。又有"喉菌",其状"如浮萍,色紫生喉旁",其形"软如猪肺",梗塞于喉间,妨碍正常饮食。② "唇菌"则是指"嘴唇陡然翻突,形如猪嘴"③。凡此,皆以病灶外形称之,非指看到"细菌"。而"菌毒"之生,或与身体内部的湿热有关④。当然,"毒"的指称是非常广泛的,即使在以目视为基础的外科上,"毒"之源也可能归咎于外界不好的气,例如"时毒者,天行时气之病也",而与属于内科的热病学有所接轨。⑤

而近代"病毒"一语,与今日所指略有不同。当时言"病毒"者,其意义常是模糊的,原可能是指微生物,这是我们今日之理解,但是它的另一种意义,即细菌导致人体患病的"毒",源于某些细菌能"分泌毒素,使人中毒"的说法。⑥ 日人汤本求真(1876—1941)的《皇汉医学》于1928年被翻译成中文出版,他大力推展汉方与尊崇张仲景的立场,赢得中国医者的信任。他认为病人罹患热病时的某些症状,乃"病毒郁积"之故,中医的汗、吐等法可以发挥"解毒"之效。⑦ 这或许强化了中医将"解毒"法解释成"解细菌之毒",并影响了后来的中医。如叶谷红认为,国医过去用气化来解释药效对人体之作用,现在则融汇细菌论,认定过去治疗传染病常用的汗、吐、下三法是在"排除毒素",故中医足以应付传染病的威胁。⑧ 其实,早在1921年,吴锡璜就在书中多处指出"菌毒"或"病毒"对身体之影响,应是汉医之说增强了这种论述,例如:

> 春温、冬温、湿温、伏暑,不因误汗,而发现神经症者,往往而

---

① (明)朱棣:《口齿咽喉诸疾普济方新编》,第319页。
② (明)朱棣:《口齿咽喉诸疾普济方新编》,第354页。
③ (明)朱棣:《口齿咽喉诸疾普济方新编》,第345页。
④ 如谓:"菌毒者,乃脾经蕴热凝结而成。"引自(明)陈实功:《眼胞菌毒第一百二》,《外科止宗》,第296页。
⑤ (明)陈实功:《时毒论第二十二》,《外科正宗》,第130页。
⑥ 胡鸿基:《公共卫生概论》,上海:商务印书馆,1933年,第16页。
⑦ 汤本求真著,周子叙译:《总说》与《论西医强心药之无谓》,《皇汉医学》,第6、13页。
⑧ 叶谷红:《传染病之国医疗法》,《国医公报》,1933年第1卷第5期,第71页。

有。盖由病毒菌传入延髓,患感之后,神气遂不清明。[①]

> 危重之传染症,其初期有体温亢进不甚而亦死者,此盖由传染毒菌之妨害,而非因热以致死也。[②]

> 热病一二日,舌上每有厚白腻苔。……此等消化力弱,实由病原菌之障害消化器使然。[③]

当时中医还将细菌学融入传统的身体观,例如伤寒派言风寒自表入里(由体表侵入人体),而温病派则言邪气从口鼻侵入人体,此说结合细菌无所不在的特性,恰好给中医一条可行的诠释路线,吴锡璜谓:"病菌之侵袭,由口鼻而入者有之;由毛窍而入者,亦有之。肺痨、肺炎、疫症之传染,由口鼻而入也;温疟由肉叉蚊刺螫致疟疾,寄生体入于血中,由毛窍而入也。传染病以二者最居多数,近世新学说多宗之。"[④]民国中医在阅读细菌学的相关书籍后,根据过往学习古典医学的知识,展开一种具有解释力的新诠释。

再举潘澄濂的例子,他回忆 1932 年起在西医院所看诊,治疗过不少传染病患,说道:"主其事者,虽为西医,除抢救病例用西医外,大部分均以中医治疗为主,历时六载,得以对许多种疾病进行系统观察。"[⑤]可看出当时已有医院进行类似中西医结合的治疗[⑥],没有证据显示像潘这样的医者受过任何西医学的训练。他对现代传染病的治疗与观察,完全是以旁观者的角色,至于在实际治疗方面的课题,恐怕还是要依靠

---

① 吴锡璜:《中西温热串解》,第 164 页。
② 吴锡璜:《中西温热串解》,第 53 页。
③ 吴锡璜:《中西温热串解》,第 57 页。
④ 吴锡璜:《叶香岩〈温热论〉注解》,《中西温热串解》,第 89 页。
⑤ 朱世培主编:《潘澄濂论温病》,上海:上海中医药大学出版社,2009 年,第 4 页。
⑥ Volker Scheid, Currents of Tradition in Chinese Medicine 1626 – 2006. (Seattle: Eastland Press, 2007), pp. 228 – 229 and 239 – 242.

中医学所支撑起的知识系统来解决。潘认为,中医治法虽是笼统的,对症而非对病,但不论是流感、肠窒扶斯或是恶性疟疾,只要出现"桂枝汤证",就可以使用该汤而得到良好的治疗效果。这并非以细菌为主的"原因疗法",而是中医特有的"对证疗法"。[①] 潘氏鼓励参酌西医对疾病的理论,或吸取基础学说后,进而搜罗古典医学条文的考据、治疗方式,此即当时所谓"科学整理"古医籍与探索新治疗方法的路径。

基于细菌学的关于中医治疗方式的各种解说应运而生。如何廉臣借脉学来说明吸受菌毒所呈现的脉象:"疫症虽多,总由吸受种种霉菌之毒,酿成传染诸病。其为病也,不外阳毒阴毒,阳毒则血必实热,脉多右手洪搏,左则弦数盛躁;阴毒则气多虚寒,脉多微软无力,甚则沉微似伏,或浮大而散。"[②]更有意思者,考古学家石璋如(1902—2004)回忆他故乡(河南省偃师县东蔡庄)的医疗,说有位外科医生叫李乐,会针灸、开刀,有一年家乡附近的村子流行一种极为严重的瘟疫,死了许多人,李乐说可以扎针,阻止传染,谓:"可以经由针灸放血流出病菌。"石说,他并不知道大夫所言是否属实,但当时他住的村子确实没有被瘟疫传染[③],可见民国时许多中医都喜欢使用细菌学来证明中医的传统治疗方式确实有效。

相对地,中医除了采用这类论述外,也对细菌致病说提出了某些方面的质疑。陆渊雷虽认为病原细菌等知识必须学习,但又说:"细菌原虫,并不是传染病的绝对病原。"[④]这让其论述充满矛盾,细菌学为何又不是导致传染病之主因?潘澄濂提出一种解释:各种传染病,一开始可能会有相同的症状,但是不同的细菌和原虫喜欢栖息的人体之处,以及会导致的症状,却因人而异,所以细菌致病说具有无法正确预测的特

---

① 潘澄濂:《伤寒论新解》,第5—6页。
② 何廉臣编著:《增订通俗伤寒论》,第38页。
③ 陈存恭等人:《石璋如先生访问纪录》,台北:"中研院"近代史研究所,2002年,第27页。
④ 陆渊雷:《陆氏论医集》,《陆渊雷医书二种》,第266页。

性。[1] 汤本求真也指出细菌并非导致传染病的唯一原因,细菌也是生物,"若无适于彼之营养物及水与温度等,则不能续保其命脉也"[2]。传染病之所以成立,必待体内"食、水、血三毒之停滞",导致抵抗力衰弱而得病。这是说细菌是一种生物,必须有适合的环境才能生存。中药则可改变体内环境,使之不利于细菌生存,则疾病自然痊愈。[3] 中医黄国材则指出:虽相信神道的迷信与疫鬼作祟的年代已经逝去,已知导致疫病之起的原因是细菌,但不论传染的途径有何不同,总因"体质亏损"、"抵抗力不足",才使得病菌有机可乘,病菌并非唯一的致病要件。[4] 而早在 1910 年,中医就已有用中药增强气血,增强人身"抵抗力"之论。[5]

当日之中医,还对融汇细菌学提出了学术发展上可能面临的困境。陆士谔说:"凡是一种学术,必有其根据地,必有其立脚点,此点丝毫不能迁就,丝毫不能通融。"现在中医以六气为外感病因,"假使必以迁就西医学说勾入时,立案论证,满纸发炎细菌,则根据尽失,立脚毫无"。[6]陆的担心,是当时许多中医对采用细菌学的疑虑,但是如果对比日本汉医的论述,则后者在解释细菌与传统医学的关系时,就显得大胆许多。除那些坚守传统医学领域,不肯采用一分一毫细菌学的保守派之外,大多数中医都在这两种思维之间摆荡。

在民国中西医的讨论中,时人已看出两种医学的知识论与技术操作不尽相同。中医表达了他们的疑虑,如恽铁樵认为:要采西医的语言和病名为准,就要接受西医细菌学背后一整套技术与认知的体系,包

① 潘澄濂:《伤寒论新解》,第 6—7 页。
② 汤本求真著,周子叙译:《论传染病若不以自家中毒为前提,则不能成立》,《皇汉医学》,第 20—22 页。
③ 林青萍:《中药治愈传染病之理》,《现代医学季刊》第 1 卷第 1 期(1947),第 23 页。
④ 黄国材:《中医预防传染病之方法及药剂》,《医学杂志》第 86 期(1935),第 22 页。
⑤ 何锡琛:《中医曰邪气　西医曰微生物》,《中西医学报》第 2 期(1910),第 26—29 页。
⑥ 陆士谔:《士谔医话·论中西医》,《中国历代医话大观》,第 2062 页。

括运用西方教科书与实验器具等，颇为窒碍难行。[①] 最令当日中医担忧的，则是古典医学理论能保存多少的问题。[②] 当细菌是否致病与怎么克服细菌致病两个问题浮上台面后，中医在采用某些西方论述时，又展现了他们的坚持；而更多对细菌学之观察与反对的意见，可能是中国本土中医的另一条线索。

第四节　章太炎"据古释菌"之例

当日中医们在反对一种理论时，往往或采取为反对而反对的谩骂方式，或采取相应不理的态度。中医的回应，在学术的讨论上，颇似近代知识分子"西学源于中国说"的论述脉络。[③] 约瑟夫·列文森（Joseph R. Levenson）曾指出：近代中国知识分子的返归传统，并非源自他们对理性正确性的信念，而是源自迎头追上西方，并减少、缓解被西方文化冲击的情感诉求。[④] 然而，民初中医对"（中西）文化同一性"的追求，不能只有情感上的主观因素，还必须以实际疗效与治疗经验为依归。而 Joseph R. Levenson 之"文化同一性"，放在中国医学史的脉络来看，章太炎"据古释菌"的例子或许最具有代表性。

---

① 恽铁樵：《论医集》，第 5 页。

② 皮国立：《所谓"国医"的内涵——略论中国医学之近代转型与再造》，《中山大学学报》（社科版），2009 年第 49 卷第 1 期，第 64—77 页。

③ 见拙著《近代中医的身体观与思想转型——唐宗海与中西医汇通时代》，第 2 章。王尔敏已指出晚清知识分子之"托古"乃为"改制"所需。可参考王尔敏：《晚清政治思想史论》，台北：台湾商务印书馆，1995 年，第 33—35 页。以及王尔敏：《中国近代思想史论》，北京：社会科学文献出版社，2003 年，第 39—43 页。

④ Joseph R. Levenson, Confucian China and its modern fate. (Berkeley: University of California Press, 1958), pp. 13 – 19.

　　此处所谓"古"，除传统中医经典之外，也包括中国古代文化思想中的哲学，乃至经学、佛学等。张灏曾指出中国知识分子的"内部对话"，使中国传统形成或积聚了能引发每一代知识分子恒久兴趣的问题与思想。传统不是一种僵死的遗产，而应视为一种超越时间而存在之知识和关怀的思想共同体。① 或许本书关注中医对热病学的讨论，也符合这种趋势。余英时也认为，清代考据学通过"训诂"以明六经，主张"回向原典"，借以澄清儒学的传统。他们基本的观点是"信古"而非"疑古"，是"独尊儒术"，而不是诸子平等。② 或许，民国中医学的发展，也类似儒学的发展，"尊古"乃"据古"探索医学原典，将古代学问视为创造新时代学术的数据库，其发展轨迹颇类于清代学术思想史。

　　从这样"据古"以释菌的脉络来探索民国中医的思想，即不可不谈章氏的观察。他在 1899 年即根据早期传入中国的科普杂志《格致汇编》中一篇《人与微生物争战论》，来检视客观存在的细菌。他说："曩读《庄子·齐物论》有云：'乐出虚，蒸成菌。'而不谛其所自。夫人心之乐，发于空虚，而能蒸成有形之菌。"③如果说章代表了某些知识分子或医者的视角，那么可以说一开始，中国人认识细菌的角度就不是"观察细菌"，而是去观察导致细菌滋生的人的负面行为。这一点尤其重要，因研究的对象不同，将引发整个知识体系的差异。另外，他还将中国对"虫"的观察，来对比西医的细菌学，他说：

　　　　（菌）其递相传染者，虽与乐无涉，而其端则必自乐始。医和之言曰："女阳物而晦时，淫则生内热惑蛊之疾。"……虽然，非特淫乐

<hr>

① 　张灏：《危机中的中国知识分子》，北京：新星出版社，2006 年，第 12 页。
② 　余英时：《中国近代思想史上的胡适》，台北：联经出版社，1984 年，第 79 页。
③ 　上海人民出版社编：《菌说》，《章太炎全集》第 8 册，第 2 页。该句引《庄子》："喜怒哀乐，虑叹变慹，姚佚启态；乐出虚，蒸成菌。日夜相代乎前，而莫知其所萌。"乃指各种反复无常的情态，出于万物一体的观点，变化又都是没有区别的。王叔岷谓此句为"气蒸而生菌蕈也"，乃此谓湿热之气导致生成真菌之意。见氏著：《庄子校诠》，台北："中央研究院"历史语言研究所，1988 年，上册，第 13 页。

之足以成菌、成蛊也。菌、蛊已成,则又能强撼人之志念,而使从
淫乐。①

章此处没有谈及外感邪风、风气的问题,可见最初章对细菌的解释
还是偏于人之行为和人情之影响,顶多对外物的观察用"虫"来对比而
已,未见"气"之踪迹。

1921 至 1927 年之间,章的医学论文开始渐渐多了起来。在此之
后,他还担任上海中国医学院的校长,并持续关注中医学理。② 章在 20
年代后渐渐脱离《内经》学说,开始专门致力于《伤寒论》的研究,其关注
焦点始转向外感热病的临床治疗,并且将"细菌"这一角色带入其论述
体系中。③ 在中西医论争日益激化的 20 年代后期,他认为中医不需一
直和西医进行抗辩,中医"忽略解剖,不精生理"实为缺点,但在伤寒热
病方面,重点不是脏腑之病,其邪为"浮而无根"之气,中医应谨守治法
之有效者,因为中医在这个方面"率视西医为胜"。④ 直探仲景之治疗
学,解读气论之奥秘,以实效为最高准则,或可与西医一较高下。这一
时期,他完成著名著作《猝病新论》⑤,该书围绕中医传染病与细菌进行
中西医对比的讨论,广及伤寒与温病等议题。

章对菌之理解在今日可能颇不合理,他说:"微生菌者,远西近代所
发明也。旧时只言微生虫,则中土亦有之。按诸书言五尸者,尸即虫
尔。"⑥这是把菌和虫看成一物了。章氏还发挥他历史考证的功力,从

---

① 上海人民出版社:《菌说》,《章太炎全集》第 8 册,第 2—3 页。
② 关于章的医学论述,可参考章念驰、潘文奎所作前言,《章太炎全集》第 8 册,第 1—49 页。
另可参考赵永金:《章太炎与他的医学》,《史林》,1998 年第 1 期,第 127—134 页。以及
章念驰:《我的祖父章太炎》,上海:上海人民出版社,2011 年,第 101—114、292—
298 页。
③ 段晓华:《章太炎医学思想研究》,北京:北京中医药大学博士论文,2006 年,第 1 页。
④ 汤志钧编:《章太炎年谱长编》下册,北京:中华书局,1979 年,第 890 页。
⑤ 该书初名《猝病新论》,1957 年后改版称为《章太炎医论》。见《章太炎全集》第 8 册,第
9 页。
⑥ 上海人民出版社编:《论微生菌非伤寒热病因》,《章太炎全集》第 8 册,第 245 页。

文献中考察"虫",追溯细菌可能的踪迹。另外,细菌会产生"毒",所以章也以"毒气"来解释"有菌"。① 用"毒"来解释传染病之发生,中医早有此说,如朱莘引张盐山之言说道:"疫者,感岁运之戾气,中含毒邪,借空气流传,无可逃避。挨户挨村,若徭役然,故名曰疫。"②中医注意到"空气"这个因子,显然受到西医学的影响。

章氏还利用他对于国学与中医的素养,考证出"苟毒"(苟,一种小草)以及各种"厉风"、"贼风"、"瘴气"等,都是针对"微菌"而言。③ 时逸人认为此说有道理,言"苟毒"与"大风"相连,代表病菌必借空气之传播才能为害。④ 章注意到当时细菌学给中医最大的挑战就是:西医之论,背后都有一个病原定义,而非"六淫"或"六气"。不过,章氏却反客为主,指出是自然之"(热)气"导致疾病,而非细菌。他说:"余谓由热生菌,非由菌致热。盖菌本以湿热为缘,梅雨浸淫,气加溽暑,其时竹木皆能生菌。"⑤而"传染"这一客观事实,章也不认为是细菌所导致,而是一种"电气"之感应,他说:"盖人类官骸血肉,彼此相似,是以感应为易。起尸之事,多由兽类所引,此电气所感通也。夫病亦然! 其气挥发,则染及他人耳。"⑥章只承认某些疾病源于细菌,例如阴阳毒⑦、温毒、尸疰、狐惑、传尸、瘰疬等,然于外感热病范畴之伤寒、温病,则应该是"风、寒、热为主因,菌为助因"⑧。他还举了许多疾病的例子,说明细菌并非致病原因,顶多只能说是辅助解释的"副因"而已。他没有否认细菌的存在,但认为它仅是自然界的一种生命史的盛衰现象⑨,不一定会导致

---

① 上海人民出版社编:《论微生菌致病之说》,《章太炎全集》第 8 册,第 449 页。
② 朱莘:《最新杂病论精义折中》,上卷,第 29B 页。
③ 上海人民出版社编:《论微生菌致病之说》,《章太炎全集》第 8 册,第 449—450 页。
④ 时逸人:《时氏内经学》,台北:台联国风出版社,1969 年,第 30 页。
⑤ 上海人民出版社编:《中土传染病论》,《章太炎全集》第 8 册,第 321—322 页。
⑥ 上海人民出版社编:《中土传染病论》,《章太炎全集》第 8 册,第 322 页。
⑦ 上海人民出版社编:《论菌毒》,《章太炎全集》第 8 册,第 447 页。
⑧ 上海人民出版社编:《论微生菌致病之说》,《章太炎全集》第 8 册,第 453 页。
⑨ 上海人民出版社编:《论微生菌非伤寒热病因》,《章太炎全集》第 8 册,第 248 页。

传染。①

章氏的例子并不是孤例，四川医家罗燮元也发表《国医历代微菌学之发明考》，指出细菌学虽是西医"破天荒之新发明"，但其实中医的疾病史中都有记载：

> 夫微菌之学，考诸我国医籍，虽无显著之名辞，然细察其病，则发现我国医籍者，乃数见不鲜，如《内》、《难》言贼风虚邪，又可之言杂气、戾毒，而补遗篇之五疫，真邪篇之五邪，及《神农本草经》之杀蛊毒、鬼疰等，是无一不寓有微菌之旨在，然此尚属抽象之辞，无征不信。试观癞风呙癣之有虫，见于《病源》；狐惑蛔虫之寄生，阐于《金匮》；阴阳毒，有类乎鼠疫之败血；恶核病，则又同夫鼠疫之腺肿。他如脏虫则辨其九，尸虫则分其三，传尸有疰，淋浊有蛊，瘑疮起于伤寒，蛲虫发于赤痢，凡此种种，见于载籍者，不胜枚举，又何尝无精确之观察，实据之可指。②

罗氏认为，中医历史发展"多侧重气化而略形迹"，现今"亚学西还"，得以证中医之贡献。他叹息国人不自振作，家有宝藏而不知珍惜，呼吁大家重视。这类研究虽对细菌学的真正研究没有助益，但却促使中医去反观传统医籍。章氏的视野是"精研国学，旁涉西学，返涉医学"③，以古医籍为主，旁及其他古籍，搜索可供回应细菌学的素材。他论述中的"气"、"毒"、"虫"等概念，有助于我们理解当时中医思想脉络之梗概。

---

① 上海人民出版社编：《论菌毒》，《章太炎全集》第 8 册，第 446 页。
② 罗燮元：《国医历代微菌学之发明考》，《现代中医》第 2 卷第 1 期(1941)，第 19—24 页。
③ 章氏"小学、子书、医理，堪称三绝。三绝之中，最喜谈医，尝谓平生心得在是"。见章念驰：《我的祖父章太炎》，第 113 页。

第五节　中西医对细菌学论争的焦点之一
——对气论的坚持

胡定安于 1922 年为《实用细菌学》写序时,赞叹科学之进步,并质疑传统医学"六气"论之荒谬。他认为,传统"邪气"与"妖魔"致病的说法,都应该被时代淘汰。[①] 可是,在中医学的知识中,"气"是自然界一切物质生发之基础,人在其中,生长、疾病都离不开它。陆晋笙谓"(天地)既有人类,先由气化,继而形化,父精母血,子孳孙生","若夫植物、动物,莫不受天地阴阳之气所化而生",明确指出"气化"孕育生命之本质,此"化"为动词,代表气是所有物质赖以生长的基础物质。[②]

陆晋笙是江苏人,1913 年至上海悬壶济世,对中西医的医疗行为与治法良莠有相当多细腻的观察,且勤于著述,《景景室医稿杂存》由其子刊于 1920 年,另有一本类似名称之《景景医话》,则由其子、侄一同校刊行世。[③] 陆在《以药治病关乎气化说》中指出,中医治病乃依赖气化论诊断和用药:

> (人)诞生以后,即吸受五气,得其和平以养生,而又吸受五气,造乎偏颇以成病。病也者,不过寒热有所偏颇、燥湿不得和平耳。天地间金石草木鸟兽鱼虫,亦得四时阴阳之气以生,惟皆偏而不纯,故取以为药,乃偏以治偏之法。……是药之所以能治病者,其原理本乎四时阴阳而来,乃贯天人一致之学,若离乎阴阳之气化而言治病,视人如器物然,纵解剖极细,何能攸往咸宜哉?[④]

---

① 姜白民:《实用细菌学》,序言,第 1—2 页。
② 陆晋笙:《景景室医稿杂存·气化说》,《中国历代医话大观》,第 1730 页。
③ 李经纬主编:《中医人物辞典》,上海:上海辞书出版社,1988 年,第 305—306 页。陆晋笙:《景景室医稿杂存》,《中国历代医话大观》,第 1726 页。
④ 陆晋笙:《景景室医稿杂存·以药治病关乎气化说》,《中国历代医话大观》,第 1730 页。

　　陆抨击西医把人视为"器物",与近代以来某些中医指出的"镜能显微,不能穷变,剖视脏腑,已非原相"的思维大概是一致的[1],都是对西医的物质文化提出一种反思。当时有不少讨论指向西医治疫无效,"皆不知气化之故也"[2]。当时中西医的论争,大体可以视为自然史观与物质文化史观的论争。现代科学挟物质文化进步之基础,显微镜、实验室、染色方法等技术之进步,已经占据了医学论述的主导权;然而,细菌同时存在于两者之中,它既是自然史的一页,又是物质文化史的一页。但中医于后者无置喙之余地,所以只能在前一部分架空细菌致病说的理论,强调"细菌"属于自然界生物的特性,前述章太炎也大致持此论调。[3]

　　持相反立场的余云岫则认为:知识水平较差的人,只能求神拜佛,而知识水平较高的人,还是只能高谈"六气",对传染病终究没辄。余氏批评一般旧医和社会人士对于传染病的经验和理论,"二千年来,一分一毫也没有进步,实在可笑"[4]。章太炎认为,不一定非要有细菌才能导致传染,人类的血气类似,所以可以互相感应,乃因"气"相传注。[5]温病派沈麟则说:"西医不言气化,以传染病为瘟疫,不知天气为病,亦能传染。如风热咳嗽,其气由鼻入肺,病气相传,西人误以为肺疫,名之曰百斯笃,不知风能生虫,乃气化之常理,风去虫自绝,风不去则久咳成痨,此非地气为病不能杀人。"[6]这是将风、气的影响力提到至高点,虫菌论述只是疾病"副因"。本着"气"(气候、时令)生"菌"的观念,吴锡璜以"病原虫亦必随时令而生"之论[7],来解释微生物致病说背后的机转,

① 徐润之编辑:《松龄医铎》,《温州文献丛书·温州近代医书集成》下册,第449页。
② 陈泽东:《论傅孟真侮辱国医文——中医公会之投书》,《傅斯年全集》第6册,第315页。
③ 上海人民出版社编:《论微生菌非伤寒热病因》,《章太炎全集》第8册,第245页。
④ 余云岫:《皇汉医学批评》,第24—25页。
⑤ 上海人民出版社编:《论微生菌非伤寒热病因》,《章太炎全集》第8册,第245—246页。
⑥ 沈麟撰:《温热经解》,收入曹炳章辑:《中国医学大成》,第18册,第2页。
⑦ 吴锡璜:《中西温热串解》,第172页。

其实仍是气候的因素。① 时逸人则认为，中医依气候之气来定义、解说的伤寒、温病体系，可补西医病理论述之不足。② 中医的治疗法，对治疗瘟疫仍具效果，故"气论"仍有其价值。③ 恽铁樵在和西医争夺疾病名称主导权时，还以"季节"作为定名的基准，他说："现拟暂用《伤寒论》名词及习用名词而详其病候，照《内经》因时定名例，冬曰伤寒，春曰温病，夏至后曰暑温，立秋后曰伏暑。"④恽并没有采用细菌学的定义来重新定义病名，显示他对细菌学是不信任的，他说：

> 质言之，可以借助他山，不能援儒入墨，复次采取西国学理，以生理、解剖、病理、组织各学为最合宜。若微菌学说，则不合用。拙著《伤寒辑义按》中，反对微菌学，谓是先有病而后有菌，不是先有菌而后有病，菌是病原之说，是倒因为果。⑤

若以病名而论，细菌学的基准更加不可采用，原因是："中西医学基础不同，外国以病灶定名，以细菌定名，中国则以脏腑定名，以气候定名，此因中西文化不同之故。"⑥他还说，"鄙意以为科学是进步的"，现在之科学，将来会被推翻，为何要急着采用唯一的"细菌"标准呢？⑦吴锡璜说："六气为病，乃中医最精之学。"⑧"气化"之理论，并非只针对狭义之伤寒或温病，实为中医传染病的基础论述。一个显例是《传染病八种证治晰疑》，依据西医的疾病分类法，以传统中医学论治来梳理西医的传染病，其中论（鼠）疫之因，仍以"气"为主，书中言：

---

① 吴锡璜：《四时感症讲义》，陈影鹤序，第 1 页。
② 时逸人：《中医伤寒与温病》，上海：上海卫生出版社，1956 年，编者小言，第 1 页。
③ 时逸人：《中医时令病学》，台南：东海出版社，1977 年，薛一斋序，第 11 页。
④ 恽铁樵：《论医集》，第 7 页。
⑤ 恽铁樵：《论医集》，第 2 页。
⑥ 邓铁涛主编：《中医近代史》，第 93—100 页。
⑦ 恽铁樵：《论医集》，第 4 页。
⑧ 吴锡璜：《中西温热串解》，第 148 页。

是疫之原因所生，大抵由空气中含有一种异气，亦曰杂气，或人、物中排泄一种不洁之气，吸受而入，遂成是疫。本非专指于鼠，不过以鼠之为物，昼伏夜出，缺见日光，潜居阴秽之地，易染疫气，穴垣穿屋，日历多家，较之他物易于传播耳。方今战事几遍全球，国内用兵亦经多时，马革裹尸，血流成渠，加之去秋大水为灾，入冬地气闭塞，一旦初阳上升，乖戾不正之气，随时皆可感触。①

当时中国处于各地军阀混战时期，中医乃以"人事"加上"天时"，推想"气"致病的可能，这在民初是中医沿用的解释疾病法则。②

中医以"气化"来概括生物、细菌学之生发理则，似言之成理。但中医的气论放在实际公共卫生的建置上，则显得毫无建树。余云岫批评："只有经验到'疫（气）'这个东西和地震、水灾、旱灾等等自然界灾害一样，是不可抗的，只有归到劫数、气运。所以他们公众的防疫办法，除了求天拜地、悬符、打醮而外，还有什么法儿呢?"③不过，中医的"气论"也并非毫无变化。在热病方面，民国医者比较少去探究气与"岁运"之关系，而是着眼于西方科学对自然的观察，而提出关于空气中成分的对比与联想，例如恽铁樵言："同是六、七月之交，山林空气清，中含酸素少；城市空气浊，中含酸素多。湿喝之病，多发于都会人烟稠密之处，因空气为制造此病之源故也。"④这类气的论述，其实已着西方"瘴气论"的痕迹。至于更多中西医对气和细菌的争议，还待后文梳理。

① 孔伯华名家研究室整理：《传染病八种证治晰疑》，第10页。
② 个别传染病的新说，可参考朱建平主编：《近代中医界重大创新之研究》，特别是第3章。
③ 余云岫：《皇汉医学批评》，第23—24页。
④ 恽铁樵：《温病明理》，《恽铁樵医书四种》，第117—125页。

第六节　中西医对细菌学论争的焦点之二
——观察、实验方法与治疗学

　　此节续谈中西医对细菌致病说的争议,首先从西医细菌研究之基石——科学实验这一视角出发。因为中医没有实验室来观察细菌与病理之间的关系,故在中西医对比下相形见绌;不过,日本汉医汤本求真从科学实验的本质出发来批评西医,其所持的言论,与当日中医之论述有相当多的雷同之处。他说,医学乃施于万物之灵的人类身上,可是西医却抱着"科学万能主义",徒将"试验管视同人体,以动物试验为金科玉律",把科学实验得来之理论用于至妙不可测的身体,是毫无任何权威可言的。余云岫则写书反批:旧医把"实验"一环取走,其实背后就是怕古代医方一经科学试验就站不住脚,只好闭着眼睛硬干了。[①] 余还对汤本的论述进行反驳:"退一步说,就是'试验管视同人体',也已经比那全凭空想和人体上经验智识的医生,是进一步的现象。……不曾晓得试验管利弊的人,配不上批评试验管。"[②]亦即中医完全没有这些器具与观察的方法,所以根本不配批评西医与科学。

　　盖细菌之检验与研究,不得不依赖显微镜、化验方法、试管、培养皿等器具,故可多举中医对西医物质科学的批评言论,来看看当时中西医在这方面的论争。陆士谔通过日本汉医复兴的例子,来反思中医的发展。他谈到"菌"与"炎"的问题,认为只有"认清证据"——此证据指的不是实验室的数据与结果,而是临床观察各种气的消长与症状之发生,及其所透露的身体讯息——才能把握地域与人体的细部差异,不能只

----

① 余云岫:《皇汉医学批评》,第 11—12 页。
② 余云岫:《皇汉医学批评》,第 28—29 页。

信任细菌检验的单一结果、一种治法。① 不过,余云岫是不理会细菌以外的气或季节因素的,他坚定指出:细菌是一种可以被观察的生物,它也符合生物学"适者生存"的规则,被感染的身体若有环境合于细菌的生存,让细菌可以发挥它的"毒力",则人必将生病;但如果人体内有"不适合其生存的条件",细菌当然也就无法活动,发挥"毒力",在身体内只成了一种寄生物。余云岫批评,这样客观的事实并无法推翻"细菌是传染病主因"的论证。②

陆士谔引述《姚名达问病记》谈到,中医并不排斥细菌,也不否认细菌的存在或是它"可厌"的特质,但西医只重视细菌而忽略经脉、气血等联系身体的知识对诊断上的意义,乃舍本逐末之举。③ 当时中医还是认为气的相关论述比较能解释疾病的发生,如吴锡璜解释:"西医之所谓菌,即中国所谓时行之气也。"与时令多在夏秋之间有关,而只要能熟读温热诸书,融会贯通,则皆可应对。反观当时西医治热病多无特效药,仅针对疟疾有金鸡纳霜可"杀菌",然而,很多人用了此药后下痢不止,产生新的症状,所以"杀菌"的思维值得怀疑。④ 吴认为就算是西医真的透过显微镜看见微生物,但病变是无穷的,杀一菌又变一病,没有实质意义,故不必拘于检查病原法则。⑤ 余云岫则以中医"只能"看到、观察到外界的表象,没有能力做实验加以分析,批评说:"只晓得疾病所发现的证象,不能再有晓得疾病真面目的学问和技术,明明晓得议病,也是枉费心力,总逃不出'两脚验方新编'的讥诮。"余认为中医明知自己只有"议药不议病"的下等本事,连"病"的真面目都不知道,却口口声声说中药医病是"治本",这才真的叫做"一派胡言"。⑥

---

① 陆士谔:《士谔医话·日本汉医复兴记》,《中国历代医话大观》,第 2047—2048 页。
② 余云岫:《皇汉医学批评》,第 26—27 页。
③ 陆士谔:《士谔医话·姚名达问病记》,《中国历代医话大观》,第 2050 页。
④ 吴锡璜:《中西温热串解》,第 96 页。
⑤ 吴锡璜:《卷二·论戴麟郊五兼十夹》,《中西温热串解》,第 40—41 页。
⑥ 余云岫:《皇汉医学批评》,第 90—91 页。

尚有一则中西医论争的医案,其对西医细菌学与检验、诊断之技术,提出了诸多疑虑。完整记载出自《士谔医话》,作者乃上海陆士谔,一生所著小说不下百余篇,可谓医文双绝。[①] 1919 至 1924 年间,陆在松江医寓先后写了十多本医书,这是他注意中医问题,并密集写作医书之始。将要呈现的这则故事的苦主是戈公振(1890—1935),他是民国时"报学"(Journalism)的重要创始者。尝谓"欧美人有不读书者,无不读报者",大力倡导报纸之社会功能与学术研究,著有《中国报学史》一书[②]。1935 年 10 月 22 日死于西医之误治,年仅 45 岁。陆言西医在《新闻报》上刊载了戈氏遗体经红十字会医师剖解之结果,可谓"一身是病"。既然如此,为什么在死者生前检查不出来呢? 陆质疑说:

> 戈公振百病丛生,除了败血症、腹膜炎之外,还有肺部、胃部、腰部、心脏、头脑,没有一处不是病。不过这许多的病,当戈公振入医院就诊时光,西医要算细心诊察,不曾发现,这就可以明白西医的科学医术,不过如此。[③]

陆批评戈氏之死因是死后解剖才发现的,但是他生前被"乱治"一阵,根本未检查出后来才发现的一堆病灶,借此谓西医科学检验技术不可尽信。后又刊出西医程瀚章对此事的辩解,为此,陆又冷嘲热讽说:程瀚章罗列 7 种败血症细菌和并发症 18 种,简直就是"云中捉月,雾里看花"。根据陆所言,戈氏之所以死前、死后之病理检验出入甚大,乃因"细菌"之种类太多了,变化莫测,很难检验。程氏认为,死后病理检验发现之细菌感染,并不能借此来质疑病人(戈氏)死前的诊断。[④] 可大略读出,当时中医所攻击西医者,或为民众所不信任者,大概有诊断和

① 参考田若虹:《陆士谔年谱》,《明清小说研究》2002 年第 3 期,第 119—138 页。以及氏著:《陆士谔小说考论》,上海:上海三联书店,2005 年,第 285—333 页。
② 戈公振:《中国报学史》,台北:学生书局,1964 年,第 1 页。
③ 陆士谔:《士谔医话·西医学术》,《中国历代医话大观》,第 2084—2085 页。
④ 陆士谔:《士谔医话·西医诊断之露骨透写》,《中国历代医话大观》,第 2085—2086 页。

检验这两类技术。至于戈氏之死,还有续篇,陆言:

> 我今日又在《新闻报》上看见一位西医,大谈戈公振的死。说
> 他是病的无关紧要之感冒症。西医所谓感冒症,就是我们中医之
> 暴感风寒、风热罢了。此种病如何会死,就使不延医服药,煎一二
> 付午时茶,吃了也会好的。多谢西医,竟会把他打针开刀,活生生
> 的断送掉一条性命。西医连风寒、风热都不识,风寒、风热都不会
> 治,我真替你们惶恐,替你们汗颜。①

陆认为负责诊断与事后评论的众西医谈了这么多的"菌",但终究
还是不知确切的病因为何。像这样质疑细菌学之临床价值的,还有恽
铁樵。他认为西医费力去分辨细菌种类,但在临床治疗上无法每一种
疾病都这样费时来进行分析。中医不辨细菌,但却能掌握传统"气"的
变化在身上所展现的病症,故可对症下药。此即近代中西医在看待细
菌对临床治疗效用方面的最大差异。

第七节　治疗细菌性传染病的思维

虽然中医界有如此多反对细菌论述的言论,但需要说明,反对并不
代表完全无法汇通。读者可能会觉得:中医谈好气论就好,根本不用
去理会细菌学的发展。其实正好相反,中医界拼命围绕着这个议题反
复申论,正代表着他们对这类议题之重视。而且,末节将要探讨的故
事,竟然是中医汇通了西医的治疗法则,"发现"了许多"杀菌"的药物,
颇值玩味。

---

① 陆士谔:《士谔医话·戈公振之死》,《中国历代医话大观》,第 2090 页。

在 1949 年以前，西医许多治热病的药物都不是以"杀菌"为主，即使到 40 年代中后期，抗生素仍非常罕见，甚至多用于战争医疗。民初西医治疗热病之药物，主要都是针对"退热"，而鲜有"灭菌"的思维（梅毒在民初的治疗是个例外）。例如 1936 年出版的《西药辞典》，除"解热剂"这样的分类与治疗外感热病有关外[①]，其他所谓"杀菌剂"类之药物，具有"防物质之腐败发酵，及骤杀灭诸种霉菌之效"者，主要是用于外科消毒、外伤溃疡、漱口水和环境卫生消毒用品，甚少内服以杀菌者；大概比较例外的，就是"结列阿曹笃"（蒸木油、几阿苏，Creosotum or Creosot）以及"知阿克儿"（Thiocol），主要用来杀灭结核菌，以及气管支炎、喉头黏膜炎等；另外，米尔笃儿（Myrtolum）则有"消毒防腐"之作用，也可用于急慢性气管支炎、肺病初期。[②] 内服杀菌药，于抗日战争前大概仅有这些类别。

民初西医针对细菌疾病的治疗药物，乃用特殊病原菌或死菌制成的血清浆苗，又称"生物制品（剂）"，专门针对特定传染病菌所研制之"菌汁"（见图 2）[③]，有预防注射和治疗两类用途。1938 年的药物学专书更介绍了新的混合型疫苗，如"贝灵流行性感冒菌浆苗"，可加入"肺炎菌苗"或"链状球菌苗"一起施打，据称效果更佳。但这类药物，着眼的功效乃增强人体的抵抗力，以抗拒细菌产生之"毒力"，也非直接杀菌。[④] 真正着眼于"杀菌"的药物，大概要到 30 年代末至 40 年代初期才被介绍到中国来（见图 3）[⑤]，例如在医学史上赫赫有名的"百浪多息"（Prontosil album，后来研制成各种磺胺类药物）就是其一。[⑥] 不过，当时研究报告也指出，该药对"葡萄状球菌"的扑灭效果较不理想。[⑦] 另

① 参考李龙公编辑：《西药辞典》，上海：大众书局，1936 年，第 38—47 页。
② 李龙公编辑：《西药辞典》，第 121—132 页。
③ 上海国医导报社：《国医导报》1939 年第 1 卷 3 期，第 7 页。
④ 拜耳大药厂：《拜耳新药大全补遗》，上海：拜耳大药厂，1938 年，第 42—47 页。
⑤ 上海国医导报社：《国医导报》1939 年第 1 卷 3 期，第 17 页。
⑥ ［美］玛格纳著、刘学礼译：《医学史》，上海：上海人民出版社，2009 年，第 492—494 页。
⑦ 拜耳大药厂：《拜耳新药大全补遗》，第 14—18 页。

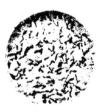
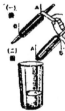

本品内含有正伤寒、副伤寒，及斑疹伤寒之噬菌体，专供内服，在肠内奏其捕杀各种伤寒菌之能事，以收治疗及预防之效，有利无弊。

信谊血清疫苗厂出品

信谊化学制药厂经理

伤寒症之最新合理疗法

脱夫菌汁

图2　伤寒症之最新合理疗法——脱夫菌汁

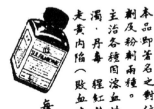

本品即著名之对位铵团磺酸铵结晶品有片剂及粉剂两种。

主治各种因溶血性链球菌消而致之病，如白浊、丹毒、猩红热、麻疹、疔疮、瘫疽、走黄内陷（败血症）等，确具特效。

每瓶装（○三三○公分·一百片·五百片）二五公分·一百片·五百公

化学治疗新药

消发灭定

图3　化学治疗新药——消发灭定

一种叫"乌利龙"(Uleron)的药品,它的特点刚好可以补前药之不足。[1]
但这两种算是新药,其使用率和普及率,是非常令人怀疑的。

在40年代以前,"灭菌"思维的总体展现,多见于日常生活的"卫生"举措。例如当时著名的消毒药水"罗威沙而"(或称"来沙而"),就强调通过冲洗可以"消毒杀菌"[2],是民初社会"卫生运动"的消费宠儿。今日我们常称为"消毒",但其作用应是"灭菌"。[3] 至于西医之物质文化与器具操作、溶剂之辨识使用,都是必要的知识,如实验用玻璃器皿"应先用肥皂液洗净或沸煮之,再以硫酸46份、铬酸钾6份、水46份之溶液,洗净后,末用蒸馏水冲洗之,再以新纸包裹。末用高压蒸汽灭菌器消毒,或用干燥消毒器消毒"。又有数种理学消毒法,皆牵涉器具、物理定律与化学反应之注意事项[4];铬酸钾(K_2CrO_4)乃有毒溶剂,这些化学药品之取得,恐怕又是另一层次的问题,其操作步骤,也必经过实验室之实作才能理解。故研究细菌学,其操作之困难与复杂,可能远超过传统中医的想象。如恽铁樵也说这些手续是"专科之学,绝非门外汉漫然可以效颦者"[5]。真正较普及地以西药来杀菌,是30年代末期的事情,当时还出现"免疫剂",宣称可以治疗传染病与各种发热病,但成分不明。(见图4)[6]

令笔者感到惊讶的是,反倒是中医竟然很早就有"杀菌药"的想法。中医虽强调气化,但用"气"或"阴阳"来论述药理,毕竟已渐渐失去了"国家"的信任。当时中医界之思考虽千头万绪,然既知中药有实用之处[7],又可补西药之不足,则干脆从细菌论述来切入,用以定义、解释中药的成分与特性,这逐渐成为新中医的一种科学话语。

---

① 拜耳大药厂:《拜耳新药大全补遗》,第28—32页。
② 中法大药房:《卫生要旨》,上海:上海中法大药房,1919年,第34—36页。
③ 程瀚章:《西药浅说》,上海:商务印书馆,1934年,第28、33页。
④ 谢恩增编辑:《新药本草》,北平:华安药房,1943年,第2364—2366页。
⑤ 恽铁樵:《论医集》,第8—9页。
⑥ 上海国医导报社:《国医导报》1939年第1卷第3期,第28页。
⑦ 杨熙龄:《著园医话·中医中药不为无用》,《近代中医珍本集·医话分册》,第515页。

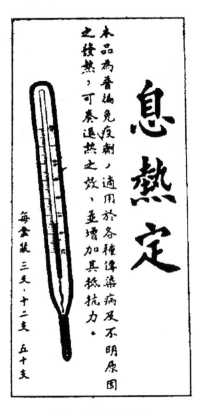

图 4 免疫剂息热定

关于对付"细菌"药物,民国中医多从传统的身体观与治疗思维中获得灵感,而不是从西医的药物分类得来。丁福保在 1933 年出版的《中药浅说》,即用西医的分类方式,将中药分成 10 类。与热病较有关系的是"解热药"类,这类药物多具备"发汗解热"效果。[①] 另外像"麻黄"这味中医常用来治疗热病的药物,则被归为"镇痛、镇静、镇痉药"。[②] 分类方法决定其属性,既然西医较无杀菌作用之内服药,若依据西药分类法,不论怎么细分,都不会产生"杀菌"这种思维。另一本著名的中药学著作是陈邦贤的《新本草备要》,它可能完成于抗日战争之时,饱受炮火轰炸的四川一间小茶馆内。[③] 陈虽以传统药学的分类方法来区分中药种类,但其中"黄连"一味药标注了"对细菌有抗生作用"[④],这就和丁书有所不同;丁书内之"黄连"不过能"健胃止泻"或治肠炎、黄疸等,并不能"杀菌"。[⑤] 可惜,陈发现的"抗菌"功能,仅有该条而已。陈书在药物成分上采用了西方药学的分析,例如治疗热病的常用药物"桂枝",含有挥发桂油(桂皮油)等成分,"麻黄"具有"植物盐基之 Ephedorin"[⑥],得出的结论并未超出西医实验所得。故笔者以为,陈的"抗菌"发现,可能仅是随笔所至的一种巧合罢了。

真正考察民国中医对"杀菌"一事的论述,大概可归类为两种思考。第一种思考,中药不治菌,但可以排除菌毒,细菌非热病之主因。持这种说法的人,并不认为一定要从"杀菌"的角度来思考中医的治疗。章

---

① 丁福保:《中药浅说》,福州:福建科学技术出版社,2008 年,第 20—29 页。
② 丁福保:《中药浅说》,第 51 页。
③ 关于陈邦贤的生平和贡献,可参考郑金生、李建民:《现代中国医学史研究的源流》,《大陆杂志》1997 年第 95 卷第 6 期,第 26—35 页。李经纬:《中国著名医史学家·陈邦贤》,《中华医史杂志》1986 年第 16 卷第 4 期,第 193—198 页。蔡景峰:《陈邦贤先生对中国疾病史的贡献》、王致谱:《陈邦贤先生早期医史学研究工作》以及陈定闳:《医学史家陈邦贤教授的人格修养与学术修养》。分别收录于《中华医史杂志》1990 年第 20 卷第 1 期,第 11—13、14—16、17—19 页。
④ 陈邦贤:《新本草备要》,台中:瑞成书局,1983 年,第 20—21 页。
⑤ 丁福保:《中药浅说》,第 13 页。
⑥ 陈邦贤:《新本草备要》,第 65、126—127 页。

太炎认为:"凡发汗剂,其以排泄毒素一也。""伤寒虽有菌,必以寒为主因,菌为助因。温病虽有菌,必以热为主因,菌为助因。"①章氏认为热病之主因不是菌,而是热与寒等"外气"。更进一步地,章氏推论中医中药的功效,并不在"杀菌",而在于中药能驱逐菌之"毒素"。② 不过,章氏并没有确切指出哪些中药可能有杀菌或驱逐毒素的功能。第二种思考,则是进一步论证"中药可以排除毒素,所以也能杀菌"的思维。关于中药杀菌的想法,可能得自日本汉医尤其是汤本求真的《皇汉医学》为多。③ 不过,张锡纯在1924年出版的《医学衷中参西录》中已有"樟脑之性,原善振兴心脏,通活周身血脉,尤善消除毒菌"之语④,张氏似未阅过汉医书籍⑤,大概后来汉医著作内大量的"杀菌"话语,和其近代受西医质疑的历史,颇能引起当时中医之共鸣与同情。杨熙龄就认为:中医若不改革,必像日本汉医一样,在十年内被消灭殆尽,但从何处着手? 日本汉医的例子,这时反转过来成为中医可参考的对象。⑥

日本汉医汤本求真曾学西医,他的"杀菌"论述,常显示一种中西医汇通式的陈述。他的灵感除来自中国古代医学经典外,恐怕日本的汉药学研究也给他不少启发。他曾指出《和汉药物学》所言"杏仁"之主成分为脂肪油(杏仁油),含50%以上,又辅以证据说明该药,"含有制腐制酵作用,故有治下等动物性及细菌性疾病之可能性可知"⑦。这里他指出杏仁具有"制腐制酵"之作用,因为物质受到细菌影响,往往会出现酸腐臭秽之特性,故该药"抑遏细胞之酸化作用"实为治疗细菌性疾病的重要药理。其实,中医也常借西方药理学来推测某中药可以消毒杀

---

① 上海人民出版社编:《论微生菌致病之说》,《章太炎全集》第8册,第451—452页。
② 上海人民出版社编:《论微生菌致病之说》,《章太炎全集》第8册,第453—454页。
③ 章太炎、陆渊雷、吴锡璜、恽铁樵、余无言、潘澄濂等人,受日本汉医的影响相当大;他们的论述,确实与汤本的论述有若干符合之处。至于曹颖甫、朱莘等人,则几无直接证据显示他们受到影响。
④ 张锡纯:《治霍乱方·急救回生丹》,《医学衷中参西录》上卷,第182页。
⑤ 赵洪钧:《张锡纯年谱》,《中华医史杂志》21.4(1991),第214—218页。
⑥ 杨熙龄:《中医中药不为无用》,《著园医话》,《近代中医珍本集·医话分册》,第516页。
⑦ 汤本求真著,周子叙译:《杏仁之医治效用》,《皇汉医学》,第115页。

菌,例如张锡纯谓:"(朱砂)为其原质硫汞,皆能消除毒菌,故能治暴病传染、霍乱吐泻。"[1]此外,另一些杀菌的思维,是基于古典医学治疗热病的想法而延伸之论述,即先肯定古典医学的治法,再解释细菌与药物之间的关系,而且特别强调驱逐"毒"的概念,汤本说:

> 假令被侵入同一之病原体,亦随患者之体质,及病毒所在之各异,发现种种不同之病状。……必当随其发现症状而选用汗、吐、下三法之理也,是即仲景所谓"当随其证而治之"之义。[2]

此处不拘病原、病名,但汤本已指出发汗、催吐与下(催便)法为针对病者之体质及身上之"毒"而立的方法,更将"毒"引伸成"菌毒"。反之,余云岫批评汤本的理论,也一道抨击其最崇尚的《伤寒论》,言汤本注解经典的方式,是近代中医最常见的写作方法,以经典原文为纲目,再参以西医或科学化的论述与说理,简直是"没有根据、不曾研究、无可证明的一种口头油滑无根的瞎话"[3]。

若仔细梳理汤本的医书,其"发现"的"杀菌"药物还真不少。该书有关杀菌思维的条文,笔者整理如下:一者为治疟药"常山"[4],汤本据古代本草书籍解释该药"有杀虫杀菌性,然以有毒不可轻用"。或许能治疗热病的"悍药"、"毒药"都有杀菌的功能。"去瘀血"和"杀虫",也与"杀菌"同时出现。例如他据《生生堂治验》一书记载妇人下经血而治愈伤寒的例子:"肠伤寒之毒素,可由经血排除也明矣。"[5]可见"下经血"也是一种排毒方式,而汤本解释此治疗即在驱逐菌毒。二是"铅丹"的例子:汤本举《本草纲目》等医书的主治来加以解释,说铅丹"为铅之化合物,故有收敛、镇静、镇痉、杀虫、杀菌作用也明矣"[6]。分析他的论

---

[1]　张锡纯:《朱砂解》,《医学衷中参西录》,中卷,第 281 页。
[2]　汤本求真著,周子叙译:《皇汉医学》,第 21—22 页。
[3]　余云岫:《皇汉医学批评》,第 36—37 页。
[4]　汤本求真著,周子叙译:《蜀漆之医治效用》,《皇汉医学》,第 62 页。
[5]　汤本求真著,周子叙译:《小柴胡汤之腹证》,《皇汉医学》,第 160 页。
[6]　汤本求真著,周子叙译:《铅丹之医治效用》,《皇汉医学》,第 179—180 页。

述,很可能只要符合古典医书记载的"解热拔毒"和"杀虫",即是"杀菌"功能的明证。三为"苦参"的例子,汤本言:"《本草备要》曰:'苦参……热生风,湿生虫,又能祛风,逐水,杀虫,治大风疥癞。'由此说观之,则本药为有力之解热药,兼有杀虫杀菌作用者。"[1]显见他认为具有杀虫与解热效果的药物,皆可杀菌。民国时期论"虫"与"菌"的关系密切,不一定全是日本汉医之影响,已如前述[2],然汤本之论,确实给杀菌和杀虫这两者之间的关系,添上了最好的脚注。

除了以杀虫为主外,杀菌的想法可能也牵涉外科疮疾与解毒的中药,例如汤本推测"桃核仁"功效时说:"本药为消炎性驱瘀血的解凝药,兼有镇咳,镇痛,缓下,杀虫,杀菌作用矣。"[3]治疗外感病常用的便方"葱"也可以杀菌,汤本引《本草备要》载:"(葱)通气故能解毒,解药毒、鱼肉毒、蚯蚓毒,涂猘犬伤。"且葱为温性兴奋药,具有杀虫杀菌之用。[4]还有"雄黄"[5]、"干漆"[6]等,也都因为能杀虫或具有小毒性,或可治疗外科、伤科之疾病,而被认为具有杀菌的功效。不过,能"杀虫"的中药还有很多,汤本并没有全部列出来。[7]

中医论述的"杀菌"思维,受到过日本汉医的影响,但又不完全相同。例如吴锡璜说:"微生菌既由气候而来,参气候之变,正以撷天地之精髓,为探源之治疗,此吾人根据六气以处方,所以确能愈病而自能消灭微菌之原理也。"[8]中医所论述的"杀菌"思维,非常广泛,用药杀菌不

① 汤本求真著,周子叙译:《苦参之医治效用》,《皇汉医学》,第258—259页。
② "国医古籍虽不知菌,但认为有虫,故治疮疡疥癣每用杀虫药,实亦杀菌也。"说明中医认为杀虫与杀菌概念相近。出自潘树仁:《漫谈菌虫》,《中国医药月刊》1941年第8、9期合刊,第21页。
③ 汤本求真著,周子叙译:《桃仁之医治效用》,《皇汉医学》,第347—348页。
④ 汤本求真著,周子叙译:《葱白之医治效用》,《皇汉医学》,第417页。
⑤ 汤本求真著,周子叙译:《雄黄之医治效用》,《皇汉医学》,第456页。
⑥ 汤本求真著,周子叙译:《干漆之医治效用》,《皇汉医学》,第365页。
⑦ 例如地黄、胡麻也皆能杀虫,汤本耶未加以解释。出自(清)汪昂:《本草备要》,收入项长生主编:《汪昂医学全书》,北京:中国中医药出版社,1999年,第375页。
⑧ 吴锡璜:《四时感症讲义》,陈影鹤序,第1页。渡邊熙:《現代醫學改造の烽火東洋和漢醫學實驗集》,大阪:東洋和漢醫學研究會,1927—1932年。

过是一法，调整外界"气"对身体之影响，也是一法。如曹颖甫可能就没有受到汉医之影响，出之以中国医学热病论争脉络的解释，指出发汗可以把细菌从身体中排出，借以抨击温病派用滋阴之品，挡住了细菌的出路。[①] 发汗法在明清时期担负了很大的污名，特别是桂枝、麻黄等药，很多病人都视为虎狼药。反观民国时则有不少医者赋予"发汗法"新的地位，这或许可作为古典经方复兴的一种侧面观察。

　　此外，章太炎曾论及当时中医开始注意到"抵抗力"的问题："凡五蒸、五疰之属，要在鼓舞脾阳，使生白血，则杀菌之功自立。"[②]此又可见中国医者不专以"杀菌"为能，而是注重病人本身抗菌能力之培养与恢复。还有中医指出，不应拘泥于"杀菌"之见，因为细菌有好有坏，"致病的细菌"，可称为"邪"，中医可用毒药攻之；而对于身体有益之菌，则可用补药益之。[③] 又如杨志一指出：有些传染病好发在寒春，如脑膜炎；有些则好发于夏季，如霍乱，这都是因为六气主导之季节或气候利于某种病菌生长。中医用药是治疗六气导致的疾病（"六淫"），而不是着眼于杀菌。西医用注射盐水治疗霍乱，用食物调养来治疗肺痨，用期待疗法来治疗伤寒，也都不是着眼于杀菌，何以又言中医中药不能杀菌？[④]杨是从调整体内六气之偏差来达到治疗传染病的目的，也不以杀菌为论述核心。

　　中医更多地依据经典医书的内容来论述，而较少去分析药物的化学成分对细菌的影响。特别是《伤寒论》的开篇论述"太阳病"，即指出了发汗法对热病治疗的重要性。许多中医都从这个思考出发，论述治疗"细菌"的问题。例如曹颖甫用发汗法来梳理"菌"和"瘀血"的身体病理与意涵，其言"湿"病乃水湿（气）凝结于肌肉，血液就会阻塞，而导致

① 曹颖甫：《伤寒发微》，《曹氏金匮伤寒发微合刊》，第 124 页。
② 上海人民出版社编：《中土传染病论》，《章太炎全集》第 8 册，第 322 页。
③ 谭林伯：《中医论细菌》，《嘉定中医周刊》第 1—20 期合订本（1947），第 16 页。
④ 杨志一：《中西医"治疫"之我见》，《医界春秋》第 49 期（1930），第 3—4 页。

疼痛;同理,痈疽也是一种"血瘀",必须打通它。这时用灸法、熨法或炭的热气来熏蒸,都可以把"菌汗"逼出,这样血液就会流通,疾病就会康复。[1] 曹对发汗以排除病毒之疗法甚具信心,他曾说:"一切毒素(包括外来之病原物,及内壅之排泄物)已随此畅汗以俱去,此所谓'法当汗解'是也。"[2]曹认为此乃从日常"实验"中得来,其实不过就是把经典医书之文字付诸临床实用所得的实际经验。

章太炎也说:"风、寒、暑、湿之不入,营卫不起而与争,夫焉得有菌也。虽然古者不言杀菌,其于处方用药,则杀菌之效兼之。中风用桂枝汤,伤寒用麻黄汤,麻黄汤亦有桂,《别录》称桂宣导百药无所畏,《药性论》云:桂心杀草木毒,是岂非杀菌药耶!"[3]大概也是从发汗法可以治疗热病这一点来说明中医治疗细菌性疾病的可能性。章不完全认同细菌致病说,反而认为中药可以解毒或杀菌,这是很有意思的想法。[4] 至于"下法"的论述,其实在《伤寒论》"阳明病"篇中有不少论述,由一些医者的论述可以看出气与细菌论的汇通。潘澄濂即言:"阳明症可称为急性热病之第二度阶梯也。"并言其症状之高热乃"病菌侵入,体温调节机能障碍也"。而使用承气汤类等下剂来加以治疗,则可使"病毒排除于体外"。[5]

个别的传染病,则"杀菌"论述更加明确。此中就不存在汗、吐、下、衄、去瘀血等思维,而是直接把个别治疗疫病的方剂内的诸药,拉到可以"杀菌"的层次。我们无法对每一个传染病都细细检视[6],但看看对"瘟疫"治疗的大论述和几个霍乱的例子,或已可明其轮廓。朱弼说:"瘟疫重症,中医谓血热有毒,西医谓病菌传染,其实则一。不过中医无

① 曹颖甫:《金匮发微》,《曹氏金匮伤寒发微合刊》,第 23 页。
② 曹颖甫:《经方实验录》,第 40 页。
③ 上海人民出版社编:《虫菌论》,《章太炎全集》第 8 册,第 444—445 页。
④ 上海人民出版社编:《论菌毒》,《章太炎全集》第 8 册,第 447 页。
⑤ 潘澄濂:《伤寒论新解》,第 87、89 页。
⑥ 参考曹洪欣主编:《温病大成》,福州:福建科技出版社,2008 年,第 6 部,"近现代传染病防治的发展(1840—2006 年)"。

检查器具,不能明指为菌,特浑言之曰毒耳。……中医清热解毒之能,亦与西医清血杀菌之疗法不背也。"①朱将中医之"清热解毒"和西医之"清血杀菌"并论,认为其道理是一致的,故论述至"清热(火)解毒"的方剂,皆谓有杀菌之功,足见朱承认细菌致病说。中药杀菌、解毒等概念,反复出现在民国中医的论述中,成为创建新传染病论述的资产。

第八节　"亚学西还"的中医
细菌学论述

毫无疑问,中医当然能够治疗瘟疫。但是能不能治疗具近代意义的、经过细菌学洗礼的传染病,则莫衷一是。民国以来,通过中医与西方细菌学不断的对话,重新诠释、肯定古典医书中的经验与治法,建立起治疗的信心,并赋予外感热病学新的定义,促使中医去建构一个较完整的论述架构。

自西医细菌学传入中国之后,中医就没有强烈地排拒细菌论,反而将其纳入新课程。文中所举的数位中医,皆善于把细菌在人体内产生的身体变化,用各种毒来加以解释。而就细菌作为一种生物角色而言,中医则强调"菌在气中",细菌不能脱离空气、季节、温度、湿气等外在客观因素而生长,进而将细菌学拉至气论的范畴中,此即近代中西医气论与细菌论汇通的历史模式。

过去的中医历史中,并没有认识到"细菌"这个物种,与近代中西医在生理与解剖学上的差异与论争相当不同。后者在中国古代医史中可

① 朱沛:《最新杂病论精义折中》上卷,第28B—29B页。

以找到很多例子,其至可用"西学源出中国说"来解说。[①] 虽然,民国时期也有人如罗变元认为细菌学是一种"亚学西还",例如蛊毒、鬼疰、狐惑蛔虫、阴阳毒等,皆与细菌有关。但所谓"细菌"之为物,毕竟是闻所未闻,虽也有如章太炎或罗氏等医者强解其义,终究难以用肉眼观察;对中医而言,它是一个全新的物种。透过论述,我们看到近代中医的活力,除来自吸收西方细菌学之外,也涉及《伤寒论》与《温病条辨》在内之热病学经典医书的对话;除了一些气的基本理论外,其实近代中医较少用《内经》来作为论理的依据,因为回应细菌学,除了理论层次外,治疗上也要有所实效才行,而近代中医所依恃的,正是这些治疗传染病的实际疗效。

通过本章论述,我们看到中医对病菌说持多种态度,但对传统医学治疗法之信心则坚若磐石。章太炎的"据古论菌"颇具代表性,他将古代的博物学、生物学、医学的知识混在一起,来回应细菌学;而日本汉医的论述,强而有力地支持着中医把经典中的汗法、解毒、下法等疗法,划归为"杀菌"之法,或多或少强化了中医在这方面论述的信心。而获取"杀菌"知识的两种方式,除吸收西医细菌学的学理之外,无非就是再从中医的伤寒与温病体系内吸收身体罹病的观点,与药物治疗之机转,来发现"杀菌"的可能。文中虽举了不同医者的言论,但是他们"发现杀菌"的论理,皆取径于此。

但民国中医的热病论述实不只主"杀菌"的意义,不然即无法解释中医为什么没有走向发展出杀菌药,或是较少往这个方面做治疗的再思考。除了没有实验室、科学方法等已在文中略作论述外,更重要的是,中医即便有杀菌药,也会谨守"气论",因为中医乃依寒热与气候的"气"来对证治疗,而非对菌治疗的一种医学。所以,也不得不说,近代中医基于"气论"与身体观,对于西方细菌学采取了一种讨论、反面论证

---

① 皮国立:《近代中医的身体观与思想转型——唐宗海与中西医汇通时代》,第 4、5、7 章之论述。

与高度选择性接纳的态度。

陆士谔在《我之中医改良观》中指出："倘然翻译几部生理书,西医病理书,诊断学,西药书,抄袭几个西医名词,就算是改良中医,天下从无如此便当的事。本国数千年的学术,可以把他国学说改头换面,生吞活剥,一朝就算做自己的学术改良工作,只可以算国文国语的西医,不能算是中医。"①恽铁樵则认为一旦研究细菌,势必要连带研究血清注射,"果然切实做到,已是完全西医,无复国医本来面目"②。这种尴尬的状况,就落着傅斯年的批评了:接受了微菌学的中医,自然不能称为"中医"。傅讽刺中医"改无可改",因其背后整个思想体系都必须完全改变。③ 所以,这种具高度片面选择性的吸收知识态度,导致民国中医只能选择一些译本的教科书,陆渊雷即言:"(病原细菌等)西医译本书可用者甚多,无须编纂。"④这种具有选择性的接受,即便是走在中医科学化前端的陆,其言论之"开放"大概也仅此而已,可知"气论"所代表的整个古典医学体系,细菌学无法将之完全取代。

从整体历史来看,经历 30 年代"中医科学化"的讨论后,结果是采用细菌学其实仍不及采用西方生理学来得重要。1955 年成书之《中医科学化讲义》,倡导要"根据现代科学研究,解释中医学说"。但于病理解释,竟是"根据中医病原学说",而不是西医的细菌论。⑤ 中医在近代以来终究没有走向一条以细菌为基础的病理医学道路。探索民国中医的正、反论述,补充了近代中医史的缺憾,或许让我们对中西医论争有更多的认识与反思。

---

①　陆士谔:《士谔医话·我之中医改良观》,《中国历代医话大观》,第 2068 页。
②　恽铁樵:《论医集》,第 35 页。
③　傅斯年:《再论所谓国医》,《傅斯年全集》第 6 册,第 316—317 页。
④　陆渊雷:《国医馆学术整理会亲历记》,《陆氏论医集》,《陆渊雷医书二种》,第 166 页。
⑤　朱鹤皋、陆奎生纂辑:《中医科学化讲义》,台北:新文丰出版公司,1987 年,编辑凡例,第 1 页。

第五章

新中医的实践与困境——恽铁樵谈
《伤寒论》与细菌学

第一节　弃文从医的经过

　　民国时代的中医，如何思考自身学术的发展，对细菌学有何观感？我们选择的是恽铁樵（1878—1935），不可否认的是，他不可能代表整个民国中医的立场，但是他的言论却恰恰可以作为前几章论述的一个缩影——具体人物的作为乃"重层医史"的血肉，并且，也可以作为前几章那种广泛论述的细部补充。

　　本章的主角恽树钰，字铁樵，江苏武进人，出生于一个不太富裕的家庭，幼时因父亲工作上的需要，随父亲来到福建。命途多乖的他，还未及志学之年，就遭受双亲亡故的悲痛。福建对他来说是个伤心地，没人照顾的他只得回到武进老家，由族人托养。幸好，故事有时是悲中有喜的，就在越过志学之年的头一春，他考中了秀才。可是他并没有继续走科举之路，毕竟，在这样的时代，科举已经不算是读书人唯一的出息了。就在光绪二十二年（1896），盛宣怀（1844—1916）筹款在上海的徐家汇创办了南洋公学，隶属招商、电报两局。公学设立师范院、外院、中院和上院四院，这就是今日上海交通大学的前身。[1] 1899 年，公学先后设立译书院、东文学堂，培养翻译人才，译书院后来还发展为中国近代出版业的先驱——商务印书馆。上海南洋公学当时就拥有响亮的名声，盛宣怀本身是富商出身，所以学校教育经费相当充足，师资力量、教学设备都是一流，毕业生的出路也很好。当时恽铁樵无依无靠，琢磨自

---

① 关于南洋公学初创时上课的内容与新、旧、中、西并立的课程安排，可参考吕芳上：《晚清新式学堂的建立与中西学术的接榫——以南洋公学为例的探讨（1896—1905）》，收入林丽月主编：《近代国家的应变与图新》，台北：唐山出版社，2006 年，第 103—126 页。

己的前途,心想:反正科举出身也不再是镀金镀银了,干脆读个"实学",在新时代中既有发展潜力,又能学得一技之长,不用再靠族人脸色吃饭!于是,他就于1903年进了南洋公学就读,又于1906年顺利毕业。他在英文的读与译方面功力大增[1],日后被目为编、译、著皆能的全才。[2]

毕业以后,他曾经于上海、长沙的中学当过教员,生活还算过得去。业余时间,他还试着翻译西方小说。在人生的前半段,他是个不折不扣的文学家。正因为热爱文学,他对文字态度严谨,文笔也在岁月流逝中被磨得更精彩而深刻。很难想象,这位日后在中西医汇通史上占有一席之地的医者,曾经有着舞文弄墨的"不务正业"经历。1911年,他进入商务印书馆担任编译员,次年就被聘为该馆发行之《小说月报》的主编,并主笔译述西方小说。如此经历数年的编辑生涯,虽没有让他在医学造诣上打下扎实的基础,但翻译所熟悉的西学知识,却促使他在日后著书立说、成一家之言。

开启中医生涯的缘起,可能是恽一生面临的最大悲痛。1916年后,他的三个儿子相继感染了伤寒(一说为白喉)。恽铁樵幼时曾读过医书,但仅粗通医道的他,缺乏实际的临床经验,空有满腹经纶之资、下笔如神之能,此时却只能束手旁观,眼睁睁地看着三个儿子接连死去。一般人对医理而言是完全的门外汉,当可悲叹命运弄人,然而,学过中医的他,这时的手足无措极可能更深刻地刺痛了他的心——浸淫文章的初衷与学医之不精仿佛是对他的讽刺。好在亡羊补牢,犹为未晚,相继而来的丧子之痛并没有击倒他,他开始重拾医书,在过往打过的一些基础上,深入研读《伤寒论》,从经典中汲取中医学的能量与精神,并请

---

[1] 邓铁涛、程之范主编:《中国医学通史·近代卷》,北京:人民卫生出版社,1999年,第285页。

[2] 范伯群:《从鲁迅的弃医从文谈到恽铁樵的弃文从医——恽铁樵论》,《复旦学报(社科版)》第1期(2005),第24页。

教伤寒名家汪莲石(约 1848—1928)与名医丁甘仁(1865—1926)等。隔年,他的第四个儿子又罹患伤寒,发热恶寒、无汗而喘。请来的名医,虽读过《伤寒论》,却不敢用伤寒方,仅仅开出温病学派常用的豆豉、山栀、豆卷、桑叶、菊花、杏仁、连翘等药物,结果导致喘热更甚。恽铁樵踌躇徘徊,彻夜不寐直至天明,在逼不得已下,果断开了一剂麻黄汤,并对夫人说:三个儿子都死于伤寒,医生又无能为力,与其坐着等死,宁愿服药而亡。结果四子服过一剂后肌肤湿润,喘逆稍缓,二剂后汗出热退,喘平而愈。自此而后,恽更加信服伤寒经方,钻研中医经典。要加以说明的是,恽绝非一位半路出家的中医,他曾言:"吾乡有特殊之风尚,凡子弟毕五经者,辄令读医书,故吾幼时曾读《医学三字经》,及《素问》与《温病条辨》。"[1]所以他对中医基础理论早有一定认知,只是一直缺乏临症经验而已。后来,亲友偶遇疾病,都来请他开方治疗,而经其所治者亦多有良效。于是,他决定放弃编辑职务,挂牌行医。1920 年他业医于上海,这是恽离开商务印书馆而真正弃文行医之始。[2] 对他来说,中医是他人生事业的最终抉择,也是他成为民初医史上重要人物的开端。[3]

第二节　恽铁樵之历史地位与
本章问题意识

恽铁樵曾接触西方文化并兼通西医,倡导以中医学术为主体,适当

---

[1]　恽铁樵:《伤寒论研究》卷 4,台北:华鼎出版社,1988 年,第 77 页。
[2]　编辑工作上的不愉快与误会,也是他弃文从医的诱因,可参考范伯群:《从鲁迅的弃医从文谈到恽铁樵的弃文从医——恽铁樵论》,第 24—25 页。
[3]　关于恽铁樵的生平与著作思想,可参考吴云波:《恽铁樵生平和学术思想》,《中华医史杂志》第 21 卷第 2 期(1991),第 88—93 页。

引进西医学理来改进中医。他白天为人治病，夜则握笔著书，一生著作甚丰，许多医著都透露出当时中西医冲突与融合的时代氛围①，这是他在中西医融合史上占有一席之地的重要原因。其书也多与仲景学说相关，他倡议研读古医书，是民初伤寒学的代表人物之一。（见图5）②只不过，喜欢用经方重剂，曾让他遭受打击和质疑。③ 幸好，另一个让他赢得中医界好评的事件，是他曾著书反对余云岫的理论。余在民初的医史上同样占有相当重要的地位，但刚好与恽相反。余云岫早年留学日本，受明治维新时废止日本汉医思潮影响，于1916年发表《灵素商兑》，否定《内经》中所奠定的传统中医理论，为中医界所仇视，是民初反中医大将之一，更是当时废除中医派的总代表。④ 恽于1922年著《群经见智录》，次年著《伤寒论研究》，针对时人对中医的误解和《灵素商兑》中的攻击文字提出中医界可行的改革与解释，是中医界率先挺身而出，回应余的挑战者之一。⑤

若省思恽铁樵的言论，可知中西医并非仅处于论争状态。因为他对余云岫的言论并非完全嗤之以鼻，正是因为那份深刻的批判，他认为余云岫对《内经》所下的功夫不可谓不深。他说："余君云岫，以西医著《灵素商兑》，其《内经》之知识，较之寻常中医，不止倍蓰，诚豪杰之士也。"⑥过去研究医史者总是习以"中西医冲突"这样的观点来做思考，

---

① 生平著述主要见于《药庵医学丛书》(1928)，包括《论医集》、《医学平议》、《群经见智录》、《伤寒论研究》、《温病明理》、《热病学》、《生理新语》、《脉学发微》、《病理概论》、《病理各论》、《临证笔记》、《临证演讲录》、《金匮翼方选按》、《风劳臌病论》、《保赤新书》、《妇科大略》、《论药集》、《十二经穴病候撮要》、《神经系病理治疗》、《鳞爪集》、《伤寒论辑义按》、《药庵医案》等25种。尚留下许多小说的译著和20期的《铁樵医学月刊》以及1册《国医馆与恽铁樵往来之文件》。见甄志亚主编：《中国医学史》，台北：知音出版社，2003年，第210页。
② 出自《医界春秋》第120期(1936)，第2页书籍广告。
③ 这则有趣、充满警世意味的故事，出自陈存仁：《我的医务生涯》，第13—14页。
④ 可参考祖述宪编著：《余云岫中医研究与批判》，合肥：安徽大学，2006年。
⑤ 贾得道：《中医研究论文集》，第318—323页。有关这段历史，可径自参考赵洪钧：《近代中西医论争史》，石家庄：中西医结合研究会河北分会，1983年；邓铁涛、程之范主编：《中国医学通史·近代卷》，同前引书；邓铁涛主编：《中医近代史》。
⑥ 恽铁樵：《群经见智录·〈灵素商兑〉之可商》，台北：华鼎出版社，1988年，卷3，第66页。

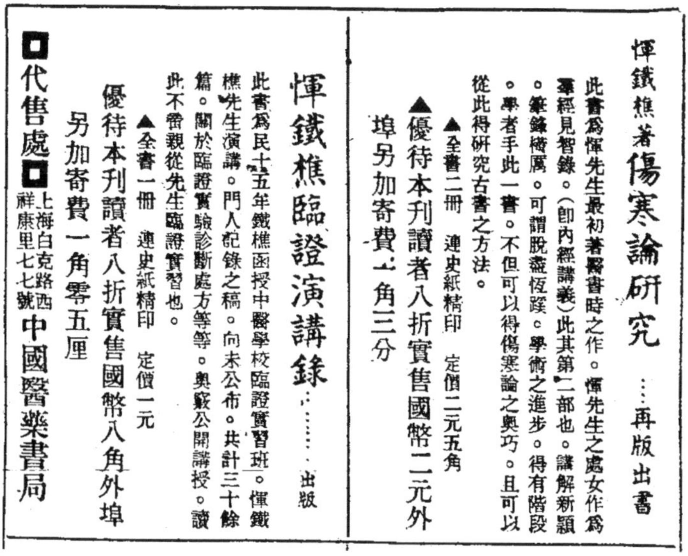

图 5　恽铁樵著《伤寒论研究》、《临证演讲录》

冲突的一面是一定存在的,但是许多持西医论述的抨击言论,有没有促成中医界对自身学术的反省,或是改革,就比较少提到了。而且仅列举每一位中医的理论观点,似乎又无法突显当时现实社会生活(如医病互动、医药生活的日常文化)与学术发展的密切关系。

恽铁樵认为当日西医有"风起云涌之观",然而,中医界能够参酌的西医学说者,不过"一枝一叶"罢了,若干打着"保存国粹"旗号的人,也说不出什么令人折服的新道理。[①] 从他的例子来看,中医不能只是"反击"而已,能不能有更积极的改革与自省,是中医能不能继续发展的关键。况且,中医界的保守与退步,并非一朝一夕所累积的,他说:

> 西学东渐之后,为西医者类勇猛精进,为中医者类故步自封,
> 即有好学之士,亦不知从何处着手,则废然思返,或弃本业而入学
> 校,或讲酬应而图诡遇。……总之吾国医学,自古迄今,未见有根

① 恽铁樵:《伤寒论研究·总论》,第1—2页。

本解决之著作,所以然之故,我国人多崇古之习惯,少独行之魄力。《灵素商兑》应时势而产生。①

故恽认为,中医在新时代被质疑,其来有自,若中医只有"崇古"、"信古"这条路,那么整个中医学术的发展也势必沉沦。有时中医的问题不但是自身学术发展的问题,也是社会的问题,他接着说:

> 晚近中医,本为最衰弱时代,不知《内经》为何物者,几乎百人而九十九。夫治一种科学,必兼具他种科学之常识而后可,西人治学如此,中人治学亦如此。故《千金方》论《大医习业》,不可不深明天人之理,凡五经、子、史、天文、易学,皆医生所当有事。若《灵枢》、《素问》、《甲乙针经》、《伤寒》、《金匮》,尤为医生所必知,固无待言。乃自我生之初,至于今日,举国视《灵枢》、《素问》为绝学,无有一人能言其理者,当不佞二十许时,读《内》、《难》、《气穴论》、《气府论》诸篇,辄为之头脑作胀,不但畏其繁,且不信万有不齐之经络,可以如此整齐划一为之说也。询之老于医者,辄摇头谢不知,嗣见业医者类奉《叶天士医案》、《温明(病)条辨》为枕中鸿秘,勉强读之,其不可解等于《内经》,后遂弃去。至戊戌而后,校中文课,偶涉五行,为教师所呵叱,从此绝口不言医,且耻言曾治中医,吾知国人与我同有此阅历者,当有数千人也。②

所以,当时中医界的状况已呈现江河日下、后继乏人之态,许多医生都无法将经典中的道理说出,即便老医生也对中医理论不甚明了。另一方面,中医理论既没有人肯多讲,复又受社会普遍认知的冲击,便成了不符合时代潮流的"遗物",几乎要被淘汰了。值此内外交逼之时,中医之衰弱状况及其面临的社会压力,可以想见。③

---

① 恽铁樵:《群经见智录·〈灵素商兑〉之可商》,卷3,第66—67页。
② 恽铁樵:《群经见智录·〈灵素商兑〉之可商》,卷3,第66页。
③ 中医之废存、娼妓与鸦片问题,确曾一度被视为近代中国社会三大问题。见邓铁涛主编:《中医近代史》,编写说明,第1页。

在新时代中，中医必须学习西医之长处，勇于面对西方。所以恽言：
"中医与西医同化，应受影响而改良，而不应被征服。"[①]恽将某些西医对
中医的反对，视为促进中医改良的动力，这是他言论中积极性的一面。
他继续呼吁："西医反对亦不足为患。凡学术之进步，都在逆境，不在顺
境。所以孤孽多达，忧患多生。西医之反对适足玉成中医。惟自身败
坏，却是膏肓痼疾，足以致命之点。"[②]恽认为中国医学的价值在于处方，
实际治疗上常能发挥显著功效，但是仅能称作治疗有效果的"验方"而已，
却没有一个学理可以将标准定义清楚，所以才会受人指责，慨叹"虽有千万
方，等于无方"了。故将病理与中医学学理研究清楚，是当前急务。[③]

恽铁樵并不全如持中医本位主义者那样，认为西医完全不可取或
是西医完全是站在"侵略者"的殖民医学角度来看待中西医会面。[④] 如
同梁其姿的见解，其实近代中医反而是让我们跳脱殖民史观，省思西医
的科学、技术对中国有何影响的最佳范例。[⑤] 好比恽铁樵认为，西医可
以发挥解释、考订、纠正中医古籍的作用，在新时代中有新的意义，并
言："虽仲景复生，当亦倾耳听之矣。"[⑥]更进一步来谈，中西医融合与冲
突虽然是当时医界的重要议题，但中医融合西医，并不是"采用一二种

---

① 《铁樵医学月刊》，1935 年第 2 卷第 2 期，第 1 页。引自范伯群：《从鲁迅的弃医从文谈到
　　恽铁樵的弃文从医——恽铁樵论》，第 25 页。
② 《铁樵医学月刊》，1935 年第 2 卷第 2 期，第 1 页。
③ 《铁樵医学月刊》，1935 年第 1 卷第 1 期，第 3 页。
④ 有关殖民医学与后殖民医学的介绍，可参考 David Arnold 著，蒋竹山译：《医学与殖民主
　　义》，吴嘉苓、傅大为，雷祥麟主编：《科技渴望社会——STS 读本 I》，第 183—217 页。以
　　及李尚仁：《医学、帝国主义与现代性：专题导言》，《台湾社会研究季刊》第 54 期（2004），
　　第 1—16 页。有关从殖民史观到区域性、异文化传递、（西方）科学技术转移的地方化研
　　究，可参考 Warwick Anderson，"Postcolonial Histories of Medicine," in Frank Huisman
　　and John Harley Warner（eds.），Locating Medical History：The Stories and Their
　　Meaning（Baltimore：Johns Hopkins University Press，2004），pp. 286‑306. And
　　"Postcolonial Technoscience," Social Studies of Science 32（2002），pp. 643‑658.
⑤ 梁其姿：《医疗史与中国"现代性"问题》，收入《中国社会历史评论》第 8 期（2007），第
　　3 页。
⑥ 恽铁樵：《伤寒论研究・中西病理互证之难处》，卷 3，第 51 页。

西药,与拾一二语西医唾余,可以了事"的。[1] 我们看待一个人的见解时,必须放在大时代的动态中来看,谈民初的中西医融合史,中医界也有许多不同切入角度的看法,并不是只有"中医—西医"这样的二元或对立角度而已。真正的重点应该是西医如何促使中医去思考自己、表达自己;而后,再去检视中医留下了或是改变了什么。

恽铁樵明显感受到当时中医界太过在意西医知识的内容,焦急在治疗方法上学习西医。他针对张锡纯在《医学衷中参西录》中的论述[2],认为:"彼中医而用热度表,用灌肠器,解释中风病谓是脑充血,解释惊风病为脑膜炎,嚣然自命谓能衷中参西,若此者可以壮门面,于改良无与也。"[3]可见恽对参酌西说的要求甚高,甚至指向中医基础理论的改变与自我定义。当然,他与张相当不同,他自认只读过一些西医书,并不敢随意施用西药;他真正的长处就像他曾经是一位作家那样,不断著述,并持之来教育新中医。

他曾两次创办中医函授学校,1925 年首次创办"铁樵中医函授学校",受业者计有 600 余人,但随后亦为守旧者所忌,于 1928 年停办。当时挂名"学校"的中医教育,必须经过政府批准,否则很容易被勒令停办。1933 年再创建"铁樵函授医学事务所",受业者从 1933 年的 364 人,增至1936 年的 753 人。为配合函授,他还于 1934 年兴办《铁樵医学月刊》,至1936 年才停刊。他办学相当有成效,一位学员的家长是位老中医,读了他儿子在校内的教材《恽氏函授讲义》之后,主动写信给恽,说他是"理贯天人,学通中西"的医生,并言:"读医书垂二十年,结果疑难山积,无可自慰。今读讲义未久,恍如黑夜逢灯,渐能认识路径。"[4]恽的许多著作都成

① 恽铁樵:《伤寒论研究·中西病理互证之难处》,卷 3,第 52 页。
② 关于张锡纯的研究,参考吴云波:《张锡纯中西汇通思想述评》,《中华医史杂志》第 14 卷第 1 期(1984),第 16—18 页。以及赵洪钧:《张锡纯年谱》,《中华医史杂志》,第 21 卷第 4 期(1991),第 214—218 页。
③ 恽铁樵:《伤寒论研究·中西病理互证之难处》,卷 3,第 52 页。
④ 引自范伯群:《从鲁迅的弃医从文谈到恽铁樵的弃文从医——恽铁樵论》,第 25—26 页。

了他的教科书,可见恽擅于将艰涩难懂的古典医理,在新时代中用听得懂的话语说出。

本于上述基础,本章的问题意识有三：笔者曾分析第一位进行"中西医融合"的中医唐宗海(1851—1897)[1],恽铁樵作为民初中医融合西医的代表人物,亦有研究之必要。本章欲追索恽的理论内核,以及清末中西医论述之差异与新的关注焦点,近代中西医历史多以论争形式为主,而融合西说的情况,只在少数有识的中医观点内得到证实,能否梳理出既能突显论争议题,又能体现中西对话的发展轨迹？最后,借由恽的论述来探讨当时中医面临的困境,细菌学只是其一；从热病史的发展来看,当时中医面临的学术内、外事情繁多,其主要的对话对象并非只有西医,本章试图找出让当时中医反思学术发展方向的任何可能。[2]

第三节　从古医籍中寻求灵感——读书与临症的再定义

医疗理论的建构与有效的治病方法,是两个不同层次的问题。民初中医发展的破绽,显然出在无法获得或说服受过科学与西医教育者认同。谈到中西医在学理上的争论,恽铁樵并不认为反中医的余云岫,

---

① 皮国立：《近代中医的身体观与思想转型——唐宗海与中西医汇通时代》。
② 雷祥麟已对此一时期的中西医论争与冲突问题、疾病定义与国家、个人之"卫生观"互动有一个清楚的认识,可参考：《负责任的医生与有信仰的病人——中西医论争与医病关系在民国时期的转变》,《新史学》14.1(2003),第 45—96 页；《卫生为何不是保卫生命——民国时期另类的卫生、自我与疾病》,《台湾社会研究季刊》第 54 期(2004),第 17—59 页。以及雷祥麟(Sean Hsiang-lin Lei),"When Chinese Medicine Encountered the State：1910 - 1949,"Ph D. University of Chicago. 1999.另外对中西医疾病定义的标准转移,可参考吴章(Bridie Andrews),"Tuberculosis and the Assimilation of Germ Theory in China," in Journal of the History of Medicine and Allied Sciences 52(1997),pp. 114 - 155.

是故意找中医界的麻烦。相反,他认为古典中医理论含混不明,即使今日无人质疑,明日也难逃西医之攻讦。那么,中医可以拿出哪些站得住脚的道理和西医对话?恽从当时大部分中医的表现中得出:"中国医学的真理,知之者少,中国医学的药效,知之者多,即活三口之庸医,亦必有几纸效方。"[1]能够有资格称作"医生"的,的确都有一些可以愈人之秘方;然而,中医学真正的学理,或是可以提出来讨论的学说,却鲜有人知。所以他认为:"凡不能读书,毫无学理,妄以'经验'两字自诩者,可以自欺欺人,于治病无与也。"[2]读书与临症是同等重要的,若不读书,则临症无所依归。当时社会上确实充斥着这样以"经验"为绝对标准的中医。不论是以师带徒,或是通过自习而成为医生的人,都对中医学理不甚明了。[3] 问题正像恽所说的:中医理论在生理、病理方面有许多解释不清的地方,许多名词也不甚了了,若以中医教育来说,将这些难解的理论编入教科书,老师已无法解释,学生更是手足无措,最后只好糊涂带过。[4] 以学术发展的观点来看,这种粗糙的传承当然会出现问题。那么,要如何改进?恽铁樵对中医学术的坚持,简而言之,就是以《内经》和《伤寒论》为基础,然后再参照西方的学说。他曾经从古董商那里收购了二十几种有关伤寒的著作,认为东洋医学所言大多明确了当,优于中国医家所陈。然而,中、日治伤寒的医家都不去探讨《内经》和《伤寒论》的传承关系与知识体系,让他感到相当可惜。[5] 当然,个中缘由

---

[1]　恽铁樵:《今后中医须改良之途径》,《生理新语》,卷 1,台北:华鼎出版社,1988 年,第 7 页。

[2]　恽铁樵:《释神经救济功能》,《生理新语》,卷 3,第 29 页。

[3]　雷祥麟针对"经验"的问题有很好的解释。他指出:传统中医常把"经验"挂在嘴边,但当西方科学医学成为中医不得不面对的对手时,"经验"的意义成为要接受西方科学检验的新名词,它已非古代医学所谓的仅具有"实用性"的"经验"了,中医必须思索传统"经验"面临被检验的问题与新挑战。参见 Sean Hsiang-lin Lei, "How Did Chinese Medicine Become Experiential? The Political Epistemology of Jingyan," Positions: East Asian Cultures Critique, 10: 2(2002), pp. 333 - 364.

[4]　恽铁樵:《温病明理》,台北:华鼎出版社,1988 年,卷 2,第 13 页。

[5]　恽铁樵:《伤寒论研究》,自序,第 1—2 页。

正是在于阅读古典医学理论困难重重[①]，他说：

> 西医有读中国医书者，吾友人中即不乏其人。然中医书至难读，金元而后医籍之多，可以汗牛充栋，以我之陋，所见者不过数十种，原未可以此数十种该括其余，然就大段言之，可以径直下断语曰：满纸呓语，无一佳书。由宋上溯至于《灵》、《素》，就中《内经》、《伤寒》，确为最佳之书。而《内经》则满纸阴阳、五行，《伤寒》则文字简古，益以错简讹字，随处皆是，又为群吠所乱，条理不明，骤视之，几不信此疏漏残缺之旧籍，可以应变幻无穷之病情，而《伤寒》之六经，尤极费解，中医之读此者，类皆应以颠顶之头脑，绞不知所云之脑汁，又费无穷之岁月，然后若明若昧，自欺自慰，如吾第一卷中所谓名医不能以其术传人者。今之为西医而具有研究中国古学之志愿者，其人纵擅长中国文学，其脑筋则为欧化，以欧化之头脑读中国旧籍，宜乎爬梳抉剔，从无条理中寻出条理。其奈《内经》之五行，《伤寒》之六经，均不可解，而业医者之颠顶自大，尤足令人齿冷，于是引起其一种蔑视之心，而肆口谩骂矣。五行不得其说，六经不得其理，即在在捍格不入，虽欲条理，亦无从条理也。[②]

从这段语重心长的呼吁中可见，古典医籍的文字艰涩、难以理解之处，让历代中医为之束手；金、元以下的医籍，虽汗牛充栋，但佳籍甚少，此观点与唐宗海在崇古论的态度上颇有一致之处。[③] 另一层意义是，中医典籍充满了令西人费解的阴阳、五行之说，这是让西医读不懂，又想加以攻击的关键所在，这说明恽已经不像清末中医，例如唐宗海那

---

① 参考皮国立：《清代外感热病史——寒温论争再谈中医疾病史的诠释问题》，《中国史新论·医学史分册》，台北：联经出版社，2015 年，第 475—526 页。内容牵涉明清医者对阅读医学著作与实际操作技术上的差异。

② 恽铁樵：《伤寒论研究·中西病理互证之难处》，卷 3，第 53—54 页。

③ 唐宗海曾说："若秦汉三代所传《内》、《难》、仲景之书极为精确，迥非西医所及。"出自唐宗海：《中西汇通医书五种·医经精义》，台北：力行书局，1998 年，叙，第 1 页。其余可参考皮国立：《近代中医的身体观与思想转型——唐宗海与中西医汇通时代》，第 2 章。

样，认为阴阳、五行可以包含一切道理了。^①

在这中西医论争日趋激烈的时代，传统中医要先能将自己的学术理论弄通，说出一套让西医和病人们"听得懂"的道理才行。恽铁樵说："凡治中医者，罔不知《素问》《灵枢》《伤寒》《金匮》之可贵，或不读以上四书，或虽读之，而茫无所得，不敢用其方，即用之，亦不能尽其变。"^②所以，恽强调必须精读的医书还不是一般的方剂之书，而是奠定中医理论的经典。这个想法倒是和清代以来许多中医的看法不谋而合^③，至于民国之发展，如前几章所述，或多或少也是希望走这条正途。新时代的中医不能抱残守缺，要能参考、吸收西医的理论和长处才行，他说："必明《伤寒》六经为人身所着病状之界说，《灵枢》经穴为病后推得之径路，然后知中国医学之所由成立，知其所由发生，与所由成立，然后《灵》《素》《伤寒》之言，有研究之价值；其讹字错简，有整理之方法；从来注家妄言曲说，有纠正之标准；西洋医学，有他山攻错之效用，此即吾所谓'新中医'。"^④新中医的实践，在恽看来，基本功夫就是熟读经典，并能参照西医之说。

恽铁樵的大力鼓吹，正代表着当时中医在读书与解读方面所下的功夫不够。他自己因为做过翻译、编辑的工作，所以对西医书籍并不陌生，也曾经在他的著作中提到其采用的西医理论来自商务印书馆出版的西国医书译本，如《内科全书》《诊断学》等数种，以及汤姆生教授《科学大纲》等。^⑤当时，许多中医连自己的传统医籍都读不懂，基本西医

---

① 唐宗海曾说："虽西医书先有《博物》一篇，而未将阴阳两字分晰，究不得其主宰。""阴阳"对唐来说并不是一个会造成西医或一般人误解的概念，不懂其学理是西医自己的问题，而不是造成中医理论难解的症结。出自唐宗海：《中西汇通医书五种·医经精义》，上卷，第1页。
② 恽铁樵：《群经见智录》，自序，第1页。
③ 可参考前引拙文：《变动中的江南医疗传统——作为阅读和诊治的近代瘟疫》。
④ 恽铁樵：《伤寒论研究》，自序，第2页。
⑤ 恽铁樵：《伤寒论研究·中西病理互证之难处》，卷3，第54页。以及恽铁樵：《说腺》《生理新语》，卷4，第32页。

常识更是不足,连一般的书也不阅读;加上"中医读西籍者尤等于零",更让中西医"两种学说总不得有相接之机会"。① 这是很有意思的指陈,其实背后可能凸显了"中西医汇通"在某种程度上反映了时代思潮,但在多数医者之间却并不风行,在医疗知识层面上并没有一个很好的开展空间。所以综合恽铁樵的观点,当时新中医最要注意的两件事就是:阅读古代经典医书与读通西医理论,并将传统中医的知识说清楚、讲明白,让他者可以轻易了解。

第四节　攘外必先安内——"叶派"流毒
　　　　与学术反思

　　就恽铁樵的观点看来,中医在当时并没有什么值得骄傲的学术发展可言,有的只是为营利谋生,而又仅仅略懂中医皮毛的时医。恽曾经在他的医案中记载,有一约三十余岁的妇人,发热已经二十余日,出现谵语、痉挛、昏迷的症状,求诊于他。恽发现,之前为她看诊的医生都是上海名医,其中一位医生开了二十多方,全是石斛,硬是狠宰了这个家境并不好的病人一顿。恽铁樵认为她患了(中医之)伤寒,用石斛只会让热留在体内而已,而且断无开方仅守石斛一味药不变的歪理。后来一位小孩患了痧子,也发热,但这位名医又用石斛来治疗,结果导致昏迷不醒。恽铁樵咬着牙说道:"余恨极,几欲饱(名医)以老拳。"② 让恽如此生气的原因,牵涉到中医自身学术发展史中伤寒与温病学派的争

① 恽铁樵:《伤寒论研究·中西病理互证之难处》,卷3,第54页。
② 恽铁樵:《金姓妇热病案》,《临证笔记》,台北:华鼎出版社,1988年,第15—16页。

论,以及各自在临床用药上,对辛温与辛凉药物的坚持。① 也就是说,中医对外在六气导致疾病的解读,不一定只牵涉到细菌学,在与之对话前,整个热病体系内的论述也不是统一、调合的。

恽铁樵从阅读中发现一个情况:中医经典中的内容难懂又矛盾,但却很少有医生加以讨论,并提出质疑。相应地,他所执业的上海,地处江南,医疗市场上充斥着"今之时医,一例以豆豉、豆卷、石斛,应付各种热病"的景象②,让恽非常痛心。大多数的医生,都遵循温病学派中运用"寒凉"(石斛)药物的方针来治病,才会令上述医案中误治病人的情况反复重演。时医导演这些戏码所依据的剧本为何?事实上正是温病学派的大师们所写的医书。恽说:"今之时医,乃以羚羊、犀角为习用品,以石斛为藏身之窟,不问伤寒温病,甘凉之剂,一例混施。最可恶者,以石斛施之风温瘰疹,致咳嗽发热之病,什九成急性肺炎。""病家不知其故,医家不知其故,覆辙相寻,滔滔皆是,皆吴鞠通、王孟英所造孽也。"③吴、王被归为温病学派四大家之内,另外一个头头叶天士也被一并骂了。

恽回想当初学医时的初衷与坚持,感慨十五年来,许多和他一起学习岐黄之道的好友一开始都钻研《伤寒论》,但大多成了"叶派"的信徒,以致"今之时医皆叶派",理论一不合其教义,则群起攻之。④ 恽虽然痛恨"叶派",但他对叶天士发明的一些治疗暑湿的效方给予肯定,他所痛

① 温病基本上是"热邪",治疗以辛凉、疏表、解毒为主,用药多凉;而伤寒则是"寒邪",治疗以辛温解表为主,桂枝、麻黄等辛温之品则是常用之药。详见吕明进:《温病学》,台北:正中书局,1986 年,第 8—9 页。
② 恽铁樵:《温病明理》,卷 1,第 7 页。
③ 恽铁樵:《温病明理》,卷 4,第 44 页。恽铁樵的观察也许有所失误,温病医家如叶天士的确常用犀角、羚羊角来作为治疗热病的要药(见(清)叶天士:《温热论》,收入李顺保主编:《温病学全书》上册,第 3 页),然而,不论是叶天士或吴瑭,在他们的著作中,都没有力主用石斛来治疗温病,甚至也很少在方剂中加入石斛,故恽铁樵的指陈是奇怪的。也许是当时医家真的喜用石斛来治疗温病,这还需爬梳当时的史料,检视当时用药文化才可以下定论;但若真是后者,将罪过归于叶、王,未免也太过武断。
④ 恽铁樵:《温病明理》,卷 4,第 35 页。

恨的是叶派的江湖味过重。恽本人并不是刻意要区别门户派系的。^①然而，恽的话却透露出，伤寒与温病确实带有因学术流派不同而争论、排他的味道，恽不就身陷其中吗？当时江南医生多信奉叶的理论，故而有"今之抱一册为市医捷径者，名曰叶派"的风从现象。^②

　　从以上论述看出，若要二分伤寒与温病学派的理论和实际用药，恽铁樵绝对是属于伤寒派的医家。^③基本上，他认为伤寒、温病的论争是被吴鞠通、王孟英等人的瞎说给搅混了。明清两朝之医学，竟然都在这两个理论争辩中打转，没有任何定论与进步可言。"其说愈多，其理愈晦"，研读中医者，愈勤奋就愈无所得。这种情况亟待解决，因为"温病、伤寒既不明了，所谓中医学者，实荡然无有一物也"^④。而且最重要的是，病家无所适从，询问医者，解释病名与用方皆混沌不明，只求蒙混过关，实在无法取信于病家。所以恽"慨然有正名之计划"，正名计划的第一步，就从分辨伤寒与温病开始。^⑤

　　在江南，医生大多习用温病方，也就是以"凉"药来对抗"热"病，其说牢不可破。恽谈及"若此伤寒一门，则俗医正怕读伤寒书，正谓伤寒方难用"，所以竟然提倡"江南无伤寒之说"。这都要归咎于叶天士的医书刊行后，"遂不闻以《伤寒论》治病"，而终于造成"世不知有伤寒"的状况。^⑥恽氏认为："谓江南无真伤寒，不识南阳、长沙，皆非北地，其语遂

①　恽铁樵：《热病治法》，《热病学》，第16页。收入《群经见智录》，同前书。
②　恽铁樵：《温病明理》，卷3，第29页。关于伤寒与温病的争论，自清代以来就很严重，可参考拙文：《变动中的江南医疗传统——作为阅读和诊治的近代瘟疫》。
③　恽铁樵最宗陆懋修（九芝，1818—1886）之言，而陆正是清末在温病学派兴盛时发出抨击的代表医家，认为温病完全包含在伤寒体系内，恽铁樵的言论也多类此。见郑曼青、林品石编著：《中华医药学史》，台北：台湾商务印书馆，2000年，第366页。陆之伤寒统温病的思想大多收录于其医书中，详见（清）陆九芝、傅青主、戴天章原著，秦伯未、林直清校定：《世补斋医书全集》，台北：五洲出版社，1996年，文集2与文集6，第36—46、80—90页。
④　恽铁樵：《温病明理·序》，第1页。
⑤　以上见恽铁樵：《温病明理》，卷1，第1页。
⑥　恽铁樵：《温病明理》，卷3，第24—25页。

成笑柄。"①张仲景本来就不能算是北方医家,故谓仲景方只能治北方热病,根本不合逻辑②;所以,吴鞠通所言"伤寒是北方的寒风,温病则是南方的温风",更是错误的讲法。③

恽还谈起学医治病三十年的经验,凡遇所谓温热病,他一律使用伤寒方来治疗,而且是"无人不如此,无时不如此,无地不如此",都在十日内逐渐恢复健康。④ 所以,绝无南方要用温病方的道理⑤,这是医者不读《伤寒论》之过;而为南方医家视为圭臬的《温病条辨》与《叶氏医案》,均是"恶浊书籍",恽直言没有耐心一一检验其说法。⑥ 若真要谈温病理论,恽铁樵只推崇戴北山的《广温热论》,谓其简单明了,不乱谈病理,缺点则是:若独奉此书为经典,则有用药偏凉之弊⑦。可见恽相当介意江南医家用药偏凉的状况。

那么,如何定义"伤寒"?温病学如果言不成理,又怎么能成为江南医生的宝典呢?若照恽铁樵的意见,名不正则言不顺,这是疾病正名的问题。他说:

> 温病者,热病也;热病者,伤寒也。寒伤躯体最外层,太阳受

① 恽铁樵:《温病明理》,卷4,第36页。
② 陆懋修也有过类似地域的批判,他抨击清代医家秦之桢(字皇士)撰写的《伤寒大白》时说:"谓仲景用桂、麻,乃治河北、长沙北方冬月之病;江浙东南,为南离巳午地,患此绝少,故以春夏秋冬,分隶南北,谓清里同,而发表异,教人以桂、麻二方,只可施诸北方冬月,不治春秋三时,南方之病。……其所谓北方者何? 则长沙也,长沙即今湖南长沙府,以方舆计之,正与江浙毗连,处东西相望。"意思是说,"湖南长沙"和"江浙"这两个地域,以整个中国疆域来对比,地理上的南北差距根本不大,没有仲景方可以施于此处而不能用于江南的道理。张仲景所生活的地方不会差所谓江浙之地多远,所以用南北之说来分伤寒、温病之界线,是不成立的。这段精彩的辩解,收录在(清)陆九芝、傅青主、戴天章:《论秦皇士〈伤寒大白〉》,《世补斋医书全集》,第126页。
③ 恽铁樵:《温病明理》,卷2,第20页。
④ 恽铁樵:《温病明理》,卷3,第29页。
⑤ 事实上,江南的界线永远充满争议,作为文化区域的江南更难界定。若以用药辛温或辛凉来分南北,也只是统括而已,并不精确。研究伤寒与温病方的历史,应该着重在当地施行的成效与用药文化习惯。参考高彦颐著,李志生译:《闺塾师:明末清初江南的才女文化》,南京:江苏人民出版社,2005年,第24页。
⑥ 恽铁樵:《伤寒论研究·伤寒病型与传经》,卷3,第60页。
⑦ 以上见恽铁樵:《温病明理》,卷1,第2—3页。

病,体温起反应则发热,是为热病。春有热病,夏有热病,秋有热病,冬有热病。冬之热病,伤于寒也。因太阳受病,体温集表而为热,故曰:人之伤于寒也,则为病热。冬之热病是伤寒,春之热病仍是伤寒,夏之热病,秋之热病,依然是伤寒,故曰:凡热病,皆伤寒之类也。①

综上所言,恽认为温病就是伤寒,四时的热病基本上都属伤于"寒",所以无论是在学术上或是在治疗准则上,都应该以"伤寒"来正名之。但是,从中医学术史的发展观点来看,温病系统的确是存在的,无论怎么辩解,毕竟它仍自成系统。恽加以分辨比较后,接着说:除了脉象、发热感、流汗的状况之外,伤寒与温病最大的差别在于:

> 同是发热,若在隆冬,或虽非隆冬而有非时之寒,必为伤寒;若在春日,或虽在冬日而有非时之暖,必为温病。又若在大陵山高水深之区,所有热病,多属伤寒;若在近海,如江浙,江河中水平线与平地相去不盈丈者,所有热病多属温病。合之时与地与所见之症,以定名,则治法有标准,此事极有关系,因病之传变不同,药效亦不同也。②

故"温病"确实是存在的,天候状况若出现"非时之暖",或是在地理区域上之位置,皆可看出伤寒或是温病的发生规律。特别的是,恽以地理环境分类疾病,并不是从南北着眼,而是从山海形势来观察,这一点与以往医家确实有所不同。既有温病,则为何还要抨击温病系统的用药呢?恽明确指出,伤寒、温病、湿温、暑温(暍)、痉是五种最容易搞混的热病。③ 伤寒与温病都是"伤于寒",所以仍是一个系统,故一般所谓的"温病",应该正名为"伤寒系温病",放在伤寒体系下加以治疗。④ 故恽言:"伤寒以《伤寒论》为准,温病亦当以《伤寒论》为准,凡《伤寒论》中祖方,用

① 恽铁樵:《温病明理》,卷1,第8页。
② 恽铁樵:《病名》,《热病学》,第3—4页。
③ 恽铁樵:《病名》,《热病学》,第3页。
④ 恽铁樵:《病名》,《热病学》,第4页。

辛凉不参以温药者,皆是治温病之方。"①可以看出南方医家对北方医家以辛温药物来治疗热病存在疑义,遂不敢用麻黄、桂枝等辛温药物,而专以凉药来治疗热病②,所以南方医家皆纷纷弃《伤寒论》不读。恽反其道而行,提出:"江浙医生不敢用伤寒方,此风不自今日始。其实伤寒方极其平正,而且果真是伤寒病,简直非伤寒方不可。""既真确辨明病是伤寒,便可以放心大胆用伤寒方。'稳健'两字,是靠得住的。"③在恽的认知中,伤寒方同样可以治愈那些被温病方治愈的一切疾病,温病方显然是多余了。

恽铁樵善于用药治疗喉部疾病,不妨看看他治疗"喉痧"的经验。喉痧是近代中国新兴的传染病④,西医德贞(John Dudgeon,1837—1901)曾言:"喉痧,险症也。宜速治不宜缓攻,亦无他奇。若急而至于咽喉封闭,瞬息将死。"⑤可见其病来势之猛烈。当时中医称为"痧子",多指烂喉痧而言。恽认为当时打着"咽喉专家招牌"的医生们都以"凉药"来治疗,却失掉了《伤寒论》"发表"(用较辛温的药)的功夫,以致杀人无算。⑥ 凉药不能"发表",需要以《伤寒论》中的辛温药物才能"发表",让身体的汗流出,迫使病邪退出身体。出现烂喉症状时,用养阴药或凉药则"病毒无出路",喉部烂得更严重。

他回忆十几年前上海的医生都看了一本流传甚广的医书,纷纷将治疗喉症切忌"发表"的劝告当作枕中鸿秘,结果"杀人如草",真是劫数!恽讲出这么重的话,是因为他使用《伤寒论》中的"麻杏甘石汤"治愈此疫的经验告诉他,以伤寒方"发汗"("发表"),可以减轻疼痛的症状;汗留置在病人身体内,会导致症状更加严重。⑦ 这是否说明"发汗"可以将病菌

---

① 恽铁樵:《温病治法》,《热病学》,第 24 页。
② 恽铁樵:《温病明理》,卷 4,第 36 页。
③ 恽铁樵:《伤寒治法》,《热病学》,第 16 页。
④ 关于近代喉科疾病,可参考余新忠:《烂喉痧出现年代初探》,《中华医史杂志》,第 31 卷第 2 期(2001),第 81—85 页;余永燕:《近代中医防治白喉病史略》,《中华医史杂志》,第 34 卷第 2 期(2004),第 79—82 页。
⑤ 德子固(德贞)著:《全体通考》(清光绪十二年(1886)刊本),序,第 2 页。
⑥ 恽铁樵:《两种形能》,《生理新语》,卷 4,第 36 页。
⑦ 参考恽铁樵:《温病治法》,《热病学》,第 26—27 页。

逼出人体，我们不得而知。但是从恽的推论来看，倒还真有一点这样的味道。发汗与细菌，一个是传统中医治疗热病的方法，而另一个则是近代才传入中国的西医理论，对于两者之间的联系的解释，可以让我们更了解恽铁樵的理论，并了解中西医在民初时论争焦点的转移。

第五节　恽铁樵对细菌学的认识与回应

细菌学说在 20 世纪 20 年代的中国已经可以说是无人不知、无人不晓。被人目为"反中医大将"的余云岫就谈道："自细菌学发明以来，凡诸恶疾，几无不为细菌之祟，肺痨也、伤寒也、喉风也、痢疾也、霍乱也、鼠疫也、痈疽也，脏腑官骸之炎，化脓发热之原，皆由细菌而生。凡人体疾病之大半，皆原于细菌。盖自细菌学进步以来，而寰球卫生医疗之面目、生理病理之理论，焕然一变矣。"[①]没有人可以否认细菌的存在，所以包括疾病的定名与一切医疗卫生工作的开展，都以此为出发点。这样的趋势连恽铁樵也不否认，他说："微菌之蔓延，无所不至，种种传染病，皆此物为祟。"[②]而且，恽铁樵直言不讳："西医治病能验菌，中医不能验菌，是其短也。"[③]就当时的情况来看，中医的短处在于对细菌学的不了解与无检验细菌之技术，所以恽也呼吁："吾医界当结合团体，集资办仪器，并广购西国菌学书籍与解剖模型。"[④]从这点来看，恽还算识时务、善变通者；然而，有时临证遇到辨识疾病的问题，中西医差

① 余云岫：《原病第九》，《灵素商兑》。收入《医学革命论选》，台北：艺文印书馆，1976 年，第 123 页。也可参考余云岫：《传染病》，序，第 1 页。
② 恽铁樵：《西医之概况下篇》，《生理新语》，卷 2，第 13 页。
③ 恽铁樵：《中西医》，《临证演讲录》，台北：华鼎出版社，1988 年，第 35 页。
④ 恽铁樵：《伤寒论研究・伤寒西说》，卷 3，第 56 页。

异就立刻出现,那就不只是单单学习西医的细菌学就可以解决的问题。

恽铁樵治疗过几个急性粟粒性结核的病例,曾有两个小孩请他和西医诊治,或可说是民国初年的中西医结合故事,然而,因为此病太过猛烈,两个小孩最后仍然病死了。恽在这样的治疗过程中,认为此病初起确实与伤寒的太阳证有相同之处[1],然而,普通的"汗法"却无法解除症状,伤寒方并不能有效治疗,所以恽只好靠着"辨证论治"的精神来纾解病人的不适。随着病情的每下愈况,这种病又和中医死证"阴阳交"有相同之处,也和中医之"痉病"类似[2];但真正的痉病,却又应该是西医的"流行性脊髓病"才对。[3] 这其中定义上的分歧绵绵不休,究竟该如何解决? 恽也无法下一定论,许多疾病名称"在中国旧籍中亦竟无可对照",这也许是西医书籍应当好好研究之因。[4]

如此困境显示了中西医在病名认定上求取一致性的困难,而中医判断病名不以细菌为准,正好落当时欲废除中医者以把柄。余云岫认为:中医经典《素问·缪刺论》中言病邪侵犯人体,是依着皮毛、孙脉、络脉、经脉而达于脏腑,这种由外而内、由浅而深、由轻而重的辨病思

---

[1] 太阳病是张仲景《伤寒论》中"六经"辨证论治中的第一种病症,是由"太阳之为病,脉浮、头项强痛而恶寒"、"太阳病,发热、汗出、恶风、脉缓者,名为中风"(上篇)、"太阳病,或已发热,或未发热,必恶寒、体痛、呕逆、脉阴阳俱紧者,名为伤寒"(中篇)等阐述而组合成的综合症状。(参见(汉)张仲景:《辨太阳病脉证并治上篇》与《中篇》,《伤寒论》(医宗金鉴版),台北:力行书局,1985年,第1—3、51—52页。)其他五经分别为阳明、少阳、太阴、少阴与厥阴。以这六经辨证论治的基础确立于《伤寒论》一书中,而其源头可以远溯至《素问·热论》中的论述,如:"伤寒一日,巨阳受之,故头项痛腰脊强。二日阳明受之,阳明主肉,其脉挟鼻,络于目,故身热目痛而鼻干,不得卧也。三日,少阳受之,少阳主胆,其脉循胁,络于耳,故胸胁痛而耳聋。三阳经络皆受其病,而未入于脏者,故可汗而已。四日,太阴受之,太阴脉布胃中,络于嗌,故腹满而嗌干。五日,少阴受之,少阴脉贯肾,络于肺,系舌本,故口燥舌干而渴。六日,厥阴受之,厥阴脉循阴器而络于肝,故烦满而囊缩。三阴三阳,五脏六腑,皆受病,荣卫不行,五脏不通,则死矣。"这代表一种疾病在人体内传变的次序,一直至现代仍是中医临床辨证的参考准绳。简单说,"六经形证",就是将外感发热病的各种临床表现和病机传变,概括为六类,以利医家诊断。马建中:《中医诊断学》,第210页。以及郭蔼春主编:《热论篇第三十一》,《黄帝内经素问语译》,第193页。
[2] 恽铁樵:《伤寒论研究·合并证存疑》,卷3,第65—68页。
[3] 恽铁樵:《伤寒论研究·流行性脊髓炎与痉病》,卷3,第69页。
[4] 恽铁樵:《伤寒论研究·流行性脊髓炎与痉病》,卷3,第73页。

想,一直是中医论病时引经据典的材料。但他抨击说,尽管有一些疾病是从皮肤开始入侵的,但是"如伤寒、如肺痨,凡消化、呼吸、泌尿诸脏器之病,以及筋肉之痈疽,乃常由口鼻、二阴而进"。中医在推论疾病方面,多充斥着"门外汉想象之语"而已。① 面对如是批判,想办法回应细菌学说,对当时中医来说是一件极为重要的事。

从恽铁樵的观点来看:内因(五志)与外因(饮食、男女性事)往往是中医最为注意的致病因素,而西医偏重外因,即细菌的影响。② 从这两种观察方式来论病,各有千秋。但恽从温病学说中病邪"从口鼻而入"的理论谈起,认为"天之邪气"会侵害人的皮毛,而"水谷之寒热"会从口而入侵害脏腑。真正能从口鼻传入人体的,要属较有传染意义的霍乱"秽气"和空气中传染各种疫病的"微菌"了。③ 但一直以来,恽认为温病学说中"从口鼻而传入邪气"的理论也未必没有破绽,因为"伤寒从皮毛入,《素问》已明白言之,然必其人内部有弱点,然后外感得以乘之,否则虽寒不伤也"④。传统中医认为一个人精气充足,则可以抵抗外来疾病侵袭,这称为"藏精"。恽则以西医之"抵抗力"和"免疫"来加以解释:

> 间尝思之,仅有外因无内因者不病。是故大疫盛行之岁,死者枕藉,而不病者自若,西医谓之免疫性。譬如患喉痧(猩红热)者,一次病愈,则不复传染也。虽如此,苟其人起居无常,嗜欲不节,本体之正气不足抵抗外邪,则免疫者亦必不免。⑤

换句话说,细菌并不能绝对与"罹患疾病"划上等号,每个人身体状况不完全相同。若讨论是以疾病本身为主体,那么,重视病人本身的状

① 余云岫:《病之进行第八》,《灵素商兑》。收入《医学革命论选》,第 121 页。
② 恽铁樵:《群经见智录·扁鹊医案第十一》,卷 2,第 40 页。
③ 恽铁樵:《温病明理》,卷 2,第 20 页。
④ 恽铁樵:《温病明理》,卷 3,第 22 页。
⑤ 恽铁樵:《群经见智录·扁鹊医案第十一》,卷 2,第 40 页。

况（内因）可能较分析细菌或是以细菌（外因）来判断疾病更加贴近事实。

西医以细菌来判断疾病，恽铁樵据此认为，西医定名以菌的分类为依据，"菌杆形者"，谓之伤寒；类似之热病，"菌亦相类，不过其菌略弯"，则称为副伤寒。这代表着什么呢？恽就自己的观察与经验所得，认为以西医追求精确病名的终极目标而论，如果不透过验血与验菌，临床上根本无法判断是何种疾病。日本人翻译"伤寒"为病名，传入中国后很快就和中国的"伤寒"混在一起解释，但是中国的医生和病人往往不察，一旦患病，真假"伤寒"难辨。病人求诊于西医，往往不满意西医不能当场直接断定病名，于是质疑西医："为何不知病名？"这时，西医"不甘心示弱"，复又"藐视病家之无常识"，遂贸然定名为伤寒。然而，故事仍没有结束，病家依据自己的需求，看了西医后也会去找中医诊断，偏偏中医也犯了"人云亦云"、"胸中无主宰"、"手眼无标准"的种种毛病，明明发现病人得了"风温"，却因为西医已经定义说是"伤寒"，索性放手用《伤寒》中麻、桂诸方治之，却不知此伤寒非彼伤寒，结果病人只得冤死了。[1]

另一个令人匪夷所思的情况是：恽铁樵诊治一个病人，从"夏日多饮冰，感秋凉而病，呕吐泄泻交作"的病状来判断，应该是暑温；结果病人向他吐诉说："之前看的那位中医说我得了霍乱，而且可能会转成伤寒。"这下可真让恽忽觉自己是丈二金刚，因为霍乱根本不可能变成伤寒，中西医都没有这种怪论。恽左思右想后终于领悟，之前那位大夫第一步将疾病诊断成霍乱就已经错了，后来说会转成伤寒，极可能是他认为病人会去寻求西医的解答和定义，揣测西医十之八九定义病人患了伤寒，所以干脆说成霍乱会转成伤寒，这样就不会错了。[2] 最后，死在疾病定义手下的，不是中医也不是西医，而是病人。

---

① 恽铁樵：《结论》，《热病学》，第 34 页。
② 恽铁樵：《结论》，《热病学》，第 35 页。

　　上述的经历给了恽铁樵很大的启发，并传达了两个重要的讯息。首先，疾病定义相当重要，正确判断疾病是治疗的首要工作，中西医病名的混淆、不一致，造成民初医生与病人重大的困扰。其次，医生看诊时，若每一种疾病都要检视细菌，在当时根本就无法达到。他以中西医对传染病的对比加以解释，认为：“温病伤寒，《内经》统谓之热病，西医书统谓之急性传染病。”①西医所谓伤寒、副伤寒与流行性感冒三种，恽认为发热的状态最像中医的热病，然而，尚有十余种传染病也都会发热，这些热病的实际差别应该在于潜伏期的长短与热的型态，但西医认为最终的判断仍须验菌的种类。验菌来定病名是否万无一失呢？恽认为，有许多疾病都会“发热”，即使是定为一种病名，如流行性感冒（重伤风），也有气管支炎、肠胃性、神经性等类型，如果每次诊断热病时医生都要做“验菌”的动作，则一个医生每天看五个病人也就吃不消了，所以验菌虽很重要，却不是唯一的诊断方法。②

　　在治疗热病方面，恽铁樵更提出了他对细菌学说的质疑：“细菌学说，西人视为铁案，余则于病之形能验之，实多疑义，以为十年以后，恐细菌学说，淘汰无遗，亦未可知。”③这样的细菌学说“淘汰论”，在今天看来，未免太过天真，那么，他为何会有这种想法？追溯其论的源头，在于他治疗热病白喉的经历。他举实际治疗为例，说明当一个人罹患白喉时，若出现如《伤寒论》中所谓的太阳病症状时，施以伤寒方“麻杏甘石汤”就可以治愈。他得出结论：“太阳病解，不论何种病菌，皆渐就消灭。”④这个结论是除了结核病之外的各种热病都适用。当然，他认为这个结论也可能被推翻，但至少就他的治疗经验来看，大致符合事实。如果真是如此，判断病菌的种类也就不是最紧要之事了。⑤

---

① 恽铁樵：《温病明理》，卷1，第4页。
② 恽铁樵：《温病明理》，卷1，第4—5页。
③ 恽铁樵：《〈内经〉与西医两千年进化之比较》，《生理新语》，卷2，第20—21页。
④ 恽铁樵：《伤寒论研究·用药之讨论》，卷2，第39页。
⑤ 关于这段经历，可参考恽铁樵：《伤寒论研究·用药之讨论》，卷2，第34—40页。

恽铁樵还认为,以麻杏甘石汤治愈白喉不过一天即可痊愈,若以细菌学说而论,此汤真的可以"杀菌"吗?恽认为并非完全如此,因为此汤可以治疗任何出现"发热、形寒、无汗"症状的热病,只要除去症状,不管热病是伤寒还是喉症,皆可应手而愈;但一旦等到"病毒既得根据地,得步进步",则会有各种其他症状出现,好比中医伤寒体系中的其他五经症状(太阳除外)。概括而言,疾病变得更严重或是主症的改变,就是中医所谓的"传经"①;用中医的经典理论来解释细菌的致病理论,就是:"病毒以太阳为根据地,即以太阳为出发点。"②大多数热病,只要能在太阳病出现时予以伤寒方,都可以痊愈。故恽下了这样一个结论:"除发热、形寒、无汗,病菌便不能为患,然则发热、形寒、无汗,是病之主因,而微菌非病之主因也。"③整个论述的结论,就是细菌并不能代表疾病的特质,不宜作为确立病名的标准。

但细菌毕竟可以借由仪器透过肉眼看到,真真确确,一点不假。就西医理论来看,一种热病必有一种特定病原,但恽铁樵却认为,虽西医言"病不同,菌不同",但有时也有例外,急性的病症常常变动不居,如重伤风的症状,进一步成为伤寒,最后又转成急性肺炎或变成脑脊髓炎症。恽言"既变之后,今病非昔病"是正常的推理,然而不论变症如何,其菌应该都是最初的伤风菌。菌的本质不变,但症状却可能瞬息万变,故"泥定微菌而名病",不见得绝对正确,有时会误判病人后来的病情,所以中医并不用急着去学习"验菌"这样的技术④;病菌有时不能反映疾病的动态,症状千变万化,单单确认了细菌,对中医的治疗准确度而言,没有任何帮助,此即恽所谓:"病无定,自不可以命名。"⑤因为疾病在每一个人身上所产生的症状不同,而且经过治疗后会改变的病况也

---

① 恽铁樵:《伤寒论研究·总论》,卷1,第28—29页。
② 恽铁樵:《伤寒论研究·总论》,卷1,第30页。
③ 恽铁樵:《两种形能》,《生理新语》,卷4,第37—38页。
④ 恽铁樵:《温病明理》,卷1,第5页。
⑤ 恽铁樵:《温病明理》,卷1,第10—11页。

不尽相同,真正的疾病命名只能依据初起的症状来判断,这是不检视细菌而又能精确辨病的关键所在。中医研究微菌的唯一好处,就是可以检验"解太阳病等于病菌不能为患"这样的见解可否成立①。"验菌"的技术对恽来说,是可以印证中医经典记载的另一种工具。

　　恽铁樵虽肯定西方检验细菌以及免疫学发展的成果②,但他观察西医治疗白喉的情况之后说:"西医之治此病,先用消毒棉花揩去喉头白腐,继用血清以杀血中之喉菌,继用冰枕后脑,以防热甚而见延髓发炎之险症。"③他还实际评估了血清作为此病之特效药的治愈比例:"据西医籍言,血清为此症特效药,愈期约六日,治愈之成分,得百分之七五。然吾曾实地调查,实不能有如此成效。"④从他的转述中可以知道,通过验菌而培养制作出来的血清,用以治疗这种疾病,效果未必良好。那么,以中医的方法治疗此病的实况又是如何?恽言:"喉症为菌病,得麻杏甘石,为效奇良。痢之初步,汗亦能减其势,多半热病皆有菌。而多半热病,在适当时期可以汗解,是汗与菌有关系也。"他认为传统中医的"发汗"能够调节新陈代谢与"腺体",各种腺体的生理功能与疾病的关系,是他吸收西医知识用来解释疾病的新式语言工具。⑤ 不过,他并没有将"汗"与"菌"的关系解释清楚,只认为那是个新发现。⑥ 简言之,就是以《伤寒论》为主,将西人的灭菌治热病论转向以发汗来治疗热病,重建经典中治病理论的科学与现代方法。可惜的是,他并没有提出进一步的研究方法。

　　细菌之说还让恽铁樵找到驳斥温病学派理论的武器。恽铁樵认

---

① 恽铁樵:《伤寒论研究·流行性脊髓炎与痉病》,卷3,第73页。
② 恽铁樵:《伤寒论研究·用药之讨论》,卷2,第39页。
③ 恽铁樵:《两种形能》,《生理新语》,卷4,第36页。
④ 恽铁樵:《两种形能》,《生理新语》,卷4,第37页。
⑤ 参考皮国立:《从"补肾"到"荷尔蒙"疗法:民国时期的抗病策略与日常生活史》,《"中国日常生活史的多样性"国际学术研讨会》,天津:南开大学中国社会史研究中心,2011年9月26—29日。
⑥ 参考恽铁樵:《伤寒治法》,《热病学》,第18—21页。

为：如果肯定"伤寒"、"温病"都是急性传染病的统称，那么，西医所谓的急性传染病病菌之"潜伏期"最多不超过二十天的说法，就正好可以证明古代医论中所言"寒毒藏于肌肤，经春不病，过夏至始病"的说法是错误的；更进一步地说，西医关于四时传染病皆会流行的说法，可以证明温病理论内所论述的"伏邪"[①]，是一种错误的认知。[②] 主观地相信《伤寒论》，让他将细菌理论作为辩护其说的工具。然而，让人感到可惜的，是他排斥温病学的理论，导致某些不可避免的偏见，例如：他认为明末吴又可所言之"瘟疫"是从口鼻而入，与一般所谓的温病并不相同[③]，但他没有继续梳理中医典籍中瘟疫与伤寒的关系，也没有试着解释细菌与瘟疫的种种可能。

更让人感到其言误谬的，是他认为卫生防疫工作是不必要的措施。余云岫曾对当时中国人不知防疫的态度做出如下批评："国无防疫之政，人无防疫之识，医生无防疫之戒。其未染也，人皆忽之，亲昵病者之傍，衣食病人之物，痰唾满地，屎尿狼藉，泰然不识不知也。及菌毒传染，仓皇就医，已不及矣。"[④]从余的话可知，防疫工作本身就是以防止"菌毒传染"的思路捍卫健康的政策。但恽一反这样的思考，说："由西国之方法，炎肿则消炎，有菌则杀菌，传染则讲隔离、讲清洁，亦未尝不能愈病，但其愈病之成分甚少，多数结果不良。"[⑤]若从抗菌防疫的角度出发，自恽之话观之，根本不切实际。整体的卫生防疫工作在民初时也许真的成效有限，但我们不能以今日的防疫工作来度量当日之情况，民

---

① 伏邪学说肇源于《素问·生气通天论》所说"冬伤于寒，春必病温"的推论，也就是冬天伤于寒邪，如果身体精力充足（又称"藏精"），则春天不会得温病，反之，则冬日之邪将于春日发作，称为伏邪（温病）。相比较而论，"新感"与"伏邪"是温热病最为主要和常见的两种发病方式和类型。凡感邪后立即发病的为"新感"；感邪后不即发病，邪气伏藏体内，逾时而发病的称为"伏邪"。前者又称为"新感温病"，亦称"外感温病"；后者则称为"伏气温病"，故伏邪亦称伏气。详见《温病研究》，台北：启业书局，1990年，第54—58页。
② 恽铁樵：《伤寒论研究·潜伏期可以证明中说不即病之谬》，卷3，第56—57页。
③ 恽铁樵：《伤寒论研究·潜伏期可以证明中说不即病之谬》，卷3，第58页。
④ 余云岫：《箴病人·不重豫防》，《医学革命论选》，第138—139页。
⑤ 恽铁樵：《流行性感冒与百日咳篇》，《病理各论》，台北：华鼎出版社，1988年，第24页。

众的心态、配合度以及政府的执行力,等等,可能都还要再加以研究与评估。[①] 至少就此处所论,他认为:

> 惟我国人多不能充分效法,且贫者亦不易办到。抑此等最易传染之病,毒菌在空气中,空气即为传病之媒介,委实无从防御。毕竟亦必先有内因,然后病菌得以肆虐。故终身免疫者,虽日接病榻,其不传染自若。又凡人患此等病(痧子)一次,至少可得十年免疫。故鄙意以为只宜从治疗方面研求,假使病理明了,治之十全,则被传染者不过等于种痘,否则从预防致力,终不可免用力多而收效少,徒滋纷扰。[②]

对于西医预防传染的方法,如病室隔离或消毒病患衣物等措施,恽认为一般人无法完全做到,而且非常麻烦,尤其是对贫穷的人而言更是如此;有些病得了一次后免疫期相当长,那么,与其致力于预防,不如从治疗方法上加以研究。[③] 而且,抵抗力强就不会被细菌感染,与其将眼光不断放在细菌身上,不如先照顾好自己的身体。谈及疾病的调养,恽铁樵说"凡热病必当忌口,此《内经》之教训",但西方人却认为不是肠胃病,热病无须忌口,加上西医重视"杀菌",既不忌口,体质与食物的属性相冲等问题也不太重视,所以西医定的病名并没有意义,患者在治疗中因不忌口,变症、兼症屡屡出现,掌握了病名也无法统一治法,正所谓"歧路之中又有歧路也"。[④] 以中医的调摄观点视之,这正是以菌定名的缺点之一。

---

① 个别地区的防疫卫生和全国性的又有所差异,目前评估全中国的防疫工作未免言之过早,地方性的卫生工作则已有一些研究成果,例如,天津地区的,Ruth Rogaski, Hygienic modernity: meanings of health and disease in treaty-port China. (Berkeley; London: University of California Press, c2004).上海地区的,彭善民:《公共卫生与上海都市文明(1898—1949)》(上海:上海人民出版社,2007 年),还有一些零碎的医疗卫生史事出现在各地卫生志类的方志丛书内,不一一列举。
② 恽铁樵:《两种形能》,《生理新语》,卷 4,第 36—37 页。
③ 有关调养和预防,其实民初中医并未忽视,详见最后两章。
④ 恽铁樵:《流行性感冒与百日咳篇》,《病理各论》,第 23 页。

第六节　对中西医病名定义之讨论

民初时,病名对医者和病人有什么样的意义,第三章有较完整的论述。本章通过补充恽的见解,略陈民国"病"背后牵涉的气与学派之争议。

恽铁樵自言在治疗女儿慧男的病时,曾请西医陆菊轩治疗。陆氏认定他的女儿得的是伤寒,恽则以中医的诊断认定女儿得的是《伤寒论》中的太阳(病)证(壮热、无汗)。当时西医欲用冰块来降温三个礼拜,恽的夫人却认为她还是个孩子,无法承受,万万不可。于是,恽只好亲自出马,但他也承认当时并没有涉猎西国医籍,所以西医的伤寒与中医的伤寒,是同一种病吗,能够同治吗,他在心中打了一个大问号。但病总是要治疗的,恽铁樵在犹疑不定下开了"葛根芩连汤加麻黄七分"这样的方子来治疗女儿,结果女儿服用两剂后即"热退神清",还吵着要喝奶,胃口也一并恢复了。事后再请陆医来视,他惊讶地发现伤寒病已经好了。自此之后,恽反省过去"耻言曾读医书"的矛盾可笑心态,重新认为"中国医学尚非全然无用者",这为他的中西病名对照理论开了个头。[1]

以中医"伤寒"一病的脉络来论,就某些西医而言,中医是没有讨论病名能力的。余云岫曾极力抨击民初已进入科学时代,所谓旧(中)医谈论疾病的理论,"非无人证,不能证也;非不能证,无可证也。既无可证矣,则今日医学,已为实科之学,言必有征,无征不信也"[2]。他认为中医根本没有判断疾病的能力,也无法证明自己所学的理论。反中医

---

① 以上事例,见恽铁樵:《伤寒论研究·治太阳不传经之证据》,卷4,第76—77页。
② 余云岫:《原病第九·泄泻》,《灵素商兑》,收入《医学革命论选》,第126页。

大将汤尔和(1878—1940)①更言:“我敢放肆说一句,中医要讲医理那是完全站不住的。退十步说,现在中医的先生们实无‘论病’之可能,不要说是‘治病’。”②所以在定义疾病方面,许多反中医者认为中医根本没有办法对疾病做出解释与定义。

民初的病人主动有“中西合参”的看病习惯,在余云岫看来,这是病人“不能忍耐”治疗过程,“七年之病,望一药而愈也”的妄想,是对医生没信心的表征。③ 但观恽铁樵所言,好像也不应该责怪病人太多。他回想数十年前曾遇到一位老中医用大量的附子治愈中风,还用附子治伤寒、温病、痉病、暑温等诸多疾病。当时他觉得莫名其妙,认为这位老中医一定是个深藏不露的高人,除了向他请教之外,以后凡是遇到自己不能治愈的病人,都推荐给这位老中医。结果,病人给这位老中医治疗后,发生“九死一生”的惨况。恽在商务印书馆的同事之子,得了暑温,到老中医处求治,又是附子老套方,病人一连服了六七剂,牙龈出血,竟把身上所盖的棉被染红了一大块,结果病人当然是一命归西了！恽的另一位沈姓友人之妻,得了“间疟”,找上这位老中医,竟然一连请了四十几次,服了两百多剂以附子为主药的方剂。只因为沈认为俗医不敢轻用附子,所以想当然认定这位老中医是用药高手,结果呢？其妻也是一命呜呼。恽深痛之。④

这则故事透露了有趣的医史课题,让我们看到民初医生使用特殊的药来博得医名,并如何操作、贩售其医技,以及病人虽深信不疑,却又

---

① 汤尔和,原名鼐,字调鼎,又字尔和,浙江杭州人。曾于1907年留学日本,入金泽医科专门学校,毕业后复入德国柏林大学学医。1910年回国后担任咨议局咨议。曾任浙江病院副院长与内科医生,并兼任浙江高等学堂校医。另外曾任北京医学专门学校校长、协和医院干事会学术部主任、中华民国医药学会会长等职,著作有《组织学》、《生物学精义》、《精神病学》、《寄生虫病学》等,西医资历丰富。详见徐友春主编:《民国人物大辞典》,石家庄:河北人民出版社,1991年,第1188页。

② 引自《近代中西医论争史》,第118—120页。

③ 参考余云岫:《箴病人·不能忍耐》,《医学革命论选》,第137—138页。

④ 恽铁樵:《病名》,《热病学》,第6—7页。

实际处于受骗状态的民初医患关系。此外，还可以发现医生习用某种药物来治疗许多棘手的病症。到底是医生不识病，还是明明知道是什么疾病而依然用附子来博取美名？笔者较相信前者，因为没有一种药可以应付所有疾病，中医也从来没有这样的论述，可见这位糊涂的老医仅是想用附子博得美名，根本无法定义疾病。那么，手足无措的病人，如果再换一位医生试试看呢？恽说："换别的医生，那末天下老鸦一般黑，或还一蟹不如一蟹。尤奇者是医生，这样的事差不多每月都要遇到几次，结果只有趋避愈工，应付愈乖巧的，从来也没有人将此中情形加以一番详细探讨，把个中曲折说出来，使得大众明白的。"①恽的这些经历，着实突显出当时病人为病名所苦，根本弄不清所患何病的处境。

别说病人想要中西合参，民初中医也想来个"衷中参西"②，这时立刻就会遇到"病名"与"病变"两种判断困难。举例来说，西方之"伤寒"称作 Typhus，但中国之"伤寒"又有温病、风温、湿温、热病等广狭义之说法。西医是以病型（神经性、消化性、腺性等）与微菌之不同来分辨疾病，这些都是中医所不谈的。恽认为仅仅只有"中国太阳病"和"西国伤寒之前驱症"可以勉强"心安理得"地说是一样的；其他如中国伤寒的"顺传、逆传、合病、并病"等变化与西国伤寒之类似证（副伤寒），完全无法放在一起解释，真让人有"瞠目不知所对"的手足无措感。③ 即便如此，恽仍认定中西医病名对比仍是一件可以试着进行的工作。他在梳理西医的伤寒论述，对比西医与中医的论述后认为："前驱证"与"太阳病"，"第一周的体温上升"与"温病"，"苔厚、便秘、热高、脉数"与"阳明经府证"，"第三周热甚弛张，心机衰弱"与"少阴证"，"肠出血与穿孔性腹膜炎"与"桃花汤证"，等等，皆可做初步相似性的对比④，而加以讨论

① 恽铁樵：《病名》，《热病学》，第 2—3 页。
② 郑曼青、林品石：《中华医药学史》，第 376—379 页。"衷中参西"又较"中西医汇通"更进一步，详见张锡纯：《医学衷中参西录》。
③ 恽铁樵：《伤寒论研究·中西病理互证之难处》，卷 3，第 52—53 页。
④ 恽铁樵：《伤寒论研究·伤寒病型与传经》，卷 3，第 59—60 页。

病名之统一问题。简单归纳,他相信中医伤寒中的"证"可以对应西医的"病"。

　　从这种比较中可以看出,西医的"伤寒"可能包含了中医《伤寒论》中的三种证型与温病的定义。换句话说,西医单一的病名不能与中医的病名一对一加以对照,反而是中医的病名有时可以拆成很多概念,来比较西医单一疾病发生的各种症状。恽铁樵认为:"其细目不同之处,颇有理路可以推敲。"①而这个理论,概括而言,就是中医的"证"与西医的"病型"。②恽认为,解释疾病已不能单靠传统的阴阳五行、六气等术语,还必须审视、了解疾病的"形能"。结合中医辨证时所发现的症状,并以西医的生理术语来加以解释,才可真正达到"读书可以别有会心,而诊病可以洞见症结"的境界。③

　　若真如恽铁樵所论,中西医论病可以说呈分庭抗礼之势,那么何以急于和西医做一个融合?因为由细菌学所引起的反中医回响,表现在疾病认定上,就好比恽说的,"大多数之心理必以为中国分病之方法不如外国"。表现在中医用脏腑定病名,但又被批评不明脏腑④;用经气、六淫、四时分病名,却又不若西医以验血、验菌来得实际、精确。⑤ 这些订立病名精确或粗糙的分类方式,早就了然于西医的心中,如余云岫认为:西医论病也可以细谈中医的内因和外因分类,例如原虫类寄生物和细菌类寄生物是"外因";遗传、年龄等则为"内因"。⑥ 中西差别在于,西医论病全部都是"平易正确,实事求是,无丝毫模糊影响之说,存

① 恽铁樵:《伤寒论研究·伤寒病型与传经》,卷3,第60页。
② 恽铁樵:《伤寒论研究·伤寒病型与传经》,卷3,第60页。
③ 参考恽铁樵:《失血后体工之变化》,《生理新语》,卷3,第22—25页。
④ 恽铁樵抨击唐宗海将三焦与油膜之说混谈,让人坠入五里云雾之中,不知其所云。故以脏腑来定病名无法为时人所信任。见恽铁樵:《流行性感冒与百日咳篇》,《病理各论》,第19页。有关唐宗海的三焦论述,可参考皮国立:《近代中医的身体观与思想转型——唐宗海与中西医汇通时代》,第4章。
⑤ 恽铁樵:《流行性感冒与百日咳篇》,《病理各论》,第18—19页。
⑥ 余云岫:《原病第九》,《灵素商兑》,收入《医学革命论选》,第121—125页。

乎其间。已知分别百病，若网若纲，了如指掌，所谓道若大路然也"①。余反讽中医经典《素问·至真要大论》所谓"夫百病之生，皆生于风、寒、暑、湿、燥、火"的理论，不是疾病的真正本原，例如"风气"根本不会带来疾病，真的空气之所以能传染疾病，根本道理在风中之细菌，而非风气。② 细菌可以"以显微镜检之、以化学品验之、以动物人身解剖之，彰明昭著，非如寒热之说之荒谬无稽，而不可实验也"③。细菌可以用很多方式来证明之，但中医论述的致病因子皆无法加以证明，而且分类方式过于粗糙简略，都是问题所在。

虽然讨论疾病时未能观察到细菌的存在事实，但现代中医引以为傲的古典辨证论治，仍是当时恽氏大力推崇的。他说："治病有效力乃为实矣，欲治病有效力，第一层须先识病。"这里的"识病"，不是分辨病名或定义病名，而是"详著病状"，即类似中医的辨证与"研究病理"。④ 这个"病理"，正是用传统望、闻、问、切来探讨阴阳、五行、六气等在病人身上所展现的"证"，作为治疗的标准。在民初，这套理论虽然为反中医者所唾弃，但基本上当时民众仍能在叙述病情时将之融入话语之中，成为病人和中医之间沟通的桥梁。也就是这一点，让余云岫相当气愤，他说：

> 病人之就诊者，亦必先自白曰："我是火，我是湿。"于焉知六气之说，中人最深，至于今日，几于妇孺皆知，信口乱道，若无疑义。此种怪象，遍地皆是。……嗟夫！六气之说不明，则社会对于病之观念，永无了解之期，而卫生养病之事，往往操背驰之行动，罹意外之危险，亦国民仁寿之一大障碍物也，不可以不辨。⑤

余云岫痛恨当时病人还信任中国医学这一套气论的可笑说法，而

① 余云岫：《原病第九》，《灵素商兑》，收入《医学革命论选》，第124页。
② 余云岫：《原病第九》，《灵素商兑》，收入《医学革命论选》，第124—125页。
③ 余云岫：《原病第九·痈疽》，《灵素商兑》，收入《医学革命论选》，第126页。
④ 恽铁樵：《导言》，《病理各论》，第1页。
⑤ 余云岫：《六气论》，《医学革命论选》，第143页。

造成许多对疾病解释或预防的误解。在疾病病原大白的民国,"古说"仍大行其道,实让余云岫感叹时人对古代气论的"愚忠"。① 虽然中医有自己对病名解释的坚持,但民初中西医杂处于同一医疗市场内,西医要学习了解中医的术语,同理,中医也必须对西医的辨病做出解释与回应。恽铁樵以西医精细的疾病分类来审视中医的疾病谱系,说:"国医习惯,热病与伤寒为一槛,暑、湿温为一槛,其与热病相连带者,如痧、麻、喉症、天痘、惊风,各为专书,而疟、痢则附于热病之中。"颇呈纷乱之姿,但新的疾病分类法"不能照旧籍分类,亦不能照西医书分类",应该将"伤寒、温病各为专书;惊风(痉)则列之神经系病中,书名之上加'儿科'两字以为区别;痧、麻、痘、疹则列之幼科之中;疟疾转属变化最多,类似症亦多,痢疾病候与兼症最繁复,则各为专篇"②。可以看出,恽对疾病分类已经有了初步构想,只是分类、归纳之后,还得和西医病名做一对照与比较。

前面提到恽铁樵对《伤寒论》颇有见地,来看看他如何以之进行中西医对比。西医的疾病命名可以给予中医很多启示,恽铁樵说:"统观西国治伤寒之法,足以证明仲景《伤寒论》理论之真确,并足以证明伤寒病之真相。"③接着,从整个急性传染热病的知识脉络来看,从"西国医学,于一切热病,分类绝细"出发,分出了所谓伤寒、副伤寒、流行性感冒、肺炎、气管支炎、膈膜炎、脊髓炎、肋膜炎等不一而足的病名。恽以"前驱证"来说明这些疾病十之八九都有"头痛、骨楚、肢体倦怠、食欲不进,或恶寒或不恶寒,继而发热,虽不尽如此,多数皆如此"的症状。这些病的前驱证,就是《伤寒论》中所言的"太阳病"。故结论就是:"中国伤寒之名词,有广狭两义,广义范围极广泛,《内经》所谓'凡热病,皆伤

① 余云岫:《原病第九》,《灵素商兑》,收入《医学革命论选》,第 125 页。
② 恽铁樵:《疟疾篇》,《病理各论》,第 55 页。
③ 恽铁樵:《伤寒论研究·对于病型之商榷》,卷 3,第 62 页。

寒之类'是也,实与西国急性传染病之名词相当。"[1]也就是中国的伤寒
一词的定义,可以统括许多西医的热性传染病。

那么,所有的热病都通通定为"伤寒"不就可以了,为什么要有如此
多的春温、夏暑、秋湿等名词呢? 恽认为,这是中医定病名时的特色,四
季的气变化各有不同,人受天候变化的影响,即便是"伤于寒"也有各种
不同的症状显现,就好比四季分明那样,病名与症状也都会不同,但总
是与自然合而为一来评判的。中医定病名的精义正在此处[2],辨别四
时[3]、六气,是为了正确判断诊断与用药的方式,恽言:"惟其如此,所以
要分别风、寒、暑、湿、燥、火。而各种热病,因时而异其名,亦可以心知
其故,《内经》以四时分配五脏,六淫不过大略如此。"[4]所以,恽认为在
与西医比较时,仍须坚守传统中医的六气、四时之说,而那些术语正是
余云岫大力抨击,必欲除之而后快的中医学古典气论之架构。

就中医与西医在病名融合方面而言,恽认为还有一种情况是过去
医家对《伤寒论》归纳疾病时的错误认知所致,西医的病名正好可以将
这些错误的地方点出。他说"假使学者泥于伤寒可以包括各病之说",
也依旧是害人的医道。[5] 所以将不是热病、过去却又被归纳成热病的
疾病条目析出,是中西医病名对照时先要进行的工作。前面已经谈过,
一般所谓的温病,"照阳明治法,葛根芩连清之,无勿愈者",也就是运用
伤寒方中"偏凉"的药物,就可以治愈。然而,恽补充说:"此可以施之伤
寒类之温病,不能施之与伤寒相滥之湿、暍。"[6]真正伤寒方所不能治的
热病,只有痉、湿(湿温)、暍(暑温)三种。恽对照西医病名后认为:痉

---

① 以上两段,引自恽铁樵:《伤寒论研究·总论》,卷1,第28页。
② 恽铁樵:《温病明理》,卷1,第9页。
③ 恽铁樵言:"病之太初第一步,确受天时之影响。""故《内经》以四时之不同,而殊其病之名
目。"参见氏著:《新中医》,《临证演讲录》,第37页。
④ 恽铁樵:《新中医》,《临证演讲录》,第36页。
⑤ 恽铁樵:《伤寒、温病、痉、湿、暍所以异治之理由》,《热病学》,第15页。
⑥ 以上两段,引自恽铁樵:《温病明理》,卷4,第42页。

病就是西医的流行性脑脊髓膜炎症[①]；喝，即暑温，西医称为"日射病"[②]；而湿温乃因"空气中所含养素太少窒素太多，人体感之为病，各组织无弹力，淋巴细胞不能充分吸收，遂处处显水分过剩"[③]。上述三种病名都是恽援引西医学说来分析、反思并厘清中医病名的例子。

另外，还有一种热病是不能和伤寒划上等号的，即今日所言之流行性感冒。恽铁樵认为伤风与春日风温类似，但毕竟后者是属于伤寒系的热病，而且初起时容易出现"形寒骨处"。[④] 恽定义单纯的伤风症，西医大多归在流行性感冒之中，"中国古书多不言，其意以为小病不足治"[⑤]。他认为流行性感冒有很多种类，并无法用单一病名来统一概括之。其中最恐怖、最可怕的一种在中医疾病定义中称为"重伤风"，全球约二千万到四千万人死于此疾，比第一次世界大战中死于战场上的一千五百万人还更上层楼[⑥]，恽语带讽刺地说："西人谈虎色变，迄今无健全办法。"[⑦]他还认为当时许多中医对新式西医病名不甚了解，如"重伤风"病名，中医也很少注意，又常常混称流行性感冒或百日咳就是伤风或风温。[⑧] "通常业中医者类置之不问"的情况是不足为奇的[⑨]，这更需要中医界来好好进行研究、加以重视。可惜的是，虽然讨论了不少中西病名对照，但恽并没有积极去讨论中医的瘟疫问题。事实上，就中医史的发展脉络来看，瘟疫似乎不在伤寒体系内。恽铁樵没有加以说明，也不将西医的热病病名与瘟疫做对比，但中医可以治疗传染病，则没有疑义。

---

① 恽铁樵：《病名》，《热病学》，第 4 页。
② 恽铁樵：《病名》，《热病学》，第 10 页。
③ 恽铁樵：《伤寒、温病、痉、湿、喝所以异治之理由》，《热病学》，第 15 页。
④ 恽铁樵：《伤风咳嗽篇》，《病理各论》，第 8 页。
⑤ 恽铁樵：《伤风咳嗽篇》，《病理各论》，第 2 页。
⑥ 参考吉娜·科拉塔(Gina Kolata)著，黄约翰译：《流行性感冒：1918 流感全球大流行及致命病毒的发现》，台北：商周出版社，2002 年，第 15—40 页。
⑦ 恽铁樵：《流行性感冒与百日咳篇》，《病理各论》，第 11 页。
⑧ 恽铁樵：《医学平议》，《论医集》，台北：华鼎出版社，1988 年，第 33—34 页。
⑨ 恽铁樵：《流行性感冒与百日咳篇》，《病理各论》，第 18 页。

第七节　民初中医的困境

曹聚仁(1900—1972)言:"大概在我们父亲的那一辈,都有'中西合璧'、'学贯中西'的想法;一个儿子学西医,一个儿子学中医,这样以求其贯通的想法,也是很普通的。"[①]中西医会去思考彼此的理论,自然地去进行学贯中西的工作。但是,中西医融合绝非嘴上说说了事,最终要选择一个正确学理时,才发现医理沟通愈加困难,于是许多人就从融合派转成了论争者,这种发展有时是一体两面,不可分割的。中西医融合的医家们,各有各的见解,不尽相同。在中西医会面之后,论争之态势愈来愈明朗时,所谓"争论的焦点",往往就是中西医融合的困境所在。

在恽铁樵的时代,明显从解剖生理与身体气化的争论,转向了细菌学和自然环境之气化(六气)治病理论上的交锋;而且,中西医对病名的讨论也已浮上台面,这是唐宗海那个时代的中医所不曾面临的新挑战[②],眼见为凭从脏腑形质转移到了细菌的客观存在。所以唐说的"四海为家,五洲同轨"的医学广泛交会状况[③],恐怕是愈来愈难达成了。另一方面,恽铁樵所遇到的课题显然更形艰巨,因为气化脏腑可以用西医形质来加以比附、归纳;然而,细菌学却没有办法用六气来归纳,人体脏腑的数量绝对无法和细菌种类相比,根本无法用中医理论来一对一做中西医结合的论述。肝、心、脾、肺、肾等脏腑,唐宗海至少可以从中西医籍都有记载的脉络来展开,而细菌学根本未在古典医籍中出现。

---

① 曹聚仁:《新事十论·二、解"蔽"》,香港:生生书集社,出版年不详,第21页。
② 唐宗海遇到的融合课题多是以"中医的气化生理、脏腑"如何面对"西医的解剖生理、可见的脏腑"这样的问题。参考皮国立:《近代中医的身体观与思想转型——唐宗海与中西医汇通时代》,结论部分。
③ (清)唐宗海:《中西汇通医书五种·医经精义》,叙,第1页。

所以,恽铁樵仍坚持以六气、四时或辨证的立场,来回应中医即将失去定义病名的权力,但实际上他又无法逃避"认识细菌说"的时代压力。故总体归纳而言,恽提出的办法就是忽略细菌说的本体,以《伤寒论》为基调来找出统一、定义疾病的任何可能,并反对中央国医馆提出的取消中医病名①、以西医病名代替的主张。

　　不得不说,恽铁樵有若干天真的想法与忽略的地方,如他说:"病菌之说,必有打倒之一日。而六气之论,无时焉可破者也。"②他乐观的推测未免太过理想,然而,并非完全错误,因为"六气"的理论仍存在于现代中医的理论当中,只是细菌说仍蓬勃发展,至今无被打倒的迹象罢了。恽之所以可以振振有词,言之有理,还因为虽西医无论在制药或病理研究各方面都非常精密,但中医当时治病仍有很好的疗效,他说:"治病者,能起病、能视死别生则止。"也就是认为研究治疗方法会比发现细菌更重要。③　另外,从余云岫的话可知,当时中医仍能在西医强大的压力下生存,正是在于许多病人仍相信中医。余认为西医传入中国已经有一段时间了,但是国人普遍不信任"新医",原因固然有许多方面,但新医在论病时"不根《内经》,不崇《伤寒论》,不称阴阳五行,不别风寒燥湿,全凭科学,结滑难解。其言病名,又无阴虚、阳衰、肝火、胃寒之目,新奇迷离,闻所未闻。与病人所素知所豫期者,大相径庭"④。故不少病人仍卖中医理论的面子,而对西医细菌学说不甚了解。若以今日之状况而言,医生不重视细菌学之研究,恐怕只会招来一阵嘲笑,真可谓今非昔比。

　　恽铁樵在悬壶济世后,看到中医处于风雨飘摇中,认为中医的困境来自三个方面:政府反对、西医反对以及自身的败坏。⑤后两者是他所

①　参考恽铁樵:《对于统一病名建议书之商榷》,《论医集》,第3—12页。
②　恽铁樵:《中西医》,《临证演讲录》,第35页。
③　恽铁樵:《中西医》,《临证演讲录》,第36页。
④　余云岫:《箴病人·畏疑新医》,《医学革命论选》,第141—142页。
⑤　引自范伯群:《从鲁迅的弃医从文谈到恽铁樵的弃文从医——恽铁樵论》,第26页。

重视并呼吁医界必须积极重视的,政府的干预则不是当前迫切的危机。正是只问学术、不问政治影响力的学人性格,让他赢得了"中国医学革命之创导者"的封号。① 他也曾抨击过发起救亡中医运动的同仁们,因为"饭碗问题",使出抗争手段,惟恐中医被取缔,遂图"结合乌合之众以为党,以与潮流相抗"。他说中医是"真国粹",不可能灭亡,这些"乌合之众"是杞人忧天罢了。② 这些激烈的言语,又让他被中医界视为"狂人"、"叛徒"。③

其实,这个既受尊重又受批判的医界名人,对中医学术的坚持与见解本来就未必能为中医界完全接受。尤其是他的伤寒可以概括一切温病的学说,更不是学术发展的事实,因为现今对传染病治疗的依归仍是以温病学为主,而不全是伤寒学的天下。④ 他坚定、主观地信任古方(伤寒方)之用药与学说,曾导致他医死病人,为了此医疗纠纷,还差一点吃上官司。⑤ 不管喜欢古方、今方,伤寒方还是温病方,固守一隅,都会招致另一方的批判。也许,伤寒学和温病学在民初的融合与面对西医时的转向,是今后研究民国医史时应当再加以审思之处。恽只点出了中医学术内部的分歧问题,却没有完全解决纷争。

面对传统学术内的衰退、纷扰与西医的双重压力,抱着《内经》反击一定不会失去其正当立场,但一味抱着《伤寒论》来回应一切,却无法说服持温病学理论论述西医传染病的中医们。如果只有中、西之争,则中医炮口可以轻松地一致对外,但论到细菌与病名,牵扯到伤寒与温病的

---

① 引自范伯群:《从鲁迅的弃医从文谈到恽铁樵的弃文从医——恽铁樵论》,第25页。
② 恽铁樵:《温病明理》,卷2,第18页。
③ 甄志亚主编:《中国医学史》,第211页。
④ 伤寒与温病都是治疗热病有效的指导理论,但是温病学是在伤寒学的基础上扩充而成,理论也许有所不同,还需深入讨论,但在治疗方法上,传染病仍以温病学的理论为主。可参考张秀辉主编《现代中医传染病学》,第2—5页。以及孟澍江主编:《温病学》,第1—3页。
⑤ 陈存仁:《我的医务生涯》,第14页。

近世纷争，却可能出现中医界"同床异梦"的局面。[①] 故恽铁樵言："吾侪研究所得，渐与古说相离，不中不西，亦中亦西，命之为新中医。"[②]也许，表面上"亦中亦西"的新中医发展态势已然形成，但是，同侪间在学术发展上的纷争却还仍待解决；毕竟，面对西医界欲主导统一病名事业的压力，如果中医界论述热病的理论只是个"不中不西的四不像"，而不先提出一套标准的、一致的热病说法，那么，要抢回定义疾病的主导权，又谈何容易？恽铁樵的想法，虽不能说他自我感觉良好，但却也正好凸显了中医在细菌、病名、自身学术之间的一种尴尬与紧张的关系。

---

① 在近代学术转型的探索中，笔者发现任何学门，包括医学在内，其实都要面临一种"双向反省"，即一方面对新学说或西学的回应，同时，也回头思考传统学术在新时代的定位，所以，研究近代医史不能只以新、旧来思索西医与中医，还应该反省中医在旧思想线索中"与时俱新"的总体面向。关于这样的想法，笔者姑且称为"近代学术转型内的双向（面对西方与中国）反省"（The Reflection about two-way contemporary academic transition (confronting West and traditional China)）。
② 恽铁樵：《新中医》，《临证演讲录》，第 37 页。

第六章

气与个人——中医热病学的身体、疾病与日常空间论述

第一节　前　　言

本章将带领读者用另一种视角来省思、用另一种方式来提问：民国中医所处的社会背景中，有什么因素导致其仍对传统的经典或治疗方式充满信心？在西医看来既传统又守旧的疾病观，在日常生活中有何价值，又如何实践？基于"重层医史"的概念，接下来的两章，将文献与经典放在辅助的位置，以社会文化与日常生活史的视角，来检视当时有关中医防疫、避疫的知识，和西方医学卫生学的关系，挖掘具有中国脉络（特色）的热病论述。细菌学虽有其"牢不可破"的真确性，然而，一种理论从实验室走入社会实践，需要经过相当漫长的一段时间；更何况，西医学传入中国，牵涉到的是一种异文化、异科学，进入一个全新的社会，而且在适应新社会的过程中，势必要进行某些转变，不可避免地涉及中西方的科学与文化之汇通。

从中西医卫生史与日常生活史的视角来检视中医抗菌史，近代中医除了自身的防疫策略外，可能也吸收了西医的卫生论述，成为一种特别的融合理论；而部分传统，则内化成日常可行的养生、防病思维。其实，民国时的公共卫生并不能预防日常广泛的外感热病，它主要针对传染病已爆发疫情的状态，而且不在法定传染病之内的热病防治，根本不可能得到国家资源的投注，更遑论地域差异的问题。对多数中国人来说，与其担心看不见的细菌，不如平时加强补气、增强抵抗力，这又与近代中国的强身健体文化结合在一起，代表着一种中国医学式的现代卫生文化。另外，本章将论述：西医的瘴气学说在近代中国中医气论内形成一定的汇通态势，成就一种公共卫生"异论同质"论述。当细菌论述铺天盖地袭来时，中医的理论与过去的防疫方式真的消失了吗？它将如何在社会的日常生活中反复被实践？促成这种现象的历史背景又是什么？

第二节 微生物的现代性与"个人"卫生诞生之社会背景

"中研院"近代史研究所的雷祥麟已敏锐地注意到痨病（肺结核）的中西医二元诠释性。[①] 一方面该病基于西方医学对"菌"的认识而衍生各种认识；另一方面，它也沾染了中医的"虚"、"劳"、"亏"等概念，融入了中国社会日常生活的疾病叙事。[②] 雷指出：即使细菌学已经建立其权威，或"一病有一病之原"之观念已被建立起来，但传统的医学与身体观仍存在于民国社会，形成一种中西并存的二元论述。这样的脉络放在中医抗菌史中，也非常具有参考价值。

---

① 参考雷祥麟：《习惯成四维：新生活运动与肺结核防治中的伦理、家庭与身体》，《"中央研究院"近代史研究所集刊》第 74 期，第 133—177 页。至于国外的研究也颇多，例如 David S. Barnes, The Making of a Social Disease: Tuberculosis in Nineteenth-Century France. (Berkeley: University of California Press, c1995). 关于细菌与肺结核关系的讨论，可参考吴章（Bridie Andrews），Tuberculosis and the Assimilation of Germ Theory in China, 1895 - 1937. in Journal of the History of Medicine and Allied Sciences 52(1997): 114 - 157. 新式公共卫生中，有关人的行为与传染理论之建立与社会影响，包括肺结核的社会文化史，可参考 Nancy Tomes, The Gospel of Germs: Men, Women, and the Microbe in American Life. (Cambridge: Harvard University Press, 1988). 雷祥麟也注意到了肺结核与中国家庭和个人卫生的关系，而与外国学者"肺结核是一种社会性疾病"的观点有所差异。参考雷祥麟（Sean Hsiang-lin Lei），Habituating Individuality: Framing Tuberculosis and Its Material Solutions in Republican China. Bulletin for the History of Medicine 84(2010), pp. 248 - 279.

② 雷祥麟：《卫生为何不是保卫生命——民国时期另类的卫生、自我与疾病》，《台湾社会研究季刊》第 54 期（2004），第 41 页。

对西医而言,细菌学所代表的现代性,就是国家需要运用力量去推动公共卫生以对抗传染病。关于这一点,完全是以实验室建立的科学知识推广到日常生活为实例。[①] 其中,最重要的学问就是彰显微生物对人的危害,细菌科学的真确性,撑起了防止传染病举措的一切基础知识与预防方式,更是公共卫生学的出发点。然而,当时中国人对公共卫生的知识是浅薄的,余云岫批评说:"方今国人之卫生知识,可云极甚幼稚,就中最危险者,在不知有病原微生物。"[②]细菌学在民初中国的最大影响力,恐怕不是在治疗学上,而是在预防医学的范畴内。余认为:"现在卫生行政,颇注意于扑灭微生物。而灭菌之方法、杀菌之物品,即可应用之于防疫、制腐、消毒等事,其关系颇极重大。"[③]他指出当时可以杀死微生物的一切方法,立足于在疾病未发生前,在人体之外就把导致疾病的微生物杀死。余在《微生物》中指出:

（一）身体:身体之一部分,如手足等处,可用消毒药以杀菌。全身消毒,即不能用消毒药,除热汤肥皂洗浴外,无别法。小儿之皮肤,颇亦吸收药物,身体消毒之时,宜慎用消毒药。（二）痰唾:用5％里索尔水,与痰唾等量相和,放置二十四小时即可。或加少量之碳酸钠于痰唾中而煮沸之,亦佳。（三）大小便及吐泻物:加入同量之石灰乳,放置二三小时,最便最廉。或同量之石炭酸、里索尔等皆可。（四）圊厕:墙壁、地面、门户等,用5％石炭酸水消毒,便桶中可加入石灰乳。（五）房室之天花板:寻常毋庸消毒,若必须消毒之时,以2％石炭酸水拭之可矣。板壁、门窗、橱箱、桌椅等,亦可以同法行之。（六）器具:浸湿无妨者,以3％石炭酸水拭之,饮食器具,最好以水煮沸之;若用消毒药水,则消毒之后,仍

---

① 程瀚章:《西医浅说》,上海:商务印书馆,1933年,第46页。
② 余云岫:《微生物》,叙,第1页。
③ 余云岫:《微生物》,第20页。

须以开水洗净。（七）衣被类：最好用蒸汽消毒，衬衣之有污秽者，以肥皂水煮之。（八）书籍：欲令其品质丝毫无损伤，而得以完全透达其内部者，甚不容易，惟有以日光照之。（九）裘革胶皮类：用2％石炭酸水喷雾。蒸汽消毒，绝对不能用。（十）尘屑弃物：最好烧毁之。（十一）浴汤：加入生石灰2％，放置数小时后，弃之可也。①

以上看到的是一种积极的防病方式，恐怕我们现今都很少这样进行"消毒"。石炭酸、里索尔、石灰、消毒水、肥皂等，是当时常用的清洁卫生用品。它们结合了商品与消费文化的现代性，牵涉了个人的消费行为。例如"利华卫生药皂"，就强调利用肥皂清洁身体"杀菌力大"、"除垢且去汗臭"、"使病菌无从侵犯"，等等。（见图6）②各种消毒法在日常生活的实际运用，着眼于用科学、卫生"商品"等外界之"物质"来消灭细菌的思维。（见图7）③这牵涉到近代物质文化的兴盛，和古典医学气的思想是有所不同的。

从19世纪中期以来，传染病的发生就一直和社会不平等、生活状况不佳、贫穷有所关联，即使今日仍是如此。而且公众对预防接种的信任度降低，接种率在部分地区是极不平衡的。④ 我们有正当的理由怀疑，20世纪初期，在资源分配、行政效力不佳，多数地区生活情况仍跟不上"现代化"脚步的中国，用细菌学理论"武装"的保卫生命防线，是极其脆弱的。如果跳出近代中国"大城市"视角来研究卫生史，相信会与既有研究产生不小的差距，甚至民国农村的卫生，也还未好好加以深入

---

① 余云岫：《微生物》，第20—28页。
② 上海申报馆编辑：《申报》（上海：上海书店出版社，1982—1987年），1936年8月25日，第3张。
③ 上海申报馆编辑：《申报》，1936年9月30日，第3张"来沙而消毒药水"图。
④ ［英］夏洛特·罗伯茨、基思·曼彻斯特等：《疾病考古学》，第182—183页。

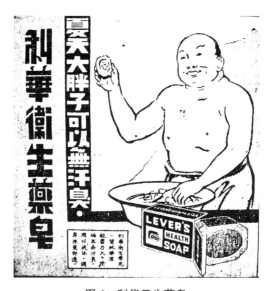

图 6　利华卫生药皂

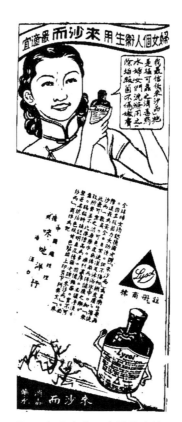

图 7 妇女个人卫生用品来沙而

研究。[1] 本书无法关照到民国时期这些相对弱势的区域，只是抛出问题；国家的“公共”卫生，从来不是民众个人的，而是强调用群体的力量处理问题，但民初的病人，常常还是期待慈善事业或地方资源[2]，而少去寻求国家的帮助。

必须注意，西医的细菌学具有两种不同的面向，它除了针对公共卫生外，也强调“个人”与环境互动和罹患疾病之间的关联。这种两面性，有时也为个人养生，找到一个合理的发展空间。例如余云岫说道：“凡患某传染病之人，必有某病原微生物在其体内。”“病人即为病原微生物之大本营，最需当心处置，勿使其微生物蔓延，再害他人。大抵病人之排泄物，如大便、小便、痰唾、吐物、脓血、乳汁等，最为危险。”[3]大概所有会导致传染病散布的媒介都是危险的“个人”所创造出来的，病媒寄生的主体也是“个人”，这都凸显“个人”卫生与自我管理很重要。[4] 这可能间接地促使民初中西医的卫生观总是从“个人”出发，而常忽略了“公共”的国家意义。民国时作为一个病人，实在可怜，我们并不是要苛责当时中国病人观念愚昧，而是要通过梳理民初中国病人所能享受的

① “国家”与“地方”视角的差别与互相渗透、参照，当是可以持续注意的论题，但现在的研究仍是多从“大城市”（上海、南京、北京、广州）视角出发，例如：彭善民：《公共卫生与上海都市文明（1898—1949）》；余新忠主编：《清代以来的疾病、医疗和卫生》，第 139—156、357—370 页所收录之论文。另有潘淑华：《民国时期广州的粪秽处理与城市生活》，《“中央研究院”近代史研究所集刊》第 59 期（2008），第 67—96 页。只有少数研究开始注意到其他次级的地区或省份之状态，例如吴郁琴、徐茂明：《南京国民政府时期江西卫生防疫体系述论》，《江西财经大学学报》第 6 期（2010），第 89—93 页。

② 医疗与慈善的关系，实牵涉到各朝政府制度与地方社会的客观条件。梁其姿与余新忠的著作都非常具有代表性。民国以前，特别是宋、元、明的状况，现在学界已经有较好的研究，可参考梁其姿：《宋元明的地方医疗资源初探》，《中国社会历史评论 · 第三卷》，第 219—237 页。余新忠：《清代江南的瘟疫与社会：一项医疗社会史的研究》，第 249—288 页。至于民初的状况，地方社会仍靠着地方士绅或旅外同乡会、客商的力量，来筹备每年的防疫事业和施医给药的举措，参考冯筱才：《在商言商：政治变局中的江浙商人》，上海：上海社会科学院出版社，2004 年，第 284—303 页。有关慈善事业，参考王春霞：《近代浙商与慈善公益事业研究（1840—1938）》，北京：中国社会科学出版社，2009 年，第 229—238 页。而关于民初慈善事业的法制化与制度化改革，参考周秋光、曾桂林：《中国慈善简史》，第 260—265 页。

③ 余云岫：《微生物》，第 37 页。

④ 余云岫：《传染病》，第 36—37 页。

医疗资源非常少，进而影响到中国人对个人养生与传统医学的依赖，试着检讨所谓"公共卫生所代表之现代性"在民国史的适用性。

在徐志摩的作品中，曾叙述过这样一段故事，主角刘叔和患了"湿温"，它在民初通常是指伤寒。刚开始生病时，刘选择至朋友家休养，后来病情恶化至难以挽回的境地，他才到医院寻求治疗，最终死掉了。徐志摩说的"在病榻上时才知道没有妻子的悲惨"，其实是对刘无法在家庭中接受最亲密家人之照顾所发的感慨，刘等而次之选择了朋友的家，最后才是医院。① 病中或病后的调养，许多中国病人仍选择在家休养，或是由最亲的家人来负担照护的任务，这一点似乎古今并无太大差异。

在家静静地调养，往往才是对病患与其家属的最大挑战。古代医疗卫生不发达，许多医疗资源与医学信息都不若现代来得方便与普及。在医疗专业知识形成之前，民众多依靠自己的常识寻求医治或调养疾病之法，这形成了中国医疗文化中一个很重要的现象。例如王尔敏说："民庶饱暖衣食，复重生理。然而流俗浅俚日用杂志，顺手参考之作，亦往往诸症杂备、杂抄故籍，偏好不一。"② 明清以下，有大量的日用类书牵涉到疾病与养生③，自己动手治病的思维早已根植于日常生活中。

英国伦敦会传教士麦高温（John Macgowan）在清末来到中国，生活并游历各地约 50 年，他说："几乎每个中国人都可以凭借自己所掌握的一些医学知识当上医生。事实上，当你发现某个人能谦虚地自称对医术知之甚少，那就太令你吃惊了。一位满脸脏兮兮、油乎乎，衣服上积满了污垢，浑身脏得连你都不愿用一副钳子碰一碰的中国人，偏偏吸引住了你的视线。他是一个普普通通的劳动者，没有超人的才智，极易令你不屑一顾，不愿与之相处，可就在这时，却有人会在你耳边轻声说，

---

① 徐志摩：《吊刘叔和》，《徐志摩全集》，台中：柏青出版社，1978 年，第 88 页。
② 王尔敏：《明清社会文化生态》，台北：台湾商务印书馆，1997 年，第 84 页。
③ 张哲嘉：《传统社会民间通俗医学初探——以日用类书为中心的讨论》，收入梅家玲编：《世变中的启蒙：文化重建与教育转型（1895—1949）》，台北：麦田出版社，2006 年，第 167—185 页。

他是一个很有名的业余医生,曾经治愈过许多人的病。"①清末在西安的两个外国修女曾抱怨:"西医还是战胜不了中医,只有少数人来寻求西医的治疗。"②

到了民初,看西医的人变多了,但是绝不能夸大这种改变,尤其不能只以几个沿海商埠或大城市,如广州、上海、北京、天津等地的状况来看全中国。虽然民国时西医更普及了,但是我们也不能忘记,当西医脱离传教医疗的服务、慈善的特性之后,整个医疗体系已成为现代资本主义的产物。1938 年陈果夫对贵阳医学院讲话时谈道:"外国经济力充足,普通人民可以享受现代医学治疗,而中国人穷,一般人不能享受这些现代品,只能作穷的打算,并且外国药在内地不易购得,一定要等西医来治疗,不是等如'决西江之水,以苏涸鲋'么!"③可见当时西医、西药的诊疗费是较高的。此外,近代西药供应仍受外国制约,故曾发生"欧战开始,西药狂涨,若干人引为忧虑"的情况。④ 1951 年,陈立夫回忆道:"全国的中医究属有多少? 还没有精确的统计,但大约估计总有10 几万人,这 10 几万人散居各地,深入农村,替广大民众服务。至于西医,除了通都大邑及台湾全省以外,内地很多地方,一县里找不到一个西医。还有中国农人和一般贫民服用廉价的中药,尚且经济上感觉困难,要他们买高价的西药,就无法负担。"⑤

近代西医东渐,医院的兴造与医疗制度的革新,使之成为人们日常生活中疗病场所的另一种选择。表面上中国病人的选择更多元了;加上民国之后,西医与中医互相竞争,也互相融通,病人可以享受的医疗

① 麦高温著,朱涛、倪静译:《中国人生活的明与暗》,北京:时事出版社,1998 年,第 189—190 页。
② 米·瓦·阿列克谢耶夫(Alekseev Vasilii Mikhailovich, 1881—1951)著,阎国栋译:《1907 年中国纪行》,昆明:云南人民出版社,2001 年,第 213 页。
③ 陈果夫:《对医学院的期望》,收入陈果夫先生奖学基金管理委员会编:《陈果夫先生医药卫生思想遗著选辑》,台北:陈果夫先生奖学基金管理委员会,1973 年,第 285 页。
④ 陈存仁:《通俗医话》,收入陆拯主编:《近代中医珍本集·医话分册》,第 993 页。
⑤ 陈果夫:《老病人谈中医西医》,收入《陈果夫先生医药卫生思想遗著选辑》,第 3 页。

资源理所当然应该增多了，但这只是一厢情愿的推想。1936年，冯玉祥(1882—1948)在一次对护士学校药学专科生的毕业典礼中谈道："我国事事落后，科学不发达，教育不普及。人民在医药上的享用，无论'质'的方面，'量'的方面，都是非常可怜。89％的同胞，都是在内地里，农村里，他们根本不知道科学的医药是什么东西；卫生上的常识自然更是一点都谈不上。比如河北定县的调查，乡民的医生98％都是中医，而这里面占最大数目的，是什么样的中医呢？是巫婆，是打针的，是画符的，是捉鬼的，一些不学无术的江湖上的骗子。并且，在定县的乡村内，乡民之患病死亡，并没有经过医生医治的，差不多三分之一以至一半，可怜啊！他们连这种江湖医生的医诊也不能享用的！定县如此，其他的农村内地可想而知。"[1]在医药不普及的状况下，西医无法担负保健卫生的任务。而西药的品管，也不似今日严谨，导致问题重重。中医杨熙龄抨击："改革以来，揭橥而称西医者，其流品之滥，较之中医，有过之无不及。医院之苦力，军队之看护，药房之伙佣，目未尝窥西医之载籍，耳未尝聆教师之讲义，浑浑噩噩，一物不知，而俨以西医自居。此而不取缔，则日复一日，吾国西医之前途，尚堪设想耶。"[2]并不是拿来西式的卫生制度，就符合中国国情，民初的传染病条例，就未能囊括中国的所有传染病，除了法令的不完备外，其实有许多热病，还是要靠"个人"卫生的保养。[3]

　　另外，民国时已有政府组织的防疫疫苗的注射活动。但是根据研究，当时由于费用昂贵，一般民众根本无能力注射。加之宣传不够，民众现代卫生知识不足，也不认为防疫是重要的事情。此外，民众对疫苗不信任，甚至在中日战争爆发时，民众还害怕疫苗是日本细菌战的一

---

[1] 冯玉祥原著：《国难与医药事业》，《冯玉祥选集》，北京：人民出版社，1998年，第359页。

[2] 杨熙龄：《急宜取缔西医》，《著园医话》，收入陆拯主编：《近代中医珍本集·医话分册》，第590页。

[3] 黄胜白：《传染病预防条例评注(民国5年3月20日〈政府公报〉公告)》以及《传染病预防条例评注(续第1期)》《同济》1与2(1918)，外篇，第4—6、169—170页。

环,对疫苗存有高度怀疑与担忧。① 所以当时药品广告公然提倡购买
药物自行服用,即可预防霍乱、伤寒等传染病;别有用心地灌输打针会
产生后遗症,"注意卫生者"可自购药物治疗。(见图 8)②民间卫生商
品,也是一种强化个人化的卫生思维。

　　更有甚者,碍着"人"的因素,即使是科学的西药,也变得质量极其
不稳定,令人担忧。在民初,找熟人开方比去西医院诊疗要省钱多了,
但马上就会遇到西药房讹诈的情形。知名作家鲁迅有一次发胃病,请
了一位认识的西医开方,并托他的妻子许广平去离家很远的药房买药。
但买的药的药味总是有差,同样是一种药,怎么就味道不一样了呢? 后
来鲁迅讽刺说:中国人都是"大事不糊涂,小事不妨糊涂点"。结论是:
"只有一日分的药,却加了两日分的水的,所以药味比正当的要薄一

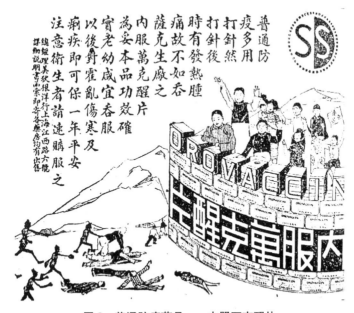

图 8　普通防疫药品——内服万克醒片

① 　于德源:《北京灾害史》上册,北京:同心出版社,2008 年,第 475 页。
② 　上海申报馆编辑:《申报》,1937 年 6 月 10 日,第 3 张。

半。"①真是既不精确，又草菅人命。并且，西药处方也不是人人能看懂，就像程瀚章所言：社会对西医缺少认同的原因，还在于西医的治病行为"太西洋化"，处方全用西文，病人看不懂，多数西医也不为病家说明清楚，故中国病人反而觉得西医很玄秘，而不是中医"很玄"。②

西医人数的不足，更是当时现代医学在中国的致命伤。一位西医说道："日本 800 人有一医生，美则 1 700 人有一医生，我国则 8 万多人有一医生，且又都集中于城市。"③西医程瀚章在 1929 年曾指出："中国执科学医职业的，非常稀少，即使一般社会上所谓西医，出身从国内外正式医校所造就的，其数远不如其他各种非学校出身的人：像自修、医院学生、看护、药店学徒，甚至当过数年看护兵，也居然挂上西医的牌子，替人注射。"当时西医素质良莠不齐，对病人的态度，往往造成许多负面印象。西医还常忽略诊断，日积月累给人卖药一流的观感，使整个"社会得不着西医的好处，因此不加信仰"。此外，尚有推销西药导致权利外溢的现象，更导致不少人反对西医西药。④

因此，民国的病人极可能必须自求多福。一位传记文学的作家朱东润，在回忆录中叙述了他孩子的死亡。这是一则发生在 1930 年的故事，朱当时任武汉大学的教授。

不久，君达（朱的儿子）传染上了脑膜炎，接连几天高热不退，人不断地向后弯弓，这可惊坏了莲舫（朱的妻子）。她总是抱着孩子不放，但是没有办法。请西医，西医说是要进行脊椎注射，可是他没有针，借来的又是锈的，孩子受到很大的痛苦，却没有一些疗效。眼看这条路走不通了，再请常来看病的中医孙霞仙。霞仙是

① 鲁迅：《马上日记》，《华盖集续编》，收入《鲁迅全集》，北京：人民文学出版社，1996 年，第 3 卷，第 312 页。
② 程瀚章：《西医浅说》，第 36 页。
③ 冯玉祥著，中国第二历史档案馆编：《冯玉祥日记》，南京：江苏古籍出版社，1992 年，1937 年 1 月 10 日，第 10 页。
④ 程瀚章：《西医浅说》，第 70—71 页。

一位负责的医士,但是这时尽管着急,还是没有办法。

脑膜炎正在广泛流行,《申报》上载有恽铁樵的医方。铁樵是商务印书馆的旧人,这时正在开办中医函授学校,享有盛名。他认定脑膜炎是热症,必须用大剂凉药,才能把病势压下去。耿逦宽把医方抄好,送到莲舫手里。他说:"只有这一条路了,四嫂,你看是不是试一下?"莲舫自己拿不定主意,吩咐请孙先生商量。

孙先生捧着这张药方,手里直哆嗦。病情是大热,高热到四十度,孩子面赤,腰向后弯,确实是很危急,但是服了凉药,会不会病情恶化,以致不可收拾呢? 他拿不定主意,只是说:"大凉药怕不能用。"他极力主张慎重,只能开一些退热的中药。

那时泰州塘湾有一位纪大夫,是有名的小儿科中医,莲舫连忙派车子去接,并且说清不问纪大夫在什么地方,务必要接得来。莲舫把储蓄的一千元拿出来,她说:"谁把孩子的病治好,这钱就是他的。"情况实在危急了,孙先生不敢开方子,逦宽兄送来的医方还搁着,西医的锈针又不管事,纪大夫还不知从塘湾又到哪里去了。莲舫的眼泪、岳母的眼泪淌得眼睛睁不开了。最后有人介绍一位张先生来看病。张先生一搭脉,他很镇静地说:"有办法,不用着急。"张先生的方子开好,孩子已经非常疲顿了,服下这剂药以后,孩子死了。①

经过一番折腾后,朱的儿子还是死了。即便朱的社会地位颇高,经济也算宽裕,也未有效就医,很难想象比他阶层更低的民众,如何处理这些日常疾病。他没有选择"送医院",而是在家中,用着传统的请中医看诊的方式来治疗他儿子的疾病。西医不济事,其实中医也半斤八两:"脑膜炎"基本上是西医定义的病名,中医古无此名,最多只能针对药性在那里打转,甚而看报纸按图索骥找适当的药方,病人只能听天由命。

---

① 朱东润:《朱东润自传》,《朱东润传记作品全集》第 4 卷,上海:东方出版社,1999 年,第 183—184 页。

我们发现：民初病人有时寻求的是某种个人可行的日常医药实践，而不只是忍耐或等待求之不易的良医来治疗。

第三节 细菌学之外：中医视角下的 外感热病与"气"的位置

回到中医的脉络来看，气的解释占据了当时中医热病学的病因论述。为何强调"气"在近代医疗史的位置呢？除了它背后所指陈的丰富文化与身体意涵外，气也与近代一种"个人"式的卫生高度相关。正因为它不需要精密的科学仪器和国家机构来加以观察或定义，其在生活中作为一种身体感知，是非常容易融入日常语言的。[①] 不论伤寒派还是温病派，大致皆以当时发生流行病的季节和时气的对应关系来定病名。有时医家判断的标准，不一定能达成临床上的共识，毕竟每年的气候不可能一成不变，用季节或时气来定名，当然无法精确。所谓同一门派的医者，对气的解读及其导致疾病的机转，解释上也常出现歧异。但中国医者大致认为，一个人罹患热病的种类，可以据其所中之气的特质来定其严重性。一般依季节之气而罹患的"时病"，是最轻微的；任何无法预测的杂气、剧烈之寒气和非时之气（即不依季节规律、不该出现的气），感染后都比较严重。

民国中医学对时气的理解，在实际疫情爆发时，如何发挥解释疾病与治疗、预防、调养的实际作用？史学界对 1910 年和 1917 年的鼠疫已

---

① 栗山茂久著、陈信宏译：《身体的语言——从中西文化看身体之谜》，台北：究竟出版社，2001 年，第 7 页。

经有不少的研究①，但对举世注目的 1918 年的那场世界大流感疫情在中国的情况，却关注甚少。不妨一探究竟，看它能帮助我们理解什么。②

余云岫曾回忆这场大流感，说道："流行性感冒即民国七、八年最流行之恶伤风也。其原因亦为一种细菌，乃普淮斐（Pfeiffer）氏所发现者，名之曰流行性感冒菌。本菌为短小之杆菌，乃细菌中之最小者，抵抗力亦甚弱，使之干燥，容易死灭，56 度之热亦能杀之。本菌多存在于呼吸器之黏膜及分泌液中，繁殖于鼻腔气管等处，侵入肺脏，遂生脓样之痰。"③显而易见，导致流感的原因是"普淮斐氏菌"，但该菌在电子显微镜发明后，才被证实根本不是导致流感的主要原因；但在当时，竟被认为是导致流感的唯一原因。这可能和细菌论述在当时非常流行，而观察仪器又不及后来之进步有关。由于此病广泛流行于中国各个区域，引起中医重视，中医曹炳章甚至著成《秋瘟证治要略》畅言此病。

曹氏主要的活动范围是家乡绍兴，他自言通过当时上海、绍兴发行的报纸了解到中国的疫情："据中西医佥称是疫曰秋瘟。谓由美国传染

---

① 研究中国鼠疫史的经典专著是 Carol Benedict，Bubonic Plague in Nineteenth-Century China.（Stanford：Stanford University Press，1996）.较早的是 Carl F. Nathan，Plague Prevention and Politics in Manchuria 1910－1931.（Cambridge：East Asian Research Center，Harvard University；distributed by Harvard University Press，1967）.日文专著较具代表性的有饭岛涉：《ペストと近代中国——卫生の"制度化"と社会变容》，东京：研文出版社，2000 年。另外比较著名的，有开创新视角的，例如胡成善于用经济和交通的发展问题来观察瘟疫的历史影响，参考氏著：《现代性经济扩张与烈性传染病的跨区域流行——上海、东北爆发的鼠疫、霍乱为中心的观察(1902—1932)》，《"中央研究院"近代史研究所集刊》第 51 期(2006.3)，第 91—129 页。以及《中日对抗与公共卫生事业领导权的较量——对"南满洲"铁路、港口中心城市的观察(1901—1911)》，《近代史研究》第 1 期(2011)，第 31—46 页。另一派笔者称之为环境疾病史派，以曹树基为核心，研究成果例如：曹树基、李玉尚：《鼠疫：战争与和平——中国的环境与社会变迁(1230—1960)》，济南：山东画报出版社，2006 年。曹树基：《国家与地方的公共卫生——以 1918 年山西肺鼠疫流行为中心》，《中国社会科学》第 1 期(2006)，第 178—190 页。

② 本书仅论述一些当时中西医的防治法与病理解释。大流感疫情的爆发情况，可参考皮国立：《民国疫病与社会应对——1918 年大流感在京、津与沪、绍之区域对比研究》，《新史学》27.4(2016)，第 57—107 页。以及皮国立：《近代中国的大流感：1919—1920 年疫情之研究》，收入刘士永主编：《卫生史新视野：华人社会的身体、疾病与历史论述》，台北：华艺学术出版社，2016 年，第 117—142 页。

③ 余云岫：《传染病》，第 35 页。

到此,流行既广,死亡亦多。"当时的中、西医生为什么将流行性感冒定名为"秋瘟"？就是因为它与季节和气候有密切的关系,而非着重细菌的视角。曹炳章说:"初秋,亢旱酷暑,热伏于内;深秋,暴凉骤感,燥伤本脏。盖燥病起于秋分以后,小雪以前。"①很明显,流感是秋天发生的瘟疫,根据季节的特性而定为"秋瘟",而其气之特色为"燥"气。曹认为要正确治疗某种瘟疫,就要依据季节之气的特性,来选择研读的书籍②;甚至在治疗上也必须依季节之特性来选定适合的药物,因为中药的治疗效果取决于它的气与性味,而非化学成分,这都证明气的属性知识仍具有一定的实用性。

类似的例子其实在热病学的著作中并不鲜见。经何廉臣重订的《感症宝筏》就指出:"疫疠当分天时寒暄燥湿。""如久旱天时多燥,热疫流行,宜清火解毒,忌用燥剂。"反之,"天久淫雨,湿令大行,脾土受伤,民多寒疫。"③气候变化能影响瘟疫的种类,故在治疗上必须参酌天时之变化。曹氏还说:"凡诸邪伤人,风为领袖,能随气变化,如天令寒冷,风从寒化,而成伤寒;温暖则风从热化;凉燥则风从燥化。"④故"外感"之气会影响身体罹病的症状,具有临床上的意义。感受、顺应四季之气的变化,本即中医养生学的重要内涵,在近代也不断在热病之病后调养中出现。⑤

"气"可导致疾病的论述,不是一种虚无、无法推测与观察的事实。因为外在的气只有和病人(得病前)的行为产生因果对应的联系,疫病才会发生。清代曹庭栋就曾说:"然身之受风,受寒、暑,未有不自知。

---

① 曹炳章:《第一章:秋瘟之定名》,《秋瘟证治要略》,收入陆拯主编:《近代中医珍本集·温病分册》,第749—750页。
② 曹炳章:《绪言》,《秋瘟证治要略》,收入陆拯主编:《近代中医珍本集·温病分册》,第749—750页。
③ (清)吴贞原著,何廉臣重订:《感症宝筏》,第315页。
④ 曹炳章:《第五章:秋瘟之证治》,《秋瘟证治要略》,收入陆拯主编:《近代中医珍本集·温病分册》,第755页。
⑤ 何廉臣编著,王致谱等编辑:《增订通俗伤寒论》,第498—500页。

病虽未现,即衣暖饮热,令有微汗,邪亦可从汗解。"[1]一个病人感受到外在气的侵袭而生病,自己是知道的,病人的陈述有时还会成为医者诊断上的依据。[2]甚至医者还能根据当时之气候,推测疫病发生之状况,如曹炳章言:"此次秋瘟之发生,大半为夏秋时天气不正,久旱不雨之故。如近日立冬虽过,天令暴寒淫雨,若素常内蕴伏热之人,经过凉燥,再受暴冷,郁至深冬,喉痧、冬温在所难免。"[3]这说明许多情况下天时、气候与温度对人体之影响,比微生物更显著。[4]

陈果夫讲述一则故事时指出:"(民国)二十六年,导淮入海工程处总工程师戈涵楼先生在扬州患斑疹伤寒,起病时天气甚冷,后来一天天热起来,到第三个星期,伤寒热度最高的时候,亦是天气很热的时候,所以医生开方,个个不灵,而没有注意到他的生活。有一天早晨,我感觉到了,对井塘兄说:'今天天气很热,涵楼如果仍盖棉被,穿卫生衣,恐怕很危险!'话虽是这样说,却没有请他关照戈君家属。即使关照,恐亦迟了一步,因为当天下午,就闻戈君之死耗了。他的身体原来很好,从来没有生病的经验,当然抵抗不住;加上调养不得法,医生没有顾到天时,没有人提醒一下;我虽然感觉到了,又是太迟了一点,同时自信力亦弱,

---

① （清）曹庭栋等:《中国传统养生学二种·老老恒言》,北京:书目文献出版社,1993年,第31页。

② 如清末医者王燕昌,其祖先七代为医,自己写过很多医书,但都因兵火而付之一炬。他曾于两广地区担任地方官的幕僚,故得到支持,将他过去得先人所授,以及自己撰写过的医书,就记忆所及,编成《王氏医存》(1871)一书。他在书中即曾指出"气"与日常物质性的可能归类:"四时中冷气、凉夜、冷室、冷衣、冷食之类,皆寒也;林风、山风、巷风、帘风、门风、隙风、扇风之类,皆风也;泥屋、潮地、粉墙、水院、汗衣、漆兀、汗被、阴雨之类,皆湿也;不雨、缺水、吸洋烟、烟草、伤酒,或暖衣生热,焦咸作渴、津液不足以上润口、下润肠之类,皆燥也;日晒、炉烤、火锅、煎炒、铜、铁、锡、银之炉、油、汤、菜、饭之灶等类,皆火也;盛夏无风,或风日下行立而顿入凉室,或被新晒之衣,或饮晒热之水等类,皆暑也。又夏晒之衣,秋冬开箱,若虚人闻其气,定生暑病;若未当风吹尽温气,而被服之,亦生暑病。"大概囊括了日常生活中的许多物质和气之属性及关系。引自(清)王燕昌:《六淫类略》,《王氏医存》,江苏:江苏科学技术出版社,1983年,第68页。

③ 曹炳章:《第七章:秋瘟之预防》,《秋瘟证治要略》,收入陆拯主编:《近代中医珍本集·温病分册》,第771页。

④ 张文康主编:《中国百年百名中医临床家丛书·余无言》,北京:中国中医药出版社,2001年,第10—11页。

终于救不了这样一个有用的人才,成为遗憾。"①说明病人必须配合外界寒暑、温度,以求得适宜的调养方式,这和细菌致病说有所差异。

中医大概皆以"气"为一种"触动"疾病发生的媒介,如吴有性说:"夫伤寒必有感冒之因,或单衣风露,或强力入水,或临风脱衣,或当檐出浴,常觉肌肉栗起,既而四肢拘急,恶风恶寒,然后头疼身痛,发热恶寒,脉浮而数,脉紧无汗为伤寒,脉缓有汗为伤风。"②这种"触动"气而导致疾病的理论,有时是日常生活最普通、最常见的用语和身体感受。著名作家老舍(1899—1966)的经典作品《骆驼祥子》中就有这样的描述:"他们(人力车夫)连孩子带大人都一天到晚在街上找生意,而夏天的暴雨随时能浇在他们的头上。他们都是卖力气挣钱,老是一身热汗,而北方的暴雨是那么急、那么凉,有时夹着核桃大的冰雹;冰凉的雨点,打在那开张着的汗毛眼上,至少教他们躺在炕上,发一两天烧。孩子病了,没钱买药;一场雨,催高了田中的老玉米与高粱,可是也能浇死不少城里的贫苦儿女。"③一般下层社会民众罹患这些民国日常生活中常见的热病,并不会去思考细菌学,实验室分析,科学用药,等等。对他们来说,最直观的感受可能就是身体受到外在因素的侵袭,包括民国中医所谈的引起外感热病之"六气",甚至各种不好的杂气、秽气、疫气,等等。

西医也重视每个病人所呈现的个体症状,就像余云岫解释流感那样,也分黏膜炎性、肠胃炎性及神经性三种④,但无论症状怎么改变,病名是不会改变的。因为导致疾病的"病原"非常清楚,是特定的"细菌"与其侵犯之肉眼可以实见的"脏器"。这些分类与定义不能仅根据医者

---

① 陈果夫:《生病、请医生与疗养体验之研究文摘》,收入陈果夫先生奖学基金管理委员会编:《陈果夫先生医药卫生思想遗著选辑》,第 234 页。

② (明)吴有性原著,(清)郑重光补注:《辨明伤寒时疫》,《瘟疫论补注》上卷,北京:人民卫生出版社,1995 年,第 10—11 页。

③ 老舍:《骆驼祥子》,北京:人民文学出版社,2004 年,第 267 页。

④ 余云岫:《传染病》,第 36 页。

主观感受之气,来加以定义。而每一种预防疾病之举措,也都是在阻止"病原"——特定菌毒的生长与传播,这种逻辑构成整个西方医学在预防和治疗上的主体思考。所以就余云岫所学习的西医知识而言,流感与秋天之气一点关系都没有,他说:"既患本症者,宜速隔离,所咳出之痰,加以消毒。""本病流行之际,切勿相近,各自注意,是为大要。又,学校内如有本病流行,宜速休学,以免传染。"①这完全是基于防堵细菌传染,试图规范人与人之间在患病时的接触禁忌与隔离之法;从预防疾病或公共卫生的角度来看,病人本身就是一个危险的个体,其与微生物之间的关系,比起中医所论的"气",或某些气候导致疾病的理论,有着本质上的差异。

第四节 侧写反细菌视角:中西医汇通下的疾病观

虽然细菌论逐渐站稳知识上的权威地位,但是中医仍不断挑战细菌论,认为细菌并不一定导致热病的发生。如何廉臣说:"饱腹受寒,必起霍乱。"凸显个人生活不当而导致罹病,而非细菌之影响。② 清末陈虬就指出防疫的"内功",他说:"大要在提元神,而提神猝未可学,一切耗神之事总宜戒断。其目约有数条:戒多猛饮酒、戒多吸干烟、戒远视、戒久立、戒远行、戒多言、戒多用心思致令彻夜不寐。而尤要者则在

---

① 余云岫:《传染病》,第 36—37 页。
② 何廉臣编著,王致谱等编辑:《增订通俗伤寒论》,第 499 页。

房室,如房劳后七日内患病者,十中难救其一,验之屡矣。"①时逸人也做了类似的发挥,他说:"惟真气内守,则肉腠闭拒,易现代之名词,有充分之抗毒素,虽遇病菌,不能成病。"又谓:"此种抗毒力,必待精神宁静,而后充盈。"强调精神之强健,足以抵抗病菌,这可能是当时中医谈人体抵抗力时很重要的一个面向。②祝味菊则对西医预防医学中最盛行的血清疗法进行质疑:"西医既以细菌为病原,又知病灶之所在,故其治疗之法,不外杀菌与割治。杀菌之最新而特效者,为血清。"祝认为,血清疗法的原理就是利用人体对外在环境会产生一种适应力,用少量的细菌去训练人体适应环境(细菌滋生)的能力,这是其长处。③不过,一般热病在潜伏期时,诊断不明确,血清在初期无法使用。中医的汤药治疗,既免去这种困难,疗效也有过之而无不及。祝的意思是,中医在治疗病人的热病初起时,无须针对细菌的种类加以分辨,"查知生理上固有之机能,为六淫中何邪所阻碍,乃以汤药祛除之,使天然之抵抗机能复而病愈,细菌又安得繁殖哉?"④

不过,中医与西医碰撞后,传统也非一成不变。如第一章所言,在细菌学攻占整个医界的近代之初,中西医在病因上并未产生过大的观点冲突,而西医的热病论述也未如细菌学出现后所呈现之疾病分类那样详细,以至于中西医的热病论述有某些相通之处。在这段时期内,中医基于传统热病论述中"外感"与"气论"相结合,很轻易地吸收了西医的瘴气论。近代以来,西医化学卫生论中的"空气"、"养气"的概念影响了中医的气论。这种似曾相识的感觉,让中医乐于将之吸收来和古典的气论进行对话。例如黄竹斋1948年写成《伤寒杂病论会通》时,类似合信时代的理论,"空气"变化与人体肌表的关系,与古典医学身体内外

① 陈虬等编:《利济医集·瘟疫霍乱答问》,收入刘时觉主编:《温州文献丛书·温州近代医书集成》,第72页。
② 时逸人:《时氏内经学》,第30页。
③ 王慎轩编:《中医新论汇编》,第七编 治疗,上海:上海书店出版社,1991年,第3—4页。
④ 王慎轩编:《中医新论汇编》,第七编 治疗,第4页。

"表里"的对照,仍深深地发挥影响力。① 又举霍乱为例,民国"海内三张"之一的张国华(1864—1933),在《医学达变》中虽采西医病名,但并不重视细菌,而是讲到西医的"炭气"对人体的危害,并与传统中医的"秽气"相结合。这与西医完全以细菌决定该病症状与卫生事项的思维有很大的差距。(见图9)②西人以虎列拉之名称霍乱,"时疫害人之暴烈,莫若霍乱","大抵其剧发而暴烈者,不外寒热二疫";对寒热二疫的描述,不外"由口鼻吸受炭气秽气,与身内养气合而化火,始气分而入血分,逆乱肠胃"。③ 将各种西方科学研究的"气"和中国医学的气论相结合,在民初已成为一种流行的医学论述。

当养护法向卫生学转向的近代时刻,注重"空气"卫生的论述大量占据了中医既有的养生领域。清末民初外交家伍廷芳就说:人之生全靠空气,故所吸之气必须清洁。故所居之书房、卧室等,均要开窗通气。室内如果人多,空气必定污浊、清气变少,所以不宜久坐室内。④ 当然,也有养生家认为,虽然流行这种说法,即国人习惯晚上睡觉紧闭窗户,导致人们吸取浊气,故多罹患痨病;但睡觉时窗户打开,只会被寒气侵袭,更容易得痨病,因此不可迷惑于"空气"之说。⑤ 可见中西医一开始对于气的解释就有各方面的异同之处,值得玩味。还有其他的气,例如胡安邦在讨论与湿气有关的"湿温"时也说:"湿温多见于长夏者,以其空气中酸素少而淡气多也。淡气能蒸发各物以致霉腐,即所谓湿也。""淡气亦称窒素,若将氧气除去,其纯粹之淡气,可以令人窒息。"⑥这两

① 黄竹斋:《伤寒杂病论会通》,西安:陕西省中医药研究院,1982年,第161页。
② 天津特别市卫生局编:《民国廿七年夏季天津特别市公署防疫报告》第18册,天津:天津特别市卫生局编,1939年,第124页。
③ 张国华:《时疫霍乱》,《医学达变》,收入陆拯主编:《近代中医珍本集·医话分册》,第249—250页。
④ (清)曹庭栋等:《中国传统养生学二种·老老恒言》,第180页。
⑤ 静观生:《参证〈曾文正公日记〉》,收入萧屏编,静观生编:《却病延年长生术·养生丛录》,上海:上海科学技术文献出版社,2013年,第58页。
⑥ 胡安邦:《湿温大论》,上海:中医指导社,1935年,第6—7页。

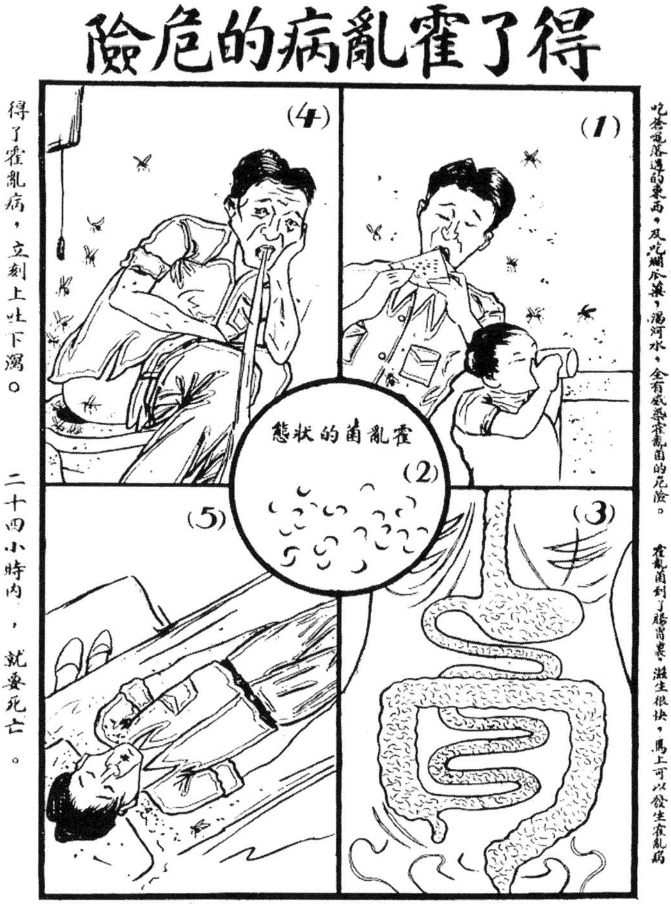

图 9　得了霍乱病的危险

个气体的发现与研究在 18 世纪中期后开始兴盛,当时酸素是指"氧气",至于窒素则指"氮(淡)气"。后者刚被发现时,即被称为"浊气"或"劣质空气",和前面"炭气"(CO)一样,都不能维系生命,被视为对生命无益。① 所以西医化学论述中的气论和中国医学气论的接榫,成了很有意思的知识融通。

当时有相当多有关气的卫生法,如"晨起须将窗户洞开,以出炭气而入养气",强调了通风的问题。② 近代如李鸿章呼吁居室要保持通风:"终日终夜紧闭卧室之窗门,凡灯火、衣服、便桶、便壶等发生之浊气,及人体放出臭气,皆郁积于房内。""终日畏风,所呼吸者,惟屋内之浊空气,卧时又以被覆其首。"③ 可见近代"风"作为致病的因子已经渐渐转化,反而是屋内的浊气、湿秽气才是要面对的环境问题。陆晋笙更将中西医各种"气"进行对比:"彼(西医)所谓轻气、养气、淡气、炭气者,即古说之寒气、热气、湿气、秽气,不过异其名称耳。"④ 张国华则说,参照并思考各种外在环境与身体之"气"的交互关系,可以认识疫病,故谓:"发于夏秋间者,霍乱为多,夏秋为三气杂至之时,炭气喷薄,秽浊熏蒸,野马飞腾,以息相吹。……学者能将天气地气,岁气时气,体气病气,合而参之,则于时疫暴烈之霍乱,思过半矣。"这些论述大体反映了这类中医广义气论的化约解释方法。

其他谈及"传染"的知识,中医大多以古代"不正之杂气"与西医所论之物质腐败后产生之秽浊或臭毒做一结合,颇多吻合之处。不过,外部定义虽改变了,但回到身体观,中医的解释方式却又是古老的,如张国华说:"疫邪由口鼻吸入,不但多在膜原,甚者一身具能蔓延,故《难

---

① 赵匡华编著:《化学通史》上册,新竹:凡异出版社,1998 年,第 135—139 页。
② 绍兴医学会编:《未病之预防》,《湿温时疫治疗法》,收入李顺保主编:《温病学全书》下册,第 2100 页。
③ 襟霞阁主编:《致四弟》,《李鸿章家书》,《清代名人家书》下册,扬州:江苏广陵古籍刻印社,1997 年,第 854 页。
④ 裘庆元主编:《慎重性命者鉴》,《医话集腋》,收入陆拯主编:《近代中医珍本集·医话分册》,第 356—357 页。

经》谓散在诸经,脉亦无定。盖口通咽喉,鼻通脑脊,喉即通于心肺五脏,咽即通于胃肠六腑。"①张仍是用清代以来的膜原说来解释致病之气在体内之流动道路,只是多了"鼻通脑脊"这个受西方医学影响的痕迹。

要如何理解民众在日常生活中习以为常的身体疾病与外在"气"的互动呢?不妨借五行、四季与日常生活中所对应、接触的气来加以观察。民初撰写《湿温大论》的胡安邦,引明代医家吴茭山的医案来说明医者对"暑气"的观察:

> 吴茭山治一妇,冬月患感病。……吴诊其脉,虚而无力,类乎伤暑。众不善之,究问其病因。妇曰:因天寒换着棉衣,取棉套一床盖之,须臾烦渴发热,呕吐,绵延至今耳。吴曰:诚哉,伤暑也。盖棉套酷暑烈日中晒之,夹热收入笥中,必有暑气,尚未开泄,今人体虚,得之易入,故病如暑。其妇曰:然。②

这位妇人感染的"暑气"不是从季节而来,而是从人与日常生活物品接触而来;妇人肯定之回答,代表医者和病人有对暑气致病的共同话语。接着,胡进一步解释"冬月亦有伤暑也",亦即冬天也会有夏季之病。反过来说,若是夏天"避暑于深堂大厦,好饮冰水瓜果,外感寒邪,内伤生冷,因暑无从而中,寒从人事自伤,故名暑月伤寒也"③。夏天也会得"伤寒",此即用日常生活的观点来解读热病之发生,这套认知在民初仍被强调。或谓外界之热毒(气)伤人,提醒人避免接触:"伏热在身,烈日晒热之衣,及汗透之衣,皆不可便穿。"④则皆本同气(热气)相感而罹患疾病的思维,"气"会积存在

---

① 张国华:《医学达变》,收入陆拯主编:《近代中医珍本集·医话分册》,第 246—250 页。
② 胡安邦:《十六、湿温医案》,《湿温大论》,收入陆拯主编:《近代中医珍本集·温病分册》,第 708 页。
③ 胡安邦:《湿温大论》,收入陆拯主编:《近代中医珍本集·温病分册》,第 708、743 页。
④ 或谓:"去冬薰衣,烘炙御寒,积藏余热,至春而发泄,致体热头昏,咳嗽脘闷,四肢倦息。"可见气会积存在日常物品上,使人致病。出自何廉臣编著,王致谱等编辑:《增订通俗伤寒论》,第 498—499 页。

日常物品上，导致人的疾病。此外，前面提到西医瘴气论，也影响了中医传统气论的内容。如曹炳章言："时疫之邪，皆从湿土郁蒸而发，平时污秽之邪，随空气日光蒸腾，无异瘴雾之毒，人触之，皆从口鼻吸入。"①曹解释的"秋瘟"，虽然仍有不少季节、时气的论述，但是"随空气日光蒸腾，无异瘴雾之毒"，显然受了瘴气论的影响，而从"口鼻"而入，则吸收了西方传染病学的知识，且比较合于传统中医的瘟疫论述。

　　环境里的毒气导致疾病之观念，也常常在中医理论中出现。例如擅治温病的徐润之（1855—1919）在编辑《华佗疡科拾遗》时，说："房屋园林久闭，其中毒气最盛，切莫急入。盖久闭宅舍，阴暗潮汐湿毒，闭结不散，甚或狐狸邪魅，借以潜踪，蛇虺恶兽，从而盘踞。"②又说："中煤炭毒，土坑漏火气而臭秽者，人受熏蒸，不觉自毙……房中置水一盆，并使窗户有透气处，则煤炭虽臭，不能为害。"③故中医所论之毒，与外在环境或外在形质的因子其实有所关联；作为一种可感知的途径，毒气介于疾病和外界环境因子的逻辑理路是存在的。还有臭气和粪毒，也与环境有关，如下所言：

　　　　泽郡五属，山高土瘠，耕者积粪壅灌。高平生员祁轼家淘粪坑，连毙三命。高平褚令因《洗冤录》不载粪毒一条，疑案株连，竟以殴毙通报。嗣委凤台罗令检验三尸，并无伤痕，惟牙根骨青黑色，仵作佥供坑积冬粪，至春、夏、秋三季，毒气郁蒸，堕坑被触，最易毙命。盖粪水臭气极猛，入口即死，不在粪之深浅。凡中此毒者，牙根骨青黑色，上下唇吻发青，不比中他毒死也。闻诸土人解毒法，用柏香焚烧，并投柏木片入坑，可解臭气。④

---

① 曹炳章：《第三章：秋瘟之病理》，《秋瘟证治要略》，收入陆拯主编：《近代中医珍本集·温病分册》，第752页。
② 徐润之编辑：《空屋邪气毒》，《华佗疡科拾遗》，收入刘时觉主编：《温州文献丛书·温州近代医书集成》下册，第995页。
③ 徐润之编辑：《煤炭毒》，《华佗疡科拾遗》，收入刘时觉主编：《温州文献丛书·温州近代医书集成》下册，第996页。
④ 又如："高平魏庄，有豫民张敏等贩猪为业，因小猪误落粪坑，二客下坑捞救，接中粪毒殒命。验其牙根骨青黑色，上下唇吻发青。"皆出自徐润之编辑：《粪毒》，《华佗疡科拾遗》，收入刘时觉主编：《温州文献丛书·温州近代医书集成》下册，第996页。

中医常称不好的气为毒气、秽气，不论是在内科或外科的领域中，"毒气"都是常见的病因。"夏日汗透衣，切不可于烈日中晒。若将干，忽暴雨将至，急为收纳，则烈日之毒即锢于内。如遇酷暑汗出时，偶一衣之，则暑以引暑，其毒立中。症候全类伤寒，若误作寒治，必致发狂谵语。"①"毒"有时指具有形质的物质，有时也泛指不好的气，是外感热病的重要病因。第四章谈到的"解毒"，大概也是这种广义代称在治疗学上的延伸解释。② 由于中医"毒"文化牵涉广泛，此处仅略加介绍，以下再紧扣日常生活，看看民国时期的民众对热病的想法有何变化。

第五节　中医的防病论述及
日常生活的转型

　　民国时期的卫生观，就算是从细菌论的视角来谈，也必须注意细菌学进入中国后的两个"异化"趋势：第一，"个人"防病与卫生的重要性总是被放在重要的位置，甚至压过"公共"的视角；第二，虽然细菌学的权威被建立了，但在一般日常生活的抗病实践中，分辨细菌种类的专业

---

① 以上出自徐润之编辑：《华佗疡科拾遗》，收入刘时觉主编：《温州文献丛书·温州近代医书集成》下册，第995—996页。

② 另外，"毒"也许有宗教医疗的脉络，并牵涉到"虫"的问题。例如《外科正宗》即载："凡遇天行疫症，延街及巷相传遍染者，用桃根汤磨浓搭入鼻孔，次服少许，任入病家再不传染。"桃木在古代即对邪物有克制的作用，参考李建民：《方术 医学 历史》（台北：南天书局，2000年），第3—24页。《外科正宗》言"太乙紫金丹"可以治疗瘟疫、瘴气等，并治"传尸劳瘵，诸药不能禁忌，一方士指家服此，每早磨服一锭，至三次后逐下恶物、尸虫、异形怪类，后得脱利，以此相传，活人不计其数。一女子久患劳瘵，为尸虫所噬，磨服一锭，片时吐下小虫十余条，后服苏合香丸，其病顿失，调理月余而愈。真济世卫生之宝药也"，则说明该药还可以治疗虫和"异形怪类"，可见毒、疫、虫在同一药物中都可以找到高度相关的脉络。出自(明)陈实功：《疗疮论第十七》，《外科正宗》，第90、92页。

知识并不特别重要,被强调的反而是几乎所有热病都涵盖在内的共同防病方式,如消毒、清洁、隔离等知识。这种"异化"后的卫生学,中医倒是很乐意融合。[1] 这两个"异化"的结合,也让民国中医特别注意到"个人"与"环境"的对应关系,且不可避免地参杂了许多西医话语。中医陆渊雷即谓:"中医药界当补充科学知识、卫生知识,推行消毒手续,废除各种不卫生之旧习。"[2]可见在卫生知识与举措上,中医是乐于学习的。在设中医课程时,陆即思索"规定国医各科所必需之知识技能。但无论何科,须加入法定传染病之常识"[3]。受制于国家权力,中医没有像西医一样,积极参与公共卫生的行政工作。不过,中医仍处在变化之中。

在近代以前,"个人"与"环境"在医学知识内并非完全没有交集。在热病的范畴内,它是一种被动的描述,个人在天地间"气"的笼罩下,是没有能力,也不用去改变环境的,只需要尽量理解这套致病理论以及处理的方式即可[4];因此,在热病学的经典中,对"空间"的论述是比较稀少的,到了近代才开始逐渐增多,如王士雄(字孟英)就说:"霍乱痧胀,流行成疫,皆热气、病气酝酿使然。故房中人勿太多,门窗勿闭,得气有所泄也。"[5]《六因条辨》中则说明了理解外在"气"对热病的影响:

① 介生:《时疫未来的预防》,《绍兴医药学报星期增刊》第 32 期(1920),第 3 页。
② 陆渊雷:《为中央卫生会议废止旧医案宣言》,《陆氏论医集》,收入张玉萍主编:《陆渊雷医书二种》,第 90 页。
③ 陆渊雷:《国医药学术整理大纲草案》,《陆氏论医集》,收入张玉萍主编:《陆渊雷医书二种》,第 90、149 页。
④ (清)张凤逵原著,叶子雨增评:《附刻喻嘉言〈瘟疫论〉序》,《增订叶评伤暑全书》,收入曹炳章辑:《中国医学大成》第 16 册,下卷,第 39 页。
⑤ 关于王士雄的生平与对温病学的新见解,可参考 Kim Taylor, "Cholera and the Composition of the Wenre Jingwei (Complementing the Classics on Warmth and Heat) (1852)" in East Asian History of Science, Technology and Medicine. 收入江晓原主编:《多元文化中的科学史:第十届国际东亚科学史会议论文集》,上海:上海交通大学出版社,2005 年,第 145—160 页。Kim Taylor 没有注意到,其实王在温病学派乃至整个热病学说内的贡献,在重视人与环境、空间之卫生方面。而这些观察,多数是基于王氏观察清末霍乱所得经验。引文参见(清)王士雄:《纪律》,《随息居重订霍乱论》,收入盛增秀主编:《王孟英医学全书》,北京:中国中医药出版社,1999 年,第 156 页。而有关清末的霍乱研究,参考余新忠:《嘉道之际江南大疫的前前后后——基于近世社会变迁的考察》,《清史研究》第 2 期(2001),第 1—18 页。以及李玉尚:《霍乱在中国的流行(1817—1821)》,《历史地理》第 17 期(2001),第 316—336 页。

"凡暑伏募原,外感客邪而发者,名为疟症,内伤生冷而成者,名为痢疾。"[1]一种气在人体内,与外在"触动"疾病的因子息息相关,它们可能因人、因环境而异,最终也导致了不同的热病。又如何廉臣谓:"夏月贪凉露卧,非即病霍乱,至秋必成疟疾。"[2]也在说明外在之气触动身体疾病之可能。此外,郑重光说,瘟疫"有天受、有传染,总之则始于天行,盛于传染,衰于气化改革,此时疫大致也"[3]。古代论疫气自有一套盛行与衰退的规则与理论,透过一套数术的机制来预测,只需理解,无能改变。

近代以来,这类知识已发生转型。基于前述,近代中医将西方医学的瘴气论与传统的气论结合起来,空气、日光、水、土壤与环境的关系,成为中医热病论述的一大重点。裘庆元在《医话集腋》中将西医所言"空气"和中医《内经》"天食人以五气"的概念合在一起,说明这些"气"是人体生存所必备:"血脉之流通,经络之舒畅,乃由空气而然。""夫中气者,即人身中之空气也,空气不足,不能运化,其精微不化,则一日受六淫之邪,病变多端。余尝见人之病中,有见日光而喜者,以心气不足,借日光以发扬之,亦即养气不敷用之类也。实则空气不流通之故,有空气则生,无空气则死,空气者,人身各物中之一大关键也。"[4]这只是理论结合之初。

在日常生活中,中医在论述热病时更借鉴了类似改变环境与致病因子的思维,即"清洁"与"卫生"的观念,并且融入对抗热病的理论架构。例如绍兴医学会为预防伤寒所编《湿温时疫治疗法》,所思考的疾

---

① (清)陆廷珍:《伏暑条辨二十八条·伏暑条辨第十九》,《六因条辨》,收入李顺保主编:《温病学全书》下册,第 2142 页。

② 何廉臣编著,王致谱等编辑:《增订通俗伤寒论》,第 499 页。

③ (明)吴有性原著,(清)郑重光补注:《补注温疫名实引经析义下篇》,《瘟疫论补注》,第 4 页。

④ 裘庆元主编:《论空气》,《医话集腋》,收入陆拯主编:《近代中医珍本集·医话分册》,第 351 页。

病预防法，与《内经》"摄生"一章有关。只是古医书"语皆精卓，但程度太高，难于履行"，故该学会选择浅显易懂又容易施行的法则，供民众参考。新法则囊括了西方瘴气论的内容，内有许多清洁举措：（1）房屋务祈洒扫，勿被尘污。四壁宜用石灰刷新，或兼用除秽药水浇洒，以杜湿毒之患。（2）垃圾为秽气所乘，不宜任意倾倒，宜倒在桶内，候清道夫挑除。挑后，勿再作践。大街小巷，时常清洁，可免一切疫疬。（3）晨起须将窗户洞开，以出炭气而入养气。夜则不然，卧不熄灯，与贪凉露宿，均宜切戒。（4）罐坛瓶钵一切器皿，积储宿水，最易生蚊，如内地已设自来水，宜将此项摒弃勿用。天井阴沟，须时常清洗，勿任闭塞。若将火油灌入阴沟，以免秽湿，斯为更妙。（5）停棺于家，最能遗患。设死者系患传染之症，其害更不堪设想，故丧家宜将棺柩速葬为要。（6）蚊蝇最能传病，故食物必须遮盖，以免蚊蝇散毒。碗盏用时，须先洗净。卧宿须垂帐子，勿使蚊虫吮血，致生传染之病。（7）各种生冷之物，俱有微生物含其中，故食物必须煮透、煮熟。各物亦勿越宿再食，且勿与未煮之物置在一室，庶微生物不致侵入。水未煮过，慎勿入口，荷兰水、冰冻水，皆与人有害，瓜果亦易致病，均宜少食。（8）吐痰于地，最为秽德，且易传病。宜向磁盂或阴沟吐之，方可无患。

1909 年起，上海医学研究所、中国卫生会等民间团体竞相举办卫生演述，开展公共卫生、个人卫生和防病常识的启蒙教育；而这些呼吁中的某些概念正是节录自上海医学研究所的通告。[①] 这些要求清洁卫生的观念，其实早于清末就开始被提倡[②]，只是在中国医学的热病论述内，这样的呼吁显得特别明显，又与古典医学存在相当大的差异。这些提倡卫生防病的观念，并不存在于中医传统对待"湿温"的方法内，都是

① 绍兴医学会编：《未病之预防》《湿温时疫治疗法》，收入李顺保主编：《温病学全书》下册，第 2100 页。
② 余新忠：《晚清"卫生"概念演变探略》，收入南开大学中国社会史研究中心：《新世纪南开社会史文集》，天津：天津人民出版社，2010 年，第 271—307 页。

新的思想。这些卫生防病的原则,往往适合所有热性传染病;虽然第(7)条已经注意到微生物在论述疾病中的位置,但关于特定细菌的杀灭与预防方法,当时还未建立起专门的分类知识,就像程瀚章所言:"哪一种细菌,是用某种消毒法,都非对于各种细菌已经明了它们的性质不可。"[1]对精于细菌学的公共卫生专家来说,预防某种热病,消除容易孳生特定病原的特性与因子,是关键所在。

具有通论意义的防病法、卫生清洁举措在民初渐为民众所重视,但细菌学在日常生活中没有进一步实践的指导意义。民初中医根据瘴气论,仅吸收这些实际的操作知识,却不重视它们背后的那套细菌学理论架构;或说即使受部分细菌学影响,也还是偏重瘴气论。1918年大流感爆发时,曹炳章谓:"其(气)伏之深者,所以发之暴,更因天燥无雨,饮秽浊河水,及池潦停蓄污水,或由饮食不洁,因而受疫,所以贫民之死亡者为多数。亦有因患疫病人之衣裤屎秽之物,洗于河中,再经旁人淘米洗菜,因而传染者亦不少。"[2]曹用传统温病学伏温的概念来解释气的变化,认为爆发严重的流感疫情,与天气干燥、饮食、用水、清洁等都有关系,但却不强调西方预防流感最重视的人与人之间"飞沫"之危险,与相关戴口罩、隔离的技术。当时中医推崇的是一种广泛的环境卫生论述,这还是依据瘴气论来的。其实"瘴气论"就是一种宽泛的论述,它一开始重视的就是环境的清洁,而非细菌特性与特定传染途径。例如曹以"秋瘟"立论,谈道:

> 凡患疫之后,又有蚊蝇之传染,亦是蔓延之原因。此皆关于天令反常,公众卫生不守,个人卫生失调,互相厉阶,所以酿成瘟疫,流行遍地。现在天令渐冷,甘雨已降,河中浊水,将可流通,街道粪缸,迁移隐曲之地,蚊蝇渐少,总总传染之媒介既去,疫情亦或因此

---

① 程瀚章:《西医浅说》,第46页。
② 曹炳章:《第二章:秋瘟之病原》,《秋瘟证治要略》,收入陆拯主编:《近代中医珍本集·温病分册》,第751页。

稀少矣。①

外在气候时令的反常是致病因素，但此处要注意："秋瘟"如果真的如曹所言，是"流感"的中医病名，那么人的飞沫与空气接触应该是最重要的传播途径与预防要术，所以在大流感时期，外国公共卫生专家才会不厌其烦地说：Put on the mask（戴面具）。② 但中医却持蚊蝇、浊水等有关环境卫生的论述，这种不相契的中西汇通，却是当时常见的论述。只有持细菌的视角，环境中"媒介"传染物细菌的特性才具有意义。

余云岫基于微生物认知的例子很具有代表性。他说："破伤风菌能在地下生活，故泥土即为传染之源。水中往往有伤寒、霍乱等菌，故水之洁净，在卫生上最为要务。""不清洁之自来水、河水、井水，往往被病人排泄物所污，含有病原微生物。此种水，或作饮料，或用以洗涤杯盘，均最危险。"③西医主要是倾向论"菌"的特性与种类。民国时期多数中医即便知道细菌的分类，也不具备实际验菌之技术。中医认为几乎所有的微生物都是"外来"的，做好清洁卫生即可，验菌或了解细菌之特性，也就不那么关键。换句话说，分辨细菌的种类与生活特性，虽具现代性视角，但在民国时期的中医中，多只于学理、书本上谈论，并未融入日常实践经验中。

由于瘴气论最重视的是人与空间、居处、物质与身体的接触，仍和细菌学有所接轨，只是它们并未针对细菌的特性来论。清末民初的中医论述还是多从"个人"的卫生与健康入手。"有汗之衣，亟宜洗濯，慎勿于汗干之后，再穿身上，致滋疾病。""登山凭眺，涉野环观，用深呼吸

---

① 曹炳章：《第二章：秋瘟之病原》，《秋瘟证治要略》，收入陆拯主编：《近代中医珍本集·温病分册》，第 751 页。

② 参考 Howard Phillips and David Killingray（ed.），The Spanish influenza pandemic of 1918 - 19.（London：Routledge，2003）.

③ 余云岫：《微生物》，第 38 页。

法,吸收新鲜之空气,最为预防时疫之要法。"①这都是个人卫生的防病法则。偶尔也有扩及群体之论,例如谈到疫病时,《清稗类钞》记载:

> 上海人烟稠密,居民不讲卫生,其消夏法,一日可分为三截。午前烈日当窗,黑甜未足,炎歊万丈,一呼一吸以承受之。午后则奔集于酒肆、茶寮、剧场、妓馆,室不通风,复聚数十稠脂腻粉之辈,围作肉屏风,以腐朽珍错果腹。至夜而驱车于旷郊之夜花园,则入芦棚、泥地、草亭,啜荷兰水、冰其淋,乐此不疲,鸡鸣未散。虽金钢玉树之身,亦将何以堪此!故夏令未终,痢疾大盛,赤痢尤多,十死其九。②

类似这种不卫生生活的论述,学界有多人如李尚仁、余新忠、胡成做过梳理,已经有比较清楚的认识。值得一提的是,就中国人在居处空间的疾病论述而言,"个人"的防病往往是消极地躲在家中,避免外界不好的"气"侵袭。中医在近代以前就已经有许多关于人与空间、居处共处的防病哲学。此处兹引《老老恒言》来说明日常的防外感热病之实践。

> 时疫流行,天地不正之气,其感人也,大抵由口鼻入。吴又可论曰"呼吸之间,外邪因而乘之,入于膜原"是也。彼此传染,皆气感召,原其始,莫不因风而来。《内经》所谓"风者,善行而数变"。居常出入,少觉有风,即以衣袖掩口鼻,亦堪避疫。窗隙门隙之风,其来甚微,然逼于隙而出,另有一种冷气,分外尖利,譬之暗箭焉,中人于不及备,则所伤更甚!慎毋以风微而少耐之。

对于外感病而言,风是危险且可怖的,特别是自吴又可之论述出现

---

① 绍兴医学会编:《未病之预防》,《湿温时疫治疗法》,收入李顺保主编:《温病学全书》下册,第 2100 页。

② (清)徐珂:《疾病类·上海消夏之致疾》,《清稗类钞》第 8 册,北京:中华书局,1986 年,第 3524—3525 页。

后，口鼻成为一个外气侵入人体之重要途径，所以避免吹到风气，是养生之要务。而躲避各种不好的外气，最好的方法就是躲在家中。"酷热之候，俄然大雨时行，院中热气逼入于室，鼻观中并觉有腥气者，此暑之郁毒，最易伤人。《内经》曰：'夏伤于暑，秋为疟疟。'须速闭窗牖，毋使得入。"①"四不出：大风、大雨、大寒、大热也。愚谓非特不可出门，即居家亦当密室静摄，以养天和；大雷大电，尤当缄口肃容，敬天之怒。"而在居住环境中，窗户成了一个隔绝外界风气或寒气的重要屏障。

> 窗户虽极紧密，难免针隙之漏，微风遂得潜入。北地御寒，纸糊遍室，则风始断绝，兼得尘飞不到，洁净爽目。老年卧房，可仿而为之，每岁初冬，必重糊一度。

> 长夏日晒酷烈，及晚尚留热气，风即挟热而来。故卧房只宜清晨洞启窗户，以散竟夜之郁闷，日出后俱必密闭。窗外更下重帏遮隔，不透微光，并终日毋令人入。人气即致热也，盖热皆从外至，非内生耳。入寝时，但卷帏，亦勿开窗，枕簟胥含秋意。②

可见民国前的养生之法，多主屋内窗子紧闭。及至民国时期，中医呼吁注意的防病措施，重点已经有所改变。聚焦个人与居处的视角，过去重视的是将空间尽量变成密室，避免风、寒等外气袭入人体而致病；民国以来则渐渐重视空气之流通，在空间规划上，强调通风等居住条件。绍兴医学会指出："吾绍病家习惯，凡病伤寒时疫，素重迷信，最怕鬼祟，不但夜间红烛高烧，即日中于病室床内，亦必以多燃灯火为阳光，而满屋皆侍病之人，骈肩并足，交头接耳，七口八咄，汗雾交流，岂知人气最热，灯火最毒，浊气多而清气少，即使无病者久居此室，亦必头目昏晕，胸膈气闷，况在患时疫之人乎！口鼻之所吸受，肺胃之所浸淫，往往

---

① 以上见（清）曹庭栋：《老老恒言》，第 42—43 页。
② （清）曹庭栋：《老老恒言》，第 33、38、78 页。

轻者重，重者即死，皆此等恶习惯阶之疬也。"①灯火、浊气、清气的问题，以及炭气、汗酸、秽气在室内荼毒病人的情形，都是依西方瘴气论的空气不流通、污秽会导致疾病而论；疫病口鼻受之，指的也是不好的气。另外就是呼吁不要再谈什么鬼怪致病之说，应该正视房屋空间狭小、空气不流通的实际问题。

随着西方医学的影响日益深化，传统中医学中较关心的个人养生，也慢慢转向人与人的关系。个人不再只是个人，而是融入环境之中，必须与他人接触、发生关系的一种新"个人"。丁福保说："传染病毒之传播类由病患之排泄物、粪便、皮肤落片、分泌排泄物、咳痰、唾液等发生排泄物而传染。或由以上诸物所污染之物质，如医类、被褥布片、饮食、器家具、病室、空气、水、土壤等递相传染。"②关注点由个人养生转移至人与物质、环境共生之议题。

第六节　热病的医疗空间、居处与日常生活

民国初年，中西医论战方兴未艾，两方都在找寻让民众更加信任其体系的方法。中医努力地"科学化"，西医则面临将复杂的科学理论概念"生活化"，能让一般民众理解，使西医更为普及。程瀚章在《西医应当怎样对待病家》中呼吁，西医对病人不可流于呆板，要注意教导"以卫生的方法，矫正其恶劣的习惯"；如果病人为少年，要劝他清心寡欲，并

---

① 绍兴医学会编：《卫生及预防·已病之卫生》，《湿温时疫治疗法》，收入李顺保主编：《温病学全书》下册，第 2099 页。
② 丁福保：《第九章：自然的及接触的病毒》，《新内经》，第 40 页。

矫正其人生观，治其内心的病因。① 正因为当时病患能够享用的医疗资源不足，所以往往珍惜一切能够助其康复的知识，这个独特的需求，当时西医也注意到了。程瀚章在讲《诊病的要素和美德》时说："治疗为病家延医目的，治疗的范围极广，或应用器械，或应用药物；除此之外，病人饮食的禁忌，卫生条件的指导，病人性情的矫正，对于治疗上也有影响。但各种治疗，西医决不能专唱高调，如对于贫病者开列贵重药品，徒使病家失望。"②

　　对病患日常生活的关心，不但可以满足病人真实需要，也可以降低西医"唯利是图"的负面印象。陈果夫则说："如果医生与病人见解相左，而病人又坚持其见解时，医生最好能指出病人见解错误之点，才能使得病人安心。又若久病之人对自己的病确有深切体认和见解时，医生就应该虚心接纳，则对他的治疗上一定有很多帮助，也许间接还能促使医学进步。"③医生与病患之间如果能取得一致的认同，互相成长，这是最理想的状态。

　　但是对民初西医的这种呼吁，往往是充满矛盾而窒碍难行的。因为西医一方面要取得病患认同，但另一方面仍须坚持"科学"立场，不能有任何松动——只要依据科学诊疗，就不会错，正所谓"科学绝不会欺骗人的"。程瀚章认为，现实是有正式资格的医生，出了学校与医院的门到外开业，渐渐离开科学的立场，医业虽极发达，但显微镜开始尘封不用了，治病也开始敷衍病家了，没了科学的依归，那到头来究竟仍是一个庸医。④ 故西医不能受病患的影响，更不能和病患"错误的概念"、"没有科学根据的事理"产生任何的"妥协"。程瀚章指出西医这种"科学"的坚定立场："西医的长处，是完全从实验而来，所以如果能照科学

----

① 　程瀚章：《西医浅说》，第 60 页。
② 　程瀚章：《西医浅说》，第 57 页。
③ 　陈果夫：《〈苦口谈医药〉自序》，收入陈果夫先生奖学基金管理委员会编：《陈果夫先生药卫生思想遗著选辑》，第 23 页。
④ 　程瀚章：《西医浅说》，第 72—73 页。

方法,切实研究,当然能升堂入室,阐微究奥,兴趣横生。自己对于所学,自会笃信起来。进一步说,西医既有笃信功夫,还须明白理性,没有理性的事,决不可随声附和。"如果对西医或对科学没有信仰,那么不如"赶快停止职业,以免误人自误"①。他举出实例,如果有病人依中医的头脑只要西医切脉,那么西医就要谆谆教诲病人正确的概念以及施行其他检查的理由,如果病人听不进去,"不如谢绝诊疗",因为没有完备的检查就不能收实际治疗之效。② 总体来说,西医与其一味讨好病人,不如坚持繁琐的诊断与科学的解释。这凸显了西医不能全然顺应"个人"的自由,必须将科学规范放在第一位。

可是,身为一个老病人,陈果夫讲出了一般病人可能最需要的安慰:"每逢看到亲友生病,医生无办法想时,我想由我来替他们想办法,我虽然没有学过什么医药学的基本学科,但是我有我的常识,我有我的理想,我有我的热忱,我有我的经验,可以补我的不足。"③常识、理想、热忱、经验都是基于"个人"的一种对医疗的建议与看法,不是科学可以证明的。民初病人的头脑是"中西汇通"的,他可能吸收到很多新的科学知识,但是也很可能有许多传统的养生与医疗概念深植于心,这就使得具有"科学头脑"的西医很难和病患沟通。结果,事实的某部分仍然是:解释疾病与诊治疾病是医生的事,最后必须独自面对疾病的,还是病人自己。

即使中西医疗观有这么多的隔阂与矛盾,但作为一个病人,他可能还是会珍惜一切可以搜集到的足以对抗疾病的信息,特别是在这样一个医疗资源不足与不均的时代。病人在看诊之后的调养生活也是重中之重,因为那将会是病人对抗疾病的主要战场。陈果夫1948年写下感

① 程瀚章:《西医浅说》,第58页。
② 程瀚章:《西医浅说》,第57页。
③ 陈果夫:《〈苦口谈医药〉自序》,收入陈果夫先生奖学基金管理委员会编:《陈果夫先生医药卫生思想遗著选辑》,第23页。

想："中国医生太少，好的医生尤少，像我这样生了病尚感困难，其他的
人可想而知。使今后大家不生病当然最好，即使有病，自己有些治病的
知识，可以自己治疗，不用请教医生，更不必用药物来治，岂不更好。照
现在中国情形，实在应该每个人要有医药卫生的主要知识，那末民族不
致再贫病衰败下去。"①据此"医药知识"的"个人化"，是希望病人在正
规医疗与国家卫生之外寻求解释或治疗疾病的空间，而不是着眼于"理
解现代医疗卫生"这个层面。

　　根据雷祥麟的研究，民国医病关系的重要转型之一，就是以医院为
主要治疗场所。②　近代中国理想的医院大概是这样的："病房是病人的
宿所，应引起病人的美感和愉快，使乐居不厌，以待适宜的治疗。此外
医疗上的器械设备，全院的建筑和分配，洗濯室、厨房、浴室、厕所、消毒
室、手术室、看护室、修理工场、缝纫室和其他，宜应有尽有而以清洁消
毒为原则。"③但多数医院并没有达到这些要求，所以程瀚章不免批评：
"医院的开设，所以使病人留医。然讲到病人患病后需要住院疗养的原
理，是因医院有周密的设备，且随时有护士的照料、医师的诊察之故。
所以医院设备，倘不以此为原则，则和旅舍没有分别；病人尽可在住宅
养病，何必进此没有设备的医院呢？"④当时多数病院的环境，并不适合
调养，以致中国病人不愿意以西医院为静养场所之首选。甚至还有县
市因西医诊所取名"西法治疗所"而乏人问津，只好改名"中西治疗所"，
却又引发当地中医群起反对，只好去掉"中"字。可见当时西医院的招
牌，也不是无往不利的。⑤

　　对于具有传染性的热病，西医要求的场所规范更高。1929 年 4

————————

① 陈果夫：《〈自己治病简法〉序》，收入陈果夫先生奖学基金管理委员会编：《陈果夫先生医
药卫生思想遗著选辑》，第 33 页。
② 雷祥麟：《负责任的医生与有信仰的病人——中西医论争与医病关系在民国时期的转
变》，第 80—84 页。
③ 程瀚章：《西医浅说》，第 78 页。
④ 程瀚章：《西医浅说》，第 77—78 页。
⑤ 国医砥柱社编：《国医砥柱月刊》第 1 卷第 7 期(1937)，第 59 页。

月,国民政府卫生主管机关颁行《医院管理规则》。有关传染病的规定,竟占了医院管理所有条文中的 25％,足见当时政府对医院管理传染病院之重视。其中第十条至十六条,完全展现了近代以来西医在公共卫生上的知识和经验。① 一般地方政府,也将之视为重要的卫生法条。如浙江省的省立医院就设置了传染病院,但传染病房之规格,无法得知②;而如河南省的省立医院,则没有传染病专科或病房之设置,而是采取防疫巡回队的方式去四处治疫,医院作为防疫功能之一环,成效并不特别显著。③ 程翰章观察到西方规格的传染病院,须具备"细菌检查室、培养室、粪便检查室和动物室等房屋和内容的设备"④,如以此规格来看省立医院,几乎都不及格。程指出:"传染病医院,普通以公立为多,他的建筑物,照公历 1900 年巴斯德传染病院的范围,分为安全带、中立带、危险带三区域。安全带,包括事务室、医师室、药局、厨房等各室;危险带,专指病室;中立带,介于两者中间,如病人应接室、食器消毒室、更衣室、浴室、厕所等。"⑤

鼠疫和霍乱等传染病,病室还得分观察期、决定期和恢复期等三类

---

① 第十条:非设有隔离之传染病室,不得收容急性传染病人,非同一病名之人,并不得收容于同一传染病室。第十一条:传染病室,须备传染病人专用之什器、卧具、便器及医药器具。第十二条:传染病人使用之什器、卧具,及排泄物、残余饮食物,并其他污染病毒或有污染嫌疑之物品,须施行适当之消毒方法。第十三条:传染病室内之物品,除因施行消毒搬出外,非经适当之消毒后,不得移置他处。第十四条:传染病室之污水及排泄物,非经适当之消毒后,不得搬置或排出于他处。第十五条:传染病人,退出病室以后,其室中须施行适当之消毒方法。第十六条:医院收容传染病人,在病名核定之四十八小时以内,须将病人姓名、年龄、住所、病名、发病地点、年月日及入院诊定年月日,详悉呈报该管官署及检疫委员;但鼠疫霍乱,虽仅在疑似尚未诊定病名以前,亦应呈报。——前项之病人,死亡或治愈,及其他事故退院时,须将姓名、事由及年月日时,速报该管官署及检疫委员。出自程瀚章:《西医浅说》,第 100—101 页。
② 一个省有一个具规模的传染病医院已不容易,加上经费不足,开办匆促,其功能之发挥到底如何,还有待考察。参考陈万里:《浙江省立医院一部分先行成立的经过》,《浙江省立医院季刊》第 1 卷第 1 期(1933),第 1—2 页。
③ 参考上官悟尘:《院长报告》,《河南省立医院年报》第 1 期(1935),书前照片与第 1—10 页。
④ 程瀚章:《西医浅说》,第 97 页。
⑤ 程瀚章:《西医浅说》,第 96 页。

居住的病室，不能有所混淆。这些要求都必须事先有所规划，划分医院空间，才有可能尽量满足真正"隔离"的意图。但是，即便是上海，状况也是不理想的："都市人口稠密，交通频繁，各种传染病最易发生而最易蔓延，事变以前之卫生建设，已破坏无存，故本局成立以来，对防疫上必需运用之工具，如市立传染病医院，及饮水食物等之检验与管理，均感缺乏。"①加上后来战事不断，根本无从建设。对一般中国病人来说，进传染病院调养热病，真是不可即的梦想。故西医院不会是民国病人的主要的养病空间，对热病病人而言，除了看病吃药，最主要的调养空间仍是在家里。

1936 年冬季，一位东北的医生夏瑞堂，在锦州的一间中药铺宝春堂中药店当坐堂医师，按钟点支薪，这可能意味着他资历浅或是个新人。但由于他医术高明，名气渐渐传开，不久就出诊，被请到病人家为病人治疗。这位中医的家人回忆道："上门治病对医生很重要，因为病家会直接把钱付给医生本人。病人如果满意，又富有，给医生的报酬就很高。有些病家还会在逢年过节时，置办厚礼送医生。"夏后来多出诊几次，家境就富裕了起来。有次，省长的夫人突然休克，省长的选择不是马上送医院（不管中西医），而是等待，请中医到家里来治疗病人。夏瑞堂治好了他太太的休克，并巧妙解决了省长本人的不孕问题。省长后来大肆宣传其医术，于是夏更是声名大噪。病者需要医者高超的技术，但希望在家里施行；至家中看病，往往意味着病家请得起——家境还算中等以上，甚至如果富裕的话，则医者更容易名利双收。如果有钱人都如此选择，实在很难相信穷人会选择比较昂贵的西医院来作为调养的场所。当然，慈善的施医行为则不在论内。

如果靠自己，而不选择医院治病，那么，居家日常生活的调护就变得非常重要，而病患身边的照护者，也受到重视。绍兴医学会所编之

---

① 上海特别卫生局编：《上海特别卫生局业务报告》，上海：上海特别卫生局，1941 年，第9 页。

《湿温时疫治疗法》就说明病家诸人的义务:"已病之卫生,为病家必要之智识,亦为病家应尽之义务。故凡良医之能愈病,必先在开化病家,使病家诸人,看护周到,有助医之力,不掣医之肘,夫而后病之误治,始可以归罪于医。"[1]应运而生的,是各种看护法的确立,它们并不限于护理人员来学习。翻译日本医书的丁福保就指出:"凡治内科病,除医药外,个人之摄生及看护法尤为必要。"肠窒扶斯或肺结核等病的看护尤其重要。[2] 杨则民进一步指出:

> 看护和治疗关系至切,以理想言,应有特种设备,而吾国除道商大埠外,皆无为疗养而设之医院。人而患病,无不以家自赖,则家人看护之法,宜普遍知矣。明·吕新吾,论此颇详,其言曰:侍疾之道,在病室时,动静宜慎,无喷嚏,无咳咯,无履声,无衣声,无安置器物之声,无喘息之声;增减被服,无令知觉,疾之轻重省而勿问,候而勿请,亟问非孝子也;不欲食,无强食,偶欲食,无多食;仰食咽曲纳以匕,侧食颐解承以盂,多则难下宁少;可悲可怒可忧思可厌之事,即急勿以告;寐勿呼,安勿动,误勿正,欲勿违;迎医者,拜而敬礼之,检方配剂,煎药必亲,医勿骤易,药勿杂更,病者自问状,言减不言增,言轻不言重。[3]

跟 19 世纪后的西医相比,古代中医乃多以病人为主体,重视病后调养。医者本身的地位不高,多以病患为中心,近代以来也是如此;新的西医则重视医者之权力,空间(隔离)、人群的责任等变得重要,若是传染病则更需入院治疗,甚至采取通报、隔离等措施。笔者曾考证孙中山在患病时的调治历程。当时西医认为,在医院内就必须接受正统西医治疗,其他疗法,包括中医在内,是不被允许的。所以孙离开医院,选

---

① 绍兴医学会编:《卫生及预防·已病之卫生》,《湿温时疫治疗法》,收入李顺保主编:《温病学全书》下册,第 2098—2099 页。
② 宫本叔原著,丁福保译:《第一篇·伤寒初步》,《新伤寒论》,第 2 页。
③ 杨则民:《(二十四)看护》,《潜庵医话》,第 166 页。

择了中国人传统的居宅调养,随后按摩、心理、中医药等疗法才可能被使用。① 如必须在医院中调养,则许多中医式的调养法就无法被允许,而后者往往是一般民众日常生活中最重要的抗病策略。

其实,调养也是为补医疗之不足。近代名将胡林翼之父说:"今之医生,胡能医病? 医而误,不如静养之为得计也。其后果瘳,方谓稍加摄养,即可健全。"②在民初的医疗场域中,多数中国病人还是选择以家庭作为养病的空间,人与空间的连结,有许多关系是从家庭开始扩张出去的。首先,居所房舍,具有安全保障之功能。王尔敏指出:古代言宫室城池,如孟子、荀子俱详切申明祛燥湿、避狡虫之害,坚城深池之保身御侮。故营造房舍楼台,不论官民,自古皆为所重。惟在民间,简陋房舍多能自行建造,不假手于泥水工夫。由于实际需求,故民间杂志如《万宝全书》《居家必用事类全集》等亦略载宅舍营造之书,但往往落入堪舆家理之说,反而缺略构筑法式;诸般内容又辗转抄袭,参考价值并不高。③ 但值得一提的是,近代中医也会记述一些古代重视居处卫生的注意事项,例如何廉臣谓:

> 《千金方》云:凡居处不得过于绮美华丽,令人贪婪无厌损志。但令雅素净洁,能免风雨暑湿为佳。又云:凡人居止之室,卧处必须周密,勿令有细隙,致有冷风气得入,久而不觉,使人中风。凡诸室内,有强烈之风吹入,勿强忍久坐,必须起行避之。又云:凡近炉灶勿安床,勿面向坐,久思不祥事起。《延寿丹书》云:卧床务高二三尺,则地气不及,邪气不侵。勿阴室贪凉,湿地久坐,免受寒湿新邪。病患卧房宜宽敞,窗户宜开爽,光线宜充满。三者注意室内

---

① 参考皮国立:《民初医疗、医生与病人之一隅——孙中山之死与中西医论争》,收入胡春惠、唐启华主编:《两岸三地历史学研究生研讨会论文集(2006)》,香港:珠海书院亚洲研究中心、台北:政治大学历史系,2007 年,第 215—242 页。
② 襟霞阁主编:《胡林翼家书·道光二十一年五月二十五日(致墨溪公)》,《清代名人家书》上册,第 451 页。
③ 王尔敏:《明清社会文化生态》,第 85 页。

之空气,常使新鲜,最为病理卫生之至要。①

这说明中医的主张虽与国家的公共卫生较少有连结,但强调家庭内或一种个人式的调养,却历史悠久。在吸收西医的某些理论后,又有新的面向呈现。而作为一种对照,当国家权力介入传染病控管时,疾病之"隔离"往往不仅是生物性因素,还包括阶级、性别、族群等各种复杂的社会因素。例如在 20 世纪初的疾病防治上,黑人就往往被视为"屡教不改"的头痛份子,而以白人为主的卫生机构,也常常制订一种带有歧视性的隔离政策,用以隔离黑人。② 这一点,在中医为主的日常卫生中就不可能出现,因为中医的调养理论是个人的、家庭的,较少与国家、种族等因素牵扯。

1935 年出版之《中国家庭改造问题》,记载了中国许多家庭内不卫生的状态。例如食物臭腐,住居黑暗、低湿,充斥乌烟臭气。另外,作者指出:"家庭卫生和个人卫生的关系,是互相牵连的。""要改良家庭卫生,当先从个人卫生做起。"③此书关注的仍是"个人"卫生,包括关注空气、食物等致病因子。绍兴医学会诸中医曾指出细菌致病的问题,但在调养疫病上也强调家庭内空间、空气与卫生的问题。例如:"卧房宜宽绰,窗户宜开爽也。两者皆注意室内之空气,常使新鲜,最为病理卫生之首要。王孟英先生曰:人烟稠密之区,疫疠时行者,以地气既热,秽气亦盛也。故住房不论大小,必要开爽通气,扫除洁净,庶几清风徐来,疫气自然消散,反之,则热气、浊气,亦为疫气树帜矣。凡时疫流行,罹此者,每多被褐茹藿之子,荆户蓬室之人,皆由于此。"④虽这里提到"地

① 何廉臣编著,王致谱等编辑:《增订通俗伤寒论》,第 502 页。
② Samuel Kelton Roberts Jr, Infectious fear: politics, disease, and the health effects of segregation (Chapel Hill: University of North Carolina Press, c2009), p. 148.
③ 麦惠庭:《中国家庭改造问题》,上海:上海书店出版社,1990 年,第 119—121 页。
④ 绍兴医学会编:《卫生及预防·已病之卫生》,《湿温时疫治疗法》,收入李顺保主编:《温病学全书》下册,第 2099 页。何廉臣注解时大量引证王士雄的说法,王士雄的地气与秽气说,即可能已受西方瘴气说的影响,而且一直影响着民国的医者。参考何廉臣编著,王致谱等编辑:《增订通俗伤寒论》,第 502 页。

气"、"秽气"等气的问题,但这种"隔离"的概念,不是人与人之间的,而是隔离环境中不好的气。

中医式的瘴气论和西医细菌论的某些防病思维还是可以衔接起来的。丁福保就隔离细菌的病原谈道:"病室必择光线充足,空气流通者,此非专为患者而已,且为自然之消毒,可以杀室内之霉菌。""大便、小便中含有传染力之霉菌,若在白布则见其一点之污,可即于其处十分消毒,不至及于周围。"①丁虽比较偏重杀菌、防菌的理论,和上文之论有所差异,但在隔离致病因子"气与菌"的逻辑,与保持空气洁净上的要求和消毒手段是极其类似的。其他在家中一般的注意事项,如"病室宜向南,并要幽静和清洁,阳光充足,要清新温和,室温要适度,室中布置要整洁和安舒"②,"若家中既有疫病之人,为子女者,岂可坐视,应当侍茶奉药","已病者,应设法救治;未病者,亦须预防其传染"③,"久病在床宜变更卧位,使局部不起郁血,免生褥疮",等等④,分别就居室空间规划、病人的照护方式等提出建议,大体不脱病人与家庭成员个体间的彼此照护,这也是传统中医的理论。

家庭成员间的照护虽然重要,但一旦罹患的是具有传染性的热病,情形就变得比较棘手。对西医而言,"访问病人,应先入更衣室更衣,退出时应严重消毒,脱去访问时所更换的衣服。护士在返室休息时,可依脱下衣服、入浴、更换衣服的顺序。膳食从配膳室送入病房,病房送还食器时,先经食器消毒所,然后还入配膳室。手术室所举行的手术,以毒膜症(白喉)的手术为主;器械设备,特别注重此点,并得附有器械室准备室等"⑤。有关传染病的探视问题,所有防止传染的技术性操作必

---

① 宫本叔原著,丁福保译:《第一篇·伤寒初步》,《新伤寒论》,第13—14页。
② 麦惠庭:《中国家庭改造问题》,第125页。
③ 曹炳章:《第七章:秋瘟之预防》,《秋瘟证治要略》,收入陆拯主编:《近代中医珍本集·温病分册》,第773页。
④ 杨则民:《三、议法(一)治法篇》,《潜庵医话》,第134页。
⑤ 程瀚章:《西医浅说》,第96—97页。

须在专门医院中完成，并不容许亲人居家照护。胡定安也指出：许多
西医的诊所是和家庭连在一起的，这样会增加不少罹患传染病之危险，
除了挂号时必须详细询问外，还必须认真执行消毒手续。①

中国古人已知道传染之事，但认为因担心传染而做出类似避病的
举措，虽没有错，却不为有德君子所为。在《朱子全集·伤寒漫记》中，
就有"论避疫"一篇，阐述的正是这种理念：

> 蔼然仁者之言，急录之以告今人，其言曰："俚俗相传，疫疾能
> 传染，人有病此者，邻里断绝，不通讯问，甚者虽骨肉至亲，亦或委
> 之而去。伤俗害理，莫此为甚。或者恶其如此，遂著书以晓之，谓
> 疫无传染，不须畏避，其意善矣。然其实则不然，是以闻者莫之信
> 也。余尝以为诬之以无染而不必避，不如告之以虽有染而不当避
> 者，以恩义言也。告知以利害，则彼知不避者，信吾不染之利害而
> 已，不知恩义之为重也。一有传染焉，则吾说将不见信，而彼之避
> 也惟恐其不速矣。告之以恩义，则彼之不避者，知恩义之为重而不
> 忍避也。知恩义之为重而不忍避，则虽有染者，亦知吾言之无所
> 欺，而信此理之不可违矣。抑染与不染，似亦系于人心之邪正，气
> 体之虚实，不可一概论也。吾外大父祝公少时，邻里有全家病疫
> 者，人莫敢亲，公为煮粥药，日走其家，遍饮病者而后归。刘宾之官
> 永嘉时，郡中大疫，宾之日遍走视，亲为诊脉，候其寒温，人与药饵，
> 讫事而去，不复盥手。人以为难，后皆无恙云。②

明知疾病会传染而以"恩义之为重而不忍避"，正是有德之人
所当为。宋代曾有人抨击当时"江南病疫之家，往往至亲皆绝迹，
不敢问疾"的无情无义，并举晋代王彪之的例子，抨击"避疫"举措

① 胡定安：《论开业医师家庭与诊所相联传染危险之顾虑》，《社会医药报》第1卷第8期
（1934），第1—3页。
② 杨则民：《（十八）朱晦庵论避疫》，《潜庵医话》，第261—262页。

乃"不仁"之行为。① 个人之避或不避的身体主导权,可能自宋代以降受"道德"之控制而发生改变。清代梁章钜(1775—1849)提到温州当地家庭有父母染时疫死亡,全家将尸体入棺后,举家他避的习俗。梁抨击这种避疫的行为是"一为不慈,一为不孝,在辟陋乡愚,无知妄作,其罪已不胜诛,乃竟有持礼之家,亦复相率效尤,真不可解。此所宜极力劝谕,大声疾呼者也"②。至近代一般家庭空间内,对生病的"个人"的关心代替了传染疫病本身所带给其他健康者的恐惧。《温热经纬》中还记载了一则有趣的医案:

> 总帅相公年近七旬,南征过扬州,俘虏万余口,内选美色室女近笄者四,置于左右。余曰:新房之人,其惊忧之气蓄于内,加以饮食失节,多致疾病,近之则邪气传染,为害最大,况年高气弱,尤宜慎也。总帅不听,至腊月班师大雪,新房人冻馁,皆病头疼咳嗽,自利腹痛,多致死亡。正月至汴,相公因赴贺宴,痛饮数次,遂病,脉沉细而弦,三四动一止,现证与新房人无异,三日而卒。《内经》云:乘年之虚,遇月之空,失时之和。因而感邪,其气至骨,可不畏哉!③

可见,热病之传染是个人生活不检点等各种不利因素(如气候、女色)相加所导致的结果。陈果夫说:"要知道一个抵抗力健全而有自信的(个)人,是不易传染那些病的。反之,失去抵抗力与自信力的人,在任何空间都可以招致病菌的侵袭,简直无地自容,其有被传染的危险,

---

① 《晋书·王彪之传》载:"永和末,多疾疫。旧制,朝臣家有时疾,染易三人以上者,身虽无病,百日不得入宫。至是,百官多列家疾,不入。彪之又言:'疾疫之年,家无不染。若以之不复入宫,则直侍顿阙,王者宫省空矣。'朝廷从之。"引自陶御风主编:《历代笔记医事别录》,北京:人民卫生出版社,2006年,第749页。
② (清)梁章钜:《温州旧俗》,《浪迹丛谈·续谈·三谈》,北京:中华书局,1997年,第284—285页。
③ 罗谦甫云条下。出自(清)王士雄编,陈辉注释:《卷四·薛生白湿热病篇》,《温热经纬》,第112页。

并不限于在病人之前。"①故与其害怕被传染,不如注意抵抗力的培养或生活之检点。

近代以来,预防传染一事,已无"道义"之说的成分。在古代,父母之病传给子女也可称作"传染"。②但近代以来,"传染"多指传染病而言,取而代之的是预防传染的面向。这代表西医的概念,渐渐地影响部分中医吸收西医的消毒概念,如曹炳章说:"凡疫病人,用过物件,如痰盂、便尿器,及手巾、碗筷等物,必须用石炭酸水,及石灰水洗涤。疫病人所居房舍之地板窗户等,须随时开畅,及洒扫洁净。患疫人所吐之痰,及所泻之粪,须掷石灰粉,或炭酸水,倾之空旷,人迹疏稀处,埋入土中,其毒经土气自化,以免传染他人。凡患疫而死者,其断气时,应用丝棉掩其口鼻,以免疫菌传染旁人也。"③徐仁甫则说:"如吐痰勿吐于地,以痰盂消毒,住要通空气、干洁。"④这些提醒就偏重西医的消毒、清洁、防菌法。当然,毒的概念是非常广泛的,在传统中医的技术中,有非常多的解毒法,例如:"食井中,每夏令,宜入白矾雄精之整块者,解水毒而辟蛇虺也,水缸内宜浸鲜石菖蒲根及降香。"⑤这些举措都不是受西医影响才出现的,它已深入一般民众的日常生活中。

笔者认为,这样的理论与瘴气论乃至细菌论述中的消毒法对照,是比较容易产生共鸣的,大概这也是这些传统概念一直出现在近代热病类医书内的原因。曹炳章曾说:"已病者,急须妥求治验良法;未病者,

---

① 陈果夫:《九十、好朋友与良药同工》,《医政漫谈初编》,收入陈果夫先生奖学基金管理委员会编:《陈果夫先生医药卫生思想遗著选辑》,第249页。

② 例如《外科正宗》有谓:"体气一名狐气,此因父母有所传者,又有狐胎而受生者,故不脱本来气质。"出自(明)陈实功:《体气第一百三》,《外科正宗》,第296页。关于狐臭,陈寅恪曾写过一篇有趣的小考,参见氏著:《狐臭与胡臭》,《寒柳堂集》,北京:生活·读书·新知三联书店,2001年,第157—160页。

③ 曹炳章:《第七章:秋瘟之预防》,《秋瘟证治要略》,收入陆拯主编:《近代中医珍本集·温病分册》,第773页。

④ 徐仁甫:《实用医学讲义》,第189页。

⑤ 绍兴医学会编:《未病之预防》,《湿温时疫治疗法》,收入李顺保主编:《温病学全书》下册,第2100页。

必须预为设防。"①但预防的关键是什么呢？就中医而言，在疫病发生之时，个人有许多方式可以避免疾病，这里再补充说明防病技术的"通论"性质。例如曹在大流感发生时言："宜用河水、井水，滤净，煮沸饮之，煮粥饭亦须用此。若不流通之河水，与池潦停蓄之水，及其水污秽变色者，井水近阴沟便所者，皆不可饮。又如未沸之茶水，及隔宿之茶，与不洁之茶叶变色变味者，皆不可饮。"②他已注意到环境与人的关系，但中间的媒介微生物仍未被点出。流感最需注意的是呼吸道的健康，例如飞沫传染、隔离接触、痰液等危险媒介物应该加以警惕，但曹列举的却是肠胃道传染病的预防注意事项，如伤寒、痢疾等，多是通过饮用水传染的热病。当时确实有人可能罹患肠胃型流感，但1918年大流感的确是引发了较多致命的肺炎。这显示中医论述的防疫理论实吸收了广义的瘴气论，而非固守流感细菌会破坏肺脏这个病理角度，这可以作为中西医差异的侧面观察。

传统中医有许多异于隔离法的"个人"防疫法，至少从魏晋开始，伤寒学中就开始出现防疫法③，沿用至民国。例如："时疫盛行之际，室中宜焚点辟瘟集祥香，以辟除其秽恶不正之气。入病人室，宜唉囫囵皮蛋一枚。能饮者，佐以高粱酒少许。男妇老幼，俱宜佩太乙辟瘟丹一颗，以绛帛囊之，当心悬挂，不可近亵。"④这些避疫的药物，在清末的几次瘟疫流行时也出现过⑤，至民国时甚至生产了经过注册的中成药，如"避瘟无敌散"，其实该药的组成成分主要是薄荷脑和龙脑。⑥ 另有"纯

---

① 曹炳章：《第七章：秋瘟之预防》，《秋瘟证治要略》，收入陆拯主编：《近代中医珍本集·温病分册》，第771页。

② 曹炳章：《第七章：秋瘟之预防》，《秋瘟证治要略》，收入陆拯主编：《近代中医珍本集·温病分册》，第772页。

③ 集中载于"治瘴气疫疠温毒诸方"，参考〔晋〕葛洪撰、〔梁〕陶宏景补辑：《补阙肘后百一方》卷2，北京：人民卫生出版社，2009年，第460—467页。

④ 绍兴医学会编：《未病之预防》，《湿温时疫治疗法》，收入李顺保主编：《温病学全书》下册，第2100页。

⑤ 路彩霞：《清末京津公共卫生机制演进研究(1900—1911)》，第152—153页。

⑥ 行政院卫生署编印：《卫生署医药证照公告月刊》第2期(1936年)，第65页。

阳避瘟散",主成分为薄荷脑、丁香、藿香,其主治正是"避瘟疫"。① 而自清末以来,就有各种防疫的丹问世,如中法药房的红色宝丹与回生白宝丹,即宣称乃"辟疫利器",可治"时行疫症、霍乱、中暑、中邪、瘴气"等。②

更有甚者,当时许多香水广告都强调有除秽气而防疫或醒脑之功能,如清末即出现的艾罗花露水,乃"百花之液酿成",其广告如此宣称:"盥洗时滴用少许,功能辟暑祛湿,有益卫生。临卧时于帐中洒用少许,一切臭秽之气化为乌有。"③可见当时的商品已出现卫生和香气辟秽的对应。到民国时,这类商品更多了,包括双妹老牌花露水、林文烟花露香水,强调能"解热护肤、解毒去臭"。④"圣人以正气充塞其间,俾疫气潜消,乃位育之实功耳!古人元旦汲清泉,以饮芳香之药,上巳采兰草,以袭芳香之气,重涤秽也。"⑤甚至双狮牌花露香水还强调"杀菌辟秽",是"化妆卫生妙品"。⑥"香"可辟秽乃古代即有之论述,此处兼论与杀菌之关系,则为和西方医学理论的一种嫁接;当然,卫生消费是当时这类产品的诉求,背后有丰富的文化意涵。很难置信,在"口罩"之外,中医的概念使得香水也能发挥避病防疫的功能,如:"炎热时令,疫氛遍地,秽气四溢,极易感染疾病,出外时宜洒'防疫香水'数滴于手帕上,用以掩蔽口鼻,可以防疫辟秽,如行走病室,探望病人尤为需要。"(见图10)⑦或许这代表的是有别于"隔离"的一种思维,香水与背后抗病理论,给了当时中医防疫的另类可能。

还有更多不是着眼于细菌学的,在西医眼中"不科学"的方法,在近

---

① 行政院卫生署编印:《卫生署医药证照公告月刊》第 8 期(1936 年),第 31 页。
② 环球社编辑部主编:《图画日报》第 1 册,上海:上海古籍出版社,1999 年,第 9 页。
③ 环球社编辑部主编:《图画日报》第 2 册,第 8 页。
④ 上海申报馆编辑:《申报》,1936 年 7 月 12 日,第 4 张与 1936 年 7 月 25 日,第 4 张。
⑤ (清)张凤逵原著,叶子雨增评:《附刻喻嘉言〈瘟疫论〉序》,《增订叶评伤暑全书》,收入曹炳章辑:《中国医学大成》第 16 册,下卷,第 39 页。
⑥ 上海申报馆编辑:《申报》,1936 年 8 月 6 日,第 4 张。
⑦ 出自上海申报馆编辑:《申报》,1936 年 7 月 31 日,第 3 张。

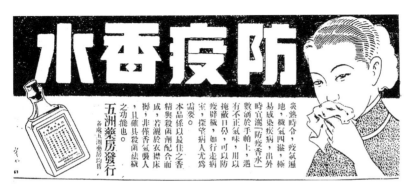

炎熱時令，疫氣遍地，黴氣四溢，極易感染疾病，出外時宜灑「防疫香水」數滴，遇有不正氣味，用以掩藏日鼻，可以防疫群穢，如行走病疫群穢，探望病入尤為需要。

本品係以最佳之香精與殺菌劑配合而成，若灑於衣襟床帳，非僅香氣襲人，且確具殺菌法穢之功能也。

五洲藥房發行

各處五洲藥房均售

图 10　防疫香水

代仍可能被一般民众采用,呈现出一种中西混搭的预防文化。(见图11)①例如杨熙龄回忆有一次遇到时疫传染,全家几乎不分长幼,皆无幸免。他想起《肘后方》有载小蒜吐法可以让瘟疫不传染,当他的妻子初觉不舒服时,即使用吐法,一吐而愈,免于被传染。②曹炳章则于大流感肆虐时,提出:"时疫流行时,宜用绢袋一个,内盛白矾二两、小黑豆二两、雄精一两,缚定浸缸内,能解水毒,而辟蛇虺也,或浸降香,以解水毒,或浸贯众,以吸收水中微生物。若五更时,投黑豆一握于井中,亦能免疫。"③"春夜卧时,间或用热水下盐一撮,洗膝上下至足方卧,能消风邪。"④透过外在洗浴,可将不好的气涤除。这些故事皆指向隔离、消毒之外的防病思考,一般民众仍有很多传统的方法可以避免染上瘟疫,老方法仍在新时代被使用。或有更原始的方法,如"每见穷乡僻壤,无医药之处,热极恣饮凉水,多有浃然汗出而解者","有捣鲜车前草汁饮之者,甚妙"。⑤这些方法,民初中医认为仍有价值,极可能在缺乏医药的农村地区持续运用。这是全面检视近代医史必须加入的。也有医者提倡恢复或研究"固有的防疫方法",利用科学来解释中国传统防疫法。例如"焚香烧纸",即破坏细菌赖以孳生的潮湿空气,来达到防疫之效果。⑥本书在下一章,还会特别针对中医之"防疫",来加强民初报刊资料之分析。

近代医者认为,过去"一病之安危,惟责医家一人"的旧观念应该改正,因为病人常常没有注意到"寝处不合法,寒暖不适宜,饮食不知节,病情不知察"等方面之自我照顾,所以说"医家之功一,而病家之过十",

---

① 《医界春秋》第 120 期(1936),第 53 页书籍广告。
② 杨熙龄:《吐法使疫不传》,《著园医话》,收入陆拯主编:《近代中医珍本集·医话分册》,第 560—561 页。
③ 曹炳章:《第七章:秋瘟之预防》,《秋瘟证治要略》,收入陆拯主编:《近代中医珍本集·温病分册》,第 772 页。
④ 何廉臣编著,王致谱等编辑:《增订通俗伤寒论》,第 499 页。
⑤ 此乃吴锡璜据《温热经纬》引出。出自吴锡璜:《中西温热串解》,第 205 页。
⑥ 李克蕙:《我国固有之防疫方法》,《中医新生命》第 9 号(1936),第 21—30 页。

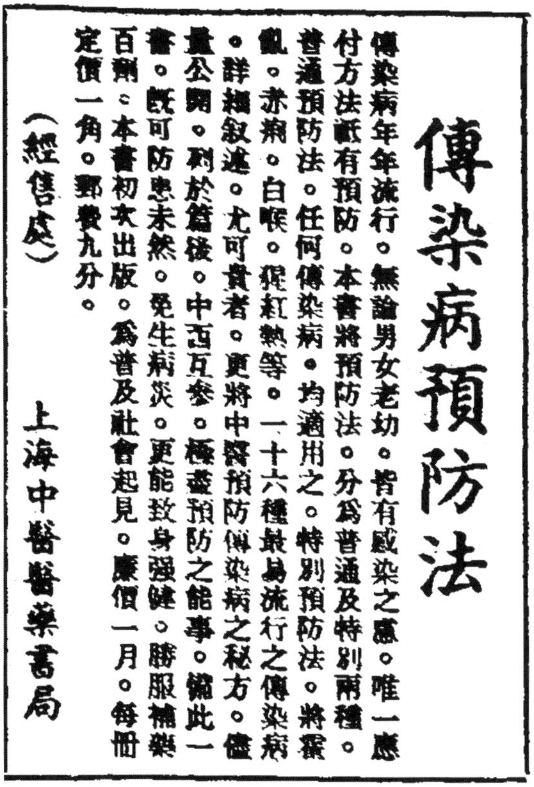

傳染病預防法

傳染病年年流行。無論男女老幼。皆有感染之虞。唯一應付方法祇有預防。本書將預防法。分爲普通及特別兩種。普通預防法。任何傳染病。均適用之。特別預防法。將霍亂。赤痢。白喉。猩紅熱等。一十六種最易流行之傳染病。詳細敘述。尤可貴者。更將中醫預防傳染病之秘方。儘量公開。列於篇後。中西互參。極盡預防之能事。備此一書。既可防患未然。免生病災。更能致身強健。勝服補藥百劑。本書初次出版。爲普及社會起見。廉價一月。每冊定價一角。郵費九分。

（經售處）上海中醫醫藥書局

图 11　中西混搭的传染病预防法

病人要负担更多自我照顾的义务,更何况是针对"早晚不同,顷刻传变"的热病而言。所以预防与调养就变得很重要,这与"公共卫生"的意义大相径庭。① 关于侍疾卫生方面,西医较倾向选择以医院作为疗养的空间和场所,《中国家庭改造问题》说:"如果家庭对于病室设备不够完善,或因病症沉重者,最好迁至医院留医。"虽如是说,但基本上多数热病病人的调养主要仍是在家中进行,故"可以用消毒和隔居的方法来预防"。② 居家空间成为民初实践卫生的一个重要场域,曹炳章说明防疫之法时,列举的四个重点——食物、饮料、衣服、居室,其实皆与居家日常生活相关。他依序分别以"元、亨、利、贞"四字对应,这四个字出自《易经》中的第一卦——"乾"卦。那么,他为什么要这样指明并对应呢?《子夏传》曰:"元,始也;亨,通也;利,和也;贞,正也。言乾禀纯阳之性,故能首出庶物,各得元始、开通、和谐、贞固,不失其宜。是以君子法乾而行四德,故曰'元、亨、利、贞'矣。"③《周易尚氏学》注:元、亨、利、贞为春夏秋冬,即东南西北,也同样寓示乾之德无所不统,无所不包。故也可以解释成"天时人事,尽括于其中"④。在居家实践上,体现的不是一种人与人之间身体隔离的思维,而是天时与人事的学问,并不隶属公共卫生行动之规划。

中医曹炳章总结他在大流感中的治疗经验,特意提及西医隔离防疫概念:"家中有人染疫,将未病之小孩妇女等,素所同床之人,必须另床及离居别室,不可令其与病者接近,有疫气之所不可入,别处患疫人,不可使之入境。患疫人食余之物,切勿留而食之。"⑤除了隔离,中医还

---

① 绍兴医学会编:《卫生及预防·已病之卫生》,《湿温时疫治疗法》,收入李顺保主编:《温病学全书》下册,第 2098—2099 页。
② 麦惠庭:《中国家庭改造问题》,第 125 页。
③ 李鼎祚:《周易集解》,卷 1。引自《周易注疏及补正》,台北:世界书局,1987 年,第 1 页。
④ 杨力:《周易与中医学》,北京:北京科学技术出版社,1999 年,第 1096—1097 页。易与医的关系,相当密切,历代医家也不断通过解释易经和医理、身体等关系来丰富中医学本身的理论,参考何少初编著:《古代名医解周易》,北京:中国医药科技出版社,1994 年。
⑤ 曹炳章:《第七章:秋瘟之预防》,《秋瘟证治要略》,收入陆拯主编:《近代中医珍本集·温病分册》,第 773 页。

吸收了西医的"消毒"概念,并融入中医传统的避疫方式。这种具有特色的中西医融合论述,是过去研究较少注意到的。曹炳章曾列举传统中医的避疫方法,指导日常生活。

> 若至患疫处所,及入患疫死亡之家送殓,务须远隔数丈,身上宜备川椒、樟脑、雄黄、大黄等物。若关亲戚朋友,必须接近料理者,须先以川椒末或雄黄末,时涂鼻孔,则不致传染,出则以纸探鼻内,能得嚏更妙,使秽气病菌,不吸入内脏。如觉病秽恶气,及停尸臭气,偶骤吸入,即用紫金片五分,化服,并忍饥数点钟,即时解散,切勿遽食,补物更忌。若闻病人汗臭气,入鼻透脑,即散布经络,初觉头痛,即用白芥子研末,温水调稠填脐中,隔布一二层,上以壶盛热汤熨之,至汗出而愈。[①]

很有意思的是,患疫死亡者,生者竟然还可以吊唁,料理后事,这在西医"隔离"的思维中是不可能发生的。无论中医这些抗疫法是否科学,它都提供了一种实际可行的方式,更兼顾了中国社会的人情世故与人际文化。曹提出有关"隔离法"的知识,其实并不是真的"隔离",只是远离病人的病气,用一些简单的技巧与药物避免被不好的气侵袭。这些其实还是基于传统的气论,而非细菌学的视角。

就环境而论,传统中医重视的是天气(候)、居所之地的气和人体之气的相互关系,三者足以影响热病的发生与治疗。《著园医话》载:"《松峰说疫》,疠疫、痘疹、发斑、热毒等症,但卧阴土湿地则解。""葛乾孙字可久,平江吴人,治时证不得汗,发狂循河而走,公就控置水中,使禁不得出,良久出之,裹以厚被,得汗而解。又昔有一重囚,于狱中患疫而毙,狱卒报明病故,时方薄暮,出尸委弃沟壑,适值天气暴寒,裸冻一夜而苏,匍匐觅道返里,随免刑戮之惨。孙凤亭曰:'与水浸汗解其理略

---

① 曹炳章:《第七章:秋瘟之预防》,《秋瘟证治要略》,收入陆拯主编:《近代中医珍本集·温病分册》,第 773 页。

同,盖瘟疫无非热证,火盛闷绝,遇寒而解,此因必有阴德。'又赵朝奉泛海回,忽热病死,同伴弃之海岸径返。赵某被海风一吹,复苏。臧虑溪曰,热病者胸腹烦热,用井底泥涂之,亦此意也。按,此即《内经》'必寒衣之,居之寒处,身寒而止'之旨。"①这些传统土法确实与西医调养的消毒、隔离知识有所差异,它们强调环境与身体的病气相互冲突、调和的可能,证实外在环境的气对热病康复或好或坏之影响。又,何廉臣言:"春日融和之际,宜处园林宽敞之处,用摅滞怀,以畅生气,不可兀坐久卧,以郁生化。"②这种走动、散步与身体气机之流通,也牵涉到气与人体健康之关系,乃日常调养之要事。

另外,不适宜的居住环境,会造成疾病加重,举郑板桥家书为例:"余于五月初七日,移寓署后邓氏花园,缘署屋系前朝建筑物,低而狭,黄梅时节,潮湿难堪,触发余之湿疾。饮食无味,两足亦溃烂,请医生调治,谓宜择居高厦。"③"湿"的环境会导致"湿疾",点出了居处和疾病的关系。或谓夏季"平居檐下、过街棚、弄堂、无窗屋内,弗纳凉夜卧,勿露卧,勿有汗当风而卧,勿使人扇风取凉"。此皆防病诀窍,避免外在不好的气损伤人体。④ 陈果夫说:"喉病是热出来的居多,如果我们对于体温能调节得当,勿使过暖,是不容易发生的。"⑤什么叫作"热出来的"?在日常生活中,身上被褥盖得太热,腿部裹得太热,吃食太辛辣或太热,坐在火炉旁过久,等等,都会导致"热气"过多。即使在寒冷的季节中,也尽量不要生火炉,非不得已,也不可靠火炉太近,那会妨害喉头健康,所以陈说:"医生治疗喉痛,往往要叮嘱病人不许接近火炉及日光,就是

① 杨熙龄:《热病得凉则愈》,《著园医话》,收入陆拯主编:《近代中医珍本集·医话分册》,第553—554页。
② 何廉臣编著,王致谱等编辑:《增订通俗伤寒论》,第498—499页。
③ 襟霞阁主编:《郑板桥家书·范县署中寄四弟墨》,《清代名人家书》上册,第31页。
④ 何廉臣编著,王致谱等编辑:《增订通俗伤寒论》,第499页。
⑤ 陈果夫:《卫生之道》,收入陈果夫先生奖学基金管理委员会编:《陈果夫先生医药卫生思想遗著选辑》,台北:陈果夫先生奖学基金管理委员会,1973年,第154页。

为了这种症候是根本属于阳性，不宜再以阳助阳，加增病势的缘故。"①
这种呼吁不是杀灭微生物或防止细菌侵犯，而是着眼于人与环境之互
动及体质之适应力。张锡纯谓："外感之着人，恒视人体之禀赋为转移，
有如时气之流行，受病者或同室、同时，而其病之偏凉、偏热，或迥有不
同。"②可见病气之传染乃依气之性质和病人体质而定，不是着眼于细
菌的媒介。

更进一步地，民国时不再消极仰赖客观环境的气来调养疾病，而是
呼吁依靠个人的力量，营造一个合于养病的环境。例如绍兴医学会谓：

> 清洁为各病所不可缺之要件，若患时疫病而不洁，则其病屡犯
> 于危殆，且能致害于病者之家族及医师。故病者须日日更换衣服，
> 卧床被褥，尤需清洁。一切旧衣被等，凡可蒸发之物，必须安置空
> 屋，锁闭箱中。又如被覆过暖，亦能致病加重。重病即死者，以热
> 郁于内而气不宣达也。竟有闷毙许久，而旁人但知其熟睡者，迫呼
> 之不应，揭其盖覆，始知其人已死，莫不日死于急痧，近年来闻见
> 颇多。③

又，杨则民则论卧室空间与空气对调养疾病的重要性："扩大卧室，
如猩红热、痘症等，皆宜扩大卧室，使空气新鲜。如明·王一鹏治杨某
子甫基，署月啼不辍声。王诊之于堂中，以灰铺地，置儿寝其中，并以乳
媪勿得近，少顷，儿就寝，以香薷饮与之，一服即痊。此与某医治痘，奇
病儿置沙地上寝，未久，痘齐发之例同，此皆取扩大卧室之理也。"④杨
虽举古人的例子，落脚点却是使居处"空气新鲜"，这是以西方科学学理

---

① 陈果夫：《卫生之道》，收入陈果夫先生奖学基金管理委员会编：《陈果夫先生医药卫生思
想遗著选辑》，第154—155页。
② 张锡纯：《阳明病四逆汤证》，《医学衷中参西录》下卷，第733页。
③ 绍兴医学会编：《卫生及预防·已病之卫生》，《湿温时疫治疗法》，收入李顺保主编：《温
病学全书》下册，第2099页。
④ 杨则民：《三、议法(一)治法篇》，《潜庵医话》，第135页。

去解释古人的行为,将之合理化,反映出民国中医用西方医学的某些想法建构、解释日常调养、防病之理论。此外,在传统中医学的论述中,"个人"可能通过施行某些传统医学的技术、法则来降低自身罹病之风险,曹炳章谓:"凡堂座明堂,卧室厨房,皆须洒扫洁净,不可容留污秽物;晴朗之日,宜开窗户,以换新鲜空气,且使日光透入,以吸收湿气。如牛马猪羊之室,及弃置秽物,不可设于住宅,及食井之旁。又不可在井旁洗肉菜、涤衣服等类。凡时疫流行时,及天气潮湿时,宜常焚降香、大黄、苍术、茵陈之类,以解秽毒。"①除了"香"可避疫的传统知识,以及焚香辟病的技术外,中西医调整居室空间的知识,皆给了病人与非病人一个"个人"可供抗病的技术。在这些论述中,保卫生命的个人意义要压过公共卫生的意义。对西医来说,不懂公共卫生的民众是需要被再教育的,公共卫生更多的是"利他";但对中医来说,保卫生命落实在私领域的"个人"日常生活中。其实两个面向都存在于民国医界,但后者常被论者忽略。

此外,曹炳章谓时疫发生时,"近病人卧床不可用,恐增病人燥热,慎之,慎之"②。曹的呼吁不是指向怕被疾病传染,而是着眼于不要加重病人的病情。当时中西医对传染病程的看法与解读之差异可见一斑。邵餐芝曾以疟疾说明细菌论之不足采信。

> 今案少阳病必胸胁苦满,其即胸管脾脏受病乎。又凡相火郁盛者,左胁常觉闷痛。吾亦疑为脾脏抑淋巴受病使然。疟为病,西说谓缘细菌原虫,中说谓属少阳。二义差池,孰非孰是。吾以为皆是也。人之左胁,即是血轮制造厂,自亦为抗毒之大本营。殊死抗战之余,苦满痞痛特甚,有必然者。然小柴胡非能杀

---

① 曹炳章:《第七章:秋瘟之预防》,《秋瘟证治要略》,收入陆拯主编:《近代中医珍本集·温病分册》,第773页。

② 曹炳章:《第七章:秋瘟之预防》,《秋瘟证治要略》,收入陆拯主编:《近代中医珍本集·温病分册》,第773页。

菌,而亦能治之者,亦犹麻杏甘石不能杀喉菌,而能愈喉证。乃至仲景百十三方不能杀伤寒杆菌,而能愈伤寒者,同理也。俞凤宾引欧土医家沛登氏三因鼎立之说,以明霍乱构成之理。谓霍乱菌潜入肠胃,一也;气候不适于人,独适于菌之生存,二也;人身抵抗力绵薄,三也。三因具足,始能为病。有其一而缺其二,不能病也。有其二而斩其一,犹不能病也。故俞氏之师尔立氏,曾服霍乱菌而无伤,以其体健,与气候佳也。俞氏又谓吾人日在恶环境中,与病菌接触,安知吾肠胃之果无霍乱菌乎,徒以抗力存在,遂不病也。①

邵用"抵抗力"的说法来说明中药能增强人体的抗病能力,颇类恽铁樵"中药可以治疗一切热病初发"之假说。邵引用俞凤宾转引的学说,降低细菌论对引发传染病的关键地位,避开病理解剖学所证实之细菌会导致身体脏腑与血液的损坏,拈出"气候"这个在中医热病论述和传统气论中常关切的话题解说传染病。更重要的是,他提出的"人身抵抗力"问题,更无意中点出了当时民众关心的是"个人"的卫生,而非公共卫生。

关注个人卫生,其实是民国中医的重要特色,这一块原本是养生家之流的地盘,绝非清代及以前的热病学经典中的主要内容。何廉臣与曹炳章增订的医书《增订通俗伤寒论》,添加了大量有关个人防病与养生的内容,这些内容都是过去伤寒学所少有的。民国中医将大量传统养生学常识和清洁、卫生防病知识加入热病体系,如属于古代个人养生学常识的"洁身体"条载:

> 病后之人,面要常擦,能使容颜光泽,血气流通。目常宜揩,每静时宜常闭目,能清心安神,或用两指背两相磨擦,能祛火。齿宜

---

① 邵餐芝:《视其后者而鞭之》,《素轩医语》,收入陆拯主编:《近代中医珍本集·医话分册》,第640—641页。

常洗擦,以去口秽。腹要常摩,使腹食消磨,秽浊不结。足要常搓,常搓脚心涌泉穴,能去风湿,健步履。睡宜常屈足侧曲睡,不致失精,使不气滞于百节。夏日忌冷水抹脸,洁身体,勤摩擦,皆为病后调和血气法也。

洁身体的这些动作,并非仅着眼于西医"清洁"的狭窄范围,不只是身体外部清洁干净,还包括洁气血的通路,使其通畅,重点在气与血。其他如注意外界寒温之气的变化,适当替身体做屏障等注意事项,皆以注意避免外界环境不良之气为重点。当然,纯清洁的概念亦在其中,如"凡患病人之衣服,必须间日更换,卧床被褥,尤须清洁"可为代表。[1]

第七节　中国"个人式卫生"的反思

19 世纪以来,西方医学开始转型,李尚仁和雷祥麟相继指出:病患的个人角色改变了,开始对自己的病情完全无能为力,只能消极等待和忍耐。[2] 本章与下一章,可以作为对照和补充:当新西医进入中国

---

[1]　如:"病人被覆,不可过暖,过暖亦能致病加重,重病者死,以热郁于内气不宣达故也。病人背要常暖,暖则不再受风寒;胸要常护,使寒不侵入。忌冷着汗衣,着之侵背伤肺;热着晒衣,久晒之衣,必有热毒。冬日热火烘衣,取快一时,久必生病。凡春水未泮之时,衣宜上薄下厚,养阴收阳。大暑中脱汗衣,不可向风。冬天暴冷,急着棉衣,亦弗顿加,稍觉暖,又宜暂脱,察天时之寒暖,分衣服之绵夹,无论未病人及病后,皆宜随时注意。"出自何廉臣编著,王致谱等编辑:《增订通俗伤寒论》,第 502—503 页。

[2]　李尚仁:《从病人的故事到个案病历:西洋医学在十八世纪中到十九世纪末的转折》,《古今论衡》5(2000):139—146。以及雷祥麟:《负责任的医生与有信仰的病人——中西医论争与医病关系在民国时期的转变》,第 76 页。

后,中国传统的病人仍保有一种自主的解释、治疗疾病的空间,虽然其与现代医疗与卫生的宗旨不符,但若欲探究中国基层社会文化史,则应将眼光移向大城市之外的乡村。这也彰显出历史的多元性与中医史本身带给全球医史丰富议题之可能——我们习以为常的近代,其实存在另一个充满想象力的论外桃源。

医疗卫生是谈"个人",还是谈"公共"好呢？鲁迅曾感慨地说:"中国公共的东西,实在不容易保存。如果当局者是外行,他便将东西糟完；倘是内行,他便将东西偷完。"①医疗卫生史确实是特例,虽然近代治史者多强调现代化卫生制度与机构的诞生②,"卫生之所以重要,不在于它是个人之事,由于疾病会人传人,所以将导致大众一齐受害,所以'个人'与'群众'到'民族'都会受到戕害,没有保障"③,但真实情况是近代中国的医疗卫生不及格。一般民众自求多福的心态,助长了一种个人式卫生的蔓延；医疗资源远不敷病家的需求,数量、素质都不及格,新医疗更加昂贵,医疗过程繁杂,病人稍感到不对劲,则更换医生。甚至西医的书籍也强调可供自行操作的"个人"对现代卫生的"摄生法"(见图12)④,这是公共卫生之外的现实生活层面。

中医的气论是一种哲学,"气"导致疾病的论述,不是没有根据的妄说。"外感"之气会影响身体罹病的症状,具临床上的意义。气扮演一种"触动"的角色,病人在日常生活中的感受也常常顺应四季之气的变化。天时、气候与温度对人体的影响,较微生物更显著。钱穆在解读近代中国科学较不发达时曾说:"太抽象的偏于逻辑的思想与理论,在中国不甚发展,中国人常爱在活的直接的亲身经验里去领悟。"⑤对一般

① 岳南:《陈寅恪与傅斯年》,西安:陕西师范大学出版社,2008年,第116页。
② 大概近代以来谈卫生史者也都在追求这种进步的史观。如金宝善:《民国以来卫生事业发展简史》,《中华医史杂志》2.1(1948),第18—25页。
③ 胡嵩山:《夏令卫生运动的重要性和夏令卫生的注意点》,1936年6月16日,第4张。
④ 《新青年》第1卷第1期(1915),夹页广告。
⑤ 钱穆:《中西接触与文化更新》,《中国文化史导论》,台北:台湾商务印书馆,1994年,第214—215页。

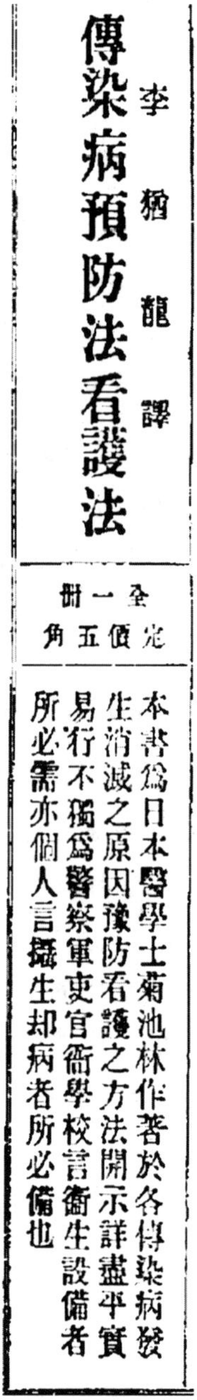

傳染病預防法看護法

李黼龍 譯

全定價一冊五角

本書爲日本醫學士菊池林作著於各傳染病發生消滅之原因豫防看護之方法開示詳盡平實易行不獨爲醫察軍吏官衙學校言衛生設備者所必需亦個人言攝生却病者所必備也

图 12　个人摄生却病必备书籍《传染病预防法看护法》

人而言,细菌学、实验室分析等,都不是日常生活的实际体验,最直观的感受可能就是身体受到外在因素的侵袭,例如引起外感热病之"六气",甚至各种不好的杂气、秽气、疫气等,深刻的学理从实验室到社会之施行,其路径确实较传统观念更难深入人心。当然,在中西汇通下,中医"气论"的本质也并非一成不变,西方科学的"空气"、"养气"等概念影响了中医的气论。在"瘴气论"的基础上,中医吸收了西医物质腐败易秽浊或臭毒等知识。中医将现代卫生举措,如清洁、消毒等纳入防病措施,背后的学理根据,恐怕多是瘴气论与传统医学气论的混种,微生物学的成分较少。

受西医影响,在防病论述及日常生活的转变方面,中医开始渐渐注意到"个人"与"环境"的对应关系,并积极开展清洁卫生的举措。这其中的转变还包括注意空间之宽敞、空气流通等知识,这些有关家庭养病空间的论述,有别于西医在医院养病的论述。中医在日常生活中有许多防止传染的方法,除清洁卫生外,还包括调节居处空间不好之"气"的举措,甚至包括很多古老的方法,如费孝通说:

> 乡土社会是安土重迁的,生于斯、长于斯、死于斯的社会。不但是人口流动很小,而且人们所取给资源的土地也很少变动。在这种不分秦汉,代代如是的环境里,个人不但可以信任自己的经验,而且同样可以信任若祖若父的经验。一个在乡土社会里种田的老农所遇着的只是四季的转换,而不是时代变更。一年一度,周而复始。前人所用来解决生活问题的方案,尽可抄袭来作自己生活的指南。愈是经过前代生活中证明有效的,也愈值得保守。于是"言必尧舜",好古是生活的保障了。
>
> 我自己在抗战时,疏散在昆明乡下,初生的孩子,整天啼哭不定,找不到医生,只有请教房东老太太。她一听哭声就知道牙根上生了"假牙",是一种寄生菌,吃奶时就会发痛,不吃奶又饿。她不

慌不忙地要我们用咸菜和蓝青布去擦孩子的嘴腔。一两天果然好了。这地方有这种病,每个孩子都发生,也因之每个母亲都知道怎样治,那是有效的经验。只要环境不变,没有新的细菌侵入,这套不必讲学理的应付方法,总是有效的。既有效也就不必问理由了。

像这一类的传统,不必知之,只要照办,生活就能得到保障的办法,自然会随之发生一套价值。我们说"灵验",就是说含有一种不可知的魔力在后面。依照着做就有福,不依照了就会出毛病,于是人们对于传统也就渐渐有了敬畏之感了。[①]

对普通病人而言,毕竟细菌太过虚无缥缈,传统气论仍占上风,如避免感染到各种外气,是当时中医防病论的中心;当然,中医并未否定清洁卫生乃"抗菌"之法,只是中医是在原西医的"瘴气论"基础上与西医进行对话的。后来,微生物虽然被提及,但是中医当时还未建立起一套特定细菌的杀灭与预防方法及分类知识;待细菌学兴盛以后,多数中医呈现出表面吸收、实则排拒的态势。下一章,将深入探讨中医的传染病预防法,颠覆过去关于中医无预防传染病技术的看法,并检讨中医无法在民国时期建立起一套特定细菌杀灭与预防法的原因。

---

① 费孝通:《乡土中国与乡土重建》,台北:风云时代出版社,1993 年,第 52—53 页。

第七章

民国中医的防疫技术与抗菌思想

第一节　前　　言

如果把近代中医史的时间范围拉长,倒看历史找思路,我们可以发现中国在 20 世纪 50 年代后强调中西医结合防治传染病,并搜集单方、验方,在防治疾病方面取得了一定的成果。[①] 但仔细看看这些所谓的成就,就可以发现"防治"两字应该拆开来看,近代中医实际上是"治"多"防"少,或者说在治疗上求突破,预防之事则多交给西方医学来处理。[②] 古代缺乏明确的防疫思想与方法,明清时的防疫,多偏重治疗与施药,缺少"防"的层面,大多属于"救疫"之范畴。[③] 而古代养生之"调摄法",实偏重饮食起居之防病,但对防疫问题甚少着墨。[④] 很明显,不论是中医重视防疫问题的起始点,还是中医被逐出防疫工作的转折点,关键的时间点,都是近代中国。

在谈及近代中西医公共卫生史时,清末民初的东三省鼠疫是一个很明显的断裂点;在此之后,中国完全采用了西方的公共卫生防疫法,从法令到日常措施的话语权,全面为西医掌握,而中医则失去公共卫生的舞台,面临被废的命运,在民国时自顾不暇。[⑤] 上述是对医疗史的一

---

① 陈邦贤:《中国医学史》,北京:商务印书馆,1957 年,第 376—379 页。
② 皮国立:《上海中医药的发展(1950—1965)——以〈人民日报〉为中心的考察》,《汉学研究通讯》第 35 卷第 4 期(2016),第 1—12 页。
③ 邓铁涛:《中国防疫史》,第 140—150 页。
④ 张赞臣:《中国历代医学史略》,上海:千顷堂书局,1954 年,第 49—50 页。
⑤ 根据笔者研究,当时中医抓准了其为"国粹",成功塑造自己代表传统文化的一支力量,恰与西医所代表之帝国主义、侵略形象形成强烈的对比。参见皮国立:《所谓"国医"的内涵——略论中国医学之近代转型与再造》,《中山大学学报》49.1(2009),第 64—77 页。关于民国时期中医的转型,还可参考:雷祥麟(Sean Hsiang-lin Lei), Neither Donkey nor Horse:Medicine in the Struggle over China's Modernity.(Chicago:University of Chicago Press, 2014), and 吴章(Bridie Andrews), The Making of Modern Chinese Medicine, 1850-1960.(Vancouver:UBC Press, 2014).

般理解,近代中医到底在预防传染病一事上,有何作为,过去一直为研究者或中医界所忽视。[①] 拿东三省鼠疫来说,其实该疫已让中医界反省:"此病为祸最烈,应以预防为主,万一感染,尤宜先以西药施治,旧有方论,存之以备参考可也。"[②]张赞臣身为近代重要医者,此语已见先行预防之重要,但他却没有在医史中细述当时中医是如何预防传染病的。许多近代医家和医史学者,都忽略了这一问题,以致后来中医在历史进程的探讨中,忽略了传统中医在预防传染病方面的遗产。

本章即以民国时期中医知识为主,以报刊资料为主要对象,辅以医书,探讨过去常为研究者忽略之"中医防疫"知识的呈现、研究与实际操作方式,试图探索一种中医式的日常杀菌思维,以弥补过去在这方面研究的不足。[③] 本章先探讨中医对这个问题的警醒与重视,再讨论中医在当时继承的防疫知识。以药品的讨论为主,气功吐纳、饮食调养、精神情志等日常调摄法,牵涉过广,暂不深论,以使整体论述有所聚焦。最后,希望能针对中医在这个方面的利弊得失,提出一些基于历史研究者的现实关怀。

第二节 民国中医对防疫问题之检讨

晚清官民对西医的防疫制度,屡有关注。1902 年,身为中医的维

---

① 清代的中医防疫情况,有许多举措,且延续到民国时期,可参考余新忠:《清代卫生防疫机制及其近代演变》,第 73—93 页。
② 张赞臣:《中国历代医学史略》,第 42 页。
③ 部分思路见诸笔者旧著:《"气"与"细菌"的近代中国医疗史——外感热病的知识转型与日常生活》,台北:中国医药研究所,2012 年,第 221—272 页。本章扩大论述中医式的防疫办法,并强化旧著中较为缺乏的报刊资料,更细致地补足中医对"抗菌"思想的创见。

新派知识分子陈虬(1851—1904)就已指出：西医的防疫法已趋于完善,而且西人"平时饮居均已尽合卫生之道",但中国却事事不上医疗轨道,若突然施行防疫,"实非独无益,且于平人大有妨碍"。[1] 当时仍有视防疫法为扰民之举而不主张刻意研究之反对声音。待民国成立之后,中医在社会防疫事务上,多参与或组织"防疫会"与"施诊处",但其业务内容仍多偏重"治"而非"防";在防疫知识上,除吸收西医卫生知识外,中医界大多会发放所谓"防疫药品",开展治疗层面之论述,较少预防知识之陈述或开发。[2]

1918 年北方鼠疫爆发,政府同意让中医抵达爆发瘟疫的现场进行治疗,当时评论此为一种特殊"变通办法"。官方指出,虽然民众较趋向由中医来防疫,但官方必须先向西医检疫员解释：中医一定会遵守传染病相关法令,不随意诊治还未送至病院或隔离所的病人,由西医检疫员确定且同意后,中医方可进行治疗,"以免争议"。可见当时中医可以参与其事,但官方实不信任中医独立诊断与治疗之能力。[3] 从 1919 年夏秋之交的霍乱疫情来看,当时就记载"西医之防逊于中医之治",所以京师警察厅就指定一批中医,包括杨浩如、陈世珍、张汉卿等人于廊坊一带施治,取得了很好的成果。[4] 这样的成绩,其实已显示中医治疫有经验,但对防疫却不甚讲究。

中医对防疫一事之努力,见之于报刊或传单。当时很多报纸杂志设有"时症急救"的告示或专栏,刊载一些药方,让急病来不及聘医的民众可以照方应用,救一时之急。1934 年,中医陈泽东谈道："客冬天气甚暖,大雾月余,且有恶味,此等气候,皆疫病发生之源。"当地中医公会,特刊布有效之良方于杂志上,使未受疫气感染者避免罹病,已受感

---

① 陈虬等编：《利济医集・瘟疫霍乱答问》,收入刘时觉主编：《温州文献丛书・温州近代医书集成》,第 71—72 页。
② 不著撰者：《防疫会设施诊处(安徽)》,《中医世界》第 11 卷第 1 期(1936),第 71 页。
③ 不著撰者：《江会长致大同张镇守使》,《政府公报》第 122 册(1918),第 143 页。
④ 孔伯华名家研究室整理：《传染病八种证治晰疑》,第 106 页。

染者,则化重为轻。刊载药方为"黑豆卷、藿香叶、紫苏叶、贯众",每日早晚代茶饮之,能防范并消除疫气。[①] 天津市中医公会刊有春天的时症专栏,主要针对喉疫、痄腮等疾病刊布药方。[②] 如此刊行方剂的努力,中医一直在进行,但在瘟疫的处理上不尽如人意,据1930年卫生部的官方杂志刊载,有常熟县民众检举中医借治疫之名,而行敛财之实[③],这其实是中医防疫法未建立公信与权威的表现。很多中医囿于流派之说,仅根据或死守某派医者的方法来治疗疫病,被抨击是"门市唬人渔利之法",导致民众不信任中医处理疫病之能力;而古代医者的许多治法不见得适合治疗每一特定瘟疫,所以天津市中医公会呼吁搜集与整理古代药方。[④]

　　而早在1930年代初,中医已认识到:中西医在治疗传染病上,已不仅仅是学理上的论争,由西医主导的卫生部已宣称不让中医插手传染病的防治[⑤],并批评旧医不懂传染、不知消毒,简直可称为"传染病的母亲",去旧医看传染病的患者,一个接着一个传染,非常危险,因为旧医的诊间充满各种细菌;也就是说,旧医堪称传染病的"特种媒介"。[⑥]中医界则提出反击,虽然古人没有看见细菌,但通过对古籍之疏证与自己实际的治疗历程,发现古代许多方法确实具有实效。[⑦] 中医王合三指出,如果中医不能治传染病,那数千年来中国早就成了"中华鬼国"。他认为西医进入中国后,将所见的西方传染病用中文命名;但其实伤寒、霍乱皆为中医病名,历史上屡有治疗创见,怎么会认为中医无药可

① 陈泽东:《时症急救专栏》,《国医正言》第9期(1934),第18页。
② 天津市中医公会:《时症急救专栏》,《国医正言》第10期(1934),第34页。
③ 刘瑞恒:《卫生部批:第七一号》,《卫生公报》第2卷第4期(1930),第99页。
④ 天津市中医公会:《天津市中医公会呈覆中央国医馆征集中医卫生设施方案文》,《国医正言》24期(1936),第5页。
⑤ 周镇:《为西医专制之卫生部阻碍中医发展且欲限制中医不治传染病征求公论实行分隶各属策》,《杏林医学月报》19期(1930),第1—3页。
⑥ 瘦柏:《请大家注意传染病的特种媒介:旧医》,《社会医报》第190期(1933),第51—54页。
⑦ 朱承汉:《赤痢——疾病概论之一》,《吴兴医药月刊》第13期(1947),第16页。

治传染病呢？^① 王氏试图突显中医对传染病之防治具有实效，但是预防层面怎么着手，他却没有进一步阐述。

又如杨志一指出，中医界面对时疫问题，应该"发挥我国固有治疫之学术，补救西医偏重杀菌之弊端"^②。固有治疫之学术是否包括"预防"呢？当时很多人忽略了这一点。因为中西医论争的主体仍是治疗学，中医在回顾古人学术时，吸收了治疗瘟疫的知识，但在整理学术时，似乎遗忘了防疫问题。中医界对于防疫之漠视，其来有自，就拿影响近代中国卫生进程的鼠疫为例，四川中医罗燮元认为，中医有许多方法可以治疗鼠疫，从初起到严重，历代都有成方，"又何必如西医之手忙足乱，检之验之，隔离之，聚物于室而焚毁之，甚至有断绝交通，禁止来往，于是患疫之地之人民，疫亦死，不疫亦死，死亦埋，不死亦埋，是卫生之学术与政令，曾不转盼而变为杀人之工具，惨无人道，莫此为甚，非西人过于迷信科学之过耶！"^③他批评西医是无法可治，所以才开发捕鼠、消毒、隔离等消极防疫法，乃是一种不得已的举措。真正防疫的最高境界，就是能治疗瘟疫，而非预防。相同的讨论，陆渊雷在1928年指出：

> 西医虽知（细菌疾病）而不能治，则知与不知等。于是彼辈改变口吻，谓中医治病时不知细菌，不能确定何病，则传染病无从调查统计，且无从消毒预防，其意盖谓若欲调查统计、消毒预防，则治病必须悉用西医也。……至于消毒预防，尤属多事。彼欧美人之消毒预防，可谓至矣，而传染病未尝绝迹；华人之消毒预防，可谓疏矣，而传染病未尝大行。于是欧美人称华人之抗毒力强，不知抗毒力之所以强，正因不消毒而常染病菌之故。^④

① 王合三：《中医果不能治传染病乎？》，《现代中医》第1卷第3期（1934），第2页。
② 杨志一：《中西医"治疫"之我见》，《医界春秋》第49期（1930），第3—4页。
③ 罗燮元：《国医历代微菌学之发明考》，《现代中医》第2卷第1期（1941），第22、24页。
④ 陆渊雷：《答曾毓英君驳》，《陆氏论医集》，张玉萍主编：《陆渊雷医书二种》，第72—73页。

陆所言中国"传染病未尝大行"绝非事实,究其重点是:西医之预防注射多是注射菌液、菌体,用来引起人体的抗毒力;西医一方面消毒以遏止自然感染,一方面又注射菌液、菌体,这样做只会让细菌更加顽强、疾病更难治疗。不如不消毒,亦不施行预防注射,尝试以自然感染来引起身体抵抗力,这种想法基于中医能治疗传染病。隔年,陆又陈述:"今历行消毒,充其量不过减少病菌之传染机会,决不能将病菌杀灭无余也。然人体抗毒力,反因减少传染机会之故,退化殆尽。一旦猝染菌毒,势必为病愈深。西人愈讲消毒,而抵抗传染病之力愈弱,则消毒预防之利害轻重,正复难言。"①陆氏之言论在当时中医界已算前卫,代表当时中医界对防疫一事,相对于治疗学,尚缺乏认真研究。天津市中医公会在 1936 年甚至指出:"西医透凉气、泼药水等之预防法皆无效,其隔离、冰镇、注射、杀菌等之治疗法皆害人。"②借以抨击西医的防疫法无效。大约同时期由周禹锡编述,萧尚之参订的《瘟疫约编》,明确载明该书已经过中央国医馆审定。作者记载,1934 年间,原为预防瘟疫大流行而重订此书,没想到一时洛阳纸贵,各地翻印、报纸转载,共销售达五万册以上。③ 周氏指出:"彼卫生学家,未达治疫之源,仅用石灰药水以杀菌,不揣其本,而齐其末,于防疫解毒之方,终无良法施治,血清疗法,亦不可全靠。顾西医表面新奇之所得,其能贤于吾国治疫之失也几希。"④同样是抨击西医的各式防疫法不切实际。

虽然有如上之负面意见,但不能说当时中医界完全没有注意到防疫的问题;另一方面的言论,显示中医界已全然了解到中医在防疫工作上的严重劣势。中医黄国材在 1936 年呼吁,中医防疫知识幼稚,即使

---

① 陆渊雷:《为中央卫生会议废止旧医案宣言》,《陆氏论医集》,张玉萍主编:《陆渊雷医书二种》,第 87 页。
② 天津市中医公会:《天津市中医公会呈覆中央国医馆征集中医卫生设施方案文》,《国医正言》第 24 期(1936),第 5 页。
③ 周禹锡编述:《瘟疫约编》,天津:天津中西汇通医社,1941 年,小言,第 1—2 页。
④ 周禹锡编述:《瘟疫约编》,第 12 页。

当时受潮流之势所趋,中医界研究防疫的人也仅约占十分之二,这是相当糟糕的情形。他希望国医馆负起责任,尽速编订条例,发给各地方认真办理。黄氏提出要尽速成立"中医防疫学校",教导如下几件事:首先,探明各种传染病的传播路径;其次,弄清细菌之病原,并学习用显微镜来检验细菌、制作防疫浆苗,进行接种预防。最后,当疫病发生之时,综合中西医之特长,融入细菌和六气、七情等各种卫生法,来造就中医的防疫人才。如此十年后,所谓"防疫权"自可操于国医之手。[①] 李效泌则指出,西医的杀菌知识确实较中医为强,国医虽备有芳香辟秽、清凉解毒等药剂,但在预防技术上仍落于西医之后;中医了解现代卫生防疫法的人毕竟是少数,特别是大批在乡间的老中医,与民众休戚与共,应尽速集中老中医训练,教授科学的防疫法,发明防疫之药物,以防范传染病,是重要之愿景。[②] 张斗耀则指出,中医界应迅速成立"防疫会",训练防疫知识,再于各县普设防疫所,让受训过的中医防疫医师进驻。若平日无事,可研究防疫知识,瘟疫来时,则可负责公共卫生工作并指导防疫工作。若能设立以中医为主的公立医院,则既可挽救瘟疫,又可拯救底层民众的生命。此外,就是要尽速组织专家,研究防疫药品,分发各地,或采"传布方帖",令民众自制,以便携带服用。[③] 以上言论皆显示中医界仍在思索如何将"防疫"的权力从西医手上夺回,大体是从防疫知识之训练与教育着手。

中医商复汉则从历史文献的角度,梳理中医看待瘟疫、治疗瘟疫的各种可能,其大体也是将中医外感热病学作为探讨对象。他希望借由这样的梳理,来考证源流,开发中医防疫之可能。他说:

> 疫症初起,颇与时病相类,诊断殊难确定,防疫工作,亦不易着

---

① 黄国材:《中医对于防疫智识应有之训练暨办法》,《医学杂志》第 90 期(1936),第 16—17 页。
② 李效泌:《中医对于防疫智识应有之训练暨办法》,《医学杂志》第 90 期(1936),第 17—18 页。
③ 张斗耀:《前题》,《医学杂志》第 90 期(1936),第 18—19 页。

手进行，故遇类似时疫之症，即用旱烟袋油，先以竹签透油少许，令病人舐之，如不知臭辣味者，即是疫症。或以生黄豆令病人嚼之，不腥者亦为疫，此法与验疔毒同。查西医验疫，每用显微镜之检查，自较中医为准确，第显微镜价值昂贵，乡村医师力有未逮，似不若此法之简便。①

商氏所陈述的验疫技术，完全是中医的，跟前述黄国材的谈法就不太一样。笔者认为，黄是要中医界尽快学习西医的防疫技术，商则希望开发传统中医的防疫方法，各有所重；可以说思考多元，但也反映了中医界共识尚不足，而且只提出见解，具体实行与落实方法，却没有深入分析。而当时中医界若要发明防疫法，还必须面临的现实问题就是病名之确立。田尔康认为，中医凭借千古医籍内之经验与法则，治疫颇有效果，但对于诊断疾病却未能统一，对于一种瘟疫，往往每个医师诊断不一致，使病人无所适从。② 他认为，应该尽速编纂传染病特别专书，整理历史上的各种传染病病名，使医者一见症状，便知病名。③ 西医的防疫，必先确定病名，再针对特定病原加以预防；中医没有检验技术，对病名的讨论又不尽一致。陆渊雷甚至认为，应该直接采用西医病名，此言论引发中医界争论；但洪贯之指出，如中医界继续坚持旧病名，"与医师法规定中医诊断书应记载病名之本意不合，于卫生行政、文献统计上，实毫无裨益；是病名诊断，必不可缺，且应改从现代病名，亦不容疑虑"。他支持陆氏从西医病名之说，但要整理文献中的病名，谈何容易？洪指出当中之困境："能从事文献研究工作者，又有几人？"④故采行西

---

① 商复汉：《国医防疫之研究》，《国医公报》第 4 卷第 1 期(1936)，第 31 页。
② 可参考皮国立：《清代外感热病史——寒温论争再谈中医疾病史的诠释问题》，《中国史新论·医学史分册》，台北：联经出版社，2015 年，第 475—526 页。
③ 田尔康：《中医对于诊治急性传染病证试列举其长并纠正其短》，《医学杂志》第 69 期(1933)，第 5 页。
④ 洪贯之：《为中医教育先决问题进言于教育当局并热心中医教育者》，《新中医》新 1 期(1947)，第 2 页。

医之病名不见得可行,整理文献之古病名,更非易事,只能原地踏步、裹足不前。① 故可知民国时中医的"防疫",大体只能是跟在西医定义疾病的后面来进行各种卫生举措,这一点是中医明显的劣势。

早在1934年,北平的医药同人会就集体发起办理一所国医传染病院,当时仍在筹划阶段,先拟定办法。初步规划指派北平国医学院内的中医实习生来担任服务人员,细部的组织则尚未成型。② 反观西方医学,已将防疫与卫生的举措,通过法令、学校教育深入到一般民众的日常生活,但中医的举措却少有介绍、研究,当然也被排斥于教育系统之外,整体发展缓慢。从1935年山东青岛市市政公报上公布的一则办法可知,中医士和开业医师若遇上传染病,必须填报《传染病周报》,虽然具体实行似无考核项目,但可见已将中医纳入传染病的防治系统。③但是,中医却没有自己的防疫法。

上溯至1932年,陆渊雷即草拟《中央国医馆整理国医药学术标准大纲草案》,规划分科大纲中的基础学科"卫生学":"本科可将我国固有卫生学之精义,尽量发挥。至近世卫生学及防疫法,亦附于此。"④试图整理既有卫生学与防疫之技术。随后到了1936年,国民党中央执行委员会所属地方自治计划委员会卫生方面专门委员,已着手拟订卫生设施方案,内容包括公共卫生、疾病预防之管理训练及各种特效药方之刊行,并敦请中医界献计献策,以便制成方案通行全国。当时中央国医馆还通令各省的中医公会,"从速搜集关于中医卫生设施方案",送交中医国医馆汇齐整理后,再送达中央。⑤ 这是一次中医整理防疫知识的良

① 参见余云岫:《〈古代疾病名候疏义〉自序》,《古代疾病名候疏义》,北京:人民卫生出版社,1953年,第1—6页。
② 不著撰者:《北平市医药同人会创办国医传染病院》,《光华医药杂志》第2卷第1期(1934),第93页。
③ 不著撰者:《青岛市市医院开业医师及中医士填报传染病周报表办法》,《青岛市政府市政公报》第68期(1935),第11—12页。
④ 陆渊雷:《为中央卫生会议废止旧医案宣言》,《陆氏论医集》,收入张玉萍主编:《陆渊雷医书二种》,第156页。
⑤ 焦易堂:《中央国医馆训令第三九七三号》,《国医文献》第1卷第2期(1936),第9页。

机,可惜后来中日战争爆发,计划遂停滞。当年 4 月,由天津市中医公会所编拟,因应中央国医馆之征集《中医卫生设施方案》中的《疾病预防法》,内容包括:

> 住室、院宇、厨房、厕所要清洁干燥,切忌潮湿脏秽,以免恶气为病。清晨要早起,将住室门窗敞开,扫除洁净,放出夜间蕴积浊气,然后将门窗关闭紧严,以防贼风邪气侵入,如逢瘴雾风霾之变气,尤须将门窗严闭以避之。按以上各法持行,可免时疫温病。凡当春气初生之时,屋内宜焚驱疫散,鼻孔内亦闻之,每晨举行一次,可免温疫,即当温疫流行之年,举行此法,可免传染。凡居住之卧室,须要寒温适宜,穿着之衣服,亦须要寒温适宜,可免伤寒感冒之病,食物宜素淡,肥腻者宜少食,可免疮疖之毒,烟酒宜少用,可免耗血烁肺之弊,鸦片吗啡伤脑消髓,尤当严戒,寡欲养神,可免肺痨之病,远避娼伶,可免花柳之病。[①]

这些中医式的"卫生"法,非常广泛,不完全是针对传染病,应该算是一种普及的卫生防病法。中央国医馆意在征集药方,不单是阐述普及的个人防病法,可惜当时征集时间实在太短,以致成效不彰。

至 1937 年闽南鼠疫流行,当地政府虽派员施治,但整个防疫所内工作的人员全部是西医,这让中医感到惭愧。吴去疾谈到中医应敢于深入疫区,面对下层民众来实施防疫工作,但当时中医既无组织,又不愿意投入疫区。[②] 中日战争爆发后的 1940 年夏秋之际,中国各省沦陷区都传出了霍乱和伤寒疫情,《国药新声》上刊载了一篇反省的文章,指出西医对于防疫知识研究透彻,但中医对防疫一事,素无专书,更缺乏学术研究,瘟疫流行时往往束手无策。该文指出防疫知识不过为细菌学或卫生学的一小部分,只需每天训练两三小时,就可以应急;并抨击

① 天津市中医公会编:《中医卫生设施方案》,《国医正言》第 24 期(1936),第 38 页。
② 吴去疾:《中医与防疫》,《神州国医学报》第 5 卷第 9 期(1937),第 3—5 页。

当时很多中医连"消毒法"都不知道，若真的要谈保存国粹、国产的医学，也必须跟上时代潮流，摒弃"用植物油灯、坐独轮车"的保守心态。[①]而中日战争爆发后，中央国医馆四川省分馆公布了《国医防治时疫宣传大纲》，有意识地公开宣传具公信力的防疫法，并宣称中医治验历代相沿，"对于指导预防与预筹救治等方法，责无旁贷"，呼吁各分馆、善心人士购买、发放相关药品。[②]虽然其陆续公布"防治时疫宣传大纲"，介绍了不少医疗方法，但显然还是偏重"治"而忽略"防"。[③]中日战后，中医防疫之事，更不堪闻问，大部分地方卫生机构以西医为主，在人力不足的状况下，才会发布公告，希望由中西医师共同组织诊疗所，而非在一开始设立地方医疗系统时就将中医考量进去。当时又面临国共内战，中医界在这个议题上，暂时已无具体之愿景。[④]

第三节　实际案例：山西太原

回顾了民国中医在抗疫问题上的反思与困境后，举例说明当时中医界"防疫"的集体研究。1917 年 8 月到 1918 年初，山西爆发了严重的肺鼠疫，1918 年春到 1919 年，又爆发流感疫情[⑤]，但似乎山西省的处

---

① 庄旭人：《中医亟宜补充防疫知识之商榷》，《国药新声》第 11 期(1940)，第 1—3 页。
② 曹叔实、刘子沉、邝鹤霄：《中央国医馆四川省分馆训令：国医防治时疫霍乱宣传大纲》，《医药改进月刊》第 1 卷第 6 期(1941)，第 16 页。
③ 不著撰者：《国医防治时疫霍乱宣传大纲：痢症之由来及治法》，《医药改进月刊》第 1 卷第 7 期(1941)，第 18 页。
④ 不著撰者：《总字第三号三字第一号一件：改善卫生设施，加强医疗效率，请卫生院健全机构，加聘中医师协助诊疗案》，《南汇县政》第 1 卷第 4 期(1947)，第 12 页。
⑤ 皮国立：《民国疫病与社会应对——1918 年大流感在京、津与沪、绍之区域对比研究》，《新史学》27.4(2016)，第 57—107 页。

理状况都还算得宜。[1] 尽管当时阎锡山所领导的政府对于传染病的预防工作卓然有成,但其预防方式毫无疑问地偏重于西医,官方的报告甚至抨击中医的方药书为"无用之物"。[2] 但是,当1918年鼠疫疫情正炽盛时,《政府公报》记载山阴地区一些民众在服用公家检定的中医药方和雷击散后痊愈。东三省万国鼠疫研究会的报告指出,该病原本是无任何治疗方法的,但这个案例却令人感到好奇,中医的角色为何? 其实山西当时有所谓的中西医士委员会,提供了中、西医有效之药方,该方正是由中医方面提供的药剂。[3]

虽然这次疫情是由中西医士共同合作扑灭的,但显然仍是以西医为主体,中医会发放中药,但没有进一步证据显示中西医有共通且密切之合作。[4] 虽无直接证据,但中医防疫仍有贡献,阎锡山也以支持中医发展而闻名。1919年4月,民国时期知名中医团体"山西中医改进研究会"在太原成立时,阎氏还担任了会长,并由他主导募款。在中日战争前,该会号称全国数一数二的医学团体,发展基金甚至可以支应纺织厂和修筑铁路之用。[5] 该研究会甚至还成立了医学传习所(1921年成立专门学校),并在1921年编辑《医学杂志》,在近代中医史上占有举足轻重的地位,可惜至1937年10月,因中日战争爆发而停摆。[6]

山西省在民国时期疫病不断,1922年又爆发时疫,患者呈现头晕、腹痛、呕吐、喉肿,乍寒乍热等症状,当时山西中医改进研究会必须开会决定预防与治疗方法,来指导民众。古代中医面对瘟疫来袭时,其解释

---

[1] 曹树基:《国家与地方的公共卫生——以1918年山西肺鼠疫流行为中心》,《中国社会科学》,1(北京,2006),第178—190页。

[2] 王承基编:《山西省疫事报告书》第1编,太原:大林斋南纸庄、上海:中华书局,1919,第145—156页。

[3] 不著撰者:《太原阎锡山来电》,《政府公报》第726期(1918),第22页。

[4] 王承基编:《山西省疫事报告书》第3编,第13页。

[5] 该会运作详情可参考不著撰者:《山西中医研究会来稿照登》,《国医公报》第2卷第9期(1935),第80—84页。

[6] 邓铁涛、程之范主编:《中国医学通史·近代卷》,第258—259页。

本来就会依据学派、地域的不同而有所差异；但民初以来，瘟疫之病名受到西医的影响，必须有确定、统一的说法，所以当时要中医提出统一的预防、治疗方法，并非易事，必须开会讨论决定，这也是当时中医提出防疫法的困境所在。① 至 1924 年，临县爆发鼠疫，《医学杂志》刊载了不少中西医并行的治疗和预防法。这些预防法，都是该会汇集中西医者所共同拟定的，故传染病实际爆发的场域，也是中医吸收西医养分之时机。从刊载的预防法可知，该杂志是中西汇通的，西医的隔离、掩埋、消毒等法，不需多加介绍；在消毒理论上，中医认为用硫磺和苍术熏洗病人之房屋，与西医石灰水、来沙而（Lysol）水洒地清洁之法，具有异曲同工之实效。瘟疫的种类繁多，但针对特定之传染病，中医有时也会用"将发而未发"来进行预防性投药。例如针对鼠疫，有服"黄土化疫汤"防疫者，并言："凡遇时疫流行之时，虽未发病，已觉精神不舒，如头昏、体倦、不思食等等，皆将欲发病之预兆，可速照上方连服一至三剂，以种种病状消失为妥。"②这算是预防性投药。中医认为服药预防的时机，在于"些微症状"出现时，算是初步的"治疗"；其意义与西医的预防注射不同。

同年，山西省解家沟村等地发现疫症，太原中医改进会归因于天气，"今夏亢旱燥热之气内伏过深"，病患皆有相同之症状，但一时无法确定是什么疾病。当时中医认为可能是脑膜炎、疙瘩瘟、鼠疫、虎列拉之任何一种，并提出各病的治疗方法，以及一些普及的预防法。西医的一般预防方式，改进会也都有阐述；而中医则建议预先服用避瘟丹、避瘟球，并呼吁随身携带这些药物，但没有说明成分。一旦感受些微不适，则应速服"紫金锭"等药物。报导指出：中医之预防法甚多，中医也

① 　不著撰者：《中医会研究防疫法》，《来复》第 228 期（1922），第 13 页。
② 　不著撰者：《治法：中医治法》，《医学杂志》第 22 期（1924），第 76 页。

已去各地进行诊治。① 这说明中医还是无法在疫情爆发的第一时间确立病名，他们提出的防疫法，多具有普及与通用性，而非仅针对一种疫情。

1928 年，山西又爆发时疫，当地中医改进会在调查疫情后，提出中医的"预防时疫传染病法"，内容包括：清洁街巷、马路，责成地方警察和清道夫等进行查核。在居住方面，时常洒扫环境、清洁秽物等，都是常见的西式公共卫生方法，代表当时中医已接受并采取西方医学的技术来预防疾病，这个趋势在 1918 年时尚不明显；此时中医已懂得组织团体努力阐扬属于中医的治疫特色。具有中医特色的技术，包括向水瓮内投掷贯众一枚、生白矾少许、黑豆一撮，两三天换一次；室内宜常焚烧大黄、雄黄、苍术、艾叶等药，需慢火微烟熏烧以消毒、防疫。饮食方面，常人"一切饮食总宜节制"，起居上须注意"谨戒嗜欲"，"勿犯暴寒暴热大风雨"。在药物方面，宜时常预备"避疫丸方、赤小豆、鬼箭羽、兔臼、雄黄、右四味等分研细末，蜜丸如小豆大，瓷瓶收贮，每服一丸，不致传染。其余中药如避瘟丹、平安散、万应痧药、通关散、如意丹之类，西药如避瘟球、石炭酸水之类，有力者多多，制备施散，功德不浅"②。这些药物以中药为主，大多可以在各式方书中找到组成，当然也有少数西药，但未明"避瘟球"为何药。此外，当时该中医研究会对于已发病之预防处置法，如使用臭药水和石灰消毒，用硫磺烟熏器物，还有一些隔离之法，也都是采用西医的，并没有中西冲突的问题。③

山西中医改进研究会对于当地中医之研究发展做出了极大的贡献，功臣可推时逸人（1896—1966）。时氏原籍无锡，1912 年拜同乡汪

---

① 不著撰者：《报告门：防治临县疫症记（函件）：据临县电报该县解家沟等村均发现疫症情形》，《医学杂志》第 22 期（1924），第 68—69 页。
② 不著撰者：《山西省政府快邮代电附件：山西中医改进研究会研究预防时疫传染病法》，《山西省政公报》第 5 期（1928），第 19—20 页。
③ 不著撰者：《山西中医改进研究会研究预防时疫传染病法》，《医学杂志》第 45 期（1928），第 85 页。

允恭学医,1916年正式开业行医。开业时笔耕不辍,研究医学,极多心得,文章散见于《绍兴医药学报》、余姚《卫生公报》、杭州《三三医报》、南京《医药卫生报》等刊物,著述甚多,为医林所钦佩,被夸赞为"热心研究医学,且能持之以恒,故有惊人之成就"。1928年在上海创设"江左国医讲习所",1929年出版《中国医学建设问题》,并受聘上海中医专门学校、中国医学院等校教书。同年,他前往山西,担任山西中医改进研究会常务理事、编辑主任,担任《医学杂志》编辑约10年,另担任医校教授、医院医师等职,著有时令病、传染病、妇科、病理、处方、审查验方等方面的专书。兼任山西省卫生委员会委员、山西国医分馆馆长、太原市医师检定委员会委员、太原市中医公会主席等职,并曾供职中央国医馆理事,推行处主任,中国医学整理委员会专任委员、编审委员,卫生署中医委员会常委,中国医学教育社理事等职。[①] 中日战争爆发后,时氏随即离开山西前往汉口避难,与焦易堂会面后,谋划中医学校之立案。1938年,徙居万县,曾短暂居住于中医友人李重人住处,后抵重庆,供职于卫生署中医委员会,又加入赈务会附设之中医救济院,担任医疗研究委员。当时有中国医学教育社,时氏也担任理事,并担任该社附设之中国医书教材编纂委员会委员,兼任重庆国医院医师。时氏自言,他的职志就是"整理中国医学,以求中医之自立"。时氏对改革中医颇有见地,认为"整理学说,改进技术"乃中国医学现下最重要的目标;中医界自己不振作,"改革中医"就会由西医来越俎代庖。当前是中医最重要的过渡时期,不及时把握,将失去改革之机会。[②]

　　笔者认为,中国地大,各地医药发展各有特色,需要有一些地方团体挺身而出整理学术,不能单靠一个中央国医馆。历代医书汗牛充栋,仅靠一个不健全的尚初步运作的机构来总其成,学术整理必难见效。山西中医改进研究会,在中日战争前已有征集医书和验方之举,并派会

①　张赞臣:《时社长小史》,《复兴中医》第1卷第1期(1940),第10页。
②　时逸人:《向毕业同学说几句话》,《复兴中医》第1卷第3期(1940),第1页。

员到各县实地访查、搜集医书验方,再加以研究审查,遇到传染病流行时,印发特刊分赠各界人士,以资普及。[①] 但满怀理想的时逸人却抱怨在四川无事可做,他在专访中批评四川的中医随市浮沉,为个人的医业大肆宣传,只为私利而缺乏理想。时氏一离开重庆后,这些人的营业量都有很大的进步,换言之他们只想营业赚钱,"改进中医"不过是为了营业量树立的假招牌。时氏感觉这类行为可耻,不希望坐领挂名津贴而不做实事。由此可见,当时四川中医掌实权者,似乎并没有想要认真整理中医。[②] 时氏 1939 年秋离开四川至上海,创设复兴中医杂志社,以谋贯彻整理中国医学之主张。又创办复兴中医专科学校,前后担任教务长(1940)、校长(1941)[③],并兼任上海中医专科学校、中国医学院、新中国医学院等校之教授。

时氏早年即对传染病治疗与预防颇有心得[④],在主编杂志的过程中,也不断注意分析疫情的爆发,增加实际诊治传染病之经验。[⑤] 他在1933 年总结防治传染病的经验,撰写《中国急性传染病学》,即由山西中医改进研究会出版发行,当时他还很慎重地做了审查和校阅的工作。时逸人自言该书"可以作为中医收回防治疫证主权之准备"。[⑥] 时逸人探讨鼠疫的预防法,除了吸收近代历次鼠疫防疫的经验,也吸收西医之消毒、阻绝交通等防疫法;中医预防法,主要是药物预防,他列出"辟秽逐毒瘟"、"清芳辟疫汤"、"解毒万病丹"等数十个方子,大体是搜罗历代医书内的药方,标明了出处,但仍以治疗为主,其中载录的"徐相任君疫症用药法程"内记载之芳香除秽法有"诸葛行军散"和"八宝红灵丹"等药,时氏补充说明:"疫之原因,虽不一致,然要之无非秽浊之气所成,是

---

① 不著撰者:《山西中医研究会来稿照登》,《国医公报》第 2 卷第 9 期(1935),第 84 页。
② 俞慎初:《时逸人先生来沪访问记》,《复兴中医》第 2 卷第 1 期(1941),第 40—41 页。
③ 不著撰者:《封面照片》,《复兴中医》第 2 卷第 6 期(1941),第 3 页。
④ 时逸人:《为仪征时疫蔓延之忠告》,《绍兴医药学报》第 9 卷第 4 期(1919),第 57—63 页。
⑤ 时逸人:《论说门:庚申疫症之经过》,《医学杂志》第 8 期(1922),第 20—21 页。
⑥ 时逸人:《中国急性传染病学》上卷,第 18 页。

以防疫贵乎清洁,用药最宜芳香。苟能初起用之,不难立时消解。"所以初起以此类药方为主,再配合清热、行瘀、通便、开窍等法治疗。[①] 芳香与清洁的关系,乃近代中医防疫的重要思维。而真以日常预防法而论,时逸人并没论到中医防疫的内容,而是径自采取西医之法,包括消毒、隔离等。中医主要偏重治疗之方法,但包括时逸人在内的很多中医在论述"预防"时,会把治疗的某些概念加以挪用,形成中医的预防论述。仅举一例,针对伤寒,时逸人在"解毒万病丸"条下解释:"此秘药中之第一方也,用药之奇不可思议。专治一切药毒、恶菌、疫死牛马河豚等毒,及时行瘟疫、山岚瘴气"等病,是"杀菌之上品",该方原出自徐洄溪之方,原本的注解就写能治疗"恶菌疫死"。时氏认为,恶菌就是指西医之毒菌,因微小故称细菌。故时氏推论只要因细菌导致之疫症,都可以推广其用。[②] 不单是治疗,时氏转化"杀菌"的药品成为中医解释"防疫"药物的基础,这是近代中医转化西医术语的一个显例。

第四节　防疫药品——消毒杀菌
话语之转化

　　面对西医精良、进步的防疫方法,中医界如何应对? 晚清陈虬已指出华人简易的防疫法:"沟衢宜打扫清洁,衣服宜浆洗干净,水泉宜早汲,用沙沥过,鱼蔬忌久顿,用冰更佳,房屋大者宜多开窗牖,小者须急放气孔。而尤要者,则厕桶积秽之处,日施细炭屑其上,以解秽恶。""饱

---

① 时逸人:《中国急性传染病学》上卷,第26—36页。
② 该药组成有雄黄精、山慈菇、川文蛤、千金霜、红芽大戟、射(麝)香、飞辰砂。引自时逸人:《中国急性传染病学》上卷,第123—124页。

食后再饮保命平安酒一杯,提起元神,自觉此去有一将当关,百邪退避
之概。"大体上包括了几个重点:清洁、通风、食品要新鲜、元气要充足,
等等。① 虽已吸收不少西式防疫法,但做法上略有差异。中医黄国材
在1935年检讨中医预防传染病之方法时指出:

> (一)维持康健:最要者,节劳动、慎口服、防感冒,俾无障碍
> 生理之自然。则免疫质自丰富,不难抵抗病毒。(二)严行清洁:
> 凡沟渠厕所,时撒入石灰,以绝蚊蝇之生源。多购杀虫菊,以杀灭
> 臭虫蚤虱蚊蚋,兼扑灭鼠族,以绝传染之媒介。病人卧室,宜用硫
> 磺,闭门久薰。病人用过器具衣物,俱用沸水洗涤,以免传染他人。
> (三)设传染病收容治疗所,凡有传染病之疑者,均令送入治疗,以
> 免传染家人。如麻疹、天痘、烂喉痧、白喉等之传染,均系空气为媒
> 介,由呼吸传入,非与病人严密隔离,则不免传染,此屡经验者也。
> 如痢疾、霍乱、肠室扶斯等之传染,多经口而入,凡饮食等,必临时
> 煮沸,市上陈列之果品,宜禁口勿食。②

大体上皆已吸收西医防疫的办法。在同刊物发表文章的中医张照
鳞则指出:"盖世有不治之病,而无不可防之病,古人以有备无患,上工
治未病之训,未始非启人以预防之法也。"他认为过去中医对于预防疾
病缺乏研究,也没有专书,多是口头传说或在一书中夹叙一二,大概不
外"严起居、均劳逸、节饮食、戒酒色、调寒暑、服滋补"③。这些呼吁虽
然是养生者所必需,但终究不是现代卫生学之全貌,医者若不传达知
识,则病家多不知其方法,徒具虚文而已。中医田尔康认为,治疫之法,
中医并不落后于西医,但在防疫上,西医实超越中医。"消毒不明"和

---

① 陈虬等编:《利济医集·瘟疫霍乱答问》,收入刘时觉主编:《温州文献丛书·温州近代医
书集成》,第72页。
② 黄国材:《中医预防传染病之方法及药剂》,《医学杂志》第86期(1935),第23页。
③ 张照鳞:《中医预防传染病之方法及药剂》,《医学杂志》第86期(1935),第23页。

"防法未备"，是中医两大缺失，甚至导致中医治疗瘟疫时被传染而死。[1] 在中西医学竞争千钧一发之时，中医不能再像过去一样态度消极，必须好好研究预防传染病之方法，他说："然中医对于传染预防，既无专书，又少识见。临床治病，动曰伤风，或谓感寒，除列方剂，即令严户扃牖，断绝出入，竟将病人一种自然的治疗完全屏绝。而病家遵医之命，于是窗室闭塞，空气不通，光线不合，甚或痰吐满地，粪尿狼藉，潮湿蒸腾，脏物堆积，满室之中，尽为安母尼亚种种刺戟，以病人脆弱之身，处此脏气毒气熏蒸之室，虽欲不死，不可得也。"他批评过去中医的抗病方法，但提出来的改善策略，跟黄国材其实大同小异，例如保持环境与个人清洁，窗户要开启以通风，饮食要清洁，不要共食，不洁之处及室内用石灰消毒等举措，多为西医的知识。[2]《瘟疫约编》则写道："若夫清洁饮食，淡泊自甘，疏浚沟渠，涤除污秽，少入闹热场中，常游茂林修竹，防疫于未然，为人人能行之事，亦卫生之不可少者也。"[3]多少吸收了西方的防疫知识，其他的精神、情志防病法，不拟多谈，仍以药物预防为主。而从一般中西医防疫的刊物中，可以看到清洁、卫生、隔离等类似知识之陈述；但在西医的报刊内，介绍中医方法的，则极少见，反倒是中医吸收了西医不少的防疫知识。

从山西的《医学杂志》来看，除介绍西方清洁卫生法外，还介绍了相关疫苗的知识。[4] 民国时西医基本的疫苗注射，已逐渐获得民众之信任。以 1936 年 6 月的夏季伤寒疫苗注射为例，大约有 7 786 人接受注射，据载这些人没有一例得伤寒，可见当时疫苗注射防病已有一定的可

① 田尔康：《中医对于诊治急性传染病证试列举其长并纠正其短》，《医学杂志》第 69 期（1933），第 4—5 页。
② 张照鳞：《中医预防传染病之方法及药剂》，《医学杂志》第 86 期（1935），第 24 页。
③ 周禹锡编述：《瘟疫约编》，第 12 页。
④ 不著撰者：《报告门：中央防疫处预防春季时疫通告》，《医学杂志》第 1 期（1921），第 85—87 页。

靠度。① 西药虽不是本章研究核心,但西医在民初确实也有内服的防疫药品。在 1928 年杂志上刊载之"爱多药苗"(Edo Vaccins),声称药瓶中有菌体,共有预防霍乱、伤寒、痢疾和鼠疫等四种药片,于时疫来临前先行服用,副作用很小,连服七日即可达到免疫。② 类似之药物,还有以抗菌为主的,如"旁弗拉文"(Panflavin)药锭,宣称口含可以抑制口腔和喉头细菌的生长,可预防喉痧、杆菌感染、脑膜炎、丹毒和肺炎等疾病。③ 那么,中医的药物预防为何?

早在晚清,陈虬编写的《瘟疫霍乱答问》中就指出:治疗天行温病的桃叶、石榴皮、马齿苋、川椒、苦参、小蓝、穿山甲、獭肉、地龙、水银、雄黄等药物,都是古代的杀虫药,其实就可"杀菌"(当时称"微生虫"),历代也有各种类似药物可供找寻。④ 1911 年 2 月东三省鼠疫时,官方报纸刊载中医的方子供民众使用,列在《传染病预防法》的栏目中。当时河北省东光县人士呈上一纸效方,说该方在该县施用,效果卓著,所以《北洋官报》就刊载出来,公之于众:

> 救疫丹原方牙皂(三钱五分)、硃砂(二钱五分)、明雄(二钱五分)、细辛(三钱五分)、广木香(二钱)、广皮(二钱)、霍香(一钱)、桔梗(二钱)、薄荷(二钱)、贯众(二钱)、防风(二钱)、半夏(二钱)、枯矾(二钱五分)、白芷(一钱)、生甘草(二钱)。共研细末装入瓶内,可治诸痧异症。此病来时脉散,牙关紧闭,发慌,手足麻木,闭目不言,喉肿心痛。医多不知,误认喉风,治之必死。此证名曰硃砂证,又名曰心经疗。即将此药秤三分,吹入鼻中,再用一钱姜汤服之。后用红纸捻照前后心窝,见有红点,即用针刺破,挑出内面红筋,可

---

① 上海申报馆编辑:《申报》,1936 年 7 月 22 日,第 4 张。
② 陈培基:《预防时疫内服药苗》,《广济医刊》第 5 卷第 7 期(1928),第 11—12 页。
③ 不著撰者:《传染的预防》,《家庭年刊》第 1 期(1943),第 221—223 页。
④ 陈虬等编:《利济医集·瘟疫霍乱答问》,收入刘时觉主编:《温州文献丛书·温州近代医书集成》,第 66—67 页。

保无事。①

这则方子经过笔者考证，有极大的问题，因为当年爆发的是鼠疫，但该方实则是治疗传统"痧症"的②，根本不是鼠疫的症状。这种防治疫病的验方，在公布前没有经过专业人士审定，但在民初时相当风行。这类治疗痧症的药，顶多能治疗现代医学意义上的霍乱或急性肠胃炎、中暑，但当时的人似乎都将它视为防疫的灵丹妙药③，政府甚至赠送给民众作为防疫药品。④ 1934 年，平汉铁路局为了夏令卫生而发放"防疫暑药"给其员工，报导指出药品多由该局药品采购委员会订购，显然是经过合理透明之管道。每位员工可得"人丹一包"、"痧药水二瓶"，这都是传统的"痧药"，常被拿来当成"防疫药"。⑤ 甚至还有地方人士，让民众一边打防疫针，一边服用这类药物。⑥

各种中药抗疫方剂，通过大众传播媒体如报刊等进行传播。这类方子多会冠上经验、良方汇录之名，如 1924 年《劝善杂志》刊载"辟疫仙茶药方"，内中竟有 34 味中药，该则启事言，"此茶仙传救世，效验神速"，"善士照方合送，功德无量"，与民间赠方的性质相同。该方能辟瘟疫、臭秽、恶气、风寒时邪、四时不正之气、传染疫疠、痧、疟、瘴、一切风寒暑湿等病，也可见这类方剂大多具有治疗各式普遍发热性传染病之功效。⑦ 这些方剂的传布，也成为当时中医讨论的议题，例如 1920 年在《绍兴医药学报星期增刊》上就刊载："急性险疫，致命极速，有医不及延、药不及购，而一蹶不起者。……请自今后，将急性险疫另行提出，我

---

① 不著撰者：《督宪陈札发各属预防传染疫病方法及救疫丹方文》，《北洋官报》第 2692 册 (1911)，第 6—7 页。
② 祝平一：《清代的痧：一个疾病范畴的诞生》，《汉学研究》31.3 (2013)，第 193—228 页。
③ 皮国立：《中西医学话语与近代商业论述——以〈申报〉上的"痧药水"为例》，《上海学术月刊》第 45 卷第 1 期 (2013)，第 149—164 页。
④ 未名：《教务要闻：匡济报单》，《兴华》15，No. 21 (1918)：23。
⑤ 不著撰者：《平汉路购妥防疫暑药》，《铁道公报》第 906 期 (1934)，第 9 页。
⑥ 施中一：《旧农村的新气象》，苏州：苏州中华基督教青年会，1933 年，第 40 页。
⑦ 孙纬才：《经验良方汇录》，《劝善杂志》第 8 期 (1924)，第 42 页。

医界每遇各种险疫，即于案之后方之上，书明急性险疫字样，或钤以小印，凡药界见有此等药方来配者，暂置其他不急之方于后，先行赶配发给。其在家一时难得之药，亦请由药界酌妥常备，以应急需。如此办法，纵不能如数得救，然必能多救数命。"①紧急的药方要能使药店知晓、迅速配药，这是为了因应传染病又急又猛的特性。也有人指出，应该将防疫、治疫诸方印成传单宣传或刊载于医报，这样一来，"足以证明我国医学在任何时代，皆具有通变宜民之真凭实价在也"②。过去防治瘟疫的知识大多零散，所以有中医呼吁："我国医界，果能编为专书，印刷广传，使业医者，手各一编，有所遵循。"③编辑属于自己的防疫专书，整理学说，作为防治传染病理论之依据，成为部分中医的共识。

中医商复汉认为，国医书籍虽无细菌之记载，但防疫治疫之方剂，多具有杀菌、解毒等作用，应从典籍中慢慢整理出来，设法改良、研究，从传统中再寻找、发明新药。他在一篇文章中先以"普通防疫法"为例，辑录了《素问》的小金丹方、《肘后方》的屠苏酒、岁旦饮、温病不相染等数种方剂，以及《千金》的辟温杀鬼圆、熏百鬼恶气方、雄黄圆、《千金翼方》的太乙神明陷冰丸、太乙神明丸、《外台秘要》的断温疫秫蜜丸等六方，《验方新编》的辟瘟方，等等，并言：

> 上列诸方，皆为解毒、杀菌、辟邪之普通性防疫剂，不无采用之价值。惟时疫种类不一，仍当参考特效之防疫方药，择其简而易举者，随宜施用，方为适当。观夫金元明清治疫诸家，如东垣之普济消毒饮，元伯颜之专用大黄，又可之达原饮，喻嘉言之人参败毒散，余师愚之重用石膏，普明子之重用人中黄，叶天士等之惯用神犀丹消毒饮，无不随症施治，防疫何独不然？此外尚有古今通用之行军

---

① 相宸(通告)：《为急性险疫敬告全国医药两界书》，《绍兴医药学报星期增刊》第 22 期 (1920)，第 3 页。
② 周禹锡编述：《瘟疫约编》，第 20 页。
③ 张照鳞：《中医预防传染病之方法及药剂》，《医学杂志》第 86 期(1935)，第 25 页。

散、辟瘟丹、红灵丹、如意丹、平安散、卧龙丹、太乙玉枢丹、太乙救
苦丹、万应痧药、藿香正气丸……等方。虽为治疫良剂，借以预防，
似无不可。[①]

商复汉在文后又列了寒疫、天然痘、麻疹、白喉、猩红热、痢疾、鼠
疫、大头瘟等各传染病之预防法。可见，当时中医希望从古代医书中重
新寻求防疫的方药。中医防疫与治疫常是相通的，但要重视疫情的种
类，随症施治。中西医防疫最大的差别，在于中医许多药物兼有预防和
治疗之功能，是"已染瘟疫之报使"，亦即出现染疫前的症状，包括背寒
麻痹、头晕、昏闷不爽、肢软微麻、五心烦热、胸闷等症，服药后就可以预
防，此即治疗和预防齐一之想法。[②] 然而，商氏所言之防疫药物，多属
通治，但瘟疫种类繁多，是否真能全部达到预防之功效？这点，当时确
实有不少中医提出质疑或检讨。例如黄国材就论：

> 古之稀痘方、避瘟丹等，皆试不效。若论药剂最妙者，惟仿牛
> 痘法，造成防疫血清，接种预防，乃能收效。……若古医避瘟方法，
> 如陈延之《小品方》载，元旦饮屠苏酒及椒柏酒，《五行书》言元旦及
> 十五日，以赤小豆三七枚、麻子七枚，悬井中，《梅师方》以豆豉和白
> 米常饮，以及食马齿苋，服鲍头灰，吞丹砂等，难以缕述，多谎谬无
> 效，恕未详录。[③]

黄氏批评古代许多防疫的方法都无效。持相同立场者，还有中医
张照鳞。张照鳞认为，服用防疫、避瘟之丹药，佩带防疫之药散，不过是
临时配置，备用而已，其语多保守。[④] 两人皆直言不讳，未经实验且讲
不出道理的防疫法，值得怀疑，这点笔者同意其论。当时人是怎么建构
出这些药物的"防疫"学理的呢？

---

① 商复汉：《国医防疫之研究》，《国医公报》第 4 卷第 1 期(1936)，第 31—35 页。
② 周禹锡编述：《瘟疫约编》，第 32 页。
③ 黄国材：《中医预防传染病之方法及药剂》，《医学杂志》第 86 期(1935)，第 23 页。
④ 张照鳞：《中医预防传染病之方法及药剂》，《医学杂志》第 86 期(1935)，第 24 页。

　　中医的防疫学理，本根植于日常民俗。董丽娟在《国医砥柱》上指出：中国最早的防疫运动办法就是在端午节时，"家家门口皆插蒲艾，及男女老幼在端午节有饮雄黄酒之举，雄黄能杀菌，有预防夏令疾病的功用。在化学上，雄黄即三氧化二砷，三氧化二砷虽有毒，但少吃能预防百病，而能杀菌，与人体有极大关系，开始食蒜更有意义。此外，重九登高，有吃茱萸酒之举，亦为预防疾病之方法。诸如此类，国人对于预防疫病，早有良法，但不合实际"①。董氏认为需要顾及科学研究和民间流行之传统卫生风俗，科学结合传统，才能真正发扬国粹。在科学解释方面，董已注意到化学和细菌学的解释，同时代的人也有所发挥。周禹锡在《瘟疫约编》中介绍"硃砂化毒丸"时，解释其方义："（该丸）杀其毒菌微虫，防其内犯心脑。盖硃雄为一切应急丹丸之专药，如紫金锭、行军散、红灵丹、至宝丹等等，皆重用之。薤白一味，玉潜斋推为独行方，大蒜为民间日食之常品，薄荷提油结冰，为近代卫生日用之良药。"②方义中的"硃雄"，就是硃砂和雄黄，近代的很多防疫药品都有这两味药。如倡导中西会通，用科学来验证中药疗效的《传染病中西会通三篇》，转载"肘后避疫方"时写道："水飞雄黄末吹鼻孔中，或赤小豆同粘米浸水缸中，每日取饮，或管仲（笔者按：应为贯众）浸水饮之。此即以疫从口鼻而入而防之也。"③该书所采预防法多为西医之法，中医的部分重治疗而轻防御，仅此一条可供参考，但也有雄黄的踪迹。

　　此外，商复汉也曾提到中医师简便防疫法，例如："时疫盛行时，医师入病家，须先饱食，或饮雄黄酒一杯，或食蒜一二瓣，或服烧酒与皮蛋少许，无论何疫，均不传染。愚按：饱食系促进新陈代谢之机能，饮酒系兴奋神经之作用，雄黄与蒜，亦为辟秽杀菌之品，洵为简便防疫之一法，倘能参用接触消毒等法，更为完善。"他还提到看护防疫法、旅行防

① 董丽娟：《疫之检讨：（二）疫之预防》，《国医砥柱》第 4 卷第 10 期（1946），第 12 页。
② 周禹锡编述：《瘟疫约编》，第 17—18 页。
③ 王趾周：《传染病中西会通三篇》，天津：中西医学传习所，1947 年，第 18 页。

疫辟瘴法等细目。① 这里面同样可以发现雄黄、蒜、丹砂等药物,商氏认为可以辟秽杀菌,也是挪用"杀菌"的话语。其余各式药品介绍,脉络其实非常类似。周禹锡在《瘟疫约编》中指出:瘟疫来时又急又烈,"宜遵圣人不治已病治未病之古训,预防之药,轻清芳烈、辟秽解毒"。作者举出"加味清芳辟瘟汤"配紫金锭一起服用,解说道:"在瘟疫流行之际,预防疗法,除吸入开窍救急丹取嚏,吞服防疫救急丹化毒,并自行检查手臂腕静脉拍痧,重者刺血,最为紧要外,尤恐瘟疫之邪潜伏深沉,不知不觉。"瘟疫之邪潜伏体内,留中待发,用水煎之汤剂,洗净身体污秽,药物"游于经络、出入脏腑,有形无形之瘟邪病毒无所容留。平人预服数剂,可消未形之患,倘能得吐泻者更佳"。若于穷乡僻壤,则用枇杷叶、菖蒲、贯众、丝瓜络等药煎煮服用,同样有预防效果。而前面三味药,都与书中阐述的防疫方有所重复,由此可以看出基本的归类。②

　　以上是属于比较通治类的药物,民初也介绍了个别传染病防治的中医方子或药物。目前统整期刊资料来分析,除了鼠疫之外,脑脊髓膜炎和霍乱是介绍最多的。例如中医刘崇寅指出,有一帖药可以预防脑脊髓膜炎,包括荆芥穗一钱、软防风一钱、蝉衣一钱、苦杏仁二钱、冬桑叶二钱、白菊花二钱、川黄连五分、龙胆草八分、生甘草一钱。此方在脑脊髓膜炎流行时,每人预服两剂,即可避免传染。刘称此方依仲景之法加减,可达发汗、疏风、杀虫、调气、解毒与消炎等效用。他指出,1943年春天也曾爆发该疫,三百多名患者死八九十人,后依上述方剂治疗与预防,疫情得到控制;这是屡屡经过"临床试验"被证实的。③ 另一种解释为该疫情乃由接触瘴毒(气)而染,然后在体内产生菌毒,助长生成双球菌或连锁球菌,菌毒聚集脊髓、脑府。预防脑脊髓膜炎的方法为:"洁

---

① 商复汉:《国医防疫之研究》,《国医公报》第 4 卷第 1 期(1936),第 40 页。
② 周禹锡编述:《瘟疫约编》,第 31—32 页。
③ 刘崇寅:《脑脊髓膜炎中医治疗及预防》,《健康医报》,1947 年 3 月 17 日,第 2 版,第 22 页。

净居室及饮料,保护体温,而以甘菊、桑叶、银花、橄榄、玫瑰花泡水当茶饮,清热解毒、滑肠散火,而一切浊酒肥浓、房劳、辛苦均宜禁。"[①]大体也是往杀菌、消炎的西医解释与思考方向进行汇通;中医则是解毒、散火、调气等概念,当时几乎已成为一种中西杂糅互通的解释模式。至于霍乱,周禹锡在《瘟疫约编》中曾介绍"防疫救急丹",宣称该方可以通治一切霍乱,其实是泛指许多肠胃疾病,该药"调剂适宜,皆无妨碍,既能防疫又可救急"。他说此药是"硃砂化毒丸"的变化方,多了贯众、青蒿叶二药。周氏自陈原本也对药效不确定,后来药方制成后,发现其主治:"自觉胸闷欲呕,或心中发慌、口中清涎过多、肢软或微麻,即是已染本病毒菌微虫,用以预防,皆有特效。屡试屡验,然后敢公诸社会,复蒙各界慈善大家,争先制送,夏秋各病,推广用之,收效宏奇,出人意表,咸公认为我国医界空前未有之重大新发明。功用:开气机、化血毒、分清浊、解水毒、食毒、杀毒菌微虫从大便出。"[②]杀菌、化毒、开气机等话语,融合了中西对药理的解释皆可达预防之效果,跟前述都有相同之处。

　　还有一些用药的防疫解释,不纯用"杀菌"的话语,而是运用各种中医的病机解释;以先行去除导致瘟疫的病机,来达到防疫之功效。例如中医赵树屏在报刊"中医问答"栏目回答读者如何预防小孩免受时疫感染问题时指出,"荤食须有节制",饭后"用梨藕略加青果煮水,与小儿饮用,不但清热,而且免疫";"若大便不通两颊发赤或手心烧,可略与消导药,用焦三仙加少许大黄煎水服"。或略见唇干口渴无其他症状,则可在治疗之前用金银花、杭菊花各二钱来清热,"或不无小补也"。[③] 以上所举药物,大抵以清热为主,另外节制饮食或加消导之药,其实都牵涉到中医传统身体观,胃中食积会导致发热,造成容易染疫的体质。相同

---

① 王兰远:《时疫预防及疗治》,《绍兴医药学报星期增刊》第 15 期(1920),第 4 页。
② 周禹锡编述:《瘟疫约编》,第 18—19 页。
③ 赵树屏:《赵树屏大夫答刘伯瑜君问小儿病预防法》,《立言画刊》第 23 期(1939),第 31 页。

的思维,见之于张照鳞所言:"吾乡所常云,虚人不中疫,实人不害痨之两语,经验既久,效果甚著,细玩其意,盖以其人饱食汹汹,精神勃勃,而其呼吸气味,必浊而不清。病菌喜浊,故易染疫,故悟到西人每遇十日、半月,必泻一次,盖有由矣。中医对于此法,尤当履行,每间半月,用燕医生补丸,小泻一次,不独可以预防传染病,而推陈致新,亦卫生家之一要道也。"[1]"病菌"喜浊,传统中医认为饱食将会导致身体之"浊气"增多,故其使用的是具有消导、泻下作用的药物,消除浊气,使体内环境不利于病菌之生长,其着眼点并非纯粹之"杀菌"。[2]

　　可与杀菌观对比的其他零星的想法也有其价值。例如 1929 年,中医徐炳南在实际治疗中发现病人罹患肠澼(痢疾),不愿意接受血清疗法,于是选用当归、党参、白芍、生牡蛎、炙鳖甲、炙甘草、大生地、麦冬、石斛等药予病人服用,并使其痊愈。他认为这些药物作用不是"杀菌",而是使病人元气充盛,"体内抗毒素增盛",故可谓这些中药"与血清同等功能",可通过增强元气而达到防疫的效果。[3] 再如张子英肯定"仲景《伤寒论》一百十三方,皆为杀除细菌而设",他解释人体之疾病不外"气血郁滞",一旦气血郁滞,细菌则会繁殖,"仲景诸方,为开散郁滞而设,亦即杀除细菌而设也"。他观察农人堆草蓬,时间久了,中心就会腐烂产生微菌,农人拨开草蓬,让其散发郁滞,或以日光晒之,则霉菌杀除,草就不会腐烂。他认为这就是中医开散郁滞以治细菌之意义。他还举出包括淋浊、霍乱、白喉、肺痨,都有"气血郁滞"的病因,用中药去除之,则可达到预防与治疗细菌。[4] 这些都是将体内细菌滋长的病机去除,而非杀菌。当然,他们论述的核心,还是离不开细菌之影响,仅是论述的方式不同。

---

[1]　张照鳞:《中医预防传染病之方法及药剂》,《医学杂志》第 86 期(1935),第 24—25 页。
[2]　《黄帝内经·灵枢》载:"黄帝曰:愿闻人气之清浊。岐伯曰:受谷者浊,受气者清。清者注阴,浊者注阳。浊而清者,上出于咽,清而浊者,则下行。清浊相干,命曰乱气。"引自龙伯坚《黄帝内经集解》,天津:天津科学技术出版社,2004 年,第 1761 页。
[3]　徐炳南:《中药治菌利之效验》,《康健杂志》第 1 卷第 4 期(1929),第 4—5 页。
[4]　张子英:《国医之细菌学说》,《卫生杂志》第 1 期(1932),第 7—8 页。

第五节　薰香：空气、消毒与清洁

近代中医吸收了不少西医的防疫知识，在历次疫情中，中医已采用这些知识，一如前述。但在中医的论述中，有没有属于中医式的清洁卫生法？1932 年，针对澳门传至广州的脑膜炎疫情，刘琴仙认为，中西医其实都有很好的消毒法，食、衣、住、空气等因子，与传染病之预防最有关系，如衣服之清洁，必须做到"消毒"，用"百滚水"来浸洗衣物，最为简单且省费用；或用日光曝晒，也能将毒菌杀灭。在食物方面，刘则认为要尽量清淡，"病从口入"，应戒除食用炙烤、烈酒等"发"性食物，水则需煮沸后才能饮用，"则毒菌无由而生"。[①] 从这些一般的呼吁看出，中医受到了西医现代卫生观的启示。"清洁"的卫生观，背后的指导思想其实是细菌论，之所以要"清洁"，就是要清除细菌滋生的环境并消灭细菌[②]，所以民初西式的清洁用品，常与中国式的语汇"消毒"相结合。[③]此外，随着"健康美"在 1920 年代逐渐成为时髦名词，清洁卫生用品的观念往往又和"洁白"、"芬芳"的产品形象结合。[④] 在传统中国，芬芳、香气这种嗅觉的感受，本身就可以与清洁卫生，甚至和后来的杀菌消毒等观念进行汇通。[⑤]

时人指出，端午节的"老式防疫"一般"做苍术、白芷蚊烟，喷雄黄，这种做法，很有些意思的，因为夏天一到，时疫流行，所以一定要来一次

---

① 刘琴仙：《论脑膜炎症国医之治疗并预防法》，《杏林医学月报》第 41 期(1932)，第 14—15 页。

② 刘士永：《"清洁"、"卫生"与"保健"——日治时期台湾社会公共卫生观念之转变》，《台湾史研究》8.1(2001)，特别是第 66—67 页。

③ 参考外用清洁消毒药"来沙而"的漫画，引自《申报》1936 年 6 月 27 日，第 3 张。

④ 廖珮君：《知识与营销：民国时期广告中的清洁卫生用品》，《新北大史学》第 8 期(2010)，第 61—76 页。

⑤ 罗芙芸(Ruth Rogaski)著，向磊译：《卫生的现代性：中国通商口岸卫生与疾病的含义》，第 239—247 页。

大清洁,并且用这些药物来消毒;挂起"钟馗",也表示我们怎样准备防疫(鬼)"①。虽然后者事涉迷信,但前者喷中药香烟,是传统中医的避疫办法,它在近代第一次被赋予科学化的解释。在明清时期,已可见芳香药物有逐秽消毒之功用。例如喻嘉言就指出:"治法未病前,预饮芳香正气药,则邪不能入,此为上也。邪既入,急以逐秽为第一义。上焦如雾,升而逐之,兼以解毒。中焦如沤,疏而逐之,兼以解毒。下焦如渎,决而逐之,兼以解毒。"②先以芳香药物,后以解毒类药物来治疗疫病,这成为此后中医寻找传统知识的基调。民初以后,中医吸收了西医的清洁消毒法,《传染病中西会通三篇》中就写到天花板、床板可用升汞、石炭酸消毒,衣服可用热蒸气消毒,其他如通风等呼吁,都以阐述西式卫生知识为主。③ 西医用沸水、硫磺等物杀菌的知识,中医也很早就吸收了。④ 中医田尔康自述其经历:"余于壬申九月,承委防疫于五寨,领带防疫处药品,就中以消毒药为最多,而后知西医之所谓防疫者,此也。"他认为应开放心态,全力学习西医之防疫法,消毒药物是另一大主体。足见"消毒"这种意识,其实是中医体认到西医最大之优势,这促使一些中医去找寻传统的消毒方法。⑤

商复汉指出,中医没有西医所谓的"消毒",但中医史上的某些药品之施用法,其实有相合之处。他举《肘后方》的"六味薰衣香方"作为衣服消毒法,药品有沉香、麝香、苏合香、白胶香、丁香、藿香等,用蜜和为炷,焚烧以熏衣服。他另介绍鼻腔、皮肤、口腔等处之消毒法,其中口腔之消毒,可用《景岳全书》中的"福建香茶饼",内有药物沉香、白檀、儿茶、粉草、麝香、冰片等;把这些药物做成药丸,放入口中含化,邪气就不

① 仲:《端午节老式防疫》,《生活知识》第 28 期(1946),第 16 页。
② (清) 张凤逵原著,叶子雨增评:《附刻喻嘉言〈瘟疫论〉序》,《增订叶评伤暑全书》,曹炳章辑:《中国医学大成》第 16 册,下卷,第 43—44 页。
③ 王趾周:《传染病中西会通三篇》,第 40 页。
④ 陈守真:《微菌之厉害》,《绍兴医药学报星期增刊》第 22 期(1920),第 3 页。
⑤ 田尔康:《中医对于诊治急性传染病证试列举其长并纠正其短》,《医学杂志》第 69 期(1933),第 4—5 页。

能侵入，比西医的口罩更方便而实用。① 同样是外用防疫药物，上海
《时兆月报》刊载了常服青橄榄（或咸橄榄），或食用生萝卜预防喉疫法。
一切辛烈、燥热和刺激的食物，都不可食用；如发现喉间有红肿、白点，
甚至隐隐作痛，则可用土牛膝捣汁，再用薄荷泡汤漱喉，或是用生地、麦
冬漱喉，保持喉部清洁，"使毒菌不能停留"。② 中医张照鳞指出中西医
各方的消毒优势：公共卫生及有能力的人家，预防疫病之用药，可以贯
众、兴矾清洁饮料，汽油（应指蒸气）消衣被之毒，苍术熏蒸房室，石炭酸
洒地清洁，石灰消痰唾、便溺之毒。③ 这里的贯众、兴矾（笔者按：应为
明矾）、苍术和前面屡次提到的雄黄，都是传统中医著名的清洁消毒药。
在饮水消毒方面，商复汉也提到贯众、黑豆、雄黄、白矾，将中医的"辟秽
除邪"和西医之"消毒杀菌"放在一起理解。④ 中医还曾开辟报刊专栏，
介绍个别传染病的治疗与预防法。1932 年，北平国医防疫委员会就刊
载霍乱之防治法，尤重饮水消毒，运用甘草、川连、生芪、连翘、藿香、茅
术、薄荷等药物制成"公众饮药"，或将贯众、雄黄、白矾等放入水缸中浸
泡解水毒，再供民众饮用。⑤

　　除了饮水清洁需要重视外，由于许多传染病都是通过空气传染，故
空气的清洁防疫也被凸显，古代的芳香防疫法派上用场。商复汉曾举
出"空气消毒法"八方，它们多是利用药物制成粉末香包，或将中药于空
气中焚烧，他认为：

> 　　细菌生活，大抵好湿而恶燥，若空气过于干燥，则细菌体中水
> 分，蒸发无余，不能发育，易于死亡，其中尤以病原菌为最甚，纵结核
> 菌，脾脱疽芽胞，能经久不死，而最低限度，亦能制止其发育。以上

---

① 商复汉：《国医防疫之研究》，《国医公报》第 4 卷第 1 期（1936），第 41—43 页。
② 朱惜民：《喉疫预防法》，《时兆月报》第 24 卷第 3 期（1929），第 30 页。
③ 张照鳞：《中医预防传染病之方法及药剂》，《医学杂志》第 86 期（1935），第 24 页。
④ 商复汉：《国医防疫之研究》，《国医公报》第 4 卷第 1 期（1936），第 45—46 页。
⑤ 不著撰者：《北平国医防疫委员会霍乱症防治法》，《山东教育行政周报》第 203 期
　（1932），第 33—38 页。

各方,辟秽、除湿、消毒、杀菌,或用薰烟,或用悬挂,于干燥空气之中,兼能和空气中之毒素,似较西医单纯性之干燥消毒法,尤为完善。[1]

商氏融合中西医的理论,说明中药在空气中焚烧可能达到防疫功效。这在民初有非常多的例子,基本出发点仍是中医芳香药物之功能。辟瘟丹的"瘟"字,常指广义的传染病,例如广东中医徐仁甫在可防疫的"辟瘟丹"条下解释,将数种药物组成之丹药每天早晨焚烧,即可永不染疫。[2] 笔者发现整个民国时期,含有芳香气味的日常生活用品,很多都被赋予防疫功能,包括香水和香烟在内。例如1926年《申报》刊载的"加大白金龙香烟"广告,就指出吸香烟可以预防传染病,"杀虫解秽",这是基于中医的既有论述。[3] 丁福保甚至认为:"烟草内含有一种消毒之物质,入口腔内,有扑灭霉菌之效,故传染病流行之时,吸烟者每获免感染。"[4]中医"香"的抗疫话语,对照西医的消毒药"臭药水"——如五洲药房出品的"亚林臭水",一种类似漂白水类的消毒剂——在香与臭之间,形成了中西鲜明之对比,嗅觉间的感受,言说着不同的抗疫思维。[5]《瘟疫约编》整理出古代芳香防疫的理论:

> 故黄帝曰:不施救疗,如何可得不相移易者。岐伯曰:不相染者,正气存内,邪不可干,避其毒气,天牝从来,复得其往。气出于脑,即不邪干,气出于脑,即先想心如日,盖言瘟疫之易于传染,应如何避之,方可使之而不传染。其法有四:一宜谨葆身体,恬淡虚无,使正气从之而内固,则疫邪自不能干犯也。一须勿近患瘟疫之人,以避其传染之毒气也。一宜当用芳香开窍之品以取嚏,使气出于脑,天牝鼻也,天食人以五气,盖鼻受天之气,故曰天牝。瘟疫

---

① 商复汉:《国医防疫之研究》,《国医公报》第4卷第1期(1936),第45页。
② 徐仁甫:《实用医学讲义》,第162页。
③ 上海申报馆编辑:《申报》,1926年8月15日,第19版。
④ 丁福保:《吸烟须知》,《医话丛存》,收入沈洪瑞、梁秀清主编:《中国历代医话大观》,第1516页。
⑤ 上海申报馆编辑:《申报》,1936年8月1日,第4版。

疠气,由鼻之呼吸上通于脑。脑为一身之要枢,五脏精华之所聚,神明用事之府。瘟疫犯脑,迅达全身,出入升降,立时停顿,其死最速。故用芳香取嚏,使脑中瘟疫仍从鼻出,神机气立,顷刻恢复。一则当其用芳香取嚏,气出于脑之先,自须存想吾心如日以壮心神,盖心为君主之官而藏神,主不明则十二官皆危。想心如日,神出主明,如日丽天中,阴霾尽破,疫邪自无容留之地矣。如是避之,所谓圣人不治已病治未病之豫防法也。①

其中最重要的概念就是芳香之气可以通过喷嚏将体内邪毒之气排出。而瘟疫之气犯脑,则是非常特别的理论,因为大部分医家会以空气、呼吸、肺脏的连带概念来说明瘟疫的传染路径。此外,除了用清洁空气的概念外,有些中医也认为香气可以兴奋神经,增强抵抗力,例如黄国材说:"如诸葛行军散、人马平安散等,当疫大发时,用以触鼻及调服少许,以畅达其神经,维持其生理,使自然免疫质充足,而毒菌不能侵入,亦颇著效验,不可忽视也。"②商复汉同样认为用诸葛行军散或卧龙丹搐鼻,是所谓"鼻腔消毒法",可以防疫。③又如1941年中央国医馆四川省分馆公布的"国医防治时疫宣传大纲",预防法包括勿食冷水果品及不洁之物。每餐可食"苦芥","以增长胃抗毒机能";还可常常携带"药香",如川芎、苍术等,用以"兴奋神经,发舒郁闷"。在空气流通方面,除注意开窗外,也呼吁焚烧具有香气的药物,用以"流通空气、熏解秽气"。而在"改良饮水"方面,"宜常置管仲(笔者按:应为贯众)、雄黄、苍术、白矾,以清解水毒"。保持清洁,与前述中医办法一致,而避免蚊蝇等呼吁,则与西方医学一致,不需多论。④

其余用焚烧药物方式来防疫之呼吁也有记载,如针对"脑膜炎"疫

① 周禹锡编述:《瘟疫约编》,第11—12页。
② 黄国材:《中医预防传染病之方法及药剂》,《医学杂志》第86期(1935),第23页。
③ 商复汉:《国医防疫之研究》,《国医公报》第4卷第1期(1936),第42页。
④ 曹叔实、刘子沉、邝鹤霄:《中央国医馆四川分馆训令:国医防治时疫霍乱宣传大纲》,《医药改进月刊》第1卷第6期(1941),第17页。

情,刘琴仙指出:在住屋与空气方面,除了讲究空气流通、扑灭蚊蝇外,若用雄黄或苍术的烟来熏烘,则"室内芳馥、毒秽潜消"。[1] 很多药物都是反复出现的,如雄黄。山西中医改进研究会也指出用雄黄涂鼻孔,可消毒防疫,手足有伤口,还可用雄黄擦拭消毒,避免疫毒从伤口侵入。[2] 中央防疫处也曾介绍用百部根泡白酒,用来擦拭伤口,也可杀灭虱子、预防斑疹伤寒,这可以算是极少数西医主导的卫生单位运用中药防疫的例子。[3] 商复汉还列有"下等动物消除法",包括避除蛇蝎、避鼠、杀蚊蝇臭虫等法,大抵也是用熏香的多。他认为除了重视环境的整齐清洁外,中医对昆虫之传染病尚不甚明了,当时西医也缺乏良好的扑灭法,这是值得开发的部分,只是这样的论述在当时中医界还未受到普遍的重视。[4]

第六节　探索失落的中医防疫技术

近代的卫生制度,是一种基于国家权力和机构设置的公共事务,有着全新的视野。[5] 但如果把"防疫"、"清洁"、"消毒"这些概念抽离出来分析,会发现中国医疗史也给了我们全新的视野:亦即中医在古代就有这些知识内涵,只是表述的方式有所差异;在近代之后,它需要被整

---

[1]　刘琴仙:《论脑膜炎症国医之治疗并预防法》,《杏林医学月报》第41期(1932),第15页。

[2]　徐仁甫:《实用医学讲义》,第162页。

[3]　不著撰者:《报告门:中央防疫处预防春季时疫通告》,《医学杂志》第1期(1921),第85—87页。

[4]　商复汉:《国医防疫之研究》,《国医公报》第4卷第1期(1936),第47—48页。

[5]　余新忠指出:"最令笔者感到不如人意的,还是其普遍缺乏历史感,往往从现代的卫生和概念出发,去裁剪史料,而很少能将史迹放在具体历史情境中,来考察和理解不同时空中不同的卫生观念和行为。"参考余新忠:《历史情境与现实关怀——我与中国近世卫生史研究》,《安徽史学》第4期(2011),第10页。

理、创新，运用一种新的方式来重现。当时中医归纳出不少防疫药物、药方和办法，它们具有很实际的意义，许多药物反复出现，如雄黄、苍术、贯众、藿香、蒜、硃砂等。将古人对药物所累积的经验整理出来，才能更好地作为创造新药的根基。当时医家已经整理了若干成果，若能将这些药物加以实验，可能会有令人惊喜的发现。从 1960 年代末的"523 任务"，一直到屠呦呦获得诺贝尔奖的经验，可探索一条从古籍中整理药物后，再转移到科学实验的有效路径。① 只可惜，民国时期所谓的整理工作不能算成功。前文所述有赖于史家的后见之明与汇整众多资料之功。但是，当时中医界对这种防疫药方之征集与论述其实是各行其是、相当零散的，而且对比中医在伤寒、温病的其他论述来看，"防疫"似乎不是中医界探讨的主流，"治疫"才是主流；再加上民国中医已丧失防疫工作之主导权，诸多防疫药方在大疫流行时无法有计划地被中医拿来"实验"（或用"检验"一词比较精准）。

中医近代的防疫观是一种通则，虽有个别疾病用药上的不同，但针对广义的传染病和瘟疫，具有预防上的高度相关性。当然也不能否认，这是一种无法确定精准病名所发展出的粗糙通则。但新的传染病不断出现，知识不断细分，很多疾病可能是古籍中没有的，抑或是有，但病名无法对称的，如何处理"新病涨破旧框"的情形？② 那些通治类的预防药物，真的对每一种传染病都有效吗？颇令人怀疑。中医在防疫方法上，当时仍处在讨论与发展过程中，看起来众声喧哗，提出了许多防疫的药物与方法，但却没有划一性的治疫力量和具有规律的用药模式，多是医者个人之见解或辗转抄录医书而得。中医界论述归论述，但在实际防疫工作上，却没有发展出属于自己的办法，也没有进行相应的实验。文中所论述、刊载的药品，大多来源出处不明、未经辨证；与传统的

① 饶毅、张大庆、黎润红：《呦呦有蒿：屠呦呦与青蒿素》，北京：中国科学技术出版社，2015年，第31—38与108—110页。
② 范行准：《中国医学史略》，第221页。

外感热病理论相比,中医也较少论证防疫学说,甚至也没有防疫效能的统计数字,药方的公信力值得怀疑。退一步说,有没有防疫效果另当别论,没有加以重视,却是事实。中医杨志一就曾指出:"中医防疫方法,昔重保存正气,而于特效药品,虽有发明,惜试验未广,成效未著,果能积极研求,切实推行,终有与世界人士相见之一日。"①一语道破当时的问题与未来应该发展之方向。更系统地整理防疫的办法和药方,中医已有论述,但还未成为全国之共识,也没有达成共识的意识。又如商复汉呼吁的:国医书籍内的防疫治疫方剂,多含杀菌作用,而诸药中解毒辟秽的功能,比西医专事杀菌的思想更为独到,若努力研究,设法改良,则中医式的卫生防疫,必能独树一帜。② 目前仍是未竟之理想和事业。近代中医改革方向本千头万绪,实在也不能苛责一时。在中医的历史中,还有很多这种技术之"失落"值得被挖掘与创新,端看今后中医有没有意识到这种历史启示了。

---

① 杨志一:《中西医"治疫"之我见》,《医界春秋》第 49 期(1930),第 4 页。
② 商复汉:《国医防疫之研究》,《国医公报》第 4 卷第 1 期(1936),第 31 页。

第八章

调养、饮食与禁忌——古典理论在病患世界的转型

第一节　前　言

近代中西医对于受细菌侵袭后的热病调养看法,是截然不同的。对现代人而言,罹患头痛、咳嗽、发热等小毛病,可不能拖太久,为了应付繁重的工作与忙碌的生活,二三天的患病历程大概是可以接受的,即使未愈,也多是带病工作,或频繁地更换医生,甚至觉得药物效果不佳,等等,但很少重视病后"调养"。但古人在热病之后慎重调养,却是事实。清代江涵暾即言:"伤寒兼症者,伤寒中所恒有之症。有因于误治者,有调摄失宜者,有病气相传染而变症者,按法治之而已。"[①]也就是说热病本身有很多兼症,其中,没有好好调养也是导致病情产生变化的重要原因之一。清代《温病条辨》引吴又可所言:

> 夫病后调理,较易于治病,岂有能治病,反不能调理之理乎!但病后调理,不轻于治病,若其治病之初,未曾犯逆,处处得法,轻者三五日而解,重者七八日而解,解后无余邪。病者未受大伤,原可不必以药调理,但以饮食调理足矣,《经》所谓"食养尽之"是也。[②]

可见饮食调理之重要性,这也是本章重点之一。食物皆具备物质的气和性味,气的性质是多变的,因人、季节、地域而异。上古圣人"食足以接气,衣足以盖形"。"食"与"气"在体内有很强的内在连结关系,

---

① 参考(清)江涵暾:《伤寒兼症》,《奉时旨要》,北京:中国中医药出版社,1993 年,卷 2,第 28 页。
② (清)吴瑭:《温病条辨》,收入李刘坤主编:《吴鞠通医学全书》,北京:中国中医药出版社,1999 年,第 85 页。

食物可以转化成人体的气,此过程相当重要。另一方面,科学支撑下的细菌学,背后所牵涉的知识,是划一且规则的。它规范了人的行为,统一了日常生活的细节,并以对抗病菌的传染为最高的指导原则。食物在这样的知识脉络下,也有特定的指涉,如余云岫谓:"蔬菜、牛乳、鱼肉之类,被病人排泄物所污者,非煮至极熟,则微生物即乘此入口腹中矣。"[1]可见不熟的食物是不卫生,可能带有病菌。中西医对食物致病的看法也有所不同,谈及饮食与微生物的关系时,中医陆晋笙说:人会泄泻,有许多解释,"有属于寒的,有属于热的"。但是西医抨击:"泄泻的病因,为了饮食不洁,带进了微生物,微生物占据了人的胃肠,潜滋暗长,广播丑类,遂成此病,关什么寒呀热呀?说出这种不科学的话!"对此,陆回应中医本来就是说"脾胃",而不是"胃肠",这是解剖形质解释上的差异,姑且不论。虽说微生物与病症有关,但不能说每一种疾病都是"病菌"所导致。他举了一则生动的故事:亲戚养了一只猴子,得了泄泻,结果证实不是吃了极可能含有微生物的生食,反而是吃了经过煮熟、杀菌过的熟食。因为猴子原本是吃生食生果,经人类饲养后,给它吃了以为比较少微生物的"熟食",结果猴子竟也"水土不服"了。那位亲戚听从建议,重新喂猴子吃生食,不到三天,猴子即痊愈。[2] 相对于中医的属寒、属热,属于"饮食不调"的泄泻即称"食伤",故中医看待饮

---

[1] 余云岫:《微生物》,第 39 页。

[2] 陆晋笙论说:"……猢狲食惯的是水果,生食都没有煮熟,当然在未曾煮熟的水果上,微生物是很多很多的,照理猢狲平时就该泄泻了,为什么倒不泻?倘说猴的生理,不同乎人,人的抵抗力弱,猴的抵抗力强,所以一般的微生物到了人的肠胃,就要泻,到了猴的肠胃,就不会泻。果然如此,那有微生物的水果,因抵抗力强,而不致于泄泻,一到已经煮熟的熟食,微生物都被煮死,那是再稳再妥没有的了,怎是抵抗力素来薄弱的人,吃下去也不会泄泻。似猴子这么的肠胃,当然不会再泄泻。那里知道,事实之证明,猴子吃了熟食,立刻就泄泻,敢是微生物这件东西,在人依附在生食上,在猴依附在熟食上不成?照我们中医看来,食物进肠胃,有惯与不惯的关系,人惯了熟食,猴惯了生食,不惯就泻,惯就不泻,所以我叫那亲戚,只给猴生食吃,禁止熟食进口。亲戚听了我的话,不到三天,两头猴子就都好了,所以我要虚心请教,泄泻与微生物,究竟是怎么一个问题。"引自陆晋笙:《论泄泻症》,《景景室医稿杂存》,收入沈洪瑞、梁秀清主编:《中国历代医话大观》,第2066—2067 页。

食和疾病的关系,主要仍依据食物的属性与人体的关系①,和西医依据人与微生物之关系有所差异。而谈近代医疗卫生史时,史家常关注疾病之本身与卫生制度之举措,较忽略病后调养这个与日常生活史极其相关且相当重要的部分,其间涉及中西医在观念上的融通与冲突,也别具意义。本章即以热病"调养"为主,围绕饮食、药品、禁忌等几个面向来梳理近代热病中牵涉气和细菌的一些论述,希望能对"重层医史"的日常生活分项,描绘出更清晰的框架。

第二节 古典食物禁忌学说和
热病之关系

在中国古代,关于病人日常生活调养的知识,实相当丰富。养生益寿之法,纯为一种日常生活之参考,无论贵庶,都乐于追求不息。② 但对于古典养生学的内涵在近代转型的面向,或是和疾病史、病人日常生活等方面的结合,则较少谈及。前章已谈及居处与空间的问题,本章再针对热病调养与饮食的关系,乃至民国时出现之新药品等面向,展开新的论述。

现代医院的饮食多针对病人的体质来进行控管,但是对医疗资源不足,无法在医院进行调养的民初大多数民众来说,必须以居家作为调养的主要场地。大抵近代西医的培育以学校教育为正轨,但中医除了学校教育外,医学知识的传衍本来就在日常生活中进行,并借由口传与

---

① 陆晋笙:《论泄泻症》,《景景室医稿杂存》,收入沈洪瑞、梁秀清主编:《中国历代医话大观》,第 2066 页。
② 王尔敏:《明清时代庶民文化生活》,台北:"中央研究院"近代史研究所,1996 年,第 54—62 页。

文本经验不断延续下来,故有关病患在病中之日常饮食注意事项,占据了医学知识的重要内容。这种"饮食为药"的思想,在西方人看来是难以理解的,晚清一个传教士说:"生梨就是一种常用的退烧物。除外观相同外,这种梨与我们家乡的梨有很大的差别。它们几乎毫无味道,硬得几乎要用斧子来砍。亲眼目睹一个满脸通红、眼里布满血丝的病人有气无力地努力咬着这坚如岩石的梨以期解渴退烧的情景,实在令人可怜。"①其实《温病条辨》中"雪梨浆"、"五汁饮"者,皆以水梨为重要之方剂②,西人多为不解;大概西人比较熟悉、广为人知的,还是如(流感)发热口渴时,食用橙汁或蜜柑等食物。③ 另外,《温病条辨》解释:"(仲景)谓以饮食消息之,并未出方。谓如是重病,而不用药,特出饮食二字,重胃气可知。"④可见发烧吃水梨背后有一套重要的文化与经验知识(如存津液、顾胃气),而古代医生疗病也重视饮食的角色,不以药物为唯一疗病方法。

关于食物与疾病,余新忠研究指出:由于传统医学一直没有从理论上阐明食物在疫病传播中的作用,这方面的认识也停留在经验直观的层面,社会对食品与瘟疫的密切关系并不以为意。余从食品卫生的控管来审视古代医学,认为即使清末已逐渐有类似警察一类的人管理食品卫生,但实际作用仍令人质疑:"制度尽管在长时段中意义重大,但其最初的实际效用却往往令人不敢恭维。"⑤古典医学对食品卫生与疫病之间的关系的确不甚重视,但是对于许多疫病或外感热病,仍有一套饮食的规范与禁忌,尤其重视病后调养,如陈果夫曾呼吁:"有些东西,病后吃了是不大妥当的,如冷的、咸的、酸的等等,有时都有使病变化的可能,尤其自己身上某一部分向来有缺点的,更加要注意。从前小孩子

---

① 麦高温著,朱涛、倪静译:《中国人生活的明与暗》,第 197 页。
② (清)吴瑭:《温病条辨》,收入李刘坤主编:《吴鞠通医学全书》,第 24 页。
③ 丁福保:《中西医方会通》,北京:商务印书馆,1929 年,第 100 页。
④ (清)吴瑭:《温病条辨》,收入李刘坤主编:《吴鞠通医学全书》,第 36 页。
⑤ 余新忠:《清代江南的瘟疫与社会:一项医疗社会史的研究》,第 214 页。

不读书,在家中有实习调护的机会,现在小孩子读了书,书本上没有这些道理讲给他们听,所以既无学识,又无经验,这是我们民族健康上一个极大的遗憾。"①重视食物属性与"个人"调护,属于"自己调护的方法",是珍贵的资产,但这套知识似乎在民国受西方影响的教科书中消失了。②这些传统,在日常生活中具有一定的影响力,与之相对,新式知识在日常技术实践层面,缺乏社会相应的配套措施。这些传统是一种根深蒂固、具有历史性的观念,不受外力之规范,如医疗院所的规范等,是由民众自主地在日常生活中施行的知识,这是过去医史研究比较忽略的区块。

关于外感热病的食物禁忌传统,最早可以追溯至《内经》到《伤寒论》成书的这一段时期。《素问·六元正纪大论篇》言明恪守"食岁谷以全其真",即依据岁时节令之气选择适合的食物,才能避免特殊节令之气下的特定疾病。③热病之食忌理论成形,最初体现在论述治疗疾病的标准,要遵守"治热以寒,温而行之;治寒以热,凉而行之;治温以清,冷而行之;治清以温,热而行之"的规范,从中即可挖掘出治疗热病要用寒药的规律;又如:"诸治热病,以饮之寒水,乃刺之,必寒衣之,居止寒处,身寒而止也。"④对于热病,要用性质相反的"寒"来治之,同理,具有热性的食物则不宜食用。⑤另外,《素问》记载:"天之邪气,感则害人五脏;水谷之寒热,感则害于六腑。"⑥疾病的理论与脏腑、身体之气是息息相关的,所以有关食忌的论述,其理论基础就是:"天食人以五气,地食人以五味。……五味入口,藏于肠胃,味有所藏,以养五气,气和而

---

① 陈果夫:《卫生之道》,收入陈果夫先生奖学基金管理委员会编:《陈果夫先生医药卫生思想遗著选辑》,第 144 页。
② 有关民国时期的生理学类教科书研究,"中研院"史语所的李贞德、复旦大学的张仲民等学者都有涉猎。可参考王有朋主编:《中国近代中小学教科书总目》,上海:上海辞书出版社,2010 年。
③ 参考郭霭春主编:《六元正纪大论篇第七十一》,《黄帝内经素问语译》,第 461—484 页。
④ 郭霭春主编:《刺热篇第三十二》,《黄帝内经素问语译》,第 199 页。
⑤ 郭霭春主编:《五常政大论篇第七十》,《黄帝内经素问语译》,第 458 页。
⑥ 郭霭春主编:《阴阳应象大论篇第五》,《黄帝内经素问语译》,第 32 页。

生,津液相成,神乃自生。"①通过与数术阴阳五行对应以及各脏腑与食物性味之配合,来解释食物在人体内化为精气的过程。食物"味"之本身就含有气的意涵,所谓"味归形,形归气,气归精","精食气,形食味",食物之味与身体、气、精都有连带的关系。② 食物吃下肚后,称为"食气入胃",精气会经过一套既定的程序荣养经脉与脏腑,这是确立饮食之于身体的重要性的古典身体观。③

《内经》不过完成了一个粗略的指导原则,对于个别疾病的食物禁忌,还没有完全成形。不过,至少热病作为古代疾病史中的一个大病,在《素问·热论篇》中已有许多食忌线索可循。例如:

> 帝曰:热病已愈,时有所遗者,何也?岐伯曰:诸遗者,热甚而强食之,故有所遗也。若此者,皆病已衰而热有所藏,因其谷气相薄,两热相合,故有所遗也。帝曰:善。治遗奈何?岐伯曰:视其虚实,调其逆从,可使必已矣。帝曰:病热当何禁之?岐伯曰:病热少愈,食肉则复,多食则遗,此其禁也。④

热病是古代医学中少数发展出治疗准则与确立较完整饮食禁忌的疾病。吃得过多(强食)会产生与体内热气相似的热气,热上加热,疾病就难以痊愈;广义的肉类更是不利于热病的,是另一重要禁忌。李建民认为汉代虽然食肉已渐渐普遍,但秦汉时一般人的日常饮食仍是以蔬食水饮为主⑤,特别是一般民众,更是吃不起肉⑥,所以"食肉则复"可能不会是普遍发生的状况,多属上层阶级。这种通过些微经验积累的知

---

① 郭霭春主编:《六节藏象论篇第九》,《黄帝内经素问语译》,第64—65页。
② 郭霭春主编:《阴阳应象大论篇第五》,《黄帝内经素问语译》,第31页。
③ 郭霭春主编:《经脉别论篇第二十一》,《黄帝内经素问语译》,第142页。另可参考拙著:《医通中西:唐宗海与近代中医危机》,台北:东大图书公司,2006年,第5章。
④ 郭霭春主编:《热论篇第三十一》,《黄帝内经素问语译》,第194—195页。
⑤ 李建民:《从"七十者可以食肉"看古人的饮食》,《方术·医学·历史》,台北:南天书局,2000年,第323—324页。
⑥ 林乃燊:《中国饮食文化》,台北:南天书局,1992年,第76—77页。

识，只能说是粗糙简略的认识而已，故哪种肉类可以吃，哪种又不能吃，经典中并没有交代清楚。至张仲景的《伤寒论》则更形重要，因为他针对外感热病提出的食禁原则，直到民国时期都还在医书文本内反复传衍。简单举其书所言为例：饮食的多寡多数情况下可以反映热病的轻重程度，通常能吃则代表身体"有热"，"阳（热）邪"本身就会"杀谷"①，故言"合热则消谷善饥"②。另外，"有热"对于性质相同的"热病"而言绝非好事："伤寒，始发热六日，厥反九日而利。凡厥利者，当不能食，今反能食者，恐为除中。食以索饼，不发热者，知胃气尚在，必愈。"③就成无己（约 1066—1156）的解释来看，"除中"就是没有或去除胃气的意思，照理说"病患素不能食，而反暴思之，必发热"④，在热病的进程中，突发性的食欲或猛吃，都是病情每况愈下的征兆，这和《内经》中的"多食则遗"也是符合的。反之，若是身上的热能够除去，则食欲回复，就是良好的状况，例如："此热除也，欲得食，其病为愈。"⑤

故简单归纳，若罹患热病，在康复前是不能够过食的。据此，《伤寒论》记载："伤寒脉已解，而日暮微烦者，以病新差（瘥），人强与谷，脾胃气尚弱，不能消谷，故令微烦，损谷即愈。……此新虚不胜谷气故也。"⑥因胃气还没有完全恢复，吃太多食物不利于热病后的调养，这是秦汉以来形成之最重要的热病食忌。在医书中又称为"食复"，定义相

① （汉）张仲景著，（宋）成无己注，王勇点校：《辨阳明病脉证并治法第八》，《注解伤寒论》，北京：人民军医出版社，2005 年，第 198 页。
② （汉）张仲景著，（宋）成无己注，王勇点校：《辨阳明病脉证并治法第八》，《注解伤寒论》，第 226 页。
③ （汉）张仲景著，（晋）王叔和撰次，李顺保校注：《辨厥利呕哕病形证治第十》，《金匮玉函经》，北京：学苑出版社，2006 年，第 58 页。
④ （汉）张仲景著，（宋）成无己注，王勇点校：《辨厥阴病脉证并治法第十二》，《注解伤寒论》，第 256—257 页。
⑤ 体内"精"的基础来自谷气，"不能食者，精无俾也"，不是完全不要吃，而是当热病去除后，恢复之食欲对身体才是好的。引自（汉）张仲景著，（晋）王叔和撰次，李顺保校注：《论热病阴阳交并生死证二十九》，《金匮玉函经》，第 59、108 页。
⑥ （汉）张仲景著，（晋）王叔和撰次，李顺保校注：《辨阴阳易差后劳复病形证治第十二》，《金匮玉函经》，第 65 页。

当明确:"病热少愈而强食之,热有所藏,因其谷气留搏,两阳相合而病者,名曰食复。"①热邪没有从身体内被驱除之前,谷气会与热气相搏,而让旧病复发,此乃广义之罹病后之饮食禁忌。虽然不能一下子吃太多,但也不是绝对"禁食",所谓"禁食受毙者,亦已不少",病人不要放纵乱吃,能节其食量即可。② 若不小心犯了禁忌,也有解决之法:"食复,则胃有宿积,加大黄以下之。"③误触此禁忌,最好的调理方式,就是"损谷",而最适当的药物就是大黄,泻其谷气。④

相关的禁忌还有很多,难以一一陈述。⑤ 热病之后的调养禁忌,较完整的首先出现在《诸病源候论》中,类似的书在中国医学中并不少见,如《先醒斋医学广笔记》记载:"伤寒之后,忌荤肉、房事。犯之者不救。"⑥至近代何廉臣,则集中归纳古书之禁忌,摘录如下:(一)劳复候:温病新瘥,津液未复,血气尚虚,因劳动早,更生内热,热气还入经络,复成病也。故凡梳头洗浴诸劳事等,皆须慎之。(二)食复候:凡得温病新瘥,脾胃尚虚,谷气未复,若食犬猪羊肉并肠血,及肥鱼炙脂腻食,此必大下利,下利则不可复救。又禁食饼饵炙脍、枣栗诸生果,难消物,若不能消化,停积肠胃,便胀满结实,大小便不通,因更发热,复成病也。⑦ 这些论述,都是中医热病学中的重要知识,要点在于:罹患热病

---

① 此为成无己之注解。出自(汉)张仲景著,(晋)王叔和撰次,李顺保校注:《辨阴阳易瘥后劳复病脉证并治法第十四》,《注解伤寒论》,第 280 页。

② (清)陈梦雷原编、杨家骆主编:《饮食宜忌》,《古今图书集成·艺术典·瘟疫门》第 45 册,台北:鼎文书局,1985 年,第 3317 页。

③ "宿积",仲景称作"宿食",成无己又有"宿谷"之言,意义相近。(汉)张仲景著,(晋)王叔和撰次,李顺保校注:《辨阴阳易瘥后劳复病脉证并治法第十四》,《注解伤寒论》,第 280 页。

④ 但大黄过于泻下,也对病后调养不好,如:"若进米糊数日,大便不下,药方中加当归、紫菀、麦冬。大便液足,燥粪自行矣。若误用大黄,多损气血阴液,戒之戒之。"引自何廉臣编著,王致谱等编辑:《增订通俗伤寒论》,第 495 页。

⑤ 早期禁忌的研究可参考皮国立:《"食忌"的谱系——以秦汉时代热病为中心》,《中国饮食文化》4.1(2008),第 81—114 页。

⑥ (明)缪希雍:《当禁不禁犯禁必死》,《先醒斋医学广笔记》,北京:中医古籍出版社,2000 年,第 163 页。

⑦ (清)戴天章原著,何廉臣重订:《第一卷·温热总论·论温热本症疗法》,《重订广温热论》,第 33 页。

的病人必须重视节制肉食,加以静养。至于房事的问题,本章在最后会有所讨论,此处先着眼于饮食问题。这些自《内经》以来就不断补充、衍生的知识,细部有不同,但内容与禁忌具有一致性。直至清代,这些知识对于一般罹患热病的病患,还是非常重要。《红楼梦》中的一段故事,说明了"禁食"是对调养热病有所帮助的。

> ……一时王太医来了,诊了脉,疑惑说道:"昨日已好了些,今日如何反虚微浮缩起来,敢是吃多了饮食?不然就是劳了神思。外感却倒清了,这汗后失于调养,非同小可。"一面说,一面出去开了药方进来。宝玉看时,已将疏散驱邪诸药减去了,倒添了茯苓、地黄、当归等益神养血之剂。……至下半天,说身上不好,就回来了。晴雯此症虽重,幸亏他素习是个使力不使心的,再者素习饮食清淡,饥饱无伤。这贾宅中的风俗秘法,无论上下,只一略有些伤风咳嗽,总以净饿为主,次则服药调养。故于前日一病时,净饿了两三日,又谨慎服药调治,如今劳碌了些,又加倍培养了几日,便渐渐的好了。①

故事中的女主角罹患热病,原本已经好了很多,但是病情反复,医生怀疑她是"吃多了";随后,所谓贾府的秘方"饿",也是一种节制饮食的办法。这些都是从热病知识中的食忌所衍生出来的知识,其源头乃中医的经典,且历久不衰。大概明清时期的热病学,多在伤寒与温病的争论上打转,但温病学派的食物禁忌理论,仍大部分继承了伤寒学的内涵。民国之后,相关饮食禁忌之理论续存于医书中,何廉臣谓:"伤寒温热,大邪退后,余热未尽,元气已虚。胃虚少纳,脾弱不运,稍动则复。若调理失当,不知禁忌,随时可以转复。"②这些禁忌的内容,多是辗转

---

① 曹雪芹、高鹗原著:《红楼梦校注》第2册,第53回,台北:里仁书局,1984年,第819页。从文本的叙事来看,晴雯因为频繁出入冷和暖的环境,所以感到发烧、头疼鼻塞(见是书第51回,第791—792页与第52回,第805页)。晴雯最终因"女儿痨"而死,但根据陈存仁的推测,这回她得的叫作"肺风痰喘",西医叫作"大叶性肺炎"。参见陈存仁、宋淇著:《红楼梦人物医事考》,桂林:广西师范大学出版社,2006年,第111页。
② 何廉臣编著,王致谱等编辑:《增订通俗伤寒论》,第487页。

抄录历代医书而来的。^① 酒肴,肥腻鲜美、生冷等食物应该禁食,否则将导致"油腻阻滞经络,邪热不能外出"。尽管精神一时健旺,但离痊愈终究遥遥无期;而谷物和某些菜类则可酌量摄取,"将身中蕴蓄之邪热,以渐运出于毛孔,何其快哉!"^②

民国时期,西医的影响力变大,医疗院所虽仍未普及全国,但西医的医疗知识,在居家饮食调养方面,已经起了很重要的影响。余云岫在《传染病》一书中,即针对多种著名传染病加以介绍,在诊断与治疗方法外,最值得注意的内容就是多了类似"安静之注意"、"恢复期之注意"、"看护人之注意"等知识,囊括了病后调养的大部分注意事项。^③ 这种详细的分类,极可能促使中医开始重视古典学说中有关调养的知识,予以重新解释,阐述,并和西医展开对话。一些中医开始认为,医理必须付诸于日常实践,若病患无法理解,就失去了医学为实用之学的意义。蒋文芳说:"医之学问,纯为一种实用之学问。乃回顾吾国医学,积数千年之经验,治病神奇,远非机械式之西医所能企及,而学说之玄奥,实使民众方面不易领悟,初学者尤觉茫无头绪,不得其门而入,此倘西医引为攻讦之要害,亦中医学不能普遍进步之一大原因也。"^④所以将古典理论融合至日常实用,是民国中医努力方向之一。杨则民还指出,新中医要开发的是一切对疾病治疗有助益的方法,故言:"今之中医但知疏方内服而已,不知汤剂为治疗诸方之一法,非此足以治疗诸法也,徐灵胎有'汤药不足尽病'之论,扁鹊有'人之所患患病多,医之所患患道少'之说,近世医学得科学昌明之结果,疗法遂以大多,近观中医不仅不能

---

① 例如:"庞安常曰:凡病瘥后,先进清粥汤,次进浓粥汤,次进糜粥。亦须少与之,切勿任意过食也。至于酒肉,尤当禁忌。若有不谨,便复发热,名曰'食复'。王士雄云:瘥后必小便清、舌苔净,始可吃粥饭、鲫鱼、台鲞之类。油腻、酒醴、甜食、新鲜、补滞诸物,必解过坚矢新粪,始可渐渐而进,切勿欲速,以致转病。"出自何廉臣编著,王致谱等编辑:《增订通俗伤寒论》,第 495 页。
② 何廉臣编著,王致谱等编辑:《增订通俗伤寒论》,第 495—496 页。
③ 余云岫:《传染病》,第 14—15 页。
④ 出自秦伯未:《实用中医学》,台北:新文丰出版公司,1987 年,蒋文芳序,第 3 页。

健长增多,别创治疗之新术,甚至前人已发明之治法犹不能用。当此世界,交通日便,生存竞争日烈之际,民众疾病随时而俱多,中医治术反日趋简陋。"①此谓过去中医在内服汤剂之外,还有许多有效治疗疾病的方法,这些都应该积极阐明开发。西医在中国社会渐渐被接受,对中医而言也具有正向之刺激,在调养热病的知识上,中医开始注意到具实用性的理论与病人日常调养方面的技术。其中与疾病、饮食相关的核心知识,在西医属于营养学的范畴,引起中医的注意。杨则民说道:

> 生命之延续,赖乎营养之摄取,而营养物之摄取,全赖饮食物之供给,故饮食之或多或少、或宜或不宜,对于个体健康影响,至深且切。凡以保持健康,而研究饮食物者,古代谓之食医,近世谓之营养学。以分别饮食而研究疾病之宜忌者,古代谓之食疗,近世通称饮食疗法。……饮食之与病,固如形影之不能相离者,夫水能载舟,亦能覆舟,饮食亦然,益人亦能害人,不知医者,诚不足以言诊疗。而不知饮食之作用,尤不足以言医药。②

饮食在医疗上的重要性,在西医营养学相关知识普及后,部分影响了传统医学发展的思维,而中医也想起了古代的"食医",欲找出古典知识的根据,和现代科学知识的营养学进行对话。

第三节　近代身体观转型之一例
——气与抵抗力

上一章谈到中医的个人卫生面向。虽说个人卫生是公共卫生的基

---

① 杨则民:《三、议法(三)外治篇》,《潜庵医话》,第140—141页。
② 杨则民:《(十八)饮食疗法》,《潜庵医话》,第158—159页。

础,但是过分强调"个人",并不是公共卫生专家所乐见的现代性目标。① 民国时期,国家卫生之公权力不彰是事实;更有甚者,当时号称黄金十年的大规模卫生运动——新生活运动,其实也是偏重个人的,研究成果甚多,此处不赘。笔者并不是为了强调个人卫生有多好,而是要说明这样的时代背景与氛围,对于成就中医式的卫生也许是有利的。又,中医在发展的过程中,受了不少西医观念的影响,或多或少也把许多传统概念,如气血、精气等观念,拉至现代性的范围之内。

中医之重视个人之卫生抗病理论,除居处与空间在瘴气论上的某些汇通外,最重要者则为传统身体观中的"正气"。近代以前,中医热病论中就已经存在关于存正气以抗病的丰富论述。吴有性说:

> 邪之所着,有天受,有传染。所感虽殊,其病则一。凡人口鼻之气,通乎天气。本气充满,邪不易入。本气适逢亏欠,呼吸之间,外邪因而乘之。昔有三人,冒雾早行,空腹者死,饮酒者病,饱食者不病。疫邪所着,又何异耶? 若其年气来盛厉,不论强弱,正气稍衰者,触之即病,则又不拘于此矣。其感之深者,中而即发;感之浅者,邪不胜正,未能顿发。或遇饥饱劳碌,忧思气怒,正气被伤,邪气始得张溢,营卫营行之机,乃为之阻。吾身之阳气,为邪所遏,故为病热矣。②

瘟疫会传染,但它们的"传"与个体有密切关系。自身充满"正气",邪气就不易入侵;反之,"正气"一衰,邪气则有机可乘。邪气入侵人体后,也可能"邪不胜正",暂时潜伏在人体内,待到个人日常生活上不注意或犯了禁忌,邪气才会复出发作,导致热病。中医之瘟疫知识并不特别重视"群体"的问题,个人正气之充足,才是避免被传染的前提。又如

---

① 参考毕汝刚:《公共卫生学》,第1页。
② (明)吴有性原著,(清)郑重光补注:《原病》,《瘟疫论补注》上卷,第9页。

江涵暾谓:"五疫之至,皆相染易,正气存内,邪不可干,避其毒气。"①说明个人正气足以免于被传染。另外《疫疹一得》谈道:"上古无疫疹,亦无痘,有之自汉始,何也? 盖因天地开辟于子丑,人生于寅,斯时人禀清轻无为之性,茹毛饮血之味,内少七情六欲之戕,外无饮食厚味之嗜,浑然一小天地,是以无疫亦无疹。及汉始有者,亦由天地大运主之。"②此说明上古之人注意饮食、生活、情志等各方面的调养,是以不染疫疹、痘症等病。

这些论述除了强调正气外,也强调"个人"卫生之法与日常生活的注意事项。个人在日常生活上的疏忽,往往比瘟疫传染更为可怕。"即使感受(温疫)之最重者,按法治之,必无殒命之理。若夫久病枯极,酒色耗竭,耆耄风烛,此等已是天真几绝,更加温疫,自是难支,又不可同日而语。"③说明瘟疫发生时,个人自我健康管理、(古典)卫生的重要性。陈果夫就说:"有人说中医治这种病(传染病),不注意于杀虫,而注意在防范,好比城里或乡下没有盗贼,是警察办得好,并非无盗贼,盗贼仍不免于潜伏,不过有了好警察而无机会活动罢了。这些话也有道理,空气中本来各种微生物都有,为什么有人会生病,有人不会生病? 当然原因不在微生虫的有无,而在自己身体的强弱。"④这种身体观,不仅有隔离、消毒的思维,还偏向一种诸般皆求于己的思考。这种"个人"的卫生是将自己隔绝于群体、公共之外的私人日常生活管理。例如曹炳章谓预防秋瘟之要,指出:

> 宜戒饮酒,盖酒能损血液。若未病时觉口燥咳呛,宜先用雅梨

---

① 参考(清)江涵暾:《时疫》,《奉时旨要》卷四,北京:中国中医药出版社,1993年,第58页。

② (清)余师愚:《疫疹穷源》,《疫疹一得》,收入李顺保主编:《温病学全书》下册,第1569页。

③ (明)吴有性原著,(清)郑重光补注:《行邪伏邪之别》,《瘟疫论补注》下卷,第46页。

④ 陈果夫:《卫生之道》,收入陈果夫先生奖学基金管理委员会编:《陈果夫先生医药卫生思想遗著选辑》,第180页。

汁、萝卜汁各半钟,和匀,炖温服之,如热重鼻燥,大便燥结不通者,宜淡海蜇二两、大荸荠五枚,煎汤饮之。若微有喉痛,用玄参三钱、薄荷叶钱半,泡茶饮之。证过重者,皆宜参考前之治法,及请医生诊治,非区区数味,所能通治也。[①]

在疾病发生以前,曹已提供有效可行的简易治疗法;类似这种介于治疗与食养之间的技术,是当时中医抗疫的资产。另外,曹谈到衣服的穿法:"凡疫气流行之时,衣服被褥,宜时常洗换,勿用其有垢腻者。衣服宜宽松,不宜过紧,紧则血液循环受其压迫,易于出汗,必以适度为妥。衣服亦不宜过暖,过暖亦易于出汗,致汗孔疏漏,易触外邪。"[②]这里强调的外邪,是外界气候所导致的病邪,而非细菌。这是非常重要的,因为当时在细菌论渐渐流行时,中医重视调养自身状况,而非预防细菌之危害。陈存仁还曾举预防肺结核为例,说明这种防病的个人主义:"防痨之法,卫生清洁尚系防痨之消极办法,惟有滋阴之法乃防痨之积极办法。盖吾人所处之环境,如欲着着预防,实属防不胜防,且亦防无可防。惟有滋阴培本,乃使身体上根本增加抵抗消菌之能力,即有痨菌传染,亦能自然消灭。故阴分充足者,虽其夫患痨,相处数年亦不染病。由此观之,若一味恐怖,处处留意,事事卫生,实乃可笑消极办法。"[③]很有意思的,根据疾病的特性来加强身体的素质("滋阴培本"概念),是一条抗病的捷径,对现代中医或有启发,值得继续研究。又如陈果夫以白喉为例,说道:"白喉完全是一种传染病,由于白喉菌的侵入而生。喉痛为本病必发的症状,其疼痛每当谈话及咽物时往往加剧,甚至

---

① 曹炳章:《第七章:秋瘟之预防》,《秋瘟证治要略》,收入陆拯主编:《近代中医珍本集·温病分册》,第772页。

② 曹炳章:《第七章:秋瘟之预防》,《秋瘟证治要略》,收入陆拯主编:《近代中医珍本集·温病分册》,第772页。

③ 虽然肺痨严格来说不算外感,但是其牵涉到细菌与体质的问题,而且为民国时期的重大疾病,故于此举例对照之。引自陈存仁:《通俗医话》,收入陆拯主编:《近代中医珍本集·医话分册》,第1000页。另外,肺痨在民国时期被认为是外感伤风拖久不愈所导致,也值得注意。陈果夫即言:"肺病大半是因伤风而起,不伤风不容易成为肺病。"

头部旋转不已,非常难过。凡体质不好,冷热失调,以及扁桃腺发炎,抵抗力薄弱的人,最容易传染,没有这些被传染的因,决不会生这种病的。"[1]他强调被传染而患病的"因"不是细菌,而是各种不良因素叠加所导致的抵抗力衰弱,这些都与中医所谓气的身体观,体质与外界气的感受、失调等机转高度相关。也有民初的广告主张,补充身体元气,则可抵抗病菌,预防传染病;在不用多费唇舌解释药理之时,"补气"常是非常好用的词汇,包括对付外感热病而言。(见图 13)[2]

　　强化体质的方法很多,可以在传统的医学知识中找到大量的记载。《中国养生说辑览》(1930)载:"养生大要,不外精神、物质、起居三端。言精神则务求超悦,言物质则衣食住期于适调,言起居则动静常有节度,更能明于事理,善知机趣,必能明哲保身,臻于上寿也。"[3]这类民国时期的卫生理念通常仍与中国传统的养生学有关,所牵涉的知识都是个人日常生活可以奉行的卫生技术。一般人也多以"养生"来对应当时流行的"卫生"话语,将传统的内容用现代性的视角加以解释,但仍根基于传统。又如:"今之讲卫生者,多尚静坐之功夫。静坐之功,即释道趺坐之功,诚为卫生之要者。"[4]大概反映了此一想法;"静坐"与呼吸新鲜空气有关,有助预防肺病、咳嗽等,丁福保还曾大加著书立说。[5] 又如国学大师钱穆尝谓:"余体弱,自辛亥年起,几于每秋必病。一日,读日人一小书,论人生不寿,乃一大罪恶,当努力讲究日常卫生。余时适读陆放翁诗,至其晚年作品,心中大奋发。念不高寿,乃余此生一大耻辱,大惩罚。即痛于日常生活上求规律化,如静坐,如郊野散步等,皆一一

① 陈果夫:《卫生之道》,收入陈果夫先生奖学基金管理委员会编:《陈果夫先生医药卫生思想遗著选辑》,第 155 页。
② 上海申报馆编辑:《申报》(上海:上海书店出版社,1982—1987 年),1918 年 5 月 31 日,第 4 张。
③ 沈宗元等:《中国传统养生学二种·中国养生说辑览》,第 79 页。
④ 裘庆元主编:《论卫生静坐法》,《医话集腋》,收入陆拯主编:《近代中医珍本集·医话分册》,第 366 页。
⑤ 丁福保:《静坐法精义》,上海:上海医学书局,1920 年,第 57—58 页。

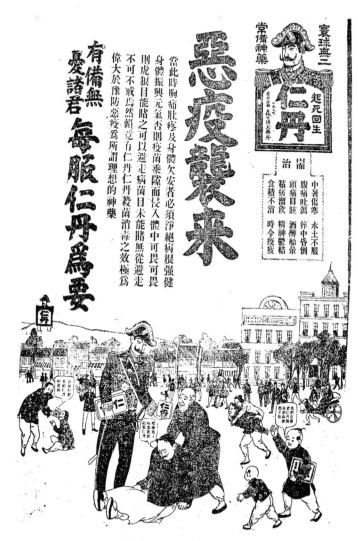

图 13　对付恶疫的仁丹

规定。"①钱所谓的日常卫生，是追求一种养生的生活，而非公共卫生的含义。

诸如"体质"、"抵抗力"等传统中医没有讲到的名词，民国时也开始常被使用作为解释身体状态与防病关系的语言。例如曹炳章认为，瘟疫与人的体质——肥瘦、强弱等特质都有关系。肥胖体丰的人，"面白阳虚"，多痰湿，容易吸收湿热，故"粘滞难解"，必须通阳气、化湿气，才能改变体质。反观瘦人，"面苍阴虚"，阴虚就容易有"内火"，会和湿气一起作怪，所以必须补充津液来改善阴虚体质。② 人的体质是判定瘟疫能否痊愈的关键，而体质和正气一样，都可借由药物或饮食来加以调整与控制，这是自医院、公共卫生、细菌检验之外，于日常生活空间中即可施行的技术，一般人可以轻易掌握，并不需要细菌实验室或专业的化验技术。早在清代，曹庭栋即言："凡病，必先自己体察，因其所现之症，原其致病之由。自顶至踵，寒热痛痒何如？ 自朝至暮，起居食息何如？则病情已得，施治亦易。"③他强调病人自主诊断，饮食、居处、身体感，等等，都是个人可以轻易觉察的。又如近代秦伯未则言：

> 抵抗病原之力，随身体发育而异，故判断疾病之时，更须注意于体质。体质强壮者，罹疾病难，罹之亦易胜之；体质虚弱者，对于诱因之抵抗力弱，罹疾病易，罹之易成慢性。独是体质非一成不变者，在少年期内，强壮者苟不知摄生，及亦成长，终必薄弱；薄弱者果善摄生，及其成长，竟能强壮，但至发育完全之后，体质遂不易更变耳。④

我们可以看到，虽然民国时仍有补"正气"的论述，但是相同意义的

---

① 钱穆：《四、私立鸿模学校与无锡县立第四高等小学》，《八十忆双亲·师友杂忆》，北京：生活·读书·新知三联书店，2006 年，第 91 页。
② 可参考曹炳章：《第四章：秋瘟之诊断》，《秋瘟证治要略》，收入陆拯主编：《近代中医珍本集·温病分册》，第 752 页。
③ （清）曹庭栋等：《中国传统养生学二种·老老恒言》，第 30 页。
④ 秦伯未：《实用中医学》，第 60 页。

语言和论述,其实部分被"抵抗病原"、"体质"或"补充营养素"等话语取代了。例如当时的研究纷纷指出各种"维他命"的功能,阐明缺乏某些营养素,将导致器官,特别是消化器的衰弱,进而让"身体上的生活力减少",于是细菌和微生物就容易入侵了。[1] 又如"鱼肝油"的广告,也说明服用后可以抵抗病菌、预防外感疾病。(见图14)[2] 当时这类信息相当多元,也可能充斥着夸张和谎言,例如《维他命与人生》就抨击当时许多人宣称维他命A为"抵抗传染病的维他命",多摄取这种成分可以预防伤风、咳嗽和其他一些普通传染病,甚至罹患热病后,"服用一剂含有维他命A的药品,即可霍然痊愈"[3]。这类书籍被介绍至中国,强调的当然多是一种个人养生的论述,其书名直接用了"卫生"一词,并提出许多个人应注意的知识,完全不谈论国家应负的责任和政策之规划。

另外,所谓的"体质"论述,在民国中医的知识中,绝对是和个人体气论述相关的。曹炳章就以人身体的强弱来解释和疫病的关系,他说:"强弱关系者,强者邪不易侵,弱者邪易受。气强者,受邪浅,病易愈;气弱者,受邪深,病难愈。吴鞠通曰:长夏盛暑,气壮者,邪不受也;稍弱者,但头晕片刻,或半日而已,次则即病。其不即病,而内含于骨髓,外含于分肉之间者,气虚者也。盖气不能传送暑邪外出,其邪必待秋凉,金气相搏而后出,故伏暑之病发也。其有气虚甚者,虽金风亦不能击之使出,必待深秋大凉,初冬微寒,相逼而出,故为尤重也。"[4]人体的"气"愈虚,病愈晚发,深伏于体内,待外部的季节变化,身体之伏气与外气相结合而诱发,于是罹患瘟疫。这些论述都指向一个人若是身体强、正气

---

[1] 有关中西身体观牵涉器官或腺体对于疾病解释的影响,也相当多,但碍于篇幅,仅附记于此。有关食物和养生的关系,参考杜亚泉等译述,东方杂志社编纂:《食物与卫生》,上海:商务印书馆,1924年,第95—96页。

[2] 上海申报馆编辑:《申报》,1937年1月10日,第3张。

[3] 哈利斯(L. J. Harris)著,黄素封、林洁娘译:《维他命与人生》,长沙:商务印书馆,1938年,第165—166页。

[4] 曹炳章:《第四章:秋瘟之诊断》,《秋瘟证治要略》,收入陆拯主编:《近代中医珍本集·温病分册》,第752—753页。

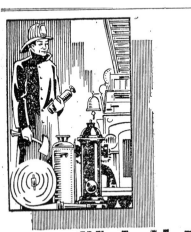

防患於未燃

冬季氣候，寒冷陰暗，流行感冒
病菌，至易孳生。故為防患於未
燃計，宜早服用那威藥用

鱉魚肝油，使其口喉兩那
澤痕，有抵抗病菌能力。

無論男女老少，服用那威
藥用鱉魚肝油，可免
傷風感冒及其他傳染等症。

那威藥用鱉魚肝油

图 14　那威药用鳖鱼肝油

足,则瘟疫自不能犯。更进一步的,中医还将身体之气与抵抗力放在一起论述,如邵餐芝指出:

> 详仲景诸方,或发汗以泡热,或温经以复阳,或吐下以祛毒质,总使人体不与病菌相得,吾身抗力不衰。……病菌者小人也,抗力者君子也,君子道长,小人道衰,势也。若以生物学家术语表之,体气者,菌争存之环境也,环境不适菌之争存,独适于人,菌即归于劣败,所谓天择也。[1]

"抗力"可以视为"抵抗力"的代名词,常和"正气"放在一起讨论。当时中国有关身体强壮而较能产生抵抗力之论述,内涵是非常丰富的。在现代中国政治中,如何使中国摆脱"病夫"之身体衰弱形象,一直是个很热门且重要的研究问题。[2] 在中医热病史的论述范围内,拥有一个强壮之身体,也意味着同时拥有好的精神、好的抵抗力,可以抵抗外感热病,甚至打败病菌。例如杨熙龄说:

> 日本藤田灵斋身心强健秘诀,论精神作用与传染病之关系云,世所知传染病由微菌作用而起,似与精神无何等关系,而实不然。盖其关系异常严密,人若精神坚固不摇时,血液循环旺盛,微菌自无繁殖之余地,体内细胞活动力强,抵抗力猛,若肺、胃、肠皆有杀菌能力,而不许其生存,然若精神衰弱时,恐怖微菌之念盛,血液循环迟钝,细胞活动力减,虽极少之微菌来侵,身体各部,已有不战自溃,望风解甲之势,遂致自树降旗,为微菌所征服矣云云,发明精神与肉体之关系,并精神强固,病菌不能侵害之理由,极为确实。[3]

---

① 邵餐芝:《视其后者而鞭之》,《素轩医语》,收入陆拯主编:《近代中医珍本集·医话分册》,第 641 页。
② 比较有代表性的是葛凯(Karl Gerth),他认为:近代中国的消费文化是与民族主义紧密结合的。详参 Karl Gerth, China Made: Consumer Culture and the Creation of the Nation. (Cambridge: Harvard University Asia Center, Harvard University Press, 2003).
③ 杨熙龄:《精神强固能却传染病》,《著园医话》,收入陆拯主编:《近代中医珍本集·医话分册》,第 568—569 页。

杨其实也是着眼于"个人"的抵抗力,包括精神和肉体的强盛,血液循环的通畅等,视之为抵抗病菌的要素。甚至用西方的科学来肯定中医传统之养生,如谓:"静坐可以使血液与精神之关系,起科学的变调故也。"而导引则可以"增强抵抗力",使病邪消失殆尽。① 回到饮食问题上,补充营养为形成抵抗力的基础,故近代中西医对饮食的知识都极为重视。但大体而言,中西对于食物的性质与身体关系之解读,还是有所差异,故偏重的食物也有差异。杨则民说:

> 中西人养生主张,有至相反者,即蔬食与肉食之争。吾国先哲主素味自养,以为甘脆肥美乃腐肠之药。而养生之要,在乎精神之健全。非如西人动辄以脂肪蛋白,竞取血食为食品者。神仙家以长生久视为目的,观其食品尽为植物;宋儒穷理之余,间及养生,大抵皆主蔬食;佛教戒杀生,更无论矣。自俄人美突尼可夫,倡肠管自家中毒说后,欧人亦渐趋蔬食主义,今德国人尤信仰之,即横行一世之希特勒亦终身素食者也。②

杨认为西方饮食文化素重肉食,而中国则以一般人印象中较清淡的蔬食为主。早期道教养生文献中也主张多食草本药物,以之为长生不老之药,而非食肉。③ 至近代则吸收了西医的知识,谓蔬食中的叶绿素,可以"增加细胞的抵抗力,可以阻止病菌之生长"④。杨最后举西人近年已转向蔬食主义,其实某种程度上凸显了他自己作为中国人对蔬食好处的一种认同。所以杨在谈饮食疗法的文章中指出:"近世论营养者,主血肉厚味,吾先人则主薄味自养,此似极相反者,然血肉能增加体

---

① 杨则民:《三、议法(一)治法篇》,《潜庵医话》,第 133 页。
② 杨则民:《(十五)蔬食主义》,《潜庵医话》,第 258 页。
③ 如《神仙传》载彭祖所言:"仙人者,或竦身入云,无翅而飞;或驾龙乘云,上造太阶;或化为鸟兽,浮游青云;或潜行江海,翱翔名山;或食元气,或茹芝草。"芝草即灵芝,古人认为仅次于金、银、丹砂等药,多服可令人成仙。《抱朴子内篇·仙药》中有大量关于芝草的记载。(晋) 葛洪原著,周启成注:《新译神仙传》,台北:三民书局,2009 年,第 18—19 页。
④ 杨则民:《(十五)蔬食主义》,《潜庵医话》,第 259 页。

重,骨味能清新精神,故肥满者多昏浊,清癯者每清明,嗜精厌粗者,常多痞满,蔬食自安者,胃肠常健康也。"①而部分中医认为,中西饮食不同,所产生的体质与疾病、治法也应该有所区隔。温病医者沈麟《中西病源不同论》即载:"西人以游牧立国,其人多肉食,肉性温而味厚,其温度外达肌肤,故西人常以冷水浴身,风寒不能伤其外,其病生于内。华人以农业开基,民多谷食,谷食清而味薄,其温度不及肌肤,外不足以御风寒,其病生于外。西人以冷水浴身,其寒气入络则身痛,西医涂之以碘酒,服之以阿斯匹林,其痛自愈;华人以外感风邪,风热伤筋,故身痛,涂之以碘酒,则以热治热。"②这是一些关于中西在疾病观、饮食和体质论述上的差异,非常有意思。

热病是一连串并发症的开始,在这些病症的治疗过程中,纵使有轻重缓急或病况之不同,但对于其诊疗,我们总是可以看到一些常出现的相关字词,如颇具代表性的"养阴清热"、"淡薄滋味"或"生津养气"等。③这些字词背后所代表的中医治疗、调养体系,与西医普遍对待各种热病之调养方式,如服用牛肉汁、铁酒等滋补药剂,是大相径庭的。吴锡璜曾说:

> 西医于此病(指伤寒),每用牛奶,牛、羊肉,鸡、鸭、白鸽粥之类,助热添病。以重热症,而初起即遽用此,殊非余之所敢知矣。惟其对于此症,只许食流动之食物,粗硬、难化之品,始终禁食,则精切之确论也。④

吴锡璜还拿西医的重热病(指发热迅速,病情凶猛的热病)和伤寒

---

① 杨则民:《(十八)饮食疗法》,《潜庵医话》,第 161 页。
② 沈麟撰:《温热经解》,收入曹炳章辑:《中国医学大成》第 18 册,第 81 页。
③ 调理热病之大要,吴瑭曾言:"温病后一以养阴为主。饮食之坚硬浓厚者,不可骤进。间有阳气素虚之体质,热病一退,即露旧亏,又不可固执养阴之说,而灭其阳火。"出自(清)吴瑭:《温病条辨》,收入李刘坤主编:《吴鞠通医学全书》,第 85 页。大概热病后余热未清,宜遵守许多禁忌,待热退之后,才可以补养,不过,由于病程时间之界限非常不明确,所以一般还是以禁忌为主。
④ 吴锡璜:《论温热、瘟疫、温毒即西医之重轻热症》,《中西温热串解》,第 24 页。

相比较,西医同样多用补身之食物,如鸡、鸭、牛、羊、鸽等补品,皆与中医的调治模式不同。一般而言,中医主张罹患热病必须禁食,少食;许多食物在历代医书内往往都有明确且详细之规定,防止出现各种新的并发症,例如"时病新愈","食犬、羊肉者,必作骨蒸热","食生枣及羊肉,必作膈上热蒸","饮酒、食韭,病必复作"。① 相对地,西医主张用"营养充足"的食品来滋补身体,这一点就和中医有极大的冲突。陈果夫举出中西医的学理论述,指出外感伤风必须少吃,因为过于油腻肥美之食物会"增加细菌的繁殖力",也使得"侵入的寒气不容易赶出去"。② 杨则民引用营养学的理论来解释生病时营养与摄取之食物必须减少的道理,他说:

> 人体需要营养物之量有一定,故普通人之食量,亦有一定;若人体一旦而有病变,此营养之需要定量遂起变化,因而食欲亦起变化,或增或减或全不思食是也。其时不慎而照常饮食,消化器官之胃肠,因不克负担,而为胀为痛,甚则吐利交作,饮食物停滞肠胃过久,则腐败发酵,而变毒素,则刺激胃肠,不仅引起胀痛吐利而已,更足引起自家中毒症,而发热谵妄,甚则痉挛(小儿常有之)。此食物过多之害,吾人之常见者也。③

生病时必须注意饮食和营养的摄取,防止过量,大概吸收了西方医学理论的中医也同意这样的说法;西医也未必没有这样的认识,但在热病后摄取食物的诸般禁忌,仍是中医比较在意的部分。以下针对此面向,再进一步梳理。

---

① (明)缪希雍:《当禁不禁犯禁必死》,《先醒斋医学广笔记》,第163页。
② 陈果夫说:"我们要避免伤风,吃东西也有关系。如果东西吃得多了,血液都到胃里去帮助消化,集中在内部,当然对外要减少力量。所以已经患了伤风,应该暂时减少食量,少吃就容易好。忌吃鱼腥,这是大家晓得的,但是十分油腻的东西我们也不能吃,因为一则可以增加细菌的繁殖力,二则可使侵入的寒气不容易赶出去。所以中国人吃补品,一定先要清理,就是为此。"引自氏著:《卫生之道》,收入陈果夫先生奖学基金管理委员会编:《陈果夫先生医药卫生思想遗著选辑》,第156页。
③ 杨则民:《(十八)饮食疗法》,《潜庵医话》,第159—160页。

第四节　饿不死的伤寒

"伤寒"这个具有古典意味的病名,即便在新的时代,其内涵也将传统的食物禁忌与调养的理论,融于一个新的疾病调摄概念中。然而,就像余新忠说的,中医并没有注意到近代所谓的食品卫生概念。特别是伤寒本来就属于消化道传染的发热病,它和饮用水相当有关系,而注意食品的卫生与发病因子的厘清,是当时西医所着重的项目,例如"伤寒系杆菌,具有鞭毛,营活泼运动,侵入人体,往往以食物、饮料为媒介"[1],这是一种基于微生物与发病媒介的认识。不过,中医却更重视身体在罹患伤寒后的调摄问题。民国时最早对伤寒病提出类似中西医汇通的《湿温时疫治疗法》中就指出:

> 湿温时疫,本属胃肠伏邪,早已失其消化力,最宜忍饥耐饿,平卧安静。不但油腻腥发,糵曲炙爆薰灼脏腑者,固宜禁绝,即瓜果生冷,凡能冰伏脾胃者,亦宜禁不入口。最妙以萝卜汤、陈干菜汤,疏导其胃肠,渴则饮清快露和开水少许,或但饮细芽茶,输运其津液。病势轻减后,可略进流动性之滋养品,如薄粥、薄藕粉,及开水冲熟之鸡蛋等,每日之次数宜多,每次之食量宜少,不过以之略充饥肠而已。病将就痊时,凡各种未熟之果实油类,及一切之固形物而不易消化者,均不宜入口。前哲庞安常先生云:凡病新瘥,只宜先进白稀粥,次进浓者,又次进糜粥,亦须少少与之,不得早吃肉食,他如酒肴甘脆肥鲜生冷等物,皆不可犯。王孟英先生曰:瘥后必小便清、舌苔净,始可吃粥饭,鲫鱼台鲞之类,油腻酒醴甜食新鲜

---

① 徐仁甫:《实用医学讲义》,第188—189页。

补滞诸物，必解过坚矢新粪，始可徐徐而进，切勿欲速，以致转病。[①]

这本书的主编何廉臣，举了宋代庞安常、清代王孟英等热病学者的理论，来加强他主张之患病必须节制饮食的理论。油腻、肉食、酒、瓜果、生冷等等，都在禁忌范围内，而一些流质的食物，则可以适量摄取。在罹患疾病的时候，所有"参、芪、苓、术补脾之药"，只会助长身体内的邪热，应在禁忌之列；若食用"肥甘之味"，只会导致"油腻阻滞经络，邪热不能外出"，所以病程早期最好的调养食品，是"白稀粥"，还需注意不能吃太多，并且绝对禁止肉食，这一点与古典学说可谓完全一致。[②]

另一本谈湿温的重要著作，为胡安邦的《湿温大论》，采古典医学的食物禁忌理论来说明：

> 病湿温者，寒暖固宜注意，而饮食尤须谨慎，宜饮食清淡。热甚时，不食亦无妨，以食之反助热也。热淡欲进食者，则当以炒米汤、饭焦、粥汤、藕粉等代食，白开水、佛手露、麦芽茶等代饮，生冷鱼肉、鸡蛋牛乳、五辛恶臭之物，切宜禁忌。凡热病将息，皆宜如此，非独湿温。《内经》所谓"多食则遗，食肉则复"是也。[③]

胡指出的可食之物，大多是清淡或流质的食品；至于鱼肉、鸡蛋、牛奶、五辛、肉等食物，则在禁食之列。这些食物禁忌，不止适用于湿温，也适用于一切热病之调养。他在另一则医案中说明，这些知识不但对病患是重要的，对居家看顾之亲人，也同样重要。一位18岁的周姓病患罹患外感，经过调治后渐渐康复，食欲也随之增强。一日，其母亲外

---

① 绍兴医学会编：《卫生及预防·已病之卫生》，《湿温时疫治疗法》，收入李顺保主编：《温病学全书》下册，第2099页。
② 戴天章原著，何廉臣重订：《第一卷·温热总论·温热遗症疗法》，《重订广温热论》，第77页。
③ 胡安邦：《十五、饮食须知》，《湿温大论》，收入陆拯主编：《近代中医珍本集·温病分册》，第672页。

出,委由其兄妹看护,"恣病者所需,致一日间进粥十碗,桃片糕十五块,而病者尚津津有余味也",结果发生古典医学所谓的"食复",腹胀胸闷,赶紧又来求医。胡又开了一些药让他回去服用,但后来这位病人就没有来复诊,恐凶多吉少。[①] 这则具有"教育"意味的医案,除了告诫病人必须注意饮食外,亦在强调中医调养既是以居家为主,则陪同看护的人,同样必须熟稔这些知识在日常生活中的实际操作,以免对病人病情产生负面影响。

另一位非常重视伤寒日常饮食知识的中医,首推陈存仁,他对伤寒证的研究可谓非常透彻。他认为伤寒病不是难治的病,问题都是在调养这个环节。他说:"近时伤寒盛行,流传之广为历年所未有。此症发热期极长,每令病家焦急万分,但治之十九可愈,实非凶恶之症。考伤寒病人之中,其有不治丧生者,原因有三:1. 为体力虚弱,变化过多者。2. 为操心劳动,不肯休息静卧者。3. 为病中食物未禁,病后饮食失调者。三者之中,食物未禁而致病势变化者,尤居多数。"[②]体力虚弱、不肯静养休息,会让病情反复,而"食物未禁"导致病情恶化的例子最多。他也指出,"受寒"或是"肝火气恼"等因素,也会导致伤寒复发,但总不及"吃伤"所带来的损害,可见饮食禁忌之重要性。[③]

关于伤寒的饮食禁忌的指导思想,陈存仁说:"伤寒之饮食程序,概括述之,可以定为四个标准。有热时须严守一'饿'字,退热时须守一'慎'字,病愈贪食时须守一'节'字,病愈虚疲时须守一'养'字。伤寒有热时期,千万要饿。伤寒之是否能愈,一方面为医生用药之责,一方面全视病者是否能守此'饿'字。俗语有言伤寒饿不煞,即劝病家凡属伤寒,宜于久饿,久饿并不到死,不饿反而致死,毋以饮料不足养身为虑是

① 胡安邦:《十六、湿温医案》,《湿温大论》,收入陆拯主编:《近代中医珍本集·温病分册》,第674—675页。
② 陈存仁:《通俗医话》,陆拯主编:《近代中医珍本集·医话分册》,第1012页。
③ 陈存仁:《通俗医话》,陆拯主编:《近代中医珍本集·医话分册》,第1021页。

也。"①简言之，罹患伤寒不怕饿才会痊愈，愈饿愈好，不用担心会饿死。原因在于："伤寒病时消化机能已因肠中壅塞而全部停顿，无须食料以供消耗，故病者历极长时期并不知饥。其时日之久长，视病症而定，一月不食为极普通之事。"②陈更指出，因不知守"饿"的重要，每年死亡之人，实在不可计数③，故曰："妄进食品，实为治伤寒时最最可恨可叹之事。"④

　　那么，为什么需要饮食禁忌？民国中医的解释，虽然本着古典医学的"食禁"理论精神，但还是受到若干西医理论影响，加进了不少新的元素。首先，新的致病理论着眼于人体的器官，即疾病之细菌会攻击的身体内之器官。就伤寒来看，就是大小肠。陈存仁说："伤寒之症，人皆知为由于感受寒邪而起，然其另一大原因，则为饮食不慎所致。病从口入，大肠为其病源之所，故忌口也。"⑤古典《伤寒论》食禁理论是不牵涉肠子的，但是伤寒菌很明显会导致肠子发炎，这使得禁食的说法有了古典医学之外的理论根据。陈又说："伤寒之热，由于肠中壅塞而起。腹中肠部积滞发炎，饱塞犹如腊肠一节，肠中邪滞一日不清，寒热亦一日不退，必待药以疏通，饿以消滞，而后寒热大减，病势始有化险为夷之望。"⑥陈补充解释，如果在发热期内进食，食物将会摩擦肠面，造成拉肚子的状况，俗名就叫"漏底伤寒"，故禁食之呼吁实非儿戏，"伤寒而不知忌口求饿，即使医生一等本领，十分心血，其结果将由漏底而致功败垂成"⑦。

　　这种忍"饿"以治病的方式，杨则民称之为"饥饿法"，其言："食物下

①　陈存仁：《通俗医话》，陆拯主编：《近代中医珍本集·医话分册》，第 1015 页。
②　陈存仁：《通俗医话》，陆拯主编：《近代中医珍本集·医话分册》，第 1016 页。
③　陈存仁：《通俗医话》，陆拯主编：《近代中医珍本集·医话分册》，第 1012 页。
④　陈存仁：《通俗医话》，陆拯主编：《近代中医珍本集·医话分册》，第 1017 页。
⑤　陈存仁：《通俗医话》，陆拯主编：《近代中医珍本集·医话分册》，第 1012 页。
⑥　陈存仁：《通俗医话》，陆拯主编：《近代中医珍本集·医话分册》，第 1016 页。
⑦　陈存仁：《通俗医话》，陆拯主编：《近代中医珍本集·医话分册》，第 1017 页。

咽，或刺激胃肠炎症转剧，或毒素因食物发酵而益甚，故宜绝食一、二日，以饥饿治之。"①刺激肠胃而导致发炎、毒素发酵等理论，皆非中医所原有，也是吸收西医理论的显例。另外，陈果夫则认为少吃可以避免传染之危险，他说："有些热性的传染病，如果为怕传染或为要减轻传染后的危险起见，最好先把肠子里面的东西肃清，然后少吃或吃容易消化的东西，则血液畅流，身体健全，就可以减少许多不必要的危险。"②明显也受了西医理论之影响，来解释传统医学之食禁理论。

关于罹患伤寒，西医着重的是饮食致病的理论，其论述的中心是由饮食或水不干净所致，而其病灶发生之部位，则在肠中。中医吸收了这样的理论，也以肠子发炎来论述，并用"消化力"来说明受病部位（肠）的状况。③ 关于罹患伤寒的不卫生体验，中医多着眼于个人暴饮暴食或生活之不检点，而较少病菌作祟的因子。陈存仁谈道："此症患者，以二三十岁之男子居多，往往平日身体康强，忍寒恣食，习为常事，数年不易发热。积渐既深，一旦发病，其势必甚，于是病有一二月出入于生死之间。"④此处并没有提到细菌的问题，而是指出病人自己恣意乱吃而导致疾病之发生。控制病情，靠的也不是去清洁环境卫生，而是个人的醒悟和旁人（照护者）的扶持。陈认为在伤寒即将康复之际，病人将会感到严重的饥饿，陈提醒："此时病人失常，必须旁人限制。"⑤病人在看护与调养的过程中，是没有太多医者角色介入的，大多靠病人的自觉、信心与旁人（多指家人）的协助，才能战胜疾病。陈还说："对自己不可疑惧体力不支，烦虑不绝，所谓自信即能生存。伤寒病魔经医生按期防变，病人长期

① 杨则民：《三、议法（一）治法篇》，《潜庵医话》，第 134 页。
② 陈果夫：《卫生之道》，收入陈果夫先生奖学基金管理委员会编：《陈果夫先生医药卫生思想遗著选辑》，第 181 页。
③ 例如："伤寒温热之症，多属胃肠伏邪，早已失其消化力，最宜忍饥耐饿，平卧安静。热退舌净无苔，始可渐进粥饮汤，渐进渐厚，不致转复。"出自何廉臣编著，王致谱等编辑：《增订通俗伤寒论》，第 494 页。
④ 陈存仁：《通俗医话》，收入陆拯主编：《近代中医珍本集·医话分册》，第 1012 页。
⑤ 陈存仁：《通俗医话》，收入陆拯主编：《近代中医珍本集·医话分册》，第 1017 页。

抵抗,病症自然消减,故应确信最后之胜利必属于我。且即使病至骨瘦如柴,只须食养得宜,反能易瘦为肥,体力胜于前时。"①病人要对自己和古典医学食禁的理论有信心,对自己负责,病情终有康复的一天。

陈存仁复于他的书中列出医案数则,大多在说明伤寒病人禁食的重要。我们先来读一下这则深具意义的医案:

> 沈善迁君,东新桥元丰润烛店职员。……温热伤寒已有五十天,终夕不眠,约一个月寒热奇高,神昏症情变化极多,时濒危境。用复方治理,经数次变化。此症极难着手,治之甚久,其病两次反复。谨守饿法,此人发热时不进食物约四十日。结果治愈,同业来诊者颇多。

又,陈转引报纸上刊载《一块糕一条命》一文:

> 邻家有一小儿,患伤寒症,寒热已经退去,照理好好加以调摄,当可无恙。不料其亲戚家有喜事,送来几块糕团,小孩子要吃,为了是独生子,平常父母太疼爱了,也就随随便便,他吃了一块,岂知这糕到了肚子里,竟作祟起来。病势反复,十分凶险,遍请中西名医会诊,用去四五百金,药石乱投,卒致不起,一条小命就丧在一块糕上,真是死得有些冤枉也。②

相比西医需要注重饮食之清洁卫生,病人居室之整齐、清洁、用水之消毒等知识,古典医学在此处起了很关键的作用。其他医案也显示相同性质的故事:即便是患伤寒很严重的病人,如果能恪守禁食的规范,往往能获得意外之康复;若不遵守此一原则,则将回天乏术,轻则病情反复,重则死亡。③ 另一则医案,意在突出"孩子的父母也太糊涂了"、"这孩子的父母为了一时疼爱,爱之反而害之,竟闯了这样一个穷

---

① 陈存仁:《通俗医话》,收入陆拯主编:《近代中医珍本集·医话分册》,第 1015 页。
② 陈存仁:《通俗医话》,收入陆拯主编:《近代中医珍本集·医话分册》,第 1017—1018 页。
③ 陈存仁:《通俗医话》,收入陆拯主编:《近代中医珍本集·医话分册》,第 1023—1027 页。

祸,岂不可叹"。又与古代的养生学大不相同,古代养生法重视的是个人身体与自然的调和,与周遭的人与环境较无密切联系,但受到西方医学看护的思想影响,也慢慢朝向病人身边的人在看护工作上的责任。在医院是护士,在家里,则是亲人之责任。①

在具体的饮食问题之操作方面,陈存仁可谓费尽心思。他在书中将自伤寒"发热期"开始,一直到病中数日,乃至病后调养期,分为数个阶段,一一罗列有益饮食和禁忌,并说明其理由。陈谓:"发热轻平欲饮食者,可吃饭滞汤,即俗名锅巴汤、饭焦汤、饭皮粥汤者是也。有热时只吃此汤,锅巴以焦枯滞黑者为最佳,取其扶助胃气,易于消化之意。饭滞汤中颇有营养力量,又可吃红萝卜汤、番茄汤、洋山芋汤,皆饮液体,既能养身,且系流动品不致滞于肠胃,伤寒症养身至宝也。"②他还建议病人多食流质的食品或饮料,这与热病会消耗人体水液,调养需重"补津液"的概念是符合的。例如"白开水为伤寒发热时最佳之饮料",另外薄藕粉汤、麦片汤、西瓜露等也都在建议范围内,他也嘱咐其间最要紧者乃"食时以饥字为原则,切切不可求饱"。随着病程的变化,若慢慢退热,则可供饮食的物品渐渐增多,但还是以谨慎为要。③

细心的读者即可发现,在陈存仁所列食品中,多是流质或饮料类,没有肉类,这完全是依照古典医学的思路。但是,在吸收了西医的调养理论后,某些禁忌的界限也松动了。有趣的是,松动的理由,还是回到古典医学所确立的信条,如杨则民说:

> 患伤寒者禁与食饵,此中西医共信共遵之原则。西医之言曰,

---

① 又如《增订通俗伤寒论》中载:"伤寒初瘥,进食最难。如胃中余热未清,进食过早,则邪热必复发。若胃热已清,舌苔亦净,不与饮食,使几微之元气一脱,从何处续命耶? 此际全以验舌苔为主。如胃中有积热者,舌必有苔,苔必干燥,重则焦槁,甚则芒刺。在此时期,止可与白滚汤频频调之。禁绝谷气,全要使胃脘空虚,则邪热易退。今之为父母者,不知伤寒病复之利害,但狃于平昔之爱好,止记伤寒之不吃粥饭,而床头果品,枕边酸甜,一概不禁,不知此等滋味,一入胃肠,则稠黏胶结,反助胃火里邪,其害甚于谷气。"引自何廉臣编著,王致谱等编辑:《增订通俗伤寒论》,第495页。
② 陈存仁:《通俗医话》,收入陆拯主编:《近代中医珍本集·医话分册》,第1018页。
③ 陈存仁:《通俗医话》,收入陆拯主编:《近代中医珍本集·医话分册》,第1019页。

伤寒为肠热病，食饵入肠，必增进肠之蠕动，而症必甚，且肠热病者，消化吸收机能两者皆减退，食饵入肠，将以不消化不吸收而变异常，因刺激肠内膜之结果，足以引起肠热之加甚。中医之言曰，伤寒之症状为温与热，食饵入肠，足以增加温热之郁滞，故有食复之名。凡此两说，皆持有效言成理者，俗有饿不死伤寒症之语。因而对本病患者，一切在禁与之律，以余经验殆不然之。盖伤寒当发作时，病人本不思食，虽强与亦不欲食也，及身热渐退，舌苔较薄，胃肠内容清解，湿毒转化之机，正肠热减退，生理成转亢进之时，当此而与流动滋养之食饵，不仅补充营养，鼓舞生机，且足以增进病所治愈之机转，但不当过分给与者耳。余临诊以来，绝不持禁食主义，依"临病人问所便"之说，能食则与，不能食即不得与，无分初中末期也。①

杨的话突显了食物的禁忌不能仅依照某一条金科玉律，但也足资证明，某些食物之禁忌理论影响颇巨。它们往往来自中医经典与医案反复不停的诉说与教育。杨想强调的弹性，仍是遵循经典"临病人问所便"的指导原则。只要以经典为依归，禁忌的底线可以依实际的情况而产生松动。

更令人感到好奇与想追问的是：民国以来有相当多的补品，不是中国传统的，而是西方的舶来品，如牛奶、牛肉汁甚至药品等，又该如何以古典医学的理论来解释，或是否存有融合之可能？

---

① 杨则民引述道："江应宿医案有与余主张相印者，兹录如下：万历十六年，南部大疫，死者甚众，余寓鸡鸣寺，主僧患疫十余日，更数医皆云禁饮食，虽米饭不容下咽，病者饥甚，哀困索食。余曰夺食则忽，虽有说，此指内伤饮食者言耳，谚云'饿不死伤寒'，乃热邪不杀正，虽不能食，亦不致死，经云'安谷则昌'，况病挟内伤不足之症，禁食不与是虚其虚，安得不死？强与稀粥，但不使充量，进补中益气汤而愈。若此类者甚众，余未尝禁饮食而活者不少。曾忆十五年前，徐州霍乱流行，其地某医院，收聚霍乱患者治疗之，依法不得饮水，当时病人，均口渴思饮，虽大量注射生理盐水，而渴如故，夜间病人不耐渴，而自取冷水饮之者无不愈，服众医禁不敢取饮者无不死，夫霍乱尝如此，况其他哉？此'临病人问所便'之经说，所以卓越千古也。"引自杨则民：《(二十五)伤寒禁食问题》，《潜庵医话》，第166—167页。

第五节　西方的营养、中国的禁忌

　　以具体的食品而论,牛奶在西人的热病调养,甚至是多数疾病的调养中,可说是占了关键的地位。丁福保在引介日本医学界对伤寒的调养知识时,也强调"食物之摄生",包括喝牛乳、粥、果汁等流质食物。[①]虽然牛乳在其中,但它却是个问题食物,晚清传教士就曾记载:"若你建议给病人喝些更可口更有营养的牛奶,就会有人提醒你,牛奶属于热性,喝了它会助长病人身体中的火气。由于中国人非常相信那些能够给身体带来健康的食物,在吃了之后会引起致命的后果,因此许多人慢慢地饥饿致死了。"[②]在外国传教士的眼中,中国人以"饥饿"二字调养,甚至不肯喝牛奶,真是自取灭亡的怪异举动。反观西医认为:"伤寒菌在牛乳中最能繁殖,故不洁净之牛乳中,常有病原微生物在内,其他夏秋之交,饮食物中多有种种微生物,偶不谨慎,即能害人。"[③]如果能够去除病菌,倒没有食物寒热的疑虑。又如在 20 世纪初的美国,甚至有人担心结核菌污染牛奶和牛肉,如何排除食物中的细菌,是当时西方社会较注意的事情。[④]

　　其实,牛奶未必为中国病人所害怕,因为在温病的调养中,牛奶本来就是一种很好的亦食亦药的物品。如《温病条辨》载:"温病愈后,或一月,至一年,面微赤,脉数,暮热,常思饮,不欲食者,五汁饮主之,牛乳饮亦主之。"[⑤]又有谓"人乳为补血神品"者[⑥],对乳类饮品大加肯定,在

---

① 宫本叔原著,丁福保译:《第一篇·伤寒初步》,《新伤寒论》,第 11 页。

② 麦高温著,朱涛、倪静译:《中国人生活的明与暗》,第 197 页。

③ 余云岫:《微生物》,第 38 页。

④ 彭琼斯撰,陈兆熙译:《微生物与人生》(1931 原著),第 92—93 页。

⑤ (清)吴瑭:《温病条辨》,收入李刘坤主编:《吴鞠通医学全书》,第 84 页。

⑥ 何廉臣编著,王致谱等编辑:《增订通俗伤寒论》,第 496 页。

补养与房中文化中皆可见其踪迹。①　不过，陈存仁则对"牛奶"用以调养热病的想法不以为然，虽然他在吸收西方营养学知识后，在"饿为忌进食物之意"的前提下，加上了"营养依料则不忌"的补充说明②，指出流质的营养剂可以被拿来应用在热病调养上，但其对牛奶仍存有疑虑，他说："伤寒发热期内，不惯饮牛奶者，不可饮牛奶，此为鄙人郑重提出之重大要点。夫伤寒期内，不饮牛奶，此言一出，必将引起整个西医界反对，其实此言确具至理。"陈引著名西医周宗畸有关伤寒不赞成吃牛奶之论文（《民生医药》杂志第 31 期），来佐证他的见解。有意思的是，这篇文章的重点并不是说伤寒调养不能喝牛奶。周举出"近来西方学者曾把发热病人分为两组，一组有丰富的滋养料供给，另一组只有清淡的东西供给。结果两组在痊愈的经过上没有明显的相差"③，该实验证实，饮食的精粗并不会对热病之调养产生任何差异，牛奶当然可以饮用。虽然陈仍怀疑喝牛奶可能为导致伤寒调养时肠出血的元凶，但他最终把喝牛奶"不适合热病病人"的真实原因归纳为中国病人的饮食习惯与西方之牛奶不合，而非食物（牛奶）本身有问题。他说：

> 　　当我做大学医科的学生时，外国老师常常说发热的时候，身体的消耗增加，苟不用滋养料去调济，或将不堪支持。这一说，说得入情入理，颇觉动听。于是遇到发热的病人，就吩咐他睡睡，吃吃牛奶，结果怎么样呢？十个之中，倒有九个病人愁眉苦脸的，很善意地拒绝继续吃牛奶了。我当时心中不免说了一声，好不受抬举。等到我自己抬举我自己的时候（即自己有病），才知道硬抬的风味真类绑票，怪不得人家不惯，我也不惯。于是当仁不让，不能再服从老师的话，不得不把本位化的粥汤清茶代替了牛奶。④

---

① 　郑金生：《药林外史》，台北：东大图书公司，2005 年，第 157—158 页。
② 　陈存仁：《通俗医话》，收入陆拯主编：《近代中医珍本集·医话分册》，第 1012 页。
③ 　陈存仁：《通俗医话》，收入陆拯主编：《近代中医珍本集·医话分册》，第 1020 页。
④ 　陈存仁：《通俗医话》，收入陆拯主编：《近代中医珍本集·医话分册》，第 1019—1020 页。

所以，这位医师并不只是觉得应该严守食禁的规范，还建议病人所吃的食物，合于中国人口味。牛奶并非真的对伤寒后的调养无益，而是许多人喝不惯牛奶，才不利于病情。另外一个例子就是"糖"，由于糖在古典医学的汤液中已经广泛利用，所以当西医说葡糖糖对热病有滋养功用时，中医就颇能接受，例如杨则民谓："中医药物一部分采诸食疗，而食物之最为人所嗜者，莫若糖味。……前时西医视糖为矫味剂，而不作治疗剂，自葡萄糖疗法发明后，对此忽重视之，普通解热剂中、内服、注射亦每每加糖剂与之，此本中医治疗法也。糖剂不经复杂消化过程即可补给身体，此已为今日营养学者所明了。"①在治疗的意义上，张仲景与叶天士都注意到甘味剂的作用，这些都和西医的葡萄糖疗法相同；糖质富含润滑作用，可以减轻刺激，缓解炎症疼痛之刺激；最后就是对病后调理的"健胃"价值，这一点尤为温病学家所重视，杨也加以科学之解释："热病以后，或胃病日久以后，胃口每不振作，古人称此不曰胃阴虚，即曰肝火盛，此固难测之词。由今言之，实为胃力不足，胃酸缺乏之故，胃力不足最忌用刺激药，叶天士创为甘淡养胃之论，主用沙参、麦冬、花粉、米仁、山药、甘草之属，此类药物含有糖质及淀粉，浓煎内服，可以不经消化而补身体，使胃力休息而日渐恢复，此固恢复胃力之好方法也。"具有淀粉等糖质之药，或如叶天士之"甘酸化阴之剂"，如乌梅、白芍、生地等，都可补充热病后缺乏胃酸所导致的消化力虚弱的问题，此即寻求食物性味的科学证据。② 自清末以来出现的各种"果子糖汁"，即取糖汁之补血、健脾开胃、润肠之功能③；民国之后则更多卫生果汁之广告，这类饮品和中国医学理论的冲突较少，而多了汇通之面向。④

---

① 附载省略原文："中医之糖疗法最早施用者为仲景，如甘麦大枣也、小建中汤也、炙甘草汤也，皆以糖为主剂者也。近世之应用最精者为叶天士，如甘酸化阴也、辛甘理阳也、甘润润燥也，皆以糖为主疗者也。"引自杨则民：《（十）论糖质剂》，《潜庵医话》，第185—186页。

② 杨则民：《（十）论糖质剂》，《潜庵医话》，第186—187页。

③ 环球社编辑部主编：《图画日报》第7册，第12页。

④ 上海申报馆编辑：《申报》，1936年8月7日，第3张。

冲突的一面,即前文初步论及之古典食忌理论中之禁"肉食",在近代所引发的诸多讨论。裘庆元曾指出肉类对热病调养之害,一则医案记载:"何梅之甥某,热病后转虚,纳少,余曰胃虚,西医亦曰胃虚,入院调理,许一月痊愈,日饮以鸡汁、牛肉汁,余闻之曰殆矣,虚在胃阴而不在胃阳,易以猪肉汁、鸭汁则善矣。未一月,热复炽而殁。"[1]此医案之病患明显地是被西医"补"坏了,食物的寒热属性,本非西医着重之理论。中医曹炳章则提出要多吃凉性食物,肉宜少吃,但可以海产来替代,还不能吸烟,因为"烟含有毒质,助长毒火上焰,能变坏血液与脑神经故耳"[2]。此句话受西医形质化(器官)身体观的影响甚大,但食物宜忌的规范基本仍是传统中医的理论,特别是多吃凉性食物,似为热病食疗的重要准则。[3]李鸿章则谓肉食有毒:"终年饱食肉类,血肉蕴毒既多,一日为外症或传染症所侵袭,则轻症变为重症而死。"[4]可见食肉与外感重病的关系密切。杨则民则指出"西瓜"之功效,并将之与中药"石膏"比较,皆有退热之效。[5]他指出,包括生地、麦冬、芦根、石斛、西瓜、

---

① 裘庆元主编:《慎重性命者鉴》,《医话集腋》,收入陆拯主编:《近代中医珍本集·医话分册》,第 359 页。

② 曹炳章言:"凡秋瘟病发之时,无病人,宜常食生萝卜、雅梨等凉化之物,然亦不可过量。食物宜多吃植物品,如荸荠、甘蔗、绿豆、鞭笋、菠菜、蒿菜、菘菜(即白菜);少食动物品,如猪、羊、牛、鸡、鹅、鸭、鱼、虾、蟹,及一切油腻之食物;如动物之亦有可食者,如咸蛋、海蜇、海带、海蜮、鲫鱼、土鱼等。宜戒吸纸烟及水旱烟,因各烟含有毒质。"引自氏著:《第七章:秋瘟之预防》,《秋瘟证治要略》,收入陆拯主编:《近代中医珍本集·温病分册》,第 772 页。

③ 陈果夫也说:"喉痛(白喉)如果不十分厉害的,只要大便通畅,多饮盐汤,多吃青菜萝卜生梨等清凉的东西,即可减轻或竟痊愈。"出自氏著:《卫生之道》,收入陈果夫先生奖学基金管理委员会编:《陈果夫先生医药卫生思想遗著选辑》,第 155 页。

④ 襟霞阁主编:《致四弟》,《李鸿章家书》,《清代名人家书》下册,第 854 页。

⑤ 例如杨则民谓:"体温持续增高,至如近人所谓,稽留性热者,多现渴饮大汗,神识昏迷状态,此《伤寒论》所谓阳明胃热。用石膏或西瓜,每奏奇效,此病炎暑时常见之,兹录衰之才自记医案一则以征之:丙子九月,余患暑疟,早饮吕医药,至日旰,忽呕逆,头眩不止,家慈抱余起坐,觉血气自胸偾起,性命在呼吸间。忽有同征友赵藜村来访,家人以疾辞。曰:'我解医理。'乃延入诊脉看方,笑曰:'容易。'命速买石膏加他药投之。余甫饮一勺,如以千钧之石,将胃肠压下,血气全消。未半盏,沉沉睡去,额上微汗,朦胧中闻家慈叹曰:'岂非仙丹乎?'睡须臾醒,君犹在坐,问思西瓜否?曰:'想甚。'即命买瓜,曰:'凭君尽量,我去矣。'食片许,如febris醍醐灌顶,头目为轻。晚便食粥。次日来,曰:'君所患者,阳明经疟也。吕医误认太阳经,以升麻、羌活二味升提之,将君妄血逆流而上,惟白虎汤可治。然亦危矣!'"引自氏著:《(三十四)石膏西瓜退热之伟效》,《潜庵医话》,第 234 页。

花粉等甘寒养阴的药食,都含有清凉解热的作用,这是它们受温病学者青睐的原因。[1]

另一反面的例子,对牛奶提出质疑的陈存仁却说:"(伤寒)病后忌口不以荤素为别,易消化而有补力者,虽荤不忌;难消化而无补力者,虽素亦不可食。且病后胃口薄弱,一时不可即服补药,因补药呆胃,服药过多,流弊滋生,补身反足害身。鸡汁、牛肉汁补而不腻,味极鲜腴,不但为病人所喜,尤无补药之流弊。"[2]陈反而认为这些肉汁比一些补药更适宜用来做热病后的调养。其论凸显一个问题:热病调养禁食过多肉类,那么喝肉汁可行吗?

晚清以来,市面上已经出现相当多肉类的营养制剂。例如"三星牌黄雌童鸡汁",广告力陈西医以鸡汁补病人虚弱身体之功,并言"鸡能动风一说,实为无稽之谈"[3],还顺便回应了中医担忧热补的疑虑。而另一则中法大药房的"地球牌牛肉汁",广告指出人类本来就是由血肉组成,所以用血肉制成的营养品来滋补,一定比传统中药由草根树皮来补身体更加有疗效。该药房还兼售另几种牛肉汁,甚至有牛、鸡混合者,皆避谈传统中医的食禁知识。[4]或者如"三星牌滋补鹿肉汁",功效为"大补血肉",但药商也深知中国人惧怕的是什么,这时他们常运用的方式为:强调西医已用科学的提炼法来制汁,所以并没有传统本草文献中所记载的禁忌,诸如鹿肉"过热不可多食"或"少年忌食"。换句话说,鹿肉汁是一项新的、科学化后的商品,和传统的鹿肉有所不同。[5]

民国时出现了更多由肉品制成的更精致的"牛肉精"、"鸡精"等滋补饮料。例如由德国玛尔大药厂制造的"狮力牌"牛肉汁与鸡汁(见图15)[6],就

---

[1]　杨则民:《(十)论糖质剂》,《潜庵医话》,第186页。
[2]　陈存仁:《通俗医话》,收入陆拯主编:《近代中医珍本集·医话分册》,第1022页。
[3]　环球社编辑部主编:《图画日报》第3册,第71页。
[4]　环球社编辑部主编:《图画日报》第6册,第36页。
[5]　环球社编辑部主编:《图画日报》第5册,第6页。
[6]　上海申报馆编辑:《申报》,1936年9月30日,头版广告。

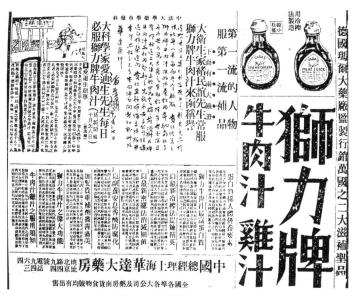

图 15 狮力牌牛肉汁、鸡汁

强调蛋白质是人体的营养要素，当然也融入中国"补"的元素，说明该药可以"助消化、抵抗病魔、培本固元"。广告还利用名人服用经验，说明该肉汁的效果卓著。一是举褚民宜，一举爱迪生，前者就不用谈了，虽贵为国民党要员，早岁赴德国学医，取得一纸专门研究兔子交配的博士学位，最后当了汉奸，被枪毙了。^① 至于后者，则为著名之发明家，该广告引述报导指出，爱迪生每日早晨都要喝该肉汁，难怪思绪清晰、创造力无穷。其实究言之，该药顶多和今日鸡精类似而已，这些药物其实凸显了中国人追求"补"身以治百病的思想，在卫生文化的脉络中，被一再复制。

由于古代并无这些补养剂，中医们的讨论往往呈现了不同的两极化反应。吴锡璜言："西人治毒热，亦有用鸡汤、牛羊肉汁诸补身之品，滋养脏真，静候解热，与我国养正托邪用法，大旨相同。"^②这是较为肯定西式滋补剂的一面。但他也举例说："丁巳之秋，鼓浪屿某氏妇病营热，延某国西医能操中国音者诊视。病已十余天矣，某国西医用铁酒、金鸡纳霜、牛肉汁等，谓须补身至四礼拜，方可望愈。余至曰：此用我国医法，可以数日而愈者。投以减味复脉汤加知母，三日痊愈。"^③他认为用中医的方法治疗，仍有优势，不一定要用西方的调补法。又如徐仁甫谓："伤寒病勿食实质之物，积滞肠胃，所谓饥不死伤寒，使腹中常饥，食以流动质，如牛肉汁、藕粉、薯芋、芥菜、河口丝。"^④也同样肯定流质的补养食品，可谓与古典医学理论似相反，又有相互补充之处；或谓有条件的食肉汤："病患如已食饭多日，行动自如，方可随宜恒食。"^⑤

---

① 陈存仁：《抗战时代生活史》，上海：上海人民出版社，2001年，第56—76页。

② 吴锡璜：《绪言》，《中西温热串解》，第6页。

③ 吴锡璜：《绪言》，《中西温热串解》，第5页。

④ 徐仁甫：《实用医学讲义》，第188—189页。

⑤ 如谓："鳇鲟鳔、线鱼胶（同猪蹄、燕窝、海参，或鸡、鸭，荤中煮烂、饮汁更佳），填精益髓；凤头白鸭、乌骨白鸡，补阴除热；猪肺蘸白芨末，保肺止血。以上诸物，病患如已食饭多日，行动自如，方可随宜恒食。此食补方法之大要也。"引自何廉臣编著，王致谱等编辑：《增订通俗伤寒论》，第496页。

　　持反对意见者认为，肉食不利于热病之调养，即便熬成汤汁或饮料也不能接受。陈果夫说，有一位朋友患了伤寒，发烧至 102 度（笔者按：指华氏度），送到医院后，升高至 105 度，医生也弄得莫名其妙，后来研究了半天，才知道是医院给病人喝了鸡汤，后来停止喝鸡汤后，热度果然下降。陈说："中国相传鸡是鲜发的东西，大概就是这个道理。"他的另一层意思就是："有不少医生，只知其药有效，而不知某种食物对于某药之有害，常识不够，哪能不误事呢！"[1]这也可以用来比较中西医在热病之饮食调养方面的差异，西医认为罹患热病，需要的是补充食物之营养，故谓："吾人若营养不良，抵抗力减弱，血液中之杀菌素较薄，病毒之感染自易。故传染病流行时，营养宜大加注意，可增强血液中之杀菌素，以防病毒之传染。"[2]但中医则认为罹患热病要守住"饿"，尽量食用清淡的食物，甚至以不食、禁食来应对。其实在热病调养期间，中医对肉食的定义有时也不尽严格，虽不吃是对的，但戴天章谓："凡温热病新瘥后，但得食糜粥，宁少食令饥，慎勿饱，不得他有所食，虽思之，勿与之也。引日转久，可渐食羊肉白糜若羹汁，雉、兔、鹿肉不可食，猪、狗肉亦然。"[3]多数的肉虽不能食，但也不到谈"肉"色变的程度，或可吃类似碎肉汤的滋补品。故有些中医对这些可以强身的新式滋补品怀有好感，如谈及伤寒之"病后摄养期"时，陈存仁说：

　　　　病后总以富于营养、易于消化之流汁为最宜，故伤寒病后，鸡汁、牛肉汁虽属荤品，实为不可缺少之养身妙品也。有若干病家以为病后不宜遽食荤性发食，鸡汁、牛肉汁误为发物，初时颇不敢食，其实此种观念实属大误。盖伤寒非外科病，病后忌口并不忌荤，更不忌鸡。此时需要流汁补品，牛肉汁、鸡汁为唯一适宜之品，此外

① 　陈果夫：《六十一、不可轻信亦不可以完全不信》，《医政漫谈初编》，收入陈果夫先生奖学基金管理委员会编：《陈果夫先生医药卫生思想遗著选辑》，第 241—242 页。
② 　邱峻：《豫防传染病概说》，《社会医报》第 190 期（1933），第 51 页。
③ 　戴天章原著，何廉臣重订：《第一卷·温热总论·论温热本症疗法》，《重订广温热论》，第 37 页。

确无更好更有效力之食品。患病一个月者,需饮牛汁、鸡汁二个月;患病一月半者,需饮汁三个月,恢复元气,充实体力,增进气血,皆属显而易见者。①

陈存仁的看法就很明显地与上述陈果夫的疾病体会很不同,前者主张可以用这些肉汁来补身,不应该在"肉"这个禁忌上打转,而是应该着眼肉汁的好消化与不滋腻,适合病人口感,这倒与"临病人问所便"有所类似了。民国以来的"补品"文化的多元发展,其实已经让古典医学的某些"禁忌"松动了,前述肉食的规范即为显例。不少中医已提出了与古典医学相对之概念,引导我们思考汇通两种知识体系的可能角度。

第六节 热病后之"虚"与"复"

传统中医并非没有"补"的概念,特别是针对病后之调摄,虽有许多禁忌与原则,但也有许多"补"的方法,而且五花八门。大体采用"食补"更甚于"药补"②,因其方便,适合日常之调养。③"补"与热病有何关系?大概"虚"是一个很重要的因子,特别是热病后的虚症调养,以及虚容易导致外感病。《红楼梦》中就记载着这样的故事:

宝玉道:"太太不知道,林妹妹(黛玉)是内症,先天生得弱,所以禁不住一点风寒,不过吃两剂煎药疏散了风寒,还是吃丸药的

① 陈存仁:《通俗医话》,收入陆拯主编:《近代中医珍本集·医话分册》,第1022页。
② 《增订通俗伤寒论》载:"程钟龄云:药补不如食补,凡病邪未尽,元气虽虚,而不任重补,则从容和缓以补之。相其机宜,循序渐进,脉症相安,渐为减药,谷肉果菜,食养尽之。"何廉臣编著,王致谱等编辑:《增订通俗伤寒论》,第496页。
③ 例如杨则民言:"食疗易于消化,富于养分。适其嗜好,调其时间,则病体易愈矣。"引自氏著:《三、议法(一)治法篇》,《潜庵医话》,第133页。

好。"王夫人道："前儿大夫说了个丸药的名字，我也忘了。"宝玉道："我知道那些丸药，不过叫她吃什么人参养荣丸。"王夫人道："不是。"宝玉又道："八珍益母丸？左归？右归？再不，就是麦味地黄丸。"王夫人道："都不是。我只记得有个'金刚'两个字的。"宝玉扎手笑道："从来没听见有个什么'金刚丸'。若有了'金刚丸'，自然有'菩萨散'了！"说得满屋里人都笑了。宝钗笑道："想是天王补心丹。"王夫人笑道："是这个名儿。如今我也糊涂了。"宝玉道："太太倒不糊涂，都是叫'金刚''菩萨'支使糊涂了。"①

林黛玉得的明明是外感风寒，但是她主要的病根却是"内症"，即先天体质虚弱，容易得感冒一类的疾病，所以病人身体之"虚"，也是容易得外感病的原因之一。而日常补药名目更多，基本上所列的全是补药，可见曹雪芹非常了解这种疾病补养的文化。这一点也不让人意外，这类补养文化，似乎当时每个中国人都懂那么一点，常常给外国人一种中国人随时在吃药进补的感受，清末传教士就曾评论说：

> 一方面中国人好像医疗资源严重不足，但是另一面，每个人都是医生，随时可以为他人的疾病做出诊断、开出药方。医疗之社会演变了数百、数千年，大概每个人都能对医理讲上两三句，也是被医疗资源不足所逼出来的吧。中国人非常信任医生，且拥有吸收大剂量药的能力，就仿佛他们是在从生病和狂饮大量的中药中享受快乐一般。尽人皆知，中国人体格虚弱，这使一种游方郎中的行业发展起来了。……一个生病的中国人，随时准备服任何药，听取任何人提供的意见。尽管那些没有受过训练的大夫、江湖郎中、业余医生和一些欺骗性的手段，但是这个帝国的人们却与今天的人一样健康、强壮，这一点无疑证明了中国人的体质是良好的。中国就是一个显著的例证——中国人维持健康靠的是强大的自然力，

---

① 曹雪芹、高鹗原著：《红楼梦校注》第 1 册，第 28 回，第 435—436 页。

而不是那些没有受过训练的医生和那些过早夺走他人性命的愚钝粗鲁的治疗方法。①

每个人都对医疗的知识了解一些，其实换个角度，不正是这些药物调养的知识根深蒂固，深入每个病人的日常生活中的最好脚注吗？②中国人非常担心热病之后的各种并发症，这些并发症并不是疾病本身所必然会引发，而是在调养的时候没有依据日常操作事项，以致触犯禁忌，导致疾病反复，甚至衍生新的疾病，如何廉臣谓：

> 温热大病后，正气未复，凡饮食起居，俱不可不慎也。……且其气血必虚，凡费心费力，过喜过怒，多言多动，皆可因劳而复病也。因劳而动其既虚之血气，生其未尽之余热，热邪退而病瘥，热邪生而病复。凡病皆然，温热症为尤甚。③

总体来说，不外饮食起居方面的问题。除食禁之外，还有许多必须遵守的呼吁，如静养或是避免情绪波动等，如不加注意，不重视"卫生"，则将诱发各种热病的"复"症。例如何廉臣谓："劳复、食复、自复、怒复四症，实则易治，虚则难治。一复可治，再复不治。以余所验，诸劳多复，御女者死。诸食多复，犯酒最剧。诸气多复，大怒尤甚。至于屡复之后，已酿成四损、四不足者，急则一旬半月即亡，缓则迁延时日而毙。即有医疗得法，调养适宜，幸或全愈者，体亦柔脆，最易重感。全在医者善于劝戒，病者自知保重耳！"④我们看到，医者除参与治疗过程外，也

---

① 麦高温著，朱涛、倪静译：《中国人生活的明与暗》，第197、200页。

② 不过，每个人都能说一套中医的理论，恐怕不单是中医的专利，西医也可以说一套中医的理论，例如梁实秋谓："我还知道一些工于应酬的医生，在行医之前，先实行一套相法，把病人的身份打量一番，对什么样的人说什么样的话。明明是西医，他对一位老太婆也会说一套阴阳五行的《伤寒论》。"梁实秋：《医生》，《雅舍小品》，台北：正中书局，1981年，第134页。

③ 戴天章原著，何廉臣重订：《第一卷·温热总论·温热遗症疗法》，《重订广温热论》，第77页。

④ 戴天章原著，何廉臣重订：《第一卷·温热总论·温热复症疗法》，《重订广温热论》，第69页。

必须审慎面对调摄问题,并提醒病人积极配合,不要触犯这些日常调养禁忌。戴天章另言:

> 温热复症,有复至再三者,皆由病患不讲卫生,病家不知看护所致。每见屡复之后,多有酿成四损、四不足者。约计其复之病因,则有四:一为劳复,温热瘥后,元气未复,余邪未清,稍加劳动,其热复作。不必大费气力,即梳洗、沐浴、多语、更衣之类,亦能致复。复则诸症复起,惟脉不沉实为辨。轻者静养自愈,重者必先察其虚实。虚则调其营卫,和其脏腑,待其表里融和方愈。①

病患在调养时的知识与自觉、自制力是非常重要的,大体就是静养、休息,且不可劳动、多语。该医书后面还列了许多方剂,让病患即使发生问题,也有治疗之道可循,强调日常生活的实践性。此外,陈存仁谓:"病后食养失调,即易酿成虚痨衰损之症;病后食养得宜,即为变更体格反弱为强之机遇,伤寒与饮食之关系,重要可知。"②陈认为未留意食禁或其他禁忌,将导致另一新病症,而衍生各种"不足"或"损"的病状,如"虚痨"。何廉臣谓:"每见温热症屡复后,兼此虚损症候者,总不可正治其邪,必以养正为要,先服养正药,待其实症悉见,方可攻邪。若服攻邪,虚症复见,仍当调补其虚。养正以达邪,祛邪以安正,互相增减,迭为进退,必使邪尽去而正不伤,方为善治。"③调养是治疗的一部分,不能缺乏,"养正"甚至比治疗本身更加重要。何廉臣足足举了二十四种症状,说明医者必须对调养中之病人可能会发生的各种症状,予以掌握,以了解治疗方法。他说:"温热二病,凡有遗症者,皆由余邪未尽,

---

① 戴天章原著,何廉臣重订:《第一卷·温热总论·温热复症疗法》,《重订广温热论》,第65页。
② 陈存仁:《通俗医话》,收入陆拯主编:《近代中医珍本集·医话分册》,第1012页。
③ 戴天章原著,何廉臣重订:《第一卷·温热总论·温热复症疗法》,《重订广温热论》,第67—69页。

或由失于调理,或由不知禁忌所致。"①以禁忌为主的思维实主导着整个病后之调养,大体而言,这些禁忌与其触犯之后所产生的疾病,可用各种复症来解说。在治疗上以"补虚"、"清热"为主,选用的药物或食物也多以凉性为主。②

中国人认为,热病之康复并不只是吃吃药而已,它还有一段需要经过时间调养的历程,而在这段康复期中,病人会产生各种状态,如果一不加以注意,就会导致其他许多疾病之产生,如秦伯未说:"自病变治愈,以至于健康,尚需时日,此即谓之恢复期。然其间必起三种之现象,一为衰弱,二为感觉敏锐,三为补给机增进,因之呈贫血、赢瘦、发落、动作艰难、体温易变、睡眠易醒、食欲亢进、淫欲增盛等现象。故此时宜以静养为主,否则病必复发,往往加剧。"③所以关于居家静养,中医以食禁为主,其他禁忌为辅的知识,融入日常生活当中,其中最重要者,可用"静养"与"守禁忌"两者来概括一切行为准则。

在调养的过程中,必须注意身体与外界之气的调和。何廉臣在《气候调理法》中,开宗明义指出:"气候调理之法,如冬温夏凉,不失时序,即所以自护其身者也。……《太素经》云:适寒温者,寒无凄凄,暑无出汗,居处无犯八邪,则身自安矣。"④整篇文章除大量引用《内经》外⑤,也

---

① 戴天章原著,何廉臣重订:《第一卷·温热总论·温热遗症疗法》,《重订广温热论》,第70页。
② 何廉臣谓:"瘥后调理,当分补虚、清热二项。补虚有二法,一补脾,一补胃。如其人中气虚者,病退后必纳谷少,运化迟,或大便不实,或恶心吐涎,宜六君子加减以和中。……清热亦有二法:初病时之热为实热,宜用苦寒药清之;大病后之热为虚热,宜用甘寒药清之,二者有霄壤之殊。凡人身天真之气,全在胃口,津液不足即是虚;生津液即是补虚。故以生津之药合甘寒泻热之药,而治感后之虚热,如麦冬、生地、丹皮、北沙参、西洋参、鲜石斛、梨汁、蔗汁、竹沥、茅根之类,皆为合法。仲景、河间主用竹叶石膏汤、天水散以清虚热,亦取甘寒之义也。"出自戴天章原著,何廉臣重订:《第一卷·温热总论·温热遗症疗法》,《重订广温热论》,第76—77页。
③ 秦伯未:《实用中医学》,第55页。
④ 何廉臣编著,王致谱等编辑:《增订通俗伤寒论》,第498页。
⑤ 参考傅贞亮、高光震等编:《四气调神大论篇第二》,《黄帝内经素问析义》,银川:宁夏人民出版社,1997年,第14—18页。

引用"八邪"之论,大抵论述不要触犯外气和生活上之禁忌。① 其论每一个季节都有特别容易罹患疾病的因子,多是季节性的气所致,例如:"春阳初生,万物发萌,正二月间,乍寒乍热,人有宿疾伏热,春气一动,遂即遄发。"②"一岁惟夏为疾病之生死关也。试看草枯木落,其汁液尽消竭于夏季,故夏季之病,较别季为独多。"③至于每一个季节的调养事项,也多与食物禁忌与居处之禁忌有关,如夏天"虽大热,不得吃冰水、凉粉、冰淇淋、冷粥、一切生冷煎炒炙煿肥腻甜辣诸物,勿用冷水洗面"④。秋天之气肃杀,故"不宜吃炙爆牛猪各肉,及鸡、生鲙、浊酒、陈臭、咸、醋、黏滑难消之物。若夏月好吃生冷,至秋患痢疟"⑤。冬天则"忌发汗,恐泄阳气,宜服药酒滋补。寒极渐加棉衣,不得频用大火烘炙,手足应心,不可以火炙手,引火入心,使人烦躁。……阳气在内,不宜沐浴,勿加热汤,逼令大汗,毛孔不密,易感外邪,不宜早出犯霜,或略饮酒以冲寒气。勿多食葱,亦防发散阳气"⑥。大体皆言遵守季节之食物与生活禁忌以抗病,而其论多指气在生活中的种种面向,皆无涉及西式卫生之话语,可见民国中医对日常调养之知识,本于传统理论之一面。

也有间或采用西方理论者,前已述及不少,大体与禁忌无关,或没有

---

① "八邪"依《太素》之脉络,或谓"八风",乃害人之虚邪贼风。引自(唐)杨上善:《黄帝内经太素》卷28,第200—202页。至后世《伤寒直格》中"八邪"是指:"外有风寒暑湿,内有饥饱劳逸。劳逸,非奔逸之逸,乃逸像怠惰而生病也,与劳相反。故经曰:劳者温之、逸者行之,使气血运行也。西山记曰:久劳则安,闲以保其极力之处,久逸则导引以宣其积滞之气。"引自(金)刘完素:《内外八邪》,《伤寒直格 伤寒标本心法类萃》,北京:人民卫生出版社,1982年,第7页。或谓:"大抵衣日晒夜收,不可露天过夜,次早与儿穿上,致染湿热,使儿不安。此则所谓八邪之害,久则令儿黄瘦腹痛,身上壮热,夜间啼哭,或生疮疥。世俗谓之无辜疾,谓其在露天过夜,染着无辜鸟屎,令儿致疾,故曰无辜疾。其实非理,先哲所谓八邪之害,则湿、热、风、寒、惊、积、饥、饱是也。"引自(明)徐春甫:《幼幼汇集(上)·晒衣法》,《古今医统大全》卷88,北京:人民卫生出版社,1991年,第851页。
② 何廉臣编著,王致谱等编辑:《增订通俗伤寒论》,第498—499页。
③ 何廉臣编著,王致谱等编辑:《增订通俗伤寒论》,第499页。
④ 何廉臣编著,王致谱等编辑:《增订通俗伤寒论》,第499页。
⑤ 何廉臣编著,王致谱等编辑:《增订通俗伤寒论》,第499页。
⑥ 何廉臣编著,王致谱等编辑:《增订通俗伤寒论》,第500页。

抵触古典医学的传统观念者,皆在吸收融合之列。例如杨则民指出"冷却"法,"此即西人之冰敷法,为机体某一部分之冷却法。以安静机能,防止炎症,解除痛苦为目的而用之。……民间习用之蛇药、疔疮药,皆冷药也。其用之有效,冷却法之类也。此与以冰片治眼炎、口炎、喉炎同理"[1],用以对付热病之体温升高。丁福保也有流感"头痛剧烈之时,头部以冰或水冷却"的建议。[2] 又如"含冰法",乃治不宜饮水之疾,用口含冰以解渴。患热病也可用此法,但冰水内不可加"晶糖",因为罹患热病之人不喜欢甜食,所以代用品更佳。[3] 还有休养疗法,杨指出:"多食而害消化器病者,则以节食少食以养其肠胃,此等病徒持药物无益也。"[4]甚至移念法,杨将之与西方心理暗示与自我催眠的功法划上等号。日光与空气疗法,则是古典医学所无、"古人所不言",杨认为也可适度吸收。[5]

第七节　个人的卫生现代性诞生——气、血、精身体观的延续与转化

在食养、食禁之外,我们也不可忽略药物的作用。历史学者多不具备专业的医药知识,但是却能够在浩瀚的史料中嗅出特定时代中社会文化、身体观上的重点来加以论述,这是历史论述的价值。对热病而言,各种复症是必须注意的,还有一种是犯了房室之禁忌所导致的复症,其重要性不输食复,而且房室与食物之禁忌知识,往往是防疫的两

---

① 杨则民:《三、议法(一)治法篇》,《潜庵医话》,第131—132页。
② 丁福保:《中西医方会通》,第100页。
③ 杨则民:《三、议法(一)治法篇》,《潜庵医话》,第134页。
④ 杨则民:《三、议法(一)治法篇》,《潜庵医话》,第132页。
⑤ 杨则民:《三、议法(一)治法篇》,《潜庵医话》,第132—133页。

个关键。① 在房室知识上,大致体现在两个古代病名上,一为"阴阳易",一为"劳复",其实两者都牵涉到罹患热病未愈就行房室所造成之损伤,对热病之调养具有重大危害。② 在《外科正宗》中谈到杨梅疮时曾记载其病因乃"时气乖变,邪气凑袭",不过"总由湿热邪火之化,但气化传染者轻,精化欲染者重"。是否在中医的观点中,原本气化之传染总是比较轻微的,但若是牵涉精气或欲念之感染,往往将使病情加重数倍?③《重订广温热论》则说明:"余劳尚可,女劳则死,当吐舌数寸,或吐涎而死。故温病新瘥,未满百日,气力不平复,而犯房室,名为阴阳易之病,皆难治多死。此思邈之论温热也。"④可见房室之禁忌历时悠久,古代房中家本为养生治病之术⑤,待至近世,则坠入方家邪术,一般医者只谈房室禁忌,在热病领域也不例外。房事养生之事,正统医书似不多论。

　　至于前文所谈抵抗力与气不足所导致的变症,在热病的调养中也

---

① 例如谓:"无论老少强弱之人,虚实寒热之症,常以炒香枇杷叶泡汤代茗,肃清肺气,可杜一切痧秽时邪。尤必慎起居、节饮食、薄滋味、谨嗜欲,夏令当茹素三五旬,其一切腥膻发物,俱宜远戒,房劳亦宜搏节。"出自绍兴医学会编:《未病之预防》,《湿温时疫治疗法》,收入李顺保主编:《温病学全书》下册,第2100页。

② 何廉臣谓:"温病阴阳易候:阴阳易病者,是男子、妇人温病新瘥,未平复而与之交接,因得病者,名为阴阳易也。其男子病新瘥未平复,而妇人与之交接得病者,名阳易;其妇人得病虽瘥未平复,男子与之交接得病者,名阴易。其病之状,身体热,气冲胸,头重不举,眼中生眯,四肢拘急,小腹绞痛,手足拳,皆即死。其亦有不即死者,病苦小腹里急,热上冲胸,头重不欲举,百节解离,经脉缓弱,气血虚,骨髓竭,便恍恍吸吸,气力转少,着床不能摇动,起居仰人,或引岁月方死。(二十一)温病交接劳复候:病虽瘥,阴阳未和,因早犯房室,令人阴肿缩入腹,腹绞痛,名为交接之劳复也。"引自戴天章原著,何廉臣重订:《第一卷·温热总论·论温热本症疗法》,《重订广温热论》,第33页。

③ (明)陈实功:《杨梅疮论第三十六》,《外科正宗》,第219页。

④ 戴天章原著,何廉臣重订:《第一卷·温热总论·论温热本症疗法》,《重订广温热论》,第37页。

⑤ 关于医方、房中的关系,可参考林富士:《略论早期道教与房中术的关系》,《"中央研究院"历史语言研究所集刊》72.2(2001),第233—300页。李建民、李贞德:《汉唐之间求子医方试探——兼论妇科滥觞与性别论述》,《"中央研究院"历史语言研究所集刊》68.2(1997),第283—367页。

往往和体质衰弱、营养不良的身体观放在一起讨论。[①] 而其相关性，大概如陈果夫所谓："一个人若是自己身体很健全，有了一种抵抗力，这种抵抗力对于普通的疾病，一定可以对付。只怕吃得多了，硬行消化，或是太冷太热了，顾到对付冷热，那时微生物才得乘虚而入。还有用脑过度，或是因性欲方面的关系，消费太大，自己的抵抗力不足，也不能对付外来的敌侵入。"[②]房室不谨在中国人的观念中，会让人体的"精"流失，也会使人衰弱，造成容易罹患外感热病的体质。"个人"的抵抗力，包括精神和肉体的强盛，血液循环的通畅等，都是抵抗病菌的要素。身体的虚弱与衰劳，在民国时总是被拿来指陈一些疾病，最具代表性的就是肾亏和遗精，以及连带成为中国新疾病的"神经衰弱"。[③] 人体的"精液"或"精气"之流失，是中国人非常惧怕的。夏瑞堂和最后一任妻子结婚时，已超过 65 岁。他们膝下无子，原因无他，因夏本身是一位中医，他从来不生病，而且信奉一些个人的养生之道。他信奉"守精"的理论，认为人过了 65 岁以后，就不应该让精液外泄了，这对男人的健康极为关键，可见保存"精"对人体健康的重要性。

在热病学的理论中，也有很大的一派理论称为"伏温"。持这种理论的医者认为，最厉害的邪气有时会蛰伏在人体内，若是人在冬天没有好好保存"肾精"，到了其他季节就容易罹患温病[④]；相反，好好保存

---

① 例如秦伯未言："疾病不能全治者，往往贻有患害，或由急性病转而为慢性病者，或发生合并症。大抵以体质衰弱、营养不良，及有遗传素因之人为多。"引自氏著：《实用中医学》，第 55 页。

② 陈果夫：《卫生之道》，收入陈果夫先生奖学基金管理委员会编：《陈果夫先生医药卫生思想遗著选辑》，第 179—180 页。

③ 夏互辉（Hugh L. Shapiro）的博士论文，相当具有开创性："The view from a Chinese asylum: defining madness in 1930s Peking," Ph. D. Harvard University, 1995, pp. 246 - 250.另外，"肾精"的近代身体形质转化意义，可参考皮国立：《近代中医的身体观与思想转型——唐宗海与中西医汇通时代》，第 8 章。

④ 例如在《伤寒论》的脉络中，"春温"一词就是一种"寒伏于人体"或"冬季时肾不藏精"的身体状态，到了春天病邪从身体内部发至外部，最终罹患热病。（清）缪遵义：《论春温大意并辨叔和四变之妄》，《温热朗照》，收入《温病学全书》上册，第 147 页。

"精"，则可免于发病。① 张景岳(1563—1640)曾说："伤寒瘟疫，多起于冬不藏精，及辛苦饥饿之人。盖冬不藏精，则邪气乘虚易入，而饥饿劳倦之流，则受伤尤甚，故大荒之后，必有大疫，正为此也。但此辈疫气既盛，势必传染，又必于体质虚浊者，先受其气，以渐遍传，则又有不待冬寒而病者矣。"②张认为不藏精的"体质虚浊"之人特别容易罹患瘟疫。虽然近代"伏温"之说受到细菌论强大的质疑，但张锡纯解释说：罹患热病的人似乎总有体质上寒热气的失调，"冬不藏精"代表体内有不好的热气潜藏，容易受外感之气触动而诱发罹患热病，所以这种传统的说法并没有因细菌论的挑战而消失。③

更有甚者，有中医以明清瘟疫的身体观来解释为何失去肾精容易导致外感疾病，如曹炳章谓："读《龙川略志》三焦之说，与唐宗海西说亦相符合。皆云三焦源出肾中。故欲念一起，心火炽甚，翕撮三焦精气，从命门之腑而输泄之，则不能荣养肢体百脉，是则三焦膜原皆虚，不能卫外而护皮毛，则寒暑客邪得各从其类而侵袭之。"④这是将精气泄出人体之外的道路，和瘟疫的膜原说结合，再举近代汇通医者唐宗海的论述来增加其说之合理性。这些综合性的身体观在近代更常被作为各种肾亏、虚弱论述的身体形质证据，而且"虚"与"病"会相互影响或言恶性

---

① 清代医者喻昌归纳了几种伏气温病的类型，最为详细："《内经》云：冬伤于寒，春必病温，此一大例也。又云冬不藏精，春必病温，此一大例也。既冬伤于寒，又冬不藏精，至春月同时病发，此一大例也。举此三例，以论温证，而详其治，然后与仲景三阳三阴之例，先后合符。盖冬伤于寒，邪藏肌肤，即邪中三阳之谓也；冬不藏精，邪人阴藏，即邪中三阴之谓也。"引自(清)缪遵义：《〈尚论〉春三月温证自序(大意)》，《温热朗照》，收入《温病学全书》上册，第161页。
② (明)张介宾：《杂证谟·瘟疫·论证》，《景岳全书》上册，卷13，上海：上海科学技术出版社，1996年，第225页。
③ 张锡纯谓："大凡病温之人，多系内有蕴热，至春阳萌动之时，又薄受外感拘束，其热即陡发而成温。冬不藏精之人，必有阴虚，所生之热积于脏腑，而其为外感所拘束而发动，与内蕴实热者同也。"参考氏著：《论冬伤于寒春必病温及冬不藏精春必病温治法》，《医学衷中参西录》中卷，第458—459页。
④ 曹炳章：《暑伏三焦膜原考》，《暑病证治要略》，收入陆拯主编：《近代中医珍本集·温病分册》，第690页。

循环,其中外感热病,如感冒,也跟"虚劳"一样,容易导致肾亏。[①]

　　而传统中医认为,肾脏元气虚衰的病人,罹患热病时也总是特别严重,例如缪希雍言:"伤寒、温疫,其不可治及难治者,皆属下元虚。"[②]是以预防肾亏本为养生学的重要内涵,在近代热病知识中也被延续并强调,例如:"人眠勿以脚悬蹋高处,久成肾虚,及损房足冷。"[③]身体的衰弱将导致易被传染病侵害,两者互为因果关系。治疗外感,当然不能忽略"肾亏"这个因子,陈存仁说:"凡肾部亏弱,体气虚寒,嗜酒好色,时进油腻之品,每易患此,其初尚无明显之损害,泄泻经年,则日形瘦削,肌肉消脱,伤身至烈。若不亟为治疗,则一经患外感病症,每易沉重内陷,致于不救。"[④]日常生活中,有太多的行为将导致精气流失,加上近代城市生活之繁华忙碌,脑力消耗过甚,还有虚劳、手淫、遗精,以及外感热病调养不当所导致的后遗症,等等,都将导致肾亏的恶果。梁实秋曾有妙喻:"大概发烧即是火,咳嗽就是风寒,有痰就是肺热,腰疼即是肾亏,大致总没有错。摸不清病原也要下药,医生不开方就不是医生。"[⑤]大概肾亏、痰、火、热、风寒等几个概念,都是中国人常见的病理形容词,各种外感之病其实也和肾亏有关,这是过去研究中国医疗史的学者甚少注意到的身体观。

　　研究民国时期医药广告的几位研究者,包括黄克武、张哲嘉、张仲民、张宁、杨祥银和高家龙(Cochran Sherman)等人,都曾指出这一时期医药广告的特性。特别是当时的中药与西药之间的界限是相当模糊的。药商为了在竞争日益激烈的药品市场脱颖而出,运用各种已为人知的传统医学概念,并参杂以新式、新颖的西方身体概念,来说服一切可能的消费人群。而性别疾病、脑弱、血虚、肾亏等往往正是这些广告

①　上海申报馆编辑:《申报》,1937 年 3 月 17 日,第 2 张。

②　(明)缪希雍:《春温夏热病大法》,《先醒斋医学广笔记》,第 9 页。

③　何廉臣编著,王致谱等编辑:《增订通俗伤寒论》,第 503 页。

④　陈存仁:《通俗医话》,收入陆拯主编:《近代中医珍本集·医话分册》,第 999 页。

⑤　梁实秋:《医生》,《雅舍小品》,第 134—135 页。

的大宗。① 这类广告，其实也和近代中国强种健体的概念相关，虚弱的民族、病夫的形象，仿佛是近代中国人挥之不去的颓唐形象，类似的例子，简直不胜枚举。② 有讽刺清末政治当局和文人衰弱身体者，如梁任公所说："蟠蟠老成，尸居余气，翩翩年少，弱不禁风。"③至民国时期，蒋介石更认为，中国人身体衰弱的"病夫"形象，是长期处在帝国主义压迫下，养成了一种"萎靡懦弱的习惯"，以弯腰驼背，浪漫腐败，没有纪律和精神不佳，衣服穿不整齐等"不卫生"为外在的行为表现。④ 而这些"虚弱"的形象，往往与个人行为的不检点、纵欲有关。例如陈存仁谓：

> 手淫系青年恶习，最易犯之。……当今淫风炽盛，人欲横流，尤以上海之青年环境为甚。试观青年中面黄衰颓，思想萎顿者，几触目皆是。偶患伤寒湿温，几无一有抵抗能力，往往病方二三候，即已悠然长逝。其勉强支持者，则阳痿早泄，一切不健全之证象毕呈。欲治此患，一面固需青年自己下最大决心，戒除恶习，一面则须长时期服药，培补本元。每逢冬季不妨进一膏滋药剂，以药物补救已耗损之命门元阳，使发育得臻健全，使神经衰弱得以恢复，使一切消极病症完全治愈，使新生机勃然发动，充血生精，而日臻康健。⑤

---

① 可参考 Frank Dikotter, Sex, Culture and Modernity in China: Medical Science and the Construction of Sexual Identities in the Early Republican Period. (London: Hurst & Co., 1995), pp. 122-145. 冯客在书中指出，民国时期以民族主义为国家建构中心，对于性的态度，还是多主张加强管理与控制，为了国家的复兴，个人的性欲是必须加以管理和控制的，而且融入了新的卫生观和细菌理论。本书则少谈国家，直接切入中医的气与身体主导的日常生活。中西医的性别论述与身体观，也有许多交会。
② 杨瑞松：《想象民族耻辱：近代中国思想文化史上的"东亚病夫"》，《政治大学历史学报》第 23 期(2005)，第 1—44 页。
③ 罗家伦：《恢复唐以前形体美的标准》，《新人生观》，台中：曾文出版社，1981 年，第 35 页。
④ 吴淑凤编：《蒋中正总统档案：事略稿本》第 6 册，台北："国史馆"，2003 年，1929 年 8 月 19 日，第 419—420 页。
⑤ 陈存仁：《通俗医话》，收入陆拯主编：《近代中医珍本集·医话分册》，第 1006—1007 页。

这种不卫生的"个人"体验，多与手淫或过度纵欲有关，身体内的精与血流失，导致一罹患热病就无法收拾。而且虚弱的形象无所不在，热病之后身体会虚弱，各种并发症容易接踵而至。"热病能使血液衰薄，往往主症虽去，而血亏情形久久不愈者，热病之后，每有头痛、背痛、肌肤消瘦、面容苍白、神疲体倦、精力萎顿等等现象，此皆血亏为其根本原因。不特此也，苟血液长此亏缺，其病且有随时反复或变症之可能。"[①]所以补养的药物就非常多，吴章(Bridie Andrews)也注意到这些补血的广告一般都宣称充足的血液乃健康之本，太少或是有所亏损的血，会导致身体衰弱，易患疾病。[②] 在 20 世纪初，神经衰弱被认为是上层人士的疾病，和感冒是不同的[③]；但在中国，两者却有很强的因果关系。早在晚清，神经之衰弱是和滋养其正常运作的血液有关的，这一点常为研究者忽略，可能这样的身体观将血液和神经绑在一起，影响新的中医疾病论述。[④] 在热病的讨论中，神经衰弱与贫血、肺结核和外感病如伤寒、疟疾等疾病所接连导致的"虚弱"状态，是雷同的概念，许多补药也都可以针对这个情况加以治疗。(见图 16)[⑤]

但是补肾以防外感热病的思维，由于和古典医学"劳复"有关，所以可以从较多的日常药品广告中找到更多线索。例如佛慈国药厂出产的"肾气丸"，就充分运用古典热病之身体理论，强调冬天正是补精的大好时机，春天一到，肾气充足、身体与精神同臻于康健，抵抗力变强，自然可免"春必病温"，达到"百病自然退舍"的功效。(见图 17)[⑥]广告词曰："春到人间，易使人情感紧张，而时令病之增加，以及肾脏病之复发，必

① 上海申报馆编辑：《申报》，1936 年 8 月 23 日，第 3 张。
② 吴章(Bridie Andrews)：《"血症"与中国医学史》，收入余新忠主编：《清代以来的疾病、医疗和卫生》，第 185 页。
③ 参考哈里森(C. Harrison)1913 年的钢笔画，引自罗伊·波特(Roy Porter)：《疯狂简史》，第 197 页。
④ 环球社编辑部主编：《图画日报》第 5 册，第 7 页。
⑤ 上海申报馆编辑：《申报》，1937 年 3 月 25 日，第 4 张。
⑥ 上海申报馆编辑：《申报》，1937 年 1 月 12 日，第 2 张。

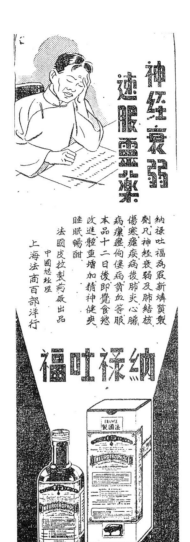

图 16　神经衰弱速服灵药——纳禄吐福

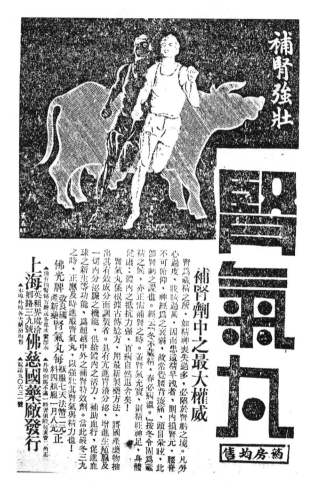

補腎強壯

醫腎丸

藥均房傳

補腎劑中之最大權威

腎為藏精之所，如精神喪失過多，必陷於腎虧之境。凡勞心過度、壯歲過甚，固而悲遠縱早洩者，則內損腎元，腰脊不可俯仰、神經為之衰弱，故常覺腰背痠痛、頭目昏眩，此即腎虧之證也。經云「冬不藏精，春必病溫。」按冬令固為藏精之候，亦正需補腎之時。蓋腎氣充實，則精旺神足，身體健康。體內之抵抗力強，百病自然退舍矣！

腎氣丸係根據古佛驗方，用最新製藥方法。蓋國產藥物抽出其有效成分而調製者。具有充進胃液分泌、補助血行、促進血球之新生等功能，為超越中外之補腎特效劑。當此嚴冬三九之時，正應及時進服腎氣丸，以強壯其腎氣與精力也！

佛光牌 改良國產新藥腎氣丸

每瓶服七天法幣二元正
料四瓶服一月八元正

上海 英租界廢治
卿路三九號 佛慈國藥廠發行
▲電話九〇六三一號

▲倘有辦寄秘方附寄各界承蒙即來
▲本境外埠各大藥房均售
▲外埠訂購請不滿一料郵費附促逕惠六角正

图 17　补肾剂——肾气丸

较他季为多。"①此乃用季节性将外感时令病与肾脏病拉上关系。并且,这类广告又总是和性疾病联结,其实它们之间的逻辑性,仍在于肾脏内的精气。该药已提到"内分泌"和"生殖腺"与肾气功能的关系,可以视为一个广泛的虚弱身体观,并主张用药物加以调补。②

外感热病在近代中国的药品内也常常被拿来和细菌学相比较。举例来说,当时有一日本药品名"仁丹",强调可以预防瘟疫、时令病症等,广告论到"不勉卫生"或"不慎饮食",都会罹病上身,还好该药具有强大之"健胃力"和"杀菌力",可以保持人们健康。③这个广告通过强化胃肠这个脏腑的吸收力,来增强人体抵抗外在病菌的能力,达到"杀菌防疫"之功。④不过,在另一些广告中,我们惊讶地发现,却又强调该药可以促进各种好的荷尔蒙分泌,充实营养,让羸弱者的抵抗力和体力都得以增强或恢复。⑤甚至有广告说其添加了"好(荷)尔蒙"和"维他命",所以功效卓著。⑥该药也总是强调"身体健壮、精神盛旺"与"防遏时疫"之关系。⑦中国医学的"精气"可以解释这些,只是民国以后常常用抵抗力、体力等名词代之而已。与之相对的,则是"虚劳"的身体观⑧,余无言谈道:"中医谓虚劳之症,皆由外伤酒色,内伤七情,饮食劳倦,嗜欲无节,所以致此。盖酒伤肺胃,则湿热熏蒸,而血气销烁,色欲伤肾,则精室空虚,而欲火无制。"⑨虚劳论述多由日常生活不检点或不知节

---

① 上海申报馆编辑:《申报》,1937年3月2日,第2张。
② 同上注。关于"内分泌"和"生殖腺"的身体与医疗观,在民初时已大量侵入人们的日常生活。由于与热病学的脉络还是有所不同,所以不拟于此讨论。详见皮国立:《从"补肾"到"荷尔蒙"疗法:民国时期的抗病策略与日常生活史》。
③ 上海申报馆编辑:《申报》,1936年7月22日,第3张。其实,清末已有各种防疫的丹药出现,这些丹药大多可以防疫、辟瘟,例如中法药房出品的"红色宝丹"、"回生百宝丹"等。引自环球社编辑部主编:《图画日报》第1册,第19页。
④ 上海申报馆编辑:《申报》,1936年8月16日,第3张。
⑤ 上海申报馆编辑:《申报》,1936年5月7日,第3张。
⑥ 上海申报馆编辑:《申报》,1936年7月11日,第5张。
⑦ 上海申报馆编辑:《申报》,1918年11月18日,第3张。
⑧ 外感热病之调养与肾精的关系也相当密切,为免枝节,此处仅容暂略论之。
⑨ 余无言:《图表注释金匮要略新义》,第96页。

制所致。

清末民初受西医学影响,通常以肺结核病比附中医的虚劳病,从而衍生出肺痨、痨病、肺病等名称,并有《肺病论》(1914 年葛廉夫等著)、《痨病指南》(1920 年秦伯未撰)、《虚劳研究》(1936 年朱振声编)等著作出现。[①] 而民国初年的医界或一般人,也常常认为外感病拖太久或没有调养好,将会转成肺痨,如"伤风不醒(愈)便成劳(痨)"就是个常见的概念[②],许多治疗伤风咳嗽之药物,都会强调此概念(见图 18)[③],这是外感病不愈转成内伤的例子,在中国医学的论述中可谓屡见不鲜。而且,各种外感病的预防与调养,也常关联到"荷尔蒙"这个新药。这类广告指向外界季节、环境"气"的变化,是导致外感病的重要原因,无论感冒、伤寒、温病皆如是[④];这些外在的"气",往往影响人体荷尔蒙之分泌,例如:"黄霉时节,阴晴无常,乍寒乍热,人身受天气之影响,荷尔蒙失其正常,精力时感不足,疾患纷起。"[⑤]又如"德国寿尔康补片"的广告指出:

> 入秋以来,酷热非常,这就是秋行夏令的"秋老虎"。因气候不正常,人体内分泌机能,往往错乱,从此妨碍新陈代谢,营养欠缺,立即发生失眠、疲倦、烦闷、小便短赤等现象,抵抗力日渐薄弱,易染时疫,及酿成肠胃诸病,如"伤寒"、"痢疾"、"疟疾"等,防不胜防,最妥当之方法,惟有服此。(见图 19)[⑥]

这类广告多将内分泌的正常等同于人身抵抗力的强盛。人体的内分泌有很多类,就像恽铁樵讲的,腺体的种类繁多,但这些论述常常都

① 邓铁涛、程之范主编:《中国医学通史·近代史》,第 31 页。
② 陆晋笙:《急劳》,《景景医话》,收入沈洪瑞、梁秀清主编:《中国历代医话大观》,第 1369 页。
③ 上海申报馆编辑:《申报》,1937 年 3 月 16 日,本埠增刊。
④ 时逸人:《中医时令病学》,第 20—28 页。
⑤ 上海申报馆编辑:《申报》,1936 年 6 月 20 日,第 3 张。
⑥ 上海申报馆编辑:《申报》,1936 年 8 月 19 日,第 4 张。

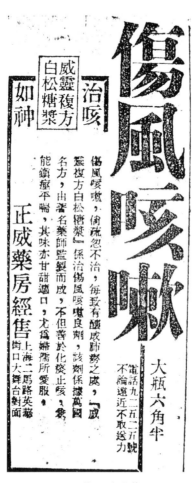

图 18　伤风咳嗽药

指向与肾有关的生殖腺分泌，可能受季节、时气的影响甚大，罹患严重
疫情，若服用荷尔蒙内分泌制剂，则可阻止各种外感热病之发生。

那么，什么人容易罹患外感病呢？ 除了一些慢性病或特殊疾病的
患者，还包括抵抗力较差的老人和小孩，这是我们的一般常识。但民初
的日常生活，充斥着大量体内精气流失而导致疾病的论述，其中之一就
是"遗精"导致外感热病。一则广告指出：有位叫姚允平的读者投书报
纸，说自己遗精很严重，"遗（精）时尚在睡乡，醒时早已完了！"他常感头
晕目眩、身体发冷，而且很容易罹患感冒。后来他自言服用"希米脱氏
固精片"和"生殖素"之后，感觉好很多。这些药深层的逻辑都是将肾精
和各种健康元素结合，营造一种治百病的论述。（见图 20）[1]读者还问
了一些有关这些药物的问题，医生在报纸上回复：该药为"联合睾丸肾
上腺、脑下垂体、甲状腺等内分泌要素制剂"，乃根本解决遗精问题的特
效药，大概吃五六匣（盒），就可以治愈，这段时期千万要禁欲，需待治愈
后再行房，颇似"劳复"之概念。[2] 在某些版面，强调该药加入了生殖腺
素，但到底是什么，令人怀疑。广告资料显示，它其实是一些腺体的综
合制剂。这是比较特别的，因为大部分还是用生殖腺素或荷尔蒙，像这
种"大杂烩"式的解释，也许仅是一种宣传手法。[3]

在外感病的调养方面，一则以增强抵抗力为主的药品广告指出：
"（德国寿尔康补片）取动物体中之内分泌 hormon（好尔蒙）为主要原
料，能使服者内分泌正常，促进新血之生产量，补脑强肾，扩大体内天然
抵抗力，一切已成未成之疾患，无形消灭，四肢百骸，六脏六腑，皆极强
健，试服一月，精神勃发，百病不侵。"[4]服药后还必须调养身体，恢复健

---

① 上海申报馆编辑：《申报》，1936 年 1 月 6 日，第 4 张。
② 姚允平问、周笑函医师答：《关于遗精病害的种种及治疗方法之问答》，1936 年 8 月 8 日，
第 5 张。
③ "生殖素"、"希米脱氏固精片"这类药物，都是西药。"生殖素"，除了主打奥国生理学家所
创制之外，更强调是用"少壮动物"身体内提炼出其生殖腺素配以各种补药而制成。出自
贾治中：《对青年遗精者的忠告》，上海申报馆编辑：《申报》，1936 年 8 月 19 日，第 5 张。
④ 上海申报馆编辑：《申报》，1936 年 8 月 19 日，第 4 张。

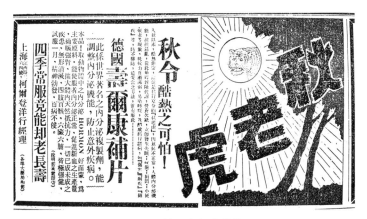

图 19　德国寿尔康补片

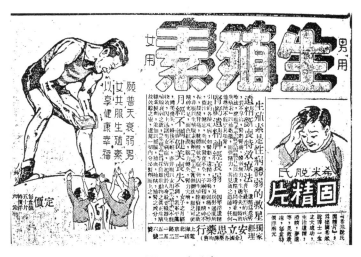

图 20　生殖素

壮:"患者赵君,夏初因染时疫,其势甚凶,幸入院治愈,但因大伤元气,一时无从复原,经德医介绍服'生殖素'调理其病躯,回复其壮健,连服三盒,即壮健无伦云。"[①]

以上皆为荷尔蒙制剂对外感疾病的调养之功。如果外感病没有调养好,就会进入到一种虚劳的状态,而和前述"成劳(痨)"的论述接合。"痨"病在民国时是一个具备多元意义的疾病,一开始并不单指"肺痨"(肺结核),这已经为许多学者指出。"遗精",也是一种"痨",如药品"摄生灵"广告宣称:"任何衰弱疲困到于极步,一经服用,夜间便得良好熟眠、神态怡然、精神充足,决无虑因睡眠失去宝贵精泄也。"该药品也仰赖外国的招牌,强调"发明者法国名医哥白嘉氏,费数十载研究,经万人试验,(制)造成男子肾亏、遗精痨特效剂的结晶,享名世界、获誉千万"[②]。这是"痨"的身体文化面向,与中医肾亏与虚劳密切相关,但它却是个如假包换的西方药品。

肺结核又名肺痨病,其病原也牵涉到细菌(结核菌、痨虫),该菌侵入肺脏后,即于肺部滋生繁殖,而发生硬结,故有肺结核之名,这是当时人基于细菌致病论的解释。不过,由于当时没有有效的杀菌特效药,所以在日常生活中充斥着大量的补肺药,它们无不给患病者一个可及的痊愈希望;而这些药物,或多或少又都和补肾、补充荷尔蒙的概念有关。例如沈兆荃就指出:"治疗肺病,需赖人身自然旺盛之机能,使结缔组织增殖,包围病灶,方能痊愈。若以为药物能扑杀结核菌,则杂投广告上狂吹乱夸之药物,对于肺病,非但无益,有时且甚有害,致有生命危险。……(即便)有时有人用此类(杀菌)药物,亦复见效者,乃由于其人对于肺病之抵抗本强,虽不服药,亦可自然治愈,并非(杀菌)药物之效。"荷尔蒙疗法,着眼的不单是当时西医最强而有力的论述——灭菌,

---

① 贾治中医师:《神经衰弱——未老先衰》,上海申报馆编辑:《申报》,1936 年 8 月 8 日,第5 张。

② 上海申报馆编辑:《申报》,1936 年 8 月 19 日,第 5 张。

还包括增强身体的抵抗力。他又说："今日最确实有效之肺病疗法，惟有以人力之补助。"这个可增强人体抵抗力的"人力"，就是荷尔蒙的"脏器疗法"，此乃"近世结核治疗界"之新技术。

这种疗法主要是逆转被疾病摧残的生理机能和老化的细胞，增强身体的抵抗力。广告上的某些药品，"采取健壮动物新鲜肺脏与脾脏中提出之内分泌素、荷尔蒙，混合制成之内服液"——"肺活"（Phith Weal）。这种药物除了宣称能够修补破损的肺脏机能之外，还称能巩固病灶周围组织，使之硬化，并包围"恶魔之结核菌"，使之自然消灭。① 可见该荷尔蒙药品与疗"肺"、"脾"有关，应该与肺痨的病患肺部屡弱和食欲较差有关。服用该药之后，"不数日即感觉精神爽快，食欲增进，咯痰稀松，咳嗽减少，潮热，盗汗，与血痰等，皆见消失，倘连续服用，同时并注意一般卫生疗法，确能于极短期内完全根治，故此种脏器疗法发现以来，其多年称霸之化学药剂疗法，今日已为治疗界所厌弃，行将为之消灭矣"②。最后该广告宣称该疗法将取代化学疗法，也可以视为当时人在没有较好的抗菌药物时，对新式荷尔蒙疗法的一种期待与技术进步之想象。

第八节　"现代卫生的异域"——中医式调养

期与世界各国卫生学说相较，以谋东西学说之沟通。盖欧美

---

① 以上参考沈兆荃：《肺病病人之危险》，上海申报馆编辑：《申报》，1936 年 8 月 21 日，第 5 张。
② 沈兆荃：《肺病最新疗法之发展——脏器制剂之内服为确有根据最切实合理》，上海申报馆编辑：《申报》，1936 年 9 月 25 日，第 4 张。

> 卫生学术虽灿然大备,列为专科,然多言物质上及起居上之摄养,
> 较吾国固有之养生学说兼重精神之休养,则吾国似较美备也。①
>
> ——沈宗元《中国养生说辑览》(1930)

沈宗元对中医"卫生学"是很有信心的。本章主论中医的饮食、调养、禁忌与精气之补养,实已贯串整个中医外感热病学在日常生活中种种可能的医疗史面向。陈存仁谓:"中国药物善治病之症结根源,不求肤浅捷功,以取效于一时,故以调理慢性复杂病症为最擅长;又因无副作用及剧毒质,故虽常服亦无反应后患;又能治理合并兼夹之症,故中医善治多方面之混合症,往往得心应手,标本同时痊愈。"②仿佛对中医的调养知识充满信心。中医史可以为读者们带来很多新的思考,从"个人"的视角出发,民国时期保卫个人生命的手段可说是相当多元的,但当中最重要的几个面向,无非还是基于中国人气血、精气的身体观,它们虽已和部分西医知识有所汇通,但其背后之精神仍多多少少立基于传统医学。

就像程瀚章认为,民初西医并没有指导病人如何在病后调养或改善体质以抵抗疾病的层面上下功夫,可能西医认为这些都已包含在公共卫生政策中了。他指出,西医负有"以科学和道德立场"来指导病人的使命。③ 但是,我们看到日常生活的许多小细节,都不是科学或道德的角度可以解释的,许多疾病之反复、调养、饮食之禁忌,其实都与患病者的身体语言相关,展现的是一种静养与节制的身体观,与医疗经验的日常验证。过去近代中医史研究,太重视经典医书内治疗方式的"内史"式探索④,却忽略了食疗与调养这类重要知识,在日常生活中具有很强的病人"自我操作"的个人化倾向;它不依赖科学之验证,而是身体

---

① 沈宗元等:《中国传统养生学二种·中国养生说辑览》,第 79 页。
② 陈存仁:《通俗医话》,收入陆拯主编:《近代中医珍本集·医话分册》,第 993 页。
③ 程瀚章:《西医浅说》,第 40—41 页。
④ 例如朱建平主编:《近代中医界重大创新之研究》,第 3 与第 4 章,就较强调治疗法的经验总结。而邓铁涛、程之范主编的《中国医学通史·近代史》的"中医篇"框架,也多是强调临床医学的发展。其他则多为制度、教育史的面向,少有日常生活史的关切。

对"气虚"、"失精"或是被外界"气"侵袭的细微感受,是重要的病理参考依据。笔者以为,面对西医强大的压力和中医学理论合理化的需求,民国中医所做的不是抛弃旧论,而是不断从经典中找出类似各种"复症",以及在公共卫生合理性之外,找寻在日常生活中可以发挥专长的缝隙来加以论述。杨则民认为,中医的治疗方式很多,不能只靠药物,原因是中药往往较温和,对急症或虚弱的人来说,并没有立即的功效,所以必须重视其他治疗方法或以日常调养法来加以辅助[①],这也是近代中医发展史中不可忽略的特色之一。

当然,在反复解读古典医书时,民国中医也不断地与西医对话,甚至受其影响。例如中医大量吸收有关营养、抵抗力的知识,并转化成为解释食疗或食禁的依据。而在热病后食肉、饮用牛奶等饮食问题上,虽大量呈现生活的禁忌面,但与传统也不完全相同,甚至呈现两相冲突的言论。这都代表中西医融合不是单向的,而是互相、多面向的交互作用,这都是在近代中西医对话下的必然现象。而很多新出西药大量采用中医肾亏、失精的理论,成就了一种亦中亦西的药品消费文化及其争议。它可能部分地取代了传统中医补养类药物的知识系谱[②],以一种新的方式,将传统医学的气、血、精概念,防病、防衰弱等思维用新的科学观包装起来,成为一种既新潮又带有延续性的论述,这也可以说是外感热病学内补养文化的转型。在医疗史内必定还有许多开发空间,本章仅就热病而言。[③] 民国中医强调的是季节、气、体质等多重身体论述,而忽略细菌论的影响力;当然,细菌论的存在,也成为民国中医论述抵抗力、肾精、病后调养时的一种物质证据,这未尝不是一种新式中国医学的现代性展现。

---

① 杨则民:《三、议法(一)治法篇》,《潜庵医话》,第 131 页。
② 传统"补养类"药物的知识脉络,可参考(清) 汪昂:《医方集解》,台南:第一书店,1986年,第 1—32 页。
③ 例如张宁:《阿司匹灵在中国——民国时期中国新药业与德国拜耳药厂间的商标争讼》,《"中央研究院"近代史研究所集刊》第 59 期(2008.3),第 111—119 页。

结 论

用中国医学书写中国现代史

……中国亦非无科学。即如数学与医学，中国皆远古即有传统。惟中国医学亦偏艺术性，乃从人身生理学上发明演进。而西方医学，则从人体物理学上发明演进。彼此大不同，但究竟同是一科学。……今日中国要学习西方近代科学，亦得深具中国自己传统之艺术化，把中国传统文化来参加在学习中，为人生艺术增添进新的一番现代中国化才是。换言之，并不能说中国添进了西方科学化，只应说中国复兴了原有科学化，如此则更不易有病。……我们的文化前途，要用我们自己内部的力量来补救。西方新科学固然要学，可不要妨害了我们自己原有的生机，不要折损了我们自己原有的活力。能这样，中国数千年文化演进的大目的，大理想，仍然可以继续求前进求实现。[①]

——1941 年，钱穆于重庆中央训练团讲演

第一节　检讨：贡献与局限

本书在有限的篇幅内，叙述了民国以来细菌学与中医学的各种交锋、对话、排拒与汇通，点点滴滴，汇聚成了今日中医外感热病学的样貌与学科内涵。如果将医学史的传衍当作一种文化现象，则近代中医重内科，西医重外科的表现形式，几已成医者与病家的口头禅。[②]而传统内科文献中，热病学门与其衍生知识之庞大，实为中医各科之最。该学门的发展，可视为近代中医发展主轴的浓缩精华版。探索中医史发展，

---

① 钱穆：《中国文化传统之演进》，《国史新论》，北京：生活·读书·新知三联书店，2001 年，第346—347 页。

② （清）凌奂：《外科方外奇方》，收入裴庆元辑：《三三医书》第 1 集，北京：中国中医药出版社，1998 年，第 250 页。

岂可忽视？过去谈中医热病学史，往往就大范围的背景或几位医者的贡献作统括式的论述。学者不知道这个学科有什么重要医书文献，知识如何转型，又如何影响日常生活，研究范围也多仅止于清末，少论及民国。本书试图以"重层医史"的构想来开展多元视角的"中医热病学近代史"，力图弥补某些空白之处。

历史学本为解释过往人物与事件而生，据此，现代中医至少有两个倾向：一是仍必须反复阅读经典[①]。这不仅是一个既存现象，而且其思想形成的近代历程，与近代中医的学术性格是息息相关的。过去在近代史各学门的研究者，总是强调"西化"的影响，事实上回归经典也是中国近代史不能逃避的问题；另外，或许作为"从周边看中国"的一种延伸[②]，从日本汉医的历史来反观中医在中国近代之发展也是现代中医的路径[③]，日本汉医研究，实于精神和物质上给本土中医信心；日本译名的可参照性，也让中医的疾病定义重新洗牌。[④] 民国医者为发展中

---

① 曹东义说："辨证论治、六经、三焦、卫气营血，我们天天挂在嘴上，老一套，完全的老一套！邓老（邓铁涛）相信的正是这老一套！这就是中医安身立命的老一套！这也就是邓老等一代名医强调'重温经典'的意义所在。'圣道本乎寻常，至理不外日用'。"参见其主编：《中医群英战 SARS——SARS 与中医外感热病诊治规范研究》，第 104 页。
② 葛兆光：《宅兹中国：重建有关"中国"的历史论述》，第 291—309 页。
③ 参考深川晨堂：《汉洋医学斗争史·政治斗争篇》，东京：医圣社，1981 年。本章补充了汉医著作在中国的影响。有关传统汉医与其科学化在台湾的实践，参考刘士永著：《医学、商业与社会想象：日治台湾的汉药科学化与科学中药》，《科技、医疗与社会》第 11 期（2010），第 150—197 页。
④ "汉医复兴一事，引起国内汉医与西医之信仰问题，当世信仰西医者大生动摇。日本最近出版之报纸杂志，咸以此为讨论中心，著名之杂志，均特辟皇汉医学座谈专栏。汉医药方，经各医院试验，认为有神奇特效者，已有肺病、白浊、脚气三方。本年三月，日本帝国大学医科讲师，南阳堂医院院长留德医学博士引地夹五郎来华访道，偕同译员童桂荣氏，在沪访费子彬国医，到苏访顾允若、宋爱人、顾月槎、王闻喜、茅子明诸国医。博士言：'本人致力医学，已逾二十载，开业以来，亦具相当成绩，惟以学无止境，遂复留德实习，然以本人结果所得科学治疗，尚有赖乎皇汉医学补充之必要。近数年来，每用新药注射外，助以汉药汤剂，成绩特著。德国医界已有和汉医学治疗协同设施，而医科大学之毕业者，多修习汉医以充实新知。由此推想，汉医传至今日，必有真理存在，故特来华考察。'……博士此次来华，交换智识，表示满意。并云一俟回国，当在青山南阳堂，倡立汉医研究社，一本世界医大集合为宗旨，征集全国名医，刊行书报，面委当座诸国医师为当然社员，极愿精神上或物质上共同合作云。"可证实当时汉医和中医是有密切交流的，并不止于医书间的知识传递。引自陆士谔：《日本汉医复兴记》，《士谔医话》，收入沈洪瑞、梁秀清主编：《中国历代医话大观》，第 2046—2047 页。

医学术而提倡古代经典的复兴,不单是指唐代以前的医书,也包括后出温病派的经典在内,只是两者有彼消我长的关系,直到现代,寒、温派的关系都处在不断重整中。① 在民初时,《伤寒论》被抬高至新的地位,为后来中医内科学研究奠定基础(见图 21)②,刘渡舟称该书为"中医之魂",其来有自。③

　　这也印证了第二条道路,即现代中医为何如此强调统整、融合寒、温两派的精华。现代研究热病学者多认为寒温体系不能分开来看,如伤寒学者万友生曾著《寒温统一论》④,该书被称为"研究伤寒的必读之一书"。⑤ 在清代,"伤寒"并不能算是真的"疫",如:"张仲景著《伤寒论》,欲明冬寒春温夏秋暑热之正,自不能并入疫病,以混常法。"⑥但经过近代的发展历程后,《伤寒论》又被抬高至一个新的阶段,不但成为传染病学的一支,也占据了外感热病学的经典地位,故时振声谓:"外感热病按现代观点当属急性传染疾病。""不要认为《伤寒论》里面包括许多杂病。有些症状看起来是杂病,但恰恰正是各种外感热病的个性所在。"⑦中西医在近代的热病学论争,证实寒温争论已无力和西说对抗,必须统整融合出一个新的范畴与学科界限,此即显示近代中医传染病学渐渐成型。在清代以前,根本没有外感热病学这一学门,它是经过近

---

① 参考曹东义:《热病新论——从热病诊治沿革看中医的发展》,北京:中国中医药出版社,2008 年,第 66—69、170—175 页。

② 如叶劲秋所撰写之《仲景学说之分析》(1936 年),就在广告中打出"中医内科全书"之谓。出自《医界春秋》第 120 期(1936),第 43 页书籍广告。

③ 从《伤寒论》出发,扩张其原本的意义,特别是内科学领域,展开各种研究。参看刘世恩、毛绍芳主编:《当代名医论仲景伤寒》,引注见第 144—145 页。

④ 万友生开篇即指出:寒温虽有一寒一温之不同,但是从广义而言,都包括在六淫(气)之内。这与近代热病学重视广义气论的趋势也是符合的,六气正是用来和细菌学对照的主要学说。引自万友生:《寒温统一论》,上海:上海科技出版社,1988 年,第 1 页。

⑤ 孟永利等主编:《伤寒论现代研究与临床应用》,北京:学苑出版社,1998 年,第 2 页。

⑥ (清)张凤逵原著,叶子雨增评:《附刻喻嘉言〈瘟疫论〉序》,《增订叶评伤暑全书》,收入曹炳章辑:《中国医学大成》第 16 册,下卷,第 39 页。

⑦ 孟永利等主编:《伤寒论现代研究与临床应用》,第 2 页。

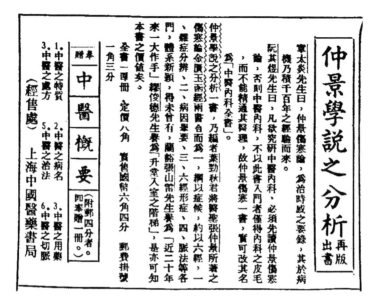

图21 《仲景学说之分析》再版

代不断讨论①，才逐渐形成的共识。②而温病学除有范行准"总论"之意义外，也提供新知识供传染病论述汲取养分，故在中医传染病学中，其实是总论中有分科，甚至针对单一传染病的讨论也渐渐出现。

毫无疑问，中医当然能够治疗瘟疫，但是治疗具近代意义、经细菌学洗礼的传染病，则是民国以来中医与西方细菌学不断对话，重新诠释、肯定古典医书中的经验与治法，建立信心，并赋予外感热病学新的定义的结果。此一过程，见证了中医文献"再正典化"的过程，重要医书在民国时不断反复刊刻印行，强化中医热病知识体系的对内认同。此

---

① "吾国内科书，向分伤寒、杂病两大类，所谓伤寒者，即经云'热病之类也'，非指一种病而言，实含有近世急性传染病之总名；杂病者，亦即近世各器官病之总称。此次纲虽仍旧，目则变通之，照近世例，每述一病，分原因、症状、诊断、治疗、处方、杂录等，以清眉目。（说明）查近世内科书通例，除传染病不分类外，其余杂病，均按照各器官分类。"引自中央国医馆秘书处：《中央国医馆整理国医药学术标准大纲——二十一年十月二十九日学术整理委员会会议通过》，《国医公报》（南京）第1卷第2期（1932.11），第4页。
② 单书健、陈子华编著：《古今名医临证金鉴·外感热病学卷》上册，第16—17页。

外,民国时期寒温派尚未完全敉平纷争,但其立场则渐趋一致,此乃学术发展大势,自此而后,凡中医面对传染病,必从这两个体系内的典籍中寻求治疗灵感。正如邵餐芝在 1935 年出版之《素轩医语》中称张寿甫"考别录以合本经,征西说以证仲景,超叶、吴以通寒温,此老其犹龙乎"①。既要汇通寒温派,又要能参用西说,或许正是从此时代开始,对医者的一种全能之期待。但是,理想与现实不能完全划上等号,中医在民初虽言科学化的"学术整理",但仍须面对寒温派论争的历史。笔者以为,中医界既要面对强大的经典传统与内在学术争论的问题,又要回应新的细菌学,并在采用多少西方知识方面,显得意见纷杂,故导致科学化步调缓慢,缺乏整体步调的齐一性,从而拖慢学术整理的速度。

　　当然,伴随这个现象而生的,是一连串的影响,其历程决定了现代中医的性格。历史仿若一枚铜币,有正也有反,我们不能只单看一面,而忘却曾经拥有并且存在的另一面。当中医走向现代化的同时,不自觉地或被各种力量的正、反作用力推向了传统;也许,中医的改变还是有目共睹的、许多理论都转型了,但其实不变的传统也仍持续着,其学术体系不完全呈断裂状态,而是仍具有延续性。1947 年,洪贯之指出,现代中医的教育应该既要重视设立研究所,用科学方法整理文献,又要学习应用西药西械和诊断传染病的方法,面向传统与现代科学化的两个方向。② 从本书来看,中医"再正典化"的力量非常强,故导致中医从吸收细菌论,接受部分理论、论争,到最后却放弃"大部分"细菌实验科学、存而不论,而重视从文献中重新寻找定位,这可以说是一种选择后又放弃的历程。它使得现代中医可以治愈传染病,但却不会找一堆"杀

---

① 邵餐芝:《由张仲景大青龙汤,到张寿甫清解凉解诸方》,《素轩医语》,收入陆拯主编:《近代中医珍本集·医话分册》,第 620 页。
② 洪贯之:《为中医教育先决问题进言于教育当局并热心中医教育者》,《新中医》新 1 期(1947),第 2 页。

菌药",或是再用细菌学去争论唯一的病名。[①] 1949 年之后,中药"抗菌"虽未特别强调,但整个中医学的发展跟随国家政策而不断转型,抗菌抗病毒成为发展方向。1971 年,周恩来指示中医研究院要开始进行抗病毒中药研究,并提供经费建造病毒实验室,这对传统中医而言又是一大转变[②];而当时台湾对此议题则似迟迟未有大规模的经费补助或实验室研究。[③] 而现代大多数的中医学教科书,多是用西医一种病名,来对应中医很多的病或证候[④],几乎不谈"对菌论治"。[⑤]

1953 年夏天,余无言在上海城内果育堂街育德里 18 号治疗一位 24 岁的妇人,她于产后 18 天罹患"湿温伤寒",先请中医以豆豉、豆卷等治之无效,又请西医注射先进的"杀菌药"青霉素,前后 8 针,依然无效。余受邀前往诊治,言病情变化迅速、严重,幸好最后治愈了这位妇人。余回忆说:

> 于此可知,每一病症当前,初时不愈,则必有复杂之变症。若徒恃一二种药品,而不能应变处方,以施疗治,乃属劳而无功也。且抗生素之制剂,其作用端在抗菌,一则能妨碍病菌之营养,一则

① 1959 年蒲辅周在北京中医研究院内举行的"全国急性传染病学术会议"上是不太谈细菌的,他认为病人的身体问题才是"病因"。笔者认为,这不是一种理所当然的结论,它是经由学术发展、日常生活实际检验和中西对话等所"选取"的道路,具有许多历史因素在内。

② 富杭育:《周总理指示中医研究院也要搞抗病毒研究》,收入邹乃俐等编:《难忘的四十年》,北京:中医古籍出版社,1995 年,第 71—73 页。

③ 近年中草药抗菌及病毒研究方面,有中国医药大学医学检验生物技术学系教授林振文的"抗流感病毒中草药开发",中医学系教授林应如的"抗肠病毒之中药新药研发",医学系教授赖志河的"中医药应用于抗菌及抗炎之开发",等等。参考 http://www.cmu.edu.tw/news_detail.php? id=509(2009-10-28 发表)。

④ 不用细菌学去争论唯一的病名,还展现在"病名对照"的工作上。即使在台湾,作为"中西医学一元化"的成果,这样的对照工作也是以西医的病名为基准,再对照中医的数个病名,并非"一病对一病",这还是基于"辨证论治",而不是"定义细菌"的精神。参考林昭庚主编:《中西医病名对照大辞典》第 1 卷,北京:人民卫生出版社,2002 年,自序、凡例。

⑤ 作为"杀菌"中药的开发法,中医在 1949 年后仍有零星之论述,例如何云鹤就曾撰写"制菌灭菌的药理实验",但其理论非常粗糙,精准性值得质疑。整体而言,不能撼动气的理论,充其量是一种科学印证。参考何云鹤:《中医药的科学方向》,上海:上海中医书局,1954 年,第 86 页。

能管制病菌之活动,而使之日暮途穷,渐渐消灭,但并无直接杀菌之能力。然处方目的,对于排泄病菌,并未计及其确定之方,此亦西药疗法之所短也。[①]

可见即使到了抗生素发明后,中医仍呼吁要辨证论治,不要依附几种特效药,因为那是非常危险的,这又凸显了近代中医不以"杀菌"为能事的思维。本书第三章也说明了中医在整理病名上的问题,其情况颇似学者梁漱溟所言:

> 讲到医药,中国说是有医学,其实还是手艺。西医处方,一定的病有一定的药,无大出入;而中医的高手,他那运才施巧的地方都在开单用药上了。十个医生有十样不同的药方,并且可以十分悬殊。因为所治的病同能治的药,都是没有客观的凭准的。究竟病是什么?"病灶"在哪里? 并不定要考定,只凭主观的病情观测罢了!(在中国医学书里始终没有讲到"病"这样东西。)某药是如何成分? 起如何作用? 并不追问。只会温凉等字样去品定,究竟(气)为温为凉,意见也参差的很。他那看病用药,那能不十人十样呢? 这种一定要求一个客观共认的确实知识的,便是科学的精神;这种全然蔑视客观准程规矩,而专要崇尚天才的,便是艺术的精神。[②]

西方重科学化,东方则重艺术化,这牵涉文化发展的问题,对中医而言确实是很棘手的问题;梁认为中国医书里始终没有讲到"病",则是错误的理解,应该说没有讲到用西方医学定义的"病"。民国中医没有发展出验菌之规范与方法,在病名的采用上,虽受细菌学定义带来的解释齐一化影响,但因不愿采用细菌定名的标准,加上在往"统一病名"的路途上复受本身学术体系内争论的影响,最终导致失败。幸好,因细菌

---

① 张文康主编:《中国百年百名中医临床家丛书·余无言》,第 18—19 页。
② 梁漱溟:《东西文化及其哲学》,台北:台湾商务印书馆,2002 年,第 34 页。

学的定名，中医有了不同于以往的标准和参照对象，产生了较为明确的范围，这是近代中医转型中受西方医学影响很大的一个方面。至《中央国医馆整理国医药学术标准大纲》中，则已确立："新学总论中之病变，系以病之机能形态发生变化为主，所谓实迹的。我国之病症论，其最详备而可法者，以仲景师《伤寒论》而言，分六经传变，所谓气化的。故酌古证今，宜合病理总论中之病变，及各论之全部，另成一病症论。"①此大纲的精神在于以学科系统化与分门别类的方式来达到统一、标准化的目的②；但前提是必须尽量立基于张仲景的经典理论，酌参西医疾病分类法，来成就一种新的论述。

时逸人总结近代以来中西医碰撞的历史，认为"中医注重于人体气化之失调，而不注重于实质之形状，及病后之变性"。笔者已在硕士论文中论及中西医论争③，但仅局限于生理学，本书进一步论及病理学上的争议。一般来说，"气化"仍是中医解释病理的主要基准，故时氏也说："（中医）视一切病症皆以为气化失调所致，调其气化，实质上的缺点，即随之恢复。"时氏说的"专谈机能、不尚实质，为中医之特色，治病之定法"，大体颇能和近代中医发展的主线连在一起。④

近代学人顾颉刚早年尝思写作读书笔记《学览》之序，谓："夫学术者与天下共之，不可以一国一家自私。凡以国与家标识其学者，止可谓之学史，不可谓之学。执学史而以为学，则其心志因拘于古书，古书不变，学亦不进矣。"⑤近代中医的知识或已由私学转为公共学术，可以供大家讨论评述。不拘泥古人古书，是为学科知识守住最后之防线，有其客观

① 中央国医馆秘书处：《中央国医馆整理国医药学术标准大纲——二十一年十月二十九日学术整理委员会会议通过》，《国医公报》第 1 卷第 2 期（1932.11），第 2—3 页。
② 中央国医馆秘书处：《中央国医馆筹备大会行开会式速记录》，《国医公报》第 1 卷第 2 期（1932.11），第 8 页。
③ 皮国立：《近代中医的身体观与思想转型——唐宗海与中西医汇通时代》，第 404—418 页。
④ 时逸人：《时氏内经学》，第 21 页。
⑤ 顾颉刚：《走在历史的路上——顾颉刚自述》，第 35 页。

上的需求。幸而,自西医细菌学传入中国之后,中医就没有强烈排拒细菌论,反而将其纳入新课程。中医从实用的观点,把细菌在人体内产生的身体变化,用各种毒来加以解释,而对于细菌作为一种生物角色而言,则强调"菌在气中"——细菌不能脱离空气、季节、温度、湿气等外在客观因素而生长——进而将细菌学拉至气论的范畴中,此即近代中西医气论与细菌论汇通的历史模式。

在气论的部分,关于五运六气的论述其实不多,或许与"他们(新医)所排斥的是五运六气阴阳五行的学说,而不是大黄甘草这类的国粹"有关,许多反中医者反对的是学理,而不是本草药品之疗效。[①] 但近代中医颇为坚守最后一道气论的防线,即仍从外感"六气"与季节之气和细菌学来进行对话。文中所提章太炎的"据古论菌"很有代表性,他将古代的博物学、生物学、医学的知识混在一起,来回应细菌学。而日本汉医的论述,强而有力地支持着中医把经典中的汗法、解毒、下法等疗法,划归为"杀菌"之法,或多或少强化了中医的论述信心。而获取"杀菌"知识的两种方式,除吸收西医细菌学的学理之外,无非就是再从伤寒与温病体系关于身体罹病的观点,与药物治疗之机转,来论述"杀菌"之可能。他们曾经发现杀菌的方法,都取径于此。

雷祥麟分析了中医科学化对融入国家公共卫生体系的重要意义,这是民国时期非常重要的一个转型面向。所谓的公共卫生,包括制度、法规、保险事项等,其实完全是复制欧美与日本的经验,它本就不是中国的产物。什么是中国本地的思维?本书补充分析了中医在科学化的争论之外,还需面对重整经典的压力,最终虽没有采用细菌学的实验方法与病理论述,但却在一般人的日常生活中继续发挥影响力,在贵生养命的文化中继续扮演重要角色;中医虽然无法介入太多"公共"卫生事务,但却在新式清洁卫生的举措上,吸取西方的不少经验,成就了一种

---

① 庄兆祥:《本草研究之变迁》(1941),收入郭正昭等编:《中国科技文明论集》,台北:牧童出版社,1978年,第562页。

具有选择性的中西医汇通之卫生现代性。细菌学背后蕴含了一套清洁卫生的机制,虽或多或少影响了中国人的卫生观,但近代中医真正吸收的学理,较多还是基于西方医学较原始的"瘴气论",中西医都曾在医理中表达对腐败、臭秽之气的厌恶。即便个人卫生常常被塑造成是公共卫生的根本,但其背后往往牵涉对国家法令、制度或政府效能缺失的检讨。民国时期所谓卫生或是预防传染的方式,仍注意个人行为,包括个人对个人,或个人对群体,着重的还是一己之身的健康与养生防病。在国家效能低下与地域卫生资源分配不均的时代背景下,确实造成了一种个人卫生(养生)观的强化。①

而相对于西医在医院进行诊疗的呼吁,在家庭内或医疗不普及之处,中医还是可以发挥养生与预防疫病、日常调养等功能,许多补养与食疗、日常禁忌的知识,也多是来自古典医书。若事事求"科学的证据",恐怕在日常生活中许多依赖经验的习俗与禁忌都将得不到证明而必须废弃。本书第一与第六章都谈到中医的个人卫生法,蕴含大量的日常生活可行性;中西医基于日常的养生、饮食和体质方面的论述有共通性。即使后来中医部分受西方营养学论述之影响,但大体仍维持一定的特色,这也证实了中医上层(医者)与理论知识在下层社会有一种很强的实用性联结。

本书之叙述,也有若干不足之处,因为这样一次"重层医史"的尝试,无法囊括所有的热病以及所有病理论述之历史。笔者以为,民国时许多传染病的治法与定义,恐怕都有一段有待发现的故事,今后对于个别传染病的历史,还可再加细究。此外,近代史资料内容庞大,仍有待

---

① 雷祥麟的研究已经指出一个重要的倾向:在许多时刻,民国时的政治领袖最关心的卫生,并不是大规模的医政体系建设,而是一种"个人"层次的嫌恶感与觉醒。国民党所主导之国家或许无力推动大规模的公共卫生建设,但民间个人卫生的论述却指向一个有助于国族形成的个人改造计划,孙中山、陈果夫、蒋介石均参与并设法引用这种个人卫生的论述和感受。引自雷祥麟:《卫生为何不是保卫生命——民国时期另类的卫生、自我与疾病》,《台湾社会研究季刊》第 54 期(2004),第 41 页。

深耕。但本书已抓住中西医对外感热病病名之定义与讨论，应该都逃不开"气"和"细菌"这个大面向的争论；并且，现在所见之研究，还多是基于西医的定义，而非重视中医脉络的论述；要了解后者，必须对民国中医热病学基础的文献与发展历史、特色，进行一种多层次的论述，而本书微薄的贡献也正在此，这是建构"中医式"传染病史的"基础工程"。

第二节　西风又东风——传统医学视角的文化史

中医杨志一在 1936 年说："大凡学术之成立，历久而不败者，必有其真实之价值在。"①近代中国许多传统学门都有真价值，如何保持那份价值，则困难重重。即如本书所言"再正典化"现象，也不是顺理成章的趋势，其背后历程其实非常艰苦。当 1929 年"废医案"出炉时，一位叫雷济的中医上书畅言中医不能骤废的理由，结果卫生部的回函，打了他一个大巴掌。

> 原呈（文）所称"中医谓致病之因，由于邪气，西医谓致病之因，由于细菌"，已属一知半解之谈，竟谓有邪气方有细菌，无邪气必无细菌，尤属错误，毫无生物学之常识。至原呈所举肉类之试验，不过证明蒸熟之肉，虽经消毒，肉类本身或盛肉之器具若未完全灭菌，则未经杀死之细菌，仍能发育，不足以证明邪气之存在。也因该医只知有"细菌"两字而已，对于细菌学实在毫无认识。按诸科

---

① 曹炳章辑：《中国医学大成》第 4 册，序言，第 1 页。

学医理疾病之原因,甚为复杂,亦非全由微生物而起,而微生物之种类亦甚夥,并非全可以致病,该医对于此种常识既不明了,且立论又只就细菌之发生一点致辩,实属满纸空谈,毫无价值,拟请无庸置议。①

这则回函,等于站在国家的立场上,认定与细菌学相对的"气论"是胡说八道的,至于微生物学之复杂,也不是中医空谈即可明了的学问。文化界的例子,书内已列举许多,最后仅补充陈独秀的说法。他认为现代中国人要脱离蒙昧时代,就必须科学与人权并重,其中关于科学有谓:

> 医不知科学,既不解人身之构造,复不事药性之分析,菌毒传染,更无闻焉;惟知附会五行生克寒热阴阳之说,袭古方以投药饵,其术殆与矢人同科。其想象之最神奇者,莫如"气"之一说,其说且通于力士羽流之术;试遍索宇宙间,诚不知此"气"之果为何物也?凡此无常识之思惟,无理由之信仰,欲根治之,厥维科学。夫以科学说明真理,事事求诸证实,较之想象武断之所为,其步度诚缓;然其步步皆踏实地,不若幻想突飞者之终无寸进也。②

不论从国家法令之合法性,还是科学发展之合理性,其矛头都不约而同地指向了中医气论之误谬。近代中医面临是坚守自身传统理论,还是选择一脚踏入西方医学领域,甩开气论?中医只能退让,丢掉气论吗?当时中医之两难,颇似民初知识分子在许多方面所表现出来的摇摆与"两歧性"。③钱穆曾说:"东西文化孰得孰失,孰优孰劣,此一问题

---

① "国史馆""国民政府"档,"中医药废除案建议撤销(一)",档号 001130006001143a - 46a。这封公文署名为国民政府文官处薛笃弼,他并不是坚决主张废医的人物,公函只代表中央卫生单位的强硬态度。可参考魏嘉弘:《国民政府与中医国医化》(中坜:"中央大学"历史所硕士论文,1998 年),第 52—61 页。较新的研究参考文庠:《移植与超越:民国中医政》,北京:中国中医药出版社,2007 年,第 3 章。
② 陈独秀《敬告青年》,《新青年》1∶1(1915),第 6 页。
③ 张灏:《时代的探索》,台北:联经出版社,2004 年,第 136—137 页。

围困住近一百年来之全中国人,余之一生亦被困在此一问题内。"①恐怕在那个时代要立刻做出一面倒向西方文化的决定,是非常困难的,尤其是对受传统文化熏陶的知识分子而言。周明之指出胡适在许多方面的摇摆是因为他面对西方价值时的自卑或担忧,促使他回到传统中,去找寻作为中国人的自尊。周给这样的心态取了一个名字:"旧与新的内在同化"——他们无法完全抛弃传统而远眺西方②,而其"忽而西忽而东"的摇摆立场,其实是在为现代性找一个出口。也就是说,我们可以从另一个角度观察,中医除了合法与科学外,还承载一种传统文化的深层性格。这对中医而言,在科学化的进程中是不利的,但在当时,好坏还未可尽知。

民国中医继承的是一种根据古典医籍内容与理论来理解的身体观,要创造一个过去所没有的"无中生有"的论述,必须是在阅读细菌学的相关书籍后,根据医者过往学习古典医学的知识,展开一种具有解释力的新诠释;近代日本汉医所做的,也正是这些,汤本在论述中药杀菌的可能性时,其灵感除来自日本汉药学研究,还来自中国古代医学经典。对西医而言,在科技进步迅速的情况下,"经典"不可能永远存在,古医书不须去反复阅读、注解,是以就文化而论,西方医学科学所承载之过往传统不如中医来得深沉。近代西医靠实验来研究细菌,而中医则靠古典医学来理解"六气"知识,此为根本上的不同。"气"代表物质

---

① 钱穆:《八十忆双亲·师友杂忆》,第 46 页。
② 周明之:《胡适与中国现代知识分子的选择》,桂林:广西师范大学出版社,2005 年,第209 页。另外,讨论知识分子面对复杂人际网络与政治之间利益与理想的纠葛与多变性,可参考[美] 萧邦奇著,周武彪译:《血路:革命中国中的沈定一(玄庐)传奇》,南京:江苏人民出版社,1999 年。又如康绿岛早期曾以心理分析的手法,来推测"前后矛盾"的梁启超可能患了"循环燥郁症";其实,"矛盾"乃民初知识分子的时代通病。参见氏著:《矛盾的梁启超:一个心理学的解释》,《汉学研究》3.1(1985.06),第 185—198 页。黄克武曾指出正反相冲突的力量带给中国知识与思想界的遗产:"'五四'与'反五四'两方的辩论,让思想界所产生创造性的对话场域与自觉反省的精神,才是现代中国的启蒙。"出自氏著:《魂归何处——梁启超与儒教中国及其现代命运的再思考》,收入郑大华、邹小站主编:《思想家与近代中国思想》,北京:社会科学文献出版社,2005 年,第 91—114 页。

的性质,如食物的性味与禁忌,调养的方式与空间特性,等等。了解这套知识,对认识中国式的疾病论述有很大的帮助,且具有贴近身体感的日常实用性质,不单是虚无缥缈的哲学论述,实有似西方科学之基本"元素"。① 虽然,也有医者主张废除"气化",用科学的方法整理中医典籍,但其方法仍是以中医文献中的治疗症候与疗效,来辨别药理与治疗之间的关系,这样的整理研究方法,很难不去碰触"气"的问题。② 章太炎曾说:"医者之妙,喻如行师,运用操舍,以一心察微而得之,此非所谓哲学也,谓其变化无方之至耳。"③唐慎轩于 1936 年即称章太炎"天地万物,浑然一体,非其真积力久,曷克臻此"④。医学是变化的道理,必须切身体会,理论不过是入门,具体理则则需由实际治疗经验验证。故近代中医最担心采行西医论述,就要接受西医与细菌学之背后一整套技术操作与解释疾病的知识体系,包括运用西方教科书等。那么,古典医学理论又能保存多少,故中医颇感窒碍难行。

在近代学术转型的探索中,任何一学科,包括医学在内,其实都要面临一种"双向反省",即一方面对新学说或西学的回应,同时,也回头思考传统学术在新时代的定位,透过西方科学重现古典医书的价值,即四川罗燮元曾赞叹的:"我国埋没于数千年来故纸堆中之病症,得以大白于天下,不亦大可快哉!"⑤虽然真正之整理,要到 1950 年代之后⑥,然民国时已可见其大致思想端倪与发展趋势,这是百年中医史中的重要议题,已在中医学术的各个领域开花,今后皆可持续探索。而书中恽铁樵的例子即颇能说明中医传统派的态度⑦,显示了中医在细菌、病

---

① [日]薮内清著,梁策等译:《中国·科学·文明》,台北:淑馨出版社,1989 年,第 24—25 页。
② 叶橘泉:《国医文献研究的我见》,《医界春秋》第 118 期(1936),第 5 页。
③ 章念驰著:《我的祖父章太炎》,上海:上海人民出版社,2011 年,第 107 页。
④ 章念驰著:《我的祖父章太炎》,第 113 页。
⑤ 罗燮元:《国医历代微菌学之发明考》,《现代中医》第 2 卷第 1 期(1941),第 22 页。
⑥ 参考皮国立:《上海中医药的发展(1950—1965)——以〈人民日报〉为中心的考察》。
⑦ 在第五章中,称为"近代学术转型内的双向(面对西方与中国)反省"。

名、自身学术之间的一种尴尬与紧张的关系。他坚持以六气、四时或辨证的立场，来回应中医即将失去定义病名权力的危机，但实际上他又无法逃避"认识细菌说"的时代压力。故总体归纳而言：恽能做的就是忽略细菌说的本体，以《伤寒论》为基调来找出任何统一、定义疾病的可能。而各种"杀菌"法，其实也是从各种药物学和经典中启发而来，如"发汗"可能偏重伤寒的经典，"解毒"则偏重温病或瘟疫论述。民国中医的热病论述实不只主"杀菌"的意义，不然即无法解释中医为什么没有走向发展出杀菌药，或是不往这个方面做治疗的再思考。除了没有实验室、科学方法等外，更重要的是，中医即便有杀菌药，也应谨守气论的界限，因为中医乃依寒热之"气"来对证治疗，而非对菌治疗的一种医学。所以，也不得不说，近代中医基于"气论"与身体观的完整，对于西方细菌学是采用一种讨论、反面论证与高度选择性接纳的态度。以西医的科学来研究中医，确实会让中医过于西医化，这也是民国中医"中医西化，则不复为中医"的疑虑。

　　故研究近代医史不能只以新旧或科不科学来思索西医与中医。现代中医，不断采用西医的疾病语言，但在课堂上却仍学习古代经典。他们读《伤寒论》，却不太和病人谈"伤寒"，这是非常有意思的现象。何云鹤说："1929 年章太炎办上海国医学院，那是中国第一所正式采取现代医学作为基础的中医学校，院中的课程由陆渊雷厘订，基础医学像生物、化学、解剖、生理，都采用现代医学，应用各科则以中医原有的为主，并且侧重《伤寒论》的经验。"①大概现代中医基础课程也如此。1935 年苏州国医学校的课程，甚至三年的修业期限，西医细菌、解剖学在第一年必修，中医内科则从二年级开始，并加重课程时数，此已开"先西后中"修业模式之先河②；只是，经验需用于实际临床，而当日应用不取西医杀菌、外科之技术，此乃奠定现代中医之学术性格。即使不可避免地

---

① 章念驰著：《我的祖父章太炎》，第 111 页。
② 苏州国医杂志社：《苏州国医杂志》第 7 期(1935)，第 17—19 页。

受到西方的影响,近代学科的"传统"边界,鲜有像中医那样保持完整的。本研究具有相当实际的意义与功能,我们要不断提醒现代中医:"历代圣贤智慧、经典"并不是每个民国医者都能理解的;回顾这些资产时,不能忘记很多中医对它们是非常陌生的,所以探讨这些历史,不只是历史意义,还有现实疗治的新启发。研读与研究医史文献,谁曰不可温古知新、创新思想?

近代中医史有趣之处也正在此。近代中国学术的"西化"已不用多谈,这个旧框架将阻挡我们观看近代中国史的全貌,因为它只有单一视角而已。很多人也许会质疑,这是不是一种"反科学"的立场?站在历史研究上,本来就不能只有一种单线论述,就像高彦颐(Dorothy Ko)提出的突破"五四史观"框架一样①,作者的立场同为:如果我们一直停留在中医科不科学,或是中医为什么不科学的"五四史观"中,我们永远不会发现中医在近代的多元文化史以及中医在近代日常生活中的种种可行性。而即便我们探究了受西医影响的部分,也无法得知当日中医对传统做了什么样的保护与妥协。何况对多数中国人来说,生活不是只有科学,而是一种自然的文化土壤,文化与历史不会只有单线发展。

虽然"科学"占据了民国知识界转型的主体,但"传统"之力量反从因外国侵略而对自身文化自卑兼自省的桎梏中解放出来,真积力久,渐渐显现真实价值。钱穆曾批判西方科学几近"尽物性而损及人性"②,可能和汤本的试管等同人体说类似。毛泽东在1957年曾说:"现在我感觉到国际形势到了一个新的转折点。世界上现在有两股风:东风、西风。中国有句成语:不是东风压倒西风,就是西风压倒东风。我认为目前形势的特点是东风压倒西风。"③毛泽东认为当时中国社会主义

---

① 高彦颐(Dorothy Ko)著,苗延威译:《缠足:金莲崇拜盛极而衰》,南京:江苏人民出版社,2009年,译序,第1—13页。

② 钱穆:《中西接触与文化更新》,《中国文化史导论》,第228页。

③ 中共中央文献研究室编:《建国以来毛泽东文稿》第6册,北京:中央文献出版社,1992年,第630页。

的发展大好,可以压过西方的帝国主义,大概是希望中国能走出一条自己的路,不受西方干扰和打压。在那一代领导人的心中,科学固然重要,但传统一样不可以抛弃,如蒋介石谓:"希望各位不仅是注意新的科学与学问,并且还要注重中国旧日的好学问,中国的旧书里学问很是渊博。"①"从前不注意我们固有的文化,只知道拿外国的东西来学,忘掉了自己的根本,失却了自己固有的德行和精神,所以不能救国,不能完成革命事业。现在我们若是不早觉悟,照这样末的过下去,简直会有亡国灭种的危险。"②大概可以体现这种担忧传统文化丧失的关怀。20世纪30年代后的中医,颇能抓住民族主义的潮流,借由"文艺复兴、民族复兴"的潮流,搭上传统学术更新自主的列车,这种倾向是治近代医史者不能忽略的。③

　　一个具"现代性"的中国将被带往何方,近百年来一直是大家寻求解答的一个问题。曾由中医治愈伤寒病的钱穆④说:"中国文化是一向偏重在人文科学的,他注重具体的综括,不注重抽象的推概。惟其注重综括,所以常留着余地,好容新的事象与新的物变之随时参加。中国人一向心习之长处在此,所以能宽廓,能圆融,能吸收,能变通。若我们认为人文科学演进可以利用自然科学,可以驾驭自然科学,则中国传统文化中可以容得进近代西方之科学文明,这是不成问题的。不仅可以容受,应该还能融化能开新。这是我们对于面临的最近中国新文化时期之前途的希望。"⑤文人之关怀如是,近代国家领导人也应对将中国带

---

① 周琇环编:《蒋中正总统档案:事略稿本》第9册,台北:"国史馆",2006年,1931年1月12日,第363—364页。
② 高明芳编:《蒋中正总统档案:事略稿本》第18册,1933年1月8日,第66页。
③ 陈无咎:《中医系统问题?》,《医界春秋》第121期(1937),第5—6页。
④ 钱穆回忆这段经历:"暑假在家,忽犯伤寒症,为药所误,几死。十里外后宅镇有名医沈翁,慕先父先兄名……屡来,余病得有起色。……先母护视余病,晨晚不离床侧,夜则和衣睡余身旁,溽暑不扇,目不交睫。近两月,余始能渐进薄粥。天未明,先母亲登屋上,取手制酱瓜。又旬日,渐进干饭。"钱的母亲恐怕也深谙伤寒"禁食"之道。引自钱穆:《八十忆双亲·师友杂忆》,第31页。
⑤ 钱穆:《中西接触与文化更新》,《中国文化史导论》,第221页。

往何方的问题做出立场宣示,故蒋介石谈及对"国医"的期待时说:"中央国医馆昨日在京成立,此为中国医药由整理而进步之要事,吾顾其努力,实下功夫也。"①毛泽东则谓:"中国医药学是一个伟大的宝库,应当努力发掘,加以提高。"②这些话恐怕其大背景都不离这种对传统文化的内向关怀,放在长期的历史来看,不见得只有科学意义在里面。这种科技要吹西风,文化要吹东风的论调,应是关心中国历史发展的学者都可接纳的中和之论。

就文化的角度来看,传统中国医书众多,怎么整理、用何种标准,还可以细论,尚待时间去证明。中医张国华说:

> 我国医道,由来尚矣。乃人所不满意者,谓中医学术一症各是其说,一方互相攻讦,不若西医之学有统系。今欲改进中医,诚非急谋有统系不可,然而统系亦岂易谋哉? 然而所以难谋统系者,亦自有故。盖形上为道,形下为器,器粗而道精。中医之道,形上之道也,仁者见仁,智者见智。学术所以悬殊,西医但求形质,中医深究气化,此西医统系易,而中医统系所以难也。然则中医竟不能统系乎? 曰:亦惟先编一种有统系之医学,后可渐望有统系之学术,其道以《本经》及《内》、《难》、《金匮》为根据,至各种外感应宗何家,诸凡内伤应遵何氏,各科杂证应各采集何书,均须从长计议。撷其精华,去其糟粕,注释宜取简明切要,总使各科俱无遗憾,规定一种有统系之医学,俾后学可奉为圭臬,简练揣摩,拟定名曰医统集成,昭告天下,永以此为医学必由之正宗。③

西医重形质而中医重气化,是以中医在整理学术方面,"气"的知识

---

① 高素兰编:《蒋中正总统档案:事略稿本》第 10 册,1931 年 3 月 18 日,第 283 页。
② 1954 年,毛泽东谈道:"我们对中医常常片面地强调他们的缺点,没有看到中医是我国宝贵民族文化遗产之一。"王振瑞:《中国中西医结合史论》,石家庄:河北教育出版社,2002 年,第 50—51 页。
③ 张国华:《中医难有统系之故》,《医学达变》,收入陆拯主编:《近代中医珍本集·医话分册》,第 257 页。

所涉及的问题最多、最复杂，也最难有统一的论点，但张认为还是必须从传统医籍出发来做整理。时逸人谓："我国古代对于霍乱、痘疮，虽流传甚久，治疗方法多各一其说，不能划一；白喉、赤痢、疟疾、斑疹伤寒、猩红热等症状及治法，亦复诸说纷纭，不能一致；肠热症、回归热，古书中虽有类似记载，但名称未曾确定，治法尤多紊乱；鼠疫、脑膜炎，古本医书付之缺如，皆有汇集整理编订之必要。"①这就是近代中医在外感热病学说内的最大挑战。那些埋没于数千年来故纸堆中之病症与疗法，如何加以好好研究，是近代中医乃至未来中医可以细细思量的课题。

　　民国学人与医者的意见，除了"废中医"外，本书完整关切了中医另一方面的想法。章太炎曾于大病一场后说："余时少年锐进，不甚求道术，取医经视之，亦莫能辨其条理。中岁屡历忧患，始然痛求大乘教典，旁通老庄。晚岁更涉二程、陈、王师说，甚善之。功成屏居，岁岁逢天行疫疠，旦暮不能自保，于医经亦勤求之矣。"章氏对西方学术也有所涉猎，他晚年从自身实践与整个文化着手，在医学研究的路上看见医经之本。② 章视医学经典为个人读书体会所达到的一种境界，从读书到临证，而不是从摇试管、看显微镜开始训练。但是，基本上"汇通"还是近代中医走的路子。另外，钱穆说中国人具有"中和"性格③，吸收西方科学而无损于传统文化，近代中医的历程可说是一定程度上证实了这个观点。王汎森对近代的传统与反传统思想有很多有见地的论述，他认

① 时逸人：《中国传染病学》，自序，第 1 页。
② 章念驰著：《我的祖父章太炎》，上海：上海人民出版社，2011 年，第 105—106 页。
③ 钱穆言："科学在中国一如在西方般发展以后，是将损害或拆毁中国原来的文化传统呢？这一问题颇是重要，但据本书作者（笔者按：即钱穆）之意见，中国固有文化传统，将决不以近代西方科学之传入、发达而受损。因为中国传统文化，一向是高兴接受外来新元素而仍可无害其原有的旧组织的。这不仅在中国国民性之宽大，实亦由于中国传统文化特有的中和性格，使其可以多方面地吸收与融和。"他还举宗教思想来解说："儒家思想可以容忍耶稣教，耶稣教却不能容忍儒家思想。在晚明与清初，中国人可以接纳利玛窦，但西方教会则必须排斥利玛窦，便为此故。"这背后实蕴含着中西文化观点的不同。出自氏著：《中西接触与文化更新》，《中国文化史导论》，第 221 页。

为"守旧"和"复古"是两个不同的思想趋向,前者只是单纯效忠当前传统,而近代中医所谓的"复古",则是跨越、扬弃更纯粹的传统,实蓄积大量的改革动能。① 故民国中医不可避免地要与西方文化汇通,绝不能用一种文化自大的观点来排斥一切西方的影响。所以讲"传统"、"复古"也未必一定和"西化"冲突,其实两者是互为影响的,传统的学问本已不免加入西方的某些元素。章太炎曾总结中西医各自的长处:"脏腑血脉之形,昔人初尝解剖而不能得其实,此当以西医为审。""脏腑锢病,则西医愈于中医。""中医之胜于西医者,大抵伤寒为独盛。"②可见中西医相较,热病学仍有其价值,而当日中医也并非全带着一种自以为是的文化藩篱。"细菌"为贯通西医病理学的一门学问,而"气"则是贯通中医学的另一门学问,在还没有找到真正可以让中西医双方满意的汇通方式时,西医大唱废医,而中医当然只能固守古典医书构筑起的疗效与文化之防线。

第三节 "重层医史"视角下的
医疗史与国史

本书所提出的"重层医史",是一种方法论上的尝试,此处仅借总结论进行最后检讨,并提出一些自己的观察。首先,该概念力图在"通"与"专"之间找到一个平衡点。"专",不需多谈,至于"通达",乃民国学人研究历史颇重视之方法。何炳松(1890—1946)谓:"吾国自前清末季废

---

① 王汎森:《中国近代思想与学术的系谱》,石家庄:河北教育出版社,2001 年,第 91—148 页。
② 章念驰著:《我的祖父章太炎》,第 108 页。

止科举改设学校以来,一般学子及社会中人之需要中外通史借资挹揽,不可谓不亟矣。然迄今已达二十余年,西洋通史之著作虽已有相当之成就,而本国通史之纂辑,则求其能合现代所谓新史学眼光者反寥若晨星焉。此何故耶?"①其实,今日史学偏于研究小问题,本来就过"专"而少"通",《国史大纲》依旧是大学课堂无可取代的必读书目,可见民初以来学者倡言的通史概念,仍少有进展。② 既要求通,那么在资料庞杂的近代史领域,就必须抓出重要的史实。但何为"重要"? 张荫麟(1905—1942)的讲法非常持平可参。首先,"重层医史"必须能解释现代中医改变了什么,其历程为何,此即"现状渊源的标准"。其次,针对本书"再正典化"的趋势,正可说明近代中医史"文化价值的标准",书写传统典籍与文化价值之间的紧密关系。至于张谓"新异性标准",本书选取还不能算完整,但正如民初学者刘咸炘(1896—1932)所说:"读史察变观风,综求其事之关系,比于以索贯钱。先具归纳所得之索,以备学者之演绎,固捷径也。惟端绪繁多,非一人所能尽知,一书所能备举,但能略具重大者为纲领而已。学者以三隅反,详其细目,仍须归纳也。"③本书已经点出近代中西医"气"与"细菌"在学理上的争议这条医史主线,但仍有不足。如个别落后区域的卫生史与实践,未加细察,是这种大架构下的盲点。

　　至于在绪论中强调的内、外史整合,在本书中也有回应。既关注中医在学理上的回应,也要着眼气与细菌在日常生活中,以及病理、病名认知在不同社会、知识脉络底下的传衍与实践。"重层医史"着眼于明了中医热病学与细菌学的关系——无法一一处理个别传染病的问题,只有伤寒的例子较具代表性;另外,关于中医外感热病的日常实践、调

①　何炳松:《通史新义》,收入刘寅生等主编:《何炳松文集》,北京:商务印书馆,1996年,第77页。
②　参考桑兵:《晚清民国的学人与学术》,北京:中华书局,2008年,第49—58页。
③　刘咸炘:《治史绪论》,《刘咸炘学术论集:文学讲义篇》,桂林:广西师范大学出版社,2007年,第234页。

养文化等,也仍有许多内容可供探索,本书仅举一些过去较少关切的面向。梁启超曾呼吁内史要由科技专才来做,外史要由史家包揽。他举天文学史的例子说:"例如天文,自《史记·天官书》迄《明史·天文志》,皆以星座躔度等记载充满篇幅,此属于天文学范围,不宜以入历史,固也。虽然,就他方面言之,我国人何时发明中星,何时发明置闰,何时发明岁差,乃至恒星、行星之辨别,盖天、浑天之论争,黄道、赤道之推步等等,此正吾国民继续努力之结果,其活动状态之表示,则历史范围以内之事也。是故天文学为一事,天文学史又为一事。"①虽然笔者不懂天文学史,但如果我们不愿意去钻研一点内史的东西,碰到专业问题就跳过不论,切割史事交由科技(内史)专才研究,那么史家将如何扩展史料的领域和研究的视野呢?更何况,即如西方细菌学或中国气的医学史,各自拆开也自有其科技在特定社会之脉络,"内史"与"外史"有时很难生硬切割、一刀两断。

中国医疗史有趣之处,在于中国医学根植于古典的以感知觉察气在日常生活中的特性及其所触动的病理现象②,这些皆印证于个人生活之实际体验。可以说,中医也是人文学的一环,钱穆谓:"文化与历史之特征,曰'连绵',曰'持续'。惟其连绵与持续,故以形成个性而见为不可移易。惟其有个性而不可移易,故亦谓之有生命、有精神。一民族文化与历史之生命与精神,皆由其民族所处特殊之环境、所遭特殊之问题、所用特殊之努力、所得特殊之成绩,而成一种特殊之机构。……所谓'历史性'者,正谓其依事实上问题之继续而演进。问题则依地域、人事种种实际情况而各异。"③中医的实验场域就在特定之文化历史所构筑的个人身体感知与日常生活内。若将中医史仅视为或切割成纯科学

① 梁启超:《中国历史研究法》,上海:中华书局,1936年,第30页。
② 例如颜色、气味、风等的身体感展现,参看栗山茂久著,陈信宏译《身体的语言——从中西文化看身体之谜》,第4、6篇。
③ 钱穆:《国史大纲》,台北:台湾商务印书馆,1995年,第911页。

史或内史,则又要大失其义了。

　　早在 1927 年,刘咸炘曾著《考古民风纲目》,其囊括了后出之"新社会史"许多项目,当然医史也可以在纲目中找到踪迹:医卜、星相、拳术归类在"杂技"项。另外,该书所附列由北京大学风俗调查会表中之《土风纲目》条内,也罗列了研究"清洁或肮脏"条,包括食、衣、住和洗澡等。刘氏不以这些为"民俗"而忽视它们,反倒认为研究历史就是研究"人事学",亦即:"历史、文化、科学皆以价值为目的,所谓以明事理也。价值,由人而生者也。"故刘在"人质"条已标出"健康疾病"的注解。[1] 如果一味以"陋俗"史的心态来做研究,那么做出的中医史当然就是下层且不入流的历史了。[2] 民国史家,就事论事,将包括医疗史类之研究放在民俗研究和文化史与专史等大领域。[3] 前者虽言民俗,却丝毫无鄙薄之意,刘咸炘谓:"常人所谓风俗,专指闾巷日用习惯之事,与学术、政治并立,不知一切皆有风气。"正所谓"疏通知远即察势观风也"[4]。至于专史之著,最具代表性的大概就是梁启超所谓"研究中国之药剂证治,医家所有事也;述各时代医学之发明及进步,史家所有事也"。正所谓"在旧领土(传统史学)上行使新主权(专史)"[5]。而专史受西方史学影响颇大,民初以来即如此[6],许多学者虽对史学零碎化提出警语与解决之道,但多持乐见其成之态度,只需提出若干方法锁定范围、避免枝节即可,如吕思勉指出学者扩充历史门类,要能"提要钩玄,使学者可读"。[7]

　　笔者当初设计"重层医史"的目的,就是希望能在专门内史与史家关切之问题上求得一些融汇,加强原有国史论述的内涵与范畴,不要因

---

① 刘咸炘:《浅书续录》,《刘咸炘学术论集:文学讲义篇》,第 193、197、243 页。
② 江绍原:《民俗与迷信》,北京:北京出版社,2003 年,第 121—166 页。
③ 顾颉刚:《当代中国史学》,上海:上海古籍出版社,2006 年,第 86—87 页。
④ 刘咸炘:《治史绪论》,《刘咸炘学术论集:文学讲义篇》,第 229 页。
⑤ 梁启超:《中国历史研究法》,第 30 页。
⑥ 如刘咸炘引法国史家之《历史事实分类表》,说明第一项"物质的状况",即有人体、人种、解剖、生理学、病理学、生死等研究。参见氏著:《治史绪论》,《刘咸炘学术论集:文学讲义篇》,第 225—226 页。
⑦ 吕思勉:《历史研究方法》,台北:五南出版社,2002 年,第 43—44 页。

太偏"专史"而让后继者望之却步。至于有没有做出成绩，只能留待读者来判别了。梁启超言："旧史家惟不明此区别，故所记述往往侵入各专门科学之界限，对于该学，终亦语焉不详，而史文已繁重芜杂而不可殚读。不宁惟是，驰骛于此等史外之记述，则将本范围内应负之职责而遗却之，徒使学者读破万卷，而所欲得之智识，仍茫如捕风。今之作史者，先明乎此，庶可以节精力于史之外，而善用之于史之内矣。"①太过专门的史外之事，本书也不及处理，如细菌学的实验，以及细菌学在中国西医的历史等，笔者相信它们较中医史更加复杂，在精力、篇幅都有限的情况下，只能留待他人的努力了。

作为国史，过去的现代史强调中国的现代化，主体只有现代化与西化，而少谈古典化的走向与力道；但现在则多呼吁从中国史或中国中心的角度来看历史。我们要了解各个学门的近代转型，就非深入其中探索不可，钱穆谓："至于当时国人群慕西化，则自惭谫陋，未敢妄议。……而我国家民族四五千年之历史传统文化精义，乃绝不见有独立自主之望。此后治学，似当先于国家民族文化大体有所认识，有所把捉，始能由源寻委，由本达末，于各项学问有入门，有出路。"②反观中医史，若没有文化的深层关怀，中医发展之出路何在，恐怕最终只能沦落到就"内史"而论陈迹了；就好比抛弃经典的中医，也不成其为中医了。从经典的医书与理论出发的中医学史，亦是本书从中医角度去理解中医史之谓也。

---

① 梁启超言："今后史家，一面宜将其旧领土一一划归各科学之专门，使为自治的发展，勿侵其权限，一面则以总神经系总政府自居，凡各活动之相悉摄取而论列之。"详见氏著：《中国历史研究法》，第31页。
② 钱穆：《二十、在台定居》，《八十忆双亲·师友杂忆》，第348页。